医学专业应试丛书

传 染 病 学

主　编　王宇明　毛　青
副主编　王小红　王英杰　张绪清　胡仕琦
编　者　（以姓氏笔画为序）
　　　　马巧玉　毛　青　王小红　王宇明
　　　　王英杰　邓国宏　向德栋　李　玲
　　　　陈　嵩　陈耀凯　张晓苇　张绪清
　　　　周吉军　胡仕琦　顾晓东　夏　杰
　　　　黄广宇　游建萍　蒋　黎　蒋业贵

科学技术文献出版社
Scientific and Technical Documents Publishing House
北　京

(京)新登字 130 号

内 容 简 介

该书以全国高等医药院校规划教材《传染病学》为蓝本,依据各类经典考试题编撰而成。将有一定内涵联系或有共同特性与类似的疾病按单元编排,每章列有教学大纲要求、教材内容精要、测试题及答案与题解等内容,每道题附有详细的题解和分析,突出考察理解、分析和解决问题的能力。

可供本、专科生复习考试,研究生入学考试、临床执业医师资格考试者参考。

科学技术文献出版社是国家科学技术部系统惟一一家中央级综合性科技出版机构,我们所有的努力都是为了使您增长知识和才干。

前　言

传染病一直是威胁人类健康的一大群重要疾病，不仅常见，还可引起传播、流行，甚至暴发流行，与之相对应的传染病学是重要的临床医学课程之一。为适应传染病学迅速发展，以及医学教育体系改革的需要，满足医药院校学生和临床医师的学习、考试及医师资格考试的需要，特编写这本医学专业必修课考试辅导教材。

本书以全国高等医药院校规划教材《传染病学》为蓝本，在保留其系统性和完整性的基础上，结合感染病学的新进展，参照现代考试模式，吸收历年考试经验，收集整理各类成熟、经典的考试复习题，并作了较详细的题解，突出重点病、常见病，遵循理论联系实际，讲求实效和适用的原则,突显临床知识和实践能力的测试,特别强调对试题的解答和分析,以辅助学员、读者复习参考。

本书将有一定内涵联系或有共同特性与类似的疾病按单元编排,以方便教学和有利于复习与比较。每章均列有教学大纲要求、教材内容精要、测试题及答案与题解等内容,测试题的形式包括选择题、填空题、名词解释和问答题,对每一道题均做了较为详细的题解和分析,既便于读者熟悉测试题答案和自评,更可协助复习相关内容,充分理解答题的正确性。命题在科学性、理论性、先进性、实用性的基础上,注意提高命题的重点,突出考察掌握、理解、分析和解决问题的能力,以供复习和巩固所学知识。本书可作为本、专科生及基层医生复习指导用书,对准备参加医学专业各种考试有较重要的参考价值,亦可用于临床执业医师资格考试或临床教学参考。

本书的编写人员为长期在第三军医大学从事传染病学教学、医疗和科研工作的专家、教授及第一线教学人员,熟悉传染病及其相关的理论知识,有较丰富的教学经验,较高的教学水平以及临床实践基础,但因科学技术进展迅速,对感染病的认识不断进步和深化,加之我们编写水平有限,错漏在所难免,恳请同道和读者批评指正。

答题说明

测试题共分四种形式,即选择题、填空题、名词解释和问答题。选择题又分A型题、B型题、C型题和X型题。

A型题又称最佳选择题。先提出问题,随后列出五个备选答案:A、B、C、D、E,按试题要求在备选答案中选出一个最佳答案。其中A1型为单个肯定或单个否定型,A2型为单个病例分析型,A3型或A4型为病例的多题分析型。

B型题又称配伍题。试题先列出A、B、C、D、E五个备选答案,随后列出若干道试题。答题时从备选答案中给每道试题选配一个最佳答案。每项备选答案可选用一次或一次以上。

C型题或称比较题。有A、B、C、D四个备选答案,然后列出若干试题。但内容基本是前二者的比较。

X型题亦称多选题。先列出一道题的题干,随后列出A、B、C、D、E五个备选答案。按试题要求从备选答案中选出1个或多个正确答案。

填空题、名词解释及问答题按各题要求回答即可。

目 录

第一单元 总论 …………………… (1)

第一章 感染与免疫 ……………… (1)
第二章 传染病的发病机制 …… (11)
第三章 传染病的流行过程及
　　　　影响因素 ……………… (16)
第四章 传染病的特征 …………… (21)
第五章 传染病的诊断 …………… (28)
第六章 传染病的治疗 …………… (35)
第七章 传染病的预防 …………… (40)

第二单元 病毒性肝炎 …………… (46)

第三单元 感染性腹泻 …………… (74)

第一章 细菌性痢疾 ……………… (74)

第二章	阿米巴病	(89)
第三章	霍乱	(104)
第四章	细菌性食物中毒	(118)
第五章	弯曲菌感染	(131)
第六章	其他细菌感染性腹泻	(140)
第七章	病毒感染性腹泻	(150)

第四单元 发热性传染病 (164)

第一章	伤寒和副伤寒	(164)
第二章	流行性感冒	(180)
第三章	疟疾	(189)
第四章	钩端螺旋体病	(204)
第五章	肾综合征出血热	(219)
第六章	登革热	(235)

第五单元 中枢神经系统传染病 (247)

第一章	流行性脑脊髓膜炎	(247)
第二章	流行性乙型脑炎	(264)
第三章	脊髓灰质炎	(278)
第四章	狂犬病	(289)
第五章	新型隐球菌病	(301)

第六单元 出疹性传染病 (310)

第一章	麻疹	(310)
第二章	猩红热	(322)
第三章	水痘和带状疱疹	(332)

| 第四章 | 风疹 | (340) |
| 第五章 | 传染性单核细胞增多症 | (349) |

第七单元 新发感染病 (357)

第一章	朊粒病	(357)
第二章	艾滋病	(369)
第三章	严重急性呼吸综合征	(382)
第四章	人禽流感	(396)
第五章	军团病	(404)
第六章	猪链球菌病	(414)

第八单元 呼吸道传染病 (423)

第一章	流行性腮腺炎	(423)
第二章	白喉	(431)
第三章	百日咳	(440)

第九单元 虫媒与动物源性传染病 (449)

第一章	流行性斑疹伤寒	(449)
第二章	地方性斑疹伤寒	(459)
第三章	恙虫病	(466)
第四章	莱姆病	(476)
第五章	回归热	(485)
第六章	黑热病	(495)
第七章	布鲁氏菌病	(503)
第八章	鼠疫	(512)
第九章	炭疽	(521)

第十单元　寄生虫病 ················ (532)

第一章　日本血吸虫病 ················ (532)
第二章　并殖吸虫病 ················ (549)
第三章　华支睾吸虫病 ················ (560)
第四章　姜片虫病 ················ (569)
第五章　丝虫病 ················ (575)
第六章　隐孢子虫病 ················ (586)
第七章　弓形虫病 ················ (593)
第八章　钩虫病、蛔虫病和蛲虫病 ················ (601)
第九章　肠绦虫病和囊尾蚴病 ················ (612)
第十章　蠕虫蚴移行症 ················ (622)
第十一章　棘球蚴病 ················ (630)

第十一单元　其他 ················ (637)

第一章　败血症 ················ (637)
第二章　感染性休克 ················ (652)
第三章　医院感染 ················ (665)
第四章　结核病 ················ (675)
第五章　抗菌药物的临床应用 ················ (688)

第一单元
总 论

传染病(communicable diseases)亦称感染病(infectious diseases)。传染病学为临床医学的一门重要的临床专业课程,是研究病原体在外环境中和人体内发生、发展、传播、致病和防治规律的科学,重点在研究这些疾病的发病机制、临床表现、诊断和治疗方法,同时兼顾流行病学和预防措施,以求达到防治结合,最后控制或消灭传染病的目的。

传染病与非传染病不同,其特点是有病原体、有传染性、可引起流行或暴发流行及具有免疫力的四大基本特征,传染病的发病率和流行在不同时期、不同地区和不同人群中有着极大差异,不论过去、现在和将来一直是威胁人类健康和生命安全的大敌。

第一章 感染与免疫

第一节 教学大纲要求

1. 掌握感染与免疫的概念。
2. 熟悉传染病感染过程的五种表现。
3. 了解传染病感染过程中免疫应答的作用。

第二节 教材内容精要

1. 感染的概念 感染又称传染,是病原体和人体之间相互作用的过程。由于病原体不同和人体的适应程度差异,因而可产生不同的感染疾病谱。

2. 感染过程的五种表现　病原体感染人体后一般表现五种形式:①病原体被清除:病原体侵入机体后被非特异性或特异性免疫所清除;②隐性感染:又称亚临床感染,感染后仅诱导机体特异性免疫应答,不出现任何临床表现;③显性感染:又称临床感染,可产生病理损伤及临床表现,多数显性感染只占全部感染的小部分;④病原携带状态:有带病毒者、带菌者和带虫者三种,又有潜伏期携带者和慢性携带者之分,共同特点是临床无症状而只携带或排出病原体;⑤潜伏性感染:指病原体感染后被机体局限化,又未被清除,致使长期隐伏体内,一旦免疫力下降即可显性发病。潜伏性感染的病原体不排出体外,此为与携带者的区别点。

这五种感染形式在不同传染病中各有侧重,在一定条件下可相互转变,一般说隐性感染最常见,病原携带状态次之,显性感染所占比重最低,但容易识别。

3. 病原体的作用　感染后能否引起疾病,取决于病原体的致病力与机体的免疫力。病原体的致病能力包括侵袭力、毒力、数量和变异性几个因素。

4. 免疫应答作用　机体的免疫应答对感染过程的表现和转归起重要作用。免疫应答分非特异性和特异性免疫两种,前者包括天然屏障、吞噬作用和体液因子等;后者有细胞免疫和体液免疫。

重点:传染病感染过程的各种表现。

第三节 测试题

一、选择题

A1 型题

1. 感染的含义,下列哪一项描述最准确?
   A. 病原体侵入人体的过程
   B. 感染是感染因子和人体相互作用的过程
   C. 病原体侵入人体的一种方式
   D. 人对病原体缺乏抵抗力而发病
   E. 感染因子作用于人体的过程
2. 病原体进入人体后是否引起疾病主要取决于:
   A. 病原体的数量　　　　B. 病原体的毒力
   C. 病原体的侵袭力
   D. 病原体的致病力和机体的防御能力
   E. 机体的防御能力
3. 潜伏性感染的意义是:
   A. 病原体侵入人体后只引起轻微症状
   B. 病原体与人体相互作用,保持暂时平衡,当免疫功能减弱时可引起疾病
   C. 病原体与人体保持永久平衡,不引起症状
   D. 病原体侵入人体发生免疫反应,不出现症状
   E. 病原体感染后引起明显症状
4. 潜伏性感染常见于下列何种疾病?
   A. 带状疱疹　　　　　B. 结核病
   C. 疟疾　　　　　　　D. 以上都是

E. 以上都不是

5. 病原体侵入后,不出现或仅有不明显的临床症状,但可产生特异性免疫反应,应称为:
A. 隐性感染　　　　　B. 健康携带者
C. 显性感染　　　　　D. 潜伏性感染
E. 不典型感染

6. 下列哪种疾病不会出现病原携带者?
A. 细菌性痢疾　　　　B. 伤寒
C. 白喉　　　　　　　D. 麻疹
E. 乙型病毒性肝炎

7. 感染过程的五种表现在不同传染病中各有侧重,一般最常见的是:
A. 病原体被清除　　　B. 隐性感染
C. 显性感染　　　　　D. 潜伏性感染
E. 病原携带状态

8. 由于宿主免疫功能受损或机械损伤,导致肠道内大肠埃希菌进入腹腔或泌尿道引起感染称为:
A. 重复感染　　　　　B. 隐性感染
C. 潜伏性感染　　　　D. 再感染
E. 机会性感染

9. 在传染过程中,隐性感染增加时,其流行病学意义在于:
A. 轻型病人增加　　　B. 带菌状态增多
C. 潜伏性感染增加　　D. 免疫人群扩大
E. 显性感染减少

10. 有关病原体的变异性,下列叙述正确的是:
A. 经多次培养可使病原体毒力减弱

B. 在宿主间反复传播可使致病力增强

C. 变异可逃避机体的特异性免疫作用

D. 以上都是   E. 以上都不是

11. 关于变态反应,下列叙述正确的是:

A. 变态反应都是特异性免疫

B. 变态反应为非特异性免疫

C. 变态反应有一部分是非特异性免疫

D. 变态反应有一部分是特异性免疫

E. 以上都不是

12. 有关非特异性免疫,下列叙述不正确的是:

A. 是机体清除病原体的一种机制

B. 不牵涉对抗原的识别   C. 不牵涉二次免疫应答

D. 是一种保护性免疫应答

E. 肯定会导致机体组织损伤

13. 下列哪项是机体的特异性免疫?

A. 皮肤黏膜   B. 溶菌酶

C. 胃酸   D. 免疫球蛋白

E. 血液-脑脊液屏障

14. 隐性感染主要是通过什么手段来发现?

A. 咽拭子或大便培养发现病原体

B. 轻度症状与体征的发现

C. 非特异性免疫,如补体、溶菌酶等检测

D. 特异性免疫学检查   E. 病理检查

15. 自然疫源性传染病主要是指:

A. 以虫媒为传播媒介的传染病

B. 所有地方性传染病都是自然疫源性传染病

C. 以野生动物为主要传染源的动物源性传染病
D. 以家畜、家禽为主要传染源的传染病
E. 凡是动物源性传染病都是自然疫源性疾病

A2型题

16. 男性，30岁，结核菌素试验（PPD）弱阳性，无结核病症状、体征，X线胸片检查（一），这种情况属于下列哪一种？
   A. 病原携带状态　　　　　B. 重复感染
   C. 潜伏性感染　　　　　　D. 显性感染
   E. 既往曾有结核杆菌感染

B型题

17～19题共用备选答案
   A. 白细胞介素1～6　　　　B. $CD4^+/CD8^+$ 细胞
   C. 浆细胞　　　　　　　　D. 溶菌酶
   E. 免疫球蛋白

17. 机体的一种天然屏障是：
18. 体内细胞免疫的效应细胞是：
19. 属于体液免疫的一种抗体：

X型题

20. 下列哪些项属于机体的天然屏障：
   A. 皮肤　　　　　　　　　B. 黏膜
   C. 支气管黏膜上的纤毛　　D. 血液-脑脊液屏障
   E. 胎盘屏障

二、填空题

1. 传染病是由_____和_____感染人体后引起的具有_____的疾病。

2. 构成传染的必备条件有_____、_____和_____三个因素。

3. 感染过程的表现有_____、_____、_____、_____和_____五种表现。

三、名词解释

1. 病原体　　　　　2. 自然疫源性疾病
3. 机会感染　　　　4. 亚临床感染
5. 特异性免疫　　　6. 非特异性免疫

四、问答题

1. 什么是病原携带者,分哪几种类型?
2. 感染后产生的免疫球蛋白有哪些,各自特点及功能是什么?
3. 何谓细胞免疫与体液免疫?

第四节　答案与题解

一、选择题

(一)答案

1．B　2．D　3．B　4．D　5．A　6．D　7．B　8．E　9．D　10．D　11．A　12．E　13．D　14．D　15．C　16．E　17．D　18．B　19．E　20．ABCDE

(二)题解

1. 题解:全面理解感染的含义,应是感染因子与人体相互作用的过程,而 A、C、D、E 描述的情况都只是感染过程的一部分,不能代表感染的含义。

2. 题解:病原体侵入人体能否引起疾病,固然与病原体的数量、毒力、侵袭力和人体的防御能力有关,但不是单凭某一因素,导致发病必须是病原体和机体双方面的因素。

3. 题解:病原体感染后潜伏于体内,由于机体免疫功能的作用,既不引起显性感染,又不被清除,保持暂时平衡状态,若免疫功能下降则可引起显性感染,出现症状。

4. 题解:潜伏性感染并不是每一种感染病都存在,但带状疱疹、结核病和疟疾都可有潜伏性感染的表现,故应答D。

5. 题解:感染病原体后不出现临床症状,仅通过免疫学检查可有特异性免疫应答,此种情况是为隐性感染。

6. 题解:菌痢、伤寒、白喉、乙型肝炎均有病原携带状态,可成为重要的传染源,题中所列只有麻疹没有病原携带者。

7. 题解:人体被病原体感染后,病原体与人体免疫系统相互作用,可表现为上述五种情况,但最常见的是隐性感染,在大多数传染病中,其数量可超过显性感染10倍以上。其次才为病原携带者或其他表现状态。

8. 题解:大肠埃希菌一般为肠道非致病菌,若由于机体免疫功能下降或机械损伤而进入腹腔或泌尿道而引起感染,称为机会性感染。

9. 题解:隐性感染病人增加,可使人群对该病的免疫力增强,减少发病。从而,在流行病学上隐性感染增加可使免疫人群扩大,发生该病流行或暴发的可能性降低。

10. 题解:病原体可因环境或遗传等因素而产生变异,如经反复人工培养可使致病力减弱,在宿主间反复传播则其致病力增强,病原体发生变异可逃避机体的免疫作用,故本题应回答以上三者都是。

11. 题解：变态反应就是特异性免疫应答，是机体受抗原刺激后引起组织损伤或生理功能紊乱的一种特异性反应，只要肯定这一点，其他几项叙述自然都是不正确的。

12. 题解：非特异性免疫是机体清除病原体一种机制，不牵涉对抗原的识别和二次免疫应答，而且是一种保护性免疫。但只是有可能导致机体组织损伤，E说肯定会导致损伤为错误。

13. 题解：皮肤黏膜、溶菌酶、胃酸及血液-脑脊液屏障均为人体的天然屏障，只有免疫球蛋白(或称为抗体)是特异性免疫的一种。

14. 题解：隐性感染仅引起机体产生特异性免疫应答，不引起或仅有轻微的组织损伤，通常只有通过特异性免疫学检查才能发现。

15. 题解：自然疫源性疾病主要是指以野生动物为主要传染源的动物源性传染病。

16. 题解：患者为结核菌素试验弱阳性，说明体内有结核抗体存在，而现在无任何症状、体征及X线等表现，故只能说明为既往曾有结核杆菌感染。

17～19 题解：在5个备用答案中选择，机体的一种天然屏障应是溶菌酶；属于细胞免疫的效应细胞为 $CD4^+/CD8^+$ 细胞；体液免疫抗体则为免疫球蛋白。

20. 题解：人体的天然屏障包括：皮肤、黏膜及其分泌物，黏膜上的纤毛，以及血液-脑脊液屏障、胎盘屏障等，故题中 A、B、C、D、E 各项均为所答。

二、填空题

1. 病原微生物　寄生虫　传染性

2. 病原体　人体　所处的环境

3. 清除病原体　隐性感染　显性感染　病原携带状态　潜伏性感染

三、名词解释

1. 病原体指能引起人或其他动物宿主感染致病的微生物，包括朊粒、病毒、细菌、立克次体、螺旋体、真菌及寄生虫等，统称为病原体。

2. 自然疫源性疾病指人和动物尤其是野生动物共患的感染性疾病，又称人畜共患病。有一定的自然疫区，由多种病原体引起，动物为其储存宿主及传染源，通常在动物中传播和发病，亦可感染人，但人与人之间的传播罕见。

3. 机会感染指某些病原体可与人体宿主之间呈互相适应、互不损害的共生状态，但当某些因素导致宿主免疫功能受损或机体损伤，使寄生物到达其他部位而引起感染发病。如肠道大肠埃希菌进入腹腔引起腹膜炎。

4. 亚临床感染又称隐性感染，指病原体侵入人体后，仅引起机体产生特异性免疫应答，不引起或仅有轻微的组织损伤，临床上无症状、体征改变，只能通过免疫学检查才能发现。如流行性乙型脑炎的亚临床感染可高达90%以上。

5. 特异性免疫系由于对抗原特异性识别而产生的免疫，因不同病原体所具有的抗原多不相同，故特异性免疫只针对某一种传染病。感染后的免疫均是特异性免疫，通过细胞免疫和体液免疫的相互作用而产生免疫应答。

6. 非特异性免疫为机体对侵入体内异物的一种清除机制。不牵涉对抗原的识别和二次免疫的增强。如皮肤黏膜等天然屏障,单核-巨噬细胞系统的吞噬作用等。

四、问答题

1. 答:某些病原体感染或发病治疗后,病原体仍留存体内,可无症状、体征及生化改变,但可检出病原体,称为病原携带状态。病原携带状态可分:按感染病原体的种类不同分带病毒者、带菌者、带虫者。发生在显性感染后的为恢复期带菌者,发生在隐性感染后的为健康携带者;按携带病原体的时间分为急性携带者(3~6个月)及慢性携带者(6个月以上)。

2. 答:机体感染后产生的免疫球蛋白按化学结构可分为IgA、IgD、IgE、IgG、IgM。在感染过程中IgM首先出现,持续时间短,是近期感染的标志。IgG在恢复期出现,持续时间较长;IgA主要是呼吸道和消化道黏膜上的局部抗体;IgE则主要作用于原虫和蠕虫。

3. 答:细胞免疫:为致敏T细胞与相应抗原再次相遇时,通过细胞毒性淋巴因子来杀伤病原体及其所寄生的细胞。对细胞内寄生的病原体清除,细胞免疫起重要作用。

体液免疫:系致敏B细胞受抗原刺激后,转化为浆细胞并产生能与相应抗原结合的抗体,即免疫球蛋白,包括IgA、IgD、IgE、IgG、IgM。

第二章 传染病的发病机制

第一节 教学大纲要求

1. 掌握传染病的发生与发展过程。

2. 熟悉组织损伤的发生机制。

3. 了解人体发病的重要病理生理变化。

第二节 教材内容精要

1. 传染病的发生与发展 疾病发展的共同特征是具有阶段性。急性传染病的发生、发展和转归一般分 4 期：潜伏期、前驱期、症状明显期和恢复期。各种病原体的入侵门户、在体内定位及排出途径不同，因而呈现不同的发病机制和临床表现。

2. 组织损伤的发生机制 组织损伤是疾病发生的基础。发生组织损伤的方式有三：直接侵犯、毒素作用和免疫机制。

3. 重要的病理生理变化 发热常见，可由外源性致热源和内源性致热源引起，并产生一系列代谢改变，以及宿主应答等。

第三节 测试题

一、选择题

A1 型题

1. 病原体导致人体组织损伤的方式有：
   A. 直接侵犯　　　　　B. 毒素作用
   C. 免疫机制　　　　　D. 以上都是
   E. 以上都不是

2. 下列哪项不是传染病急性期的改变：
   A. 血糖升高　　　　　B. C-反应蛋白
   C. 醛固酮分泌增加　　D. 球蛋白升高
   E. 高钠血症

3. 感染病临床表现多种多样，最重要而常见的表现是：

A. 恶心 B. 发热
C. 腹痛 D. 心慌
E. 乏力

4. 传染病急性期往往有血沉加快,其原因为:
A. 血浆中糖蛋白和球蛋白浓度升高
B. 红细胞减少 C. 血糖升高
D. 糖皮质激素浓度升高 E. 醛固酮浓度升高

B 型题
5～8 题共用备选答案
A. 白喉毒素 B. 破伤风毒素
C. 霍乱肠毒素 D. 百日咳毒素
E. 大肠埃希菌不耐热毒素
5. 促进水和氯化物的分泌:
6. 抑制细胞蛋白合成:
7. 引起肌肉痉挛的毒素:
8. 与肠壁细胞受体结合:

二、填空题

1. 多种传染病的发病机制与免疫应答有关,其中以_____和_____最为常见。
2. 传染病中,导致组织损伤发生的三种方式是_____、_____和_____。

三、名词解释

1. 内毒素 2. 外毒素
3. 肠毒素 4. 类毒素

第一单元 总 论

四、问答题

1. 细菌具有侵袭力的部分为哪些?
2. 导致传染病发生组织损伤的方式有哪些?

第四节 答案与题解

一、选择题

(一)答案

1. D 2. E 3. B 4. A 5. C 6. A 7. B 8. E

(二)题解

1. 题解:感染病中导致组织损伤发生的方式有:直接侵犯、毒素作用及免疫机制三种均可,因此应回答以上都是。

2. 题解:传染病急性期改变可有前4项,但一般无高钠血症,此为稍后有电解质紊乱所致。

3. 题解:绝大多数传染病都可引起发热,因而是最重要而常见的临床表现,热型更有其特点,而其他表现只是某些病的一部分症状。故比较而言,应选B。

4. 题解:蛋白代谢对血沉有影响,故糖蛋白和球蛋白浓度升高往往有血沉加快。而红细胞减少使血沉减慢,血糖与内分泌改变与血沉无关。

5~8题解:题中各种毒素对人体的作用不同,霍乱肠毒素促进水和氯化物的分泌;白喉毒素可抑制细胞蛋白合成;引起肌肉痉挛的为破伤风毒素;大肠埃希菌不耐热毒素与肠壁细胞受体结合。

二、填空题

1. Ⅲ型(免疫复合物)反应　Ⅳ型(细胞介导)反应
2. 直接损伤　毒素作用　免疫机制

三、名词解释

1. 内毒素为革兰阴性杆菌细胞壁的脂多糖成分,是此类细菌裂解后释放,为致病的重要因素。如脑膜炎双球菌、伤寒杆菌等。

2. 外毒素为细菌繁殖过程所释放出的蛋白质毒素,其作用靶位不同,常包含有细胞毒素、肠毒素、神经毒素等活性,并产生相应的临床症状。

3. 肠毒素为外毒素的一种,含 A、B 两个亚单位,B 亚单位与靶细胞表面受体结合,A 亚单位为活性毒性蛋白,起致病作用,两者结合侵入细胞和致病。

4. 类毒素即是细菌外毒素经甲醛处理后,毒性减弱或消失,但仍保持抗原性,某些毒素经脱毒精制成类毒素后可用于预防。

四、问答题

1. 答:细菌的侵袭力包括:①菌毛:每个细菌上均有多个菌毛,可与机体特异性受体结合而致病;②定植因子:可引起腹泻的大肠埃希菌能表达受体和肠细胞结合称为定植因子,多种细菌的菌毛参与定植过程;③黏附作用:在定植过程中,细菌分泌不同的黏附素,通过宿主细胞上的受体起作用,造成病变。

2. 答:导致组织损伤的方式主要有:一是直接侵犯:是通过病原体黏附素的黏附作用导致病原体与细胞融合而进入细胞内,

还可分泌蛋白酶,诱发炎症或细胞坏死;二是毒素作用:病原体可产生多种毒素如内毒素、肠毒素、神经毒素等通过不同机制造成组织损伤,还可通过毒力因子如细菌素、入侵素、降解机体的酶或脂多糖荚膜等造成组织损伤;三是免疫机制:通过异常的免疫应答或变态反应而造成损伤,尤以Ⅲ型和Ⅳ型变态反应最常见。

第三章 传染病的流行过程及影响因素

第一节 教学大纲要求

1. 掌握传染病流行过程的基本条件。
2. 了解影响传染病流行的因素。

第二节 教材内容精要

1. 流行过程　就是传染病在人群中发生、发展和转归的过程,其基本和必须具备的条件有三:①传染源:包括患者、隐性感染者、病原携带者和受感染的动物;②传播途径:有呼吸道、消化道、生活接触、血液传播、虫媒传播等途径;③人群易感性:对某一传染病缺乏特异性免疫力的人群,个体则称易感者。

2. 影响流行过程的两个因素　为自然因素和社会因素。自然因素如季节、地区、生态改变等;社会因素有社会制度、经济、生活条件、文化水平、生活习惯等,而社会因素又可改变和作用于自然因素,从而影响传染病的流行。

第三节 测试题

一、选择题

A1 型题

1. 下列哪项是传染病的传染源?
 A. 乙型肝炎病人　　　B. 脊髓灰质炎的隐性感染者
 C. HBV 携带者　　　　D. 感染血吸虫的牛
 E. 以上都是
2. 以下哪项不是易感者的特征?
 A. 对传染病缺乏免疫力的人
 B. 在人工免疫的干预下,可将易感者减至最低
 C. 易感者与传染病的流行无关
 D. 与流行的周期性有关
 E. 易感者在人群中的比例增高时可导致传染病流行
3. 影响传染病流行过程的主要因素有:
 A. 病原体、人体和环境　　B. 病原体、感染动物
 C. 传染源、传播途径、易感人群
 D. 社会因素、自然因素　　E. 病原体和环境
4. 构成传染病流行的基本条件为:
 A. 病原体、人体和其所处的环境
 B. 病原体、易感人群、感染动物
 C. 传染源、传播途径、易感人群
 D. 传染源、传播途径　　　E. 社会因素、自然因素

B 型题

5～7 题共用备选答案

A. 空气、飞沫、尘埃　　B. 水、食物、苍蝇
C. 日常生活接触　　　　D. 血液及血制品
E. 土壤

5. 伤寒通过何种途径传播?

6. 丙型肝炎通过哪一途径传播?

7. 麻疹的传播途径一般为:

X型题

8. 下列哪些项属于影响传染病发生的自然因素?
A. 地理环境　　　　B. 温度
C. 季节　　　　　　D. 干旱或降雨
E. 生物恐怖袭击

9. 病原体侵入人体而感染致病与下列哪些因素有关?
A. 侵袭力　　　　　B. 数量
C. 毒力　　　　　　D. 变异性
E. 特异性定位

二、填空题

1. 传染病流行过程的三个基本条件是_____、_____和_____。

2. 影响传染病流行过程的两大因素为_____和_____。

3. 母婴传播属于_____传播,其他途径传播统称为_____传播。

三、名词解释

1. 传染源　　　　　2. 传播途径

3. 易感者　　　　4. 散发
5. 暴发　　　　　6. 流行

四、问答题

1. 传染病的流行病学特征有哪些表现?
2. 自然因素对传染病的发生与流行有何影响?
3. 影响流行过程的因素是什么?

第四节　答案与题解

一、选择题

(一)答案

1. E　2. C　3. D　4. C　5. B　6. D　7. A　8. ABCD　9. ABCDE

(二)题解

1. 题解:所列 A、B、C、D 都是各相关疾病的传染源,故答 E 以上都是。

2. 题解:易感者肯定与传染病流行相关,即人群中易感者越高,越易发生该传染病流行,故说成是无关就错了。而 A、B、D、E 均是符合流行与易感者关系的。

3. 题解:影响流行的两个因素就是社会因素与自然因素,答案为 D。其他 4 项都不是影响因素,是迷惑和混淆的内容。

4. 题解:传染病流行过程的三个基本条件就是传染源、传播途径、易感人群,答案为 C。

5～7 题解:题中所问三种病的传播途径均较易明确。

8. 题解:前 4 项显然都是影响传染病发生的自然因素,而生物恐怖袭击则为人为因素。

9.题解:本题所列诸因素均与感染发病密切相关。

二、填空题

1. 传染源　传播途径　人群易感性
2. 自然因素　社会因素
3. 垂直　水平

三、名词解释

1. 传染源指病原体在体内生长繁殖并能将其排出体外的人或动物。包括病人、隐性感染者、病原携带者及受感染的动物。

2. 传播途径指病原体离开传染源到达另一个易感者的途径,如通过消化道、呼吸道、血液体液及接触传播等。

3. 易感者指对某一传染病缺乏特异性免疫的人,对该病极易感染。易感者在某一特定人群中的比例决定该人群的易感性。

4. 某种传染病的发病率在某地区的散在发病为近年来的一般水平。

5. 传染病发病时间的分布高度集中于一个短时间内,突然发生大批病例。

6. 流行为在某一时期内,传染病的发病率显著高于一般水平。

四、问答题

1. 答:传染病的流行病学有以下特征:①流行性:按传染病的流行强度与广度可分为散发、流行、大流行与暴发流行;②季节性:不少传染病的发病有一定季节性升高。主要是与气温变化、媒介昆虫的繁殖或传播方式等有关；③地区性：有些传染病与寄生虫病由于中间宿主、地理、气温和生活习惯等原因，常具有地区性；④传入性：某些传染病当地不存在，由外来人员或物品从流行区带入；⑤人群分布差异：传染病在人群中的分布可与年龄、性别、职业等密切相关。

2. 答：自然环境的影响因素包括地理、气候和生态等条件，对流行过程的发生和发展具有重要影响。其中地区性和季节性可直接影响病原体在外界的生存和繁殖，也可降低机体的非特异性免疫力而促进流行过程的发展。

3. 答：影响流行过程的因素有自然因素和社会因素。自然因素指自然环境中的各种因素，地理、气温和生态等条件，对流行过程的发生和发展有重要影响，寄生虫病和虫媒传染病对自然条件的依赖性更明显。社会因素包括社会制度、经济、生活条件和文化水平等，对传染病的发生和流行有决定性的影响。

第四章　传染病的特征

第一节　教学大纲要求

1. 掌握传染病的基本特征。
2. 熟悉急性传染病的临床特点。

第二节　教材内容精要

1. **基本特征**　传染病的基本特征有四：即有病原体、有传染性、有流行病学特征、有感染后免疫。这是传染病与其他疾病的主要区别点。

2. 临床特点　疾病发生、发展和转归可表现有阶段性,急性传染病通常分四个阶段:即潜伏期、前驱期、症状明显期和恢复期。少数病例在恢复后还可有复发与再燃,或有后遗症。

3. 常见的症状与体征特点　如热型(稽留热、弛张热、间歇热、回归热、波状热及马鞍热等)、皮疹的形态特点、毒血症状以及各重要器官损伤的表现等。

4. 临床过程及分型　依病程长短、病情轻重及临床特征,可分为急性、亚急性、慢性、轻型、中型、重型、暴发型,典型及非典型等。极轻型病例可照常工作者,又称逍遥型。

第三节　测试题

一、选择题

A1 型题

1. 传染病的基本特征是:
A. 有传染源、传播途径、免疫性
B. 有传染源、传染性、易感人群
C. 有病原体、传染性、流行病学特征、感染后免疫性
D. 有病原体、流行性、易感性
E. 有传染性、流行性、免疫性

2. 传染病患者已进入恢复期,若初发病的症状再度出现,称之为:
A. 再燃　　　　　　　B. 复发
C. 再感染　　　　　　D. 混合感染
E. 二重感染

3. 了解传染病的潜伏期最重要的意义在于:

A. 有助于临床诊断　　B. 有利于判断预后
C. 预测病情发展　　　D. 确定检疫期
E. 了解传染病的疫情

4. 传染病出现特有症状、体征时,此时的分期应属于:
A. 前驱期　　　　　　B. 潜伏期
C. 传染期　　　　　　D. 症状明显期
E. 恢复期

5. 24小时体温相差超过1℃,但最低体温在常温以上(未达到正常),称为:
A. 稽留热　　　　　　B. 弛张热
C. 间隙热　　　　　　D. 回归热
E. 波状热

6. 关于传染病的描述,下列哪项为正确?
A. 有些传染病无潜伏期
B. 前驱期症状一般具有特征性
C. 感染者都有明显症状
D. 恢复期血清特异性抗体上升,并逐渐达最高水平
E. 复发为某些传染病患者进入缓解期,体温尚未正常而再度出现发热等

7. 下列传染病哪一种不会出现疱疹或脓疱疹:
A. 水痘　　　　　　　B. 麻疹
C. 天花　　　　　　　D. 带状疱疹
E. 单纯疱疹

8. 下列传染病的哪一类型又称为逍遥型:
A. 普通型　　　　　　B. 极轻型
C. 典型型　　　　　　D. 不典型型

E. 重型

B 型题

9～12 题共用备选答案

A. 稽留热　　　　　B. 弛张热
C. 间歇热　　　　　D. 波状热
E. 马鞍热

9. 伤寒的典型热型：
10. 登革热的典型热型：
11. 布鲁氏菌病的典型热型：
12. 疟疾的典型热型：

13～14 题共用备选答案

A. 毒血症　　　　　B. 菌血症
C. 败血症　　　　　D. 脓毒血症
E. 病毒血症

13. 细菌短暂进入血流，一般无明显毒血症状，属于：
14. 病原菌入血繁殖，并由细菌及其毒素引起症状的临床综合征称为：

X 型题

15. 掌握传染病潜伏期的意义在于：
    A. 协助治疗　　　　B. 协助诊断
    C. 判断预后　　　　D. 确定检疫期
    E. 确定病程长短

16. 下列哪些传染病可出现皮疹？
    A. 伤寒　　　　　　B. 肾综合征出血热
    C. 流行性乙型脑炎　D. 水痘
    E. 猩红热

二、填空题

1. 按传染病的流行强度和广度，可分为＿＿＿＿、＿＿＿＿、＿＿＿＿和＿＿＿＿几种形式。
2. 传染病的基本特征是＿＿＿＿、＿＿＿＿、＿＿＿＿和＿＿＿＿。

三、名词解释

1. 潜伏期
2. 复发(relapse)
3. 再燃(recrudescence)
4. 后遗症
5. 热型
6. 逍遥型(ambulatory type)

四、问答题

1. 试述几种热型表现。
2. 简述常见的皮疹形态特点及常见于哪些疾病？

第四节　答案与题解

一、选择题

(一)答案

1. C　2. B　3. D　4. D　5. B　6. D　7. B　8. B　9. A　10. E　11. D　12. C　13. B　14. C　15. BD　16. ABDE

(二)题解

1. 题解：传染病的基本特征有四，即有病原体、传染性、流行病学特征、感染后免疫性，故 C 所述正确，而其他叙述均有缺陷或混淆。

2. 题解:病人进入恢复期已稳定一段时间,再度出现症状是为复发。其他几种情况则另有不同含义。

3. 题解:潜伏期对上述各项均有一定意义,但比较而言,最重要的意义在于确定检疫期。

4. 题解:出现症状和体征时,肯定属于症状明显期。

5. 题解:24小时体温波动,相差超过1℃,但最低体温仍在常温以上,是为弛张热。

6. 题解:传染病都有潜伏期,不论长短;前驱期症状不一定具有特征性;感染者若为隐性感染则无症状;复发患者应是进入恢复期后已稳定一段时间再出现发热,故题中所述此4项均有缺陷,只有D项描述特异性抗体正确。

7. 题解:水痘、天花、带状疱疹、单纯疱疹均以疱疹或脓疱疹为特征,只有麻疹以斑丘疹为主。

8. 题解:极轻型又称为逍遥型,指病情极轻,没有明显症状体征,仍可照常工作、学习。

9~12题解:此4种病的热型各有特征,但均十分明确。

13~14题解:细菌进入血流但无明显毒血症状,是为菌血症;细菌在血液繁殖并引起严重中毒症状的综合征为败血症。

15. 题解:掌握每一传染病的潜伏期,有助于协助诊断和确定检疫期。而对治疗、判断预后和病程长短无关。

16. 题解:伤寒、肾综合征出血热、水痘、猩红热均可出现皮疹,惟乙型脑炎决不会有皮疹,不能与流行性脑脊髓膜炎(有瘀点瘀斑皮疹)混淆。

二、填空题

1. 散发　暴发　流行　大流行

2. 有病原体　有传染性　有流行病学特征　有感染后免疫

三、名词解释

1. 从病原体侵入人体起,至开始出现临床症状为止的这段时间,称为潜伏期。

2. 传染病进入恢复期后,已退热稳定一段时间,由于潜伏于组织内的病原体再度繁殖至一定程度,使初发病的症状再次出现。

3. 传染病患者进入恢复期,体温尚未稳定下降至正常,又再发热,称为再燃。见于伤寒等。

4. 传染病患者在恢复期结束后,机体功能仍长期未能复常而遗留某些功能异常。

5. 热型是传染病重要特征之一,根据其热度高低、持续时间及其规律性,表现有:稽留热、弛张热、间歇热、回归热及马鞍热等。

6. 传染病临床表现有轻有重,有典型与不典型,病情极轻者无明显症状,可照常工作、学习,故称逍遥型。

四、问答题

1. 答:发热是大多数传染病的重要特征,常见的热型有:①稽留热:体温升高达39 ℃以上,而且24小时相差不超过1 ℃,可见于伤寒、斑疹伤寒等的极期。②弛张热:24小时体温相差超过1 ℃,但最低温度未降至正常水平,常见于败血症。③间歇热:24小时内体温波动于高热与正常体温之下,可见于疟疾、败血症等。④回归热:指高热持续数日后自行消退,但数日后又再出现高热,可见于回归热、布氏菌病。若在病程中多次重复出现并持续数月之久时,称为波状热。⑤不规则热:指体温曲线无一定规律的热型,可见于流行性感冒、败血症等。

2. 答:皮疹种类较多,常见的有:①斑丘疹:斑疹呈红色不突出皮肤,丘疹呈红色突出皮肤,两者同时存在是为斑丘疹,多见于麻疹、风疹、猩红热等。伤寒玫瑰疹亦是其一种。②出血疹:亦称瘀点,可融合形成瘀斑,压之不褪色,多见于流行性脑脊髓膜炎、肾综合征出血热、登革热等。③疱疹:多见于水痘、单纯疱疹和带状疱疹。一般为表浅、液体清亮,若疱疹液为脓性则称为脓疱疹。④荨麻疹:可见于病毒性肝炎和某些寄生虫病,如丝虫病、蠕虫蚴移行症等。

第五章 传染病的诊断

第一节 教学大纲要求

1. 掌握传染病诊断的方法。
2. 熟悉传染病的实验室检查。
3. 了解与传染病相关的其他检查。

第二节 教材内容精要

1. 流行病学资料 包括发病地区、季节、既往患传染病情况、接触史、预防接种史等,在传染病诊断中占有极为重要的位置。

2. 临床特点 掌握发病症状、体征及其病情发展变化等特点,全面而准确的临床资料,包括详尽的病史和全面的体格检查,是诊断最关键的依据。

3. 实验室检查及其他检查　包括三大常规在诊断中是必不可少的依据;病原学检查、免疫学检测等是传染病确诊的金标准,最可靠的依据。分子生物学检查、免疫学检查常起到快速、确诊作用;其他检查如生化检查、穿刺、活组织检查、B超、X线、CT检查等,检测方法很多,均有一定辅助诊断价值,应根据不同疾病适当选用。

第三节　测试题

一、选择题

A1 型题

1. 确诊传染病最重要的检查是:
   A. 血常规　　　　　B. 免疫学检查
   C. 病原学检查　　　D. 影像学检查
   E. 活体组织检查

2. 不能直接通过普通显微镜观察病原体的传染病有:
   A. 乙型肝炎　　　　B. 伤寒
   C. 疟疾　　　　　　D. 血吸虫病
   E. 钩端螺旋体病

3. 病原体分离培养时的应注意事项,下列哪项不对?
   A. 标本应及时送检
   B. 分离培养前最好是未应用抗微生物药物
   C. 细菌培养时应在发热、寒战时抽血行血培养
   D. 血培养标本不得超过 5 ml
   E. 痰培养应为深部痰标本

4. 感染过程中最先出现并具有早期诊断价值的抗体是:

A. IgG B. IgA
C. IgM D. IgE
E. IgD

5. 传染病的诊断依据比较全面而又必须具备的是:
   A. 临床症状、体检、生化检查
   B. 临床资料、流行病学资料、实验室检查
   C. 临床资料、注射疫苗情况、实验室检查
   D. 临床表现、流行病学资料、病原体检查
   E. 流行病学资料、病原体检查

6. 传染病的免疫学检查不包括:
   A. 特异性抗原、抗体检测   B. 免疫标记技术
   C. 免疫球蛋白检测
   D. PCR 法检测细菌、病毒 DNA 或 RNA 技术
   E. 检测 T 细胞亚群

7. 传染病与其他非传染病诊断依据中最大不同处为:
   A. 详细病史   B. 全面体格检查
   C. 三大常规检查   D. 生化检查
   E. 流行病学资料

A2 型题

8. 21 岁男性,持续发热、腹泻 1 周,大便每日 2～3 次,带少许黏液,有右下腹隐痛、头痛、恶心、呕吐 1 次,伴纳差。体检:T 39 ℃,P 90 次/分,神清,表情淡漠,肝肋下 2 cm,脾肋下 1 cm,血白细胞 2.9×10^9/L,中性 0.80,粪便常规:白细胞(+),红细胞少许,未见虫卵。培养无致病菌生长。欲确诊该病最关键的检查是:
   A. 骨髓穿刺常规检查   B. 血培养致病菌

C. 肥达反应 D. 粪便检查阿米巴原虫

E. 粪便细菌培养

B 型题

9～11题共用备选答案

A. 白细胞升高 B. 白细胞减少

C. 白细胞正常 D. 嗜酸性粒细胞升高

E. 嗜酸性粒细胞减少

9. 伤寒血象检查常呈现：

10. 化脓性细菌感染常见：

11. 常见于钩虫感染的是：

X 型题

12. 下列哪些病症可从血培养获得病原体？

A. 败血症 B. 菌血症

C. 毒血症 D. 脓血症

E. 脓毒血症

13. 可用普通显微镜检查涂片来确定病原体而诊断的疾病是：

A. 血液涂片检查微丝蚴 B. 骨髓涂片检查疟原虫

C. 皮肤瘀点瘀斑涂片检查脑膜炎球菌

D. 肝穿刺脓液检查阿米巴原虫

E. 粪便涂片检查痢疾杆菌

14. 异型淋巴细胞增高的疾病有：

A. 细菌性痢疾 B. 伤寒

C. 肾综合征出血热 D. 传染性单核细胞增多症

E. 血吸虫病

二、填空题

1. 传染病的诊断要综合分析三方面的资料,即_____、_____和_____。

2. 临床中常用的免疫学检测方法主要有_____、_____和_____等。

三、名词解释

1. 聚合酶链反应(PCR)   2. 特异性抗体检测

四、问答题

1. 传染病的诊断依据有哪些?最重要的确诊依据是什么?
2. 传染病诊断中实验室检查最常用的有哪些方法?
3. 免疫学检查主要有哪些内容?

第四节 答案与题解

一、选择题

(一)答案

1. C 2. A 3. D 4. C 5. B 6. D 7. E 8. B 9. E 10. A 11. D 12. ABDE 13. ABCD 14. CD

(二)题解

1. 题解:题中各项均为传染病诊断中所常用,但最重要的为病原学检查。

2. 题解:伤寒杆菌、疟原虫、血吸虫卵及钩端螺旋体均可在显微镜下观察到,只有乙型肝炎病毒在普通显微镜下不可能见到,必须在电镜下才能发现病毒颗粒。

3. 题解:分离培养病原体时 A、B、C、E 均属应注意事项,只有 D 项说血培养标本不超 5 ml 为错误的。成人一次采血量以 5~10 ml 为佳,血量太少,阳性率就不高。

4. 题解:机体受病原体感染刺激后出现抗体,以 IgM 型抗体出现最早,对传染病具有早期诊断价值。

5. 题解:传染病的诊断依据应包括流行病学资料、临床资料和实验室检查,这样就比较全面。而 A 只有临床资料和生化检查,C 缺乏流行病学资料,D、E 虽强调了病原体检查,但不全面。

6. 题解:特异性抗原、抗体检测,免疫标记技术,免疫球蛋白及 T 细胞亚群检测均为免疫学检测方法。惟有 PCR 为分子生物学技术,为检测细菌或病毒核酸常用的技术。

7. 题解:题中所列各项均是诊断疾病的依据,但传染病与非传染病最大不同处在于传染病有流行病学资料的依据,如传染源、传播途径、易感性及流行因素等。

8. 题解:持续高热 1 周,轻度腹泻,有相对缓脉、淡漠表情、肝脾稍肿大,首先应考虑伤寒,欲确诊应即做血培养致病菌。骨髓常规检查无意义,除非作骨髓培养;肥达反应此时不一定出现阳性;粪便培养应在 3~4 周时阳性高。因有高热、粪便性状不符合阿米巴病,故检查阿米巴原虫意义不大。

9~11 题解:伤寒血象检查常呈现嗜酸性粒细胞减少,而钩虫感染则升高;化脓性细菌感染的白细胞应升高。

12. 题解:因为毒血症是由细菌毒素引起,血液内可没有细菌,故血培养不可能获得细菌。其他 4 种病症血液中都有细菌,均可通过血培养获得病原体。

13. 题解:本题前四种疾病的病原体检查均是常用且有确诊

价值的检查。惟痢疾杆菌在镜下不可能看到或区别,必须作细菌培养才行,本题问的是涂片显微镜检查,故应特别注意不能用涂片来检查痢疾杆菌。

14. 题解:异型淋巴细胞增高是肾综合征出血热和传染性单核细胞增多症的特征之一,而另三种病不会有。

二、填空题

1. 流行病学资料 临床资料 实验室检查
2. 酶联免疫吸附测定(ELISA) 放射免疫测定(RIA) 免疫荧光测定(IFA)

三、名词解释

1. PCR 是一种体外扩增特异性 DNA 序列的技术,利用 DNA 多聚酶对来自微生物基因组的信号进行放大,标本中微生物基因组的每一个拷贝可以在体外完成数千次复制,然后将扩增的 DNA 片段进行特异性鉴定,具有很高的特异性和灵敏性。

2. 特异性抗体通常指该病的 IgM 型抗体,在传染病急性期或早期较低,至恢复期或发病后期则显著升高,故若在急性期和恢复期取双份血清检查,该抗体由阴转阳或其滴度成 4 倍以上升高,对诊断有重要意义。

四、问答题

1. 答:传染病的诊断应依靠流行病学史、临床表现、实验室检查,必要时需进行相应的影像学检查,如 B 超、X 线检查、CT 等,然后综合各项资料及动态观察进行诊断。最重要的确诊依据是病原学检查(如细菌培养等),培养困难的进行免疫学检查亦有助于诊断。

2. 答:实验室检查是诊断和确诊传染病的重要方法,包括血、尿、粪常规,生化、血清、免疫学检查等。早期确诊方法为直接涂片(如疟原虫、阿米巴滋养体等)、特异性抗原、特异性 IgM 抗体或病原体核酸检测等。

3. 答:免疫学检查是目前最常用于临床诊断的检测技术,包括血清学检查、皮肤试验、T 细胞亚群和免疫球蛋白检测等。血清学检查是用已知抗原或抗体检测血清或体液中的相应抗体或抗原,为最常用的免疫学检查方法。

第六章 传染病的治疗

第一节 教学大纲要求

掌握传染病的治疗方法,熟悉传染病的治疗原则。

第二节 教材内容精要

1. 治疗原则 要坚持综合治疗的原则,即治疗、护理与隔离、消毒并重,一般治疗、对症治疗与特效治疗并重的原则。

2. 治疗方法 一般治疗包括一般及支持疗法,如隔离、护理和心理治疗等,支持疗法是指给予适当营养,足够维生素,增强患者体质和免疫功能,以及维持水、电解质平衡等。病原或特效疗法指清除病原体、达到根治目的,常用药物如抗生素、化学药物和血清免疫制剂等。对症治疗是减轻患者痛苦,调整患者各系统功能,减少消耗,保护重要器官。

第三节 测试题

一、选择题

A1 型题

1. 下列哪项措施为传染病治疗的主要目的?
 A. 促进患者康复　　B. 控制传染源
 C. 防止进一步传播　D. 以上都是
 E. 以上都不是

2. 传染病的治疗原则,比较全面的是以下哪一项?
 A. 一般治疗和特效治疗
 B. 治疗、护理与消毒、隔离并重
 C. 病原治疗和消毒隔离
 D. 对症治疗、康复治疗和中药治疗
 E. 病原治疗、康复治疗和中药治疗

3. 临床上使用抗毒血清治疗,如发生过敏性休克,抢救时首先应用的药物是:
 A. 氢化可的松　　B. 肾上腺素
 C. 多巴胺　　　　D. 异丙肾上腺素
 E. 麻黄素

4. 传染病治疗中最重要的是:
 A. 一般治疗　　B. 支持治疗
 C. 病原治疗　　D. 对症治疗
 E. 中医中药治疗

5. 关于传染病的治疗,下述错误的是:
 A. 治疗方案必须个体化　B. 干扰素是一种抗病毒药

C. 传染病的病原治疗即抗生素疗法
D. 针灸可以治疗某些疾病的后遗症
E. 有些中药具有抗微生物作用

6. 对症治疗方法较多,但不包括下列哪一项?

A. 降温治疗　　　　B. 脱水疗法
C. 镇静药物应用　　D. 升压药物应用
E. 应用血清免疫制剂

7. 下列疾病中,以对症治疗为主的传染病是:

A. 钩体病　　　　B. 艾滋病
C. 伤寒　　　　　D. 霍乱
E. 恙虫病

X型题

8. 下列哪些项属于抗病原体的特效治疗?

A. 各种抗生素治疗　　B. 化学药物制剂
C. 抗病毒药物　　　　D. 白喉和破伤风抗毒素
E. 静脉输入葡萄糖液

9. 支持、对症治疗的目的包括有:

A. 供应机体所需营养和物质
B. 缓解症状减轻病人痛苦
C. 调整和保护各重要器官功能
D. 减少机体消耗　　E. 促使机体免疫功能恢复

二、填空题

1. 传染病的治疗方法常有_____、_____、_____与_____等。

2. 病原或特效治疗的目的为_____,常用药物有

_____、_____和_____等。

3. 传染病的综合治疗原则,即为治疗护理与_____并重,一般、对症治疗与_____并重。

三、名词解释

1. 对症治疗　　　　2. 病原治疗

四、问答题

1. 传染病的治疗原则有哪些?
2. 简述传染病的治疗方法。

第四节　答案与题解

一、选择题

(一)答案

1. D　2. B　3. B　4. C　5. C　6. E　7. D　8. ABCD　9. ABCDE

(二)题解

1. 题解:传染病治疗的目的应是促进疾病康复、控制传染源、防止进一步传播,不能只回答其中1项,而应选答D以上都是。

2. 题解:传染病治疗原则除治疗外,必须要加强护理和消毒隔离,故应答B,而在A、C、D、E等项叙述中均有某些缺陷,有的治疗方法并非为所有传染病都必需的。

3. 题解:抗毒血清多为马血清制剂,为异体蛋白,故易发生过敏性休克,抢救时应立即注射肾上腺素,以兴奋心肌、升高血压和松弛支气管等作用。

4. 题解:题中所列各项均为传染病治疗所需,但最重要的为病原治疗。

5. 题解:题中"A、B、D、E"的说法均正确。而C说传染病的病原治疗即抗生素疗法不全面,是错的,实际上病原治疗除抗生素外,还有化学药物和血清免疫制剂等,都是针对病原治疗的。

6. 题解:题中所列只有血清免疫制剂非为对症治疗,而是针对某些传染病的特效疗法。

7. 题解:以对症治疗为主的是霍乱,所列其他疾病均有特效药物以抗病原治疗为主。

8. 题解:抗病原体特效治疗包括抗生素、化学药物、抗病毒药物及抗毒素治疗。惟静脉输入葡萄糖液为支持疗法之一,对病原体无直接作用。

9. 题解:题中所列各项均为支持和对症治疗的目的。

二、填空题

1. 一般支持疗法 病原或特效疗法 对症疗法 康复治疗
2. 清除病原体 抗生素 化学药物 血清免疫制剂
3. 隔离消毒 病原治疗

三、名词解释

1. 为减轻患者痛苦,减少机体消耗,调整各系统功能,保护重要脏器免受感染损伤,促进机体康复等而采取的一系列治疗措施,称为对症治疗。

2. 病原治疗亦称特异治疗,为针对病原体而采用抗生素、化学药物和血清免疫制剂等特效药物,以清除病原体,促进疾病康复。控制和消除传染源,是治疗传染病的关键措施。

四、问答题

1. 答:早隔离、早治疗、就近就地治疗,坚持综合治疗的原则,即治疗、护理与隔离、消毒并重,一般治疗、对症治疗与病原治疗并重。

2. 答:传染病的治疗方法较多,包括一般及支持治疗,如隔离、护理和心理治疗等一般治疗,饮食、血制品、水电解质等支持治疗;病原或特效疗法如抗生素、化学制剂、血清免疫制剂等;对症疗法、康复疗法、中医中药治疗等。

第七章 传染病的预防

第一节 教学大纲要求

掌握传染病的预防知识,学会对各种传染病的正确处理。

第二节 教材内容精要

1. 管理传染源 传染病的报告制度是早日发现和控制传染病的重要措施,法定传染病分为甲、乙、丙三类,甲类传染病有鼠疫和霍乱,为强制管理的传染病,严重急性呼吸综合征、肺炭疽及人感染高致病性禽流感列入乙类传染病,但需按照甲类传染病管理。

2. 切断传播途径 对消化道、虫媒传染病和许多寄生虫病来说,切断传播途径起主导作用,其主要措施包括隔离、消毒和杀虫等。

3. 保护易感人群　提高人群免疫力主要从两个方面进行，改善营养、锻炼身体等措施可以提高机体非特异性免疫力，但起关键作用的是通过预防接种提高人群的主动或被动特异性免疫力。

第三节　测试题

一、选择题

A1 型题

1. 传染病的预防原则是：
   A. 管理传染源，切断传播途径，保护易感人群
   B. 改善社会和环境因素
   C. 管理食物、水源、粪便，消灭蚊蝇
   D. 治疗和隔离患者，加强卫生管理
   E. 加强锻炼、提高个人健康体质

2. 切断传播途径的措施不包括下列哪项？
   A. 早期发现和隔离患者　　B. 彻底消毒
   C. 进行健康教育、讲究个人卫生
   D. 杀虫、灭鼠　　　　　　E. 预防接种

3. 根据中华人民共和国传染病防治法及其细则规定，甲类传染病强制报告时间为：
   A. 城镇 2 小时，农村 6 小时内
   B. 城镇 4 小时，农村 12 小时内
   C. 城镇 6 小时，农村 12 小时内
   D. 城镇 8 小时，农村 12 小时内
   E. 城镇 12 小时，农村 24 小时内

4. 传染病防治法及其细则规定，乙类传染病强制报告时间为：

A. 城镇 2 小时,农村 6 小时内

B. 城镇 4 小时,农村 12 小时内

C. 城镇 6 小时,农村 12 小时内

D. 城镇 8 小时,农村 12 小时内

E. 城镇 12 小时,农村 24 小时内

5. 下列何种疾病是法定甲类传染病:

A. SARS B. AIDS

C. 霍乱 D. 人禽流感

E. 狂犬病

6. 对消化道传染病的预防措施,起主导作用的是:

A. 隔离病人 B. 积极治疗

C. 预防接种 D. 切断传播途径

E. 预防用药

7. 保护易感人群、提高人体免疫力的措施,作用快而又最重要的为:

A. 减毒疫苗或活疫苗 B. 转移因子等免疫增强剂

C. 丙种球蛋白 D. 高效价免疫球蛋白

E. 预防用药

X 型题

8. 下列哪些方法属主动免疫?

A. 接种疫苗 B. 接种菌苗

C. 接种类毒素 D. 注射抗毒素

E. 丙种球蛋白注射

9. 为达到预防传染病的目的,提高人群免疫力的措施主要是通过:

A. 隐性感染获得免疫 B. 免疫人群移入

C. 病原体变异　　　　　D. 人工主动免疫
E. 人工被动免疫

二、填空题

1. 早期发现传染病的重要措施是依赖_____制度。
2. 传染病的预防措施一般包括_____、_____和_____三个方面。
3. 切断传播途径最重要的措施是进行_____。
4. 在儿童期,对传染病的预防起关键作用的是要实行_____制度。

三、名词解释

1. 人工主动免疫　　　2. 人工被动免疫

四、问答题

1. 对传染病的预防一般应采取哪些措施？
2. 常用的物理和化学消毒法有哪些？各列举5种以说明。

第四节　答案与题解

一、选择题

(一)答案

1. A　2. E　3. C　4. E　5. C　6. D　7. D　8. ABC
9. DE

(二)题解

1. 题解:传染病的预防主要根据流行的三个环节,采取综合措施,原则上就是管理传染源、切断传播途径和保护易感人群。

2. 题解:早期发现和隔离患者、彻底消毒、讲究个人卫生及杀虫灭鼠等,均属于切断传播途径范围,只有预防接种是提高机体免疫力的措施,不属于切断传播途径之列。

3. 题解:发现甲类传染病,城镇要求 6 小时,农村 12 小时内报告。对 SARS、肺炭疽和人感染高致病性禽流感发病或流行时亦按甲类传染病报告。

4. 题解:发现乙类和丙类传染病的报告时间,城镇为 12 小时,农村 24 小时内。

5. 题解:根据 2004 年 8 月修订的传染病防治法,甲类传染病只有鼠疫和霍乱。SARS、AIDS、狂犬病及人感染高致病性禽流感均为乙类,但 SARS 和人禽流感发病流行时应按甲类传染病采取控制措施。

6. 题解:以上诸项均为预防措施之一,但起主导作用的应是切断传播途径。因为其他项不全面,有的病亦无疫苗,且难以推广和普遍应用。

7. 题解:保护易感人群,提高人体免疫力作用快而又最重要的是应用高效价免疫球蛋白,此为特异性被动免疫制剂。

8. 题解:接种疫苗、菌苗或类毒素后,能刺激机体产生免疫,故此 3 项为主动免疫;而抗毒素和丙种球蛋白本身就是抗体,不能使机体产生抗体,属于被动免疫的范围。

9. 题解:提高人群免疫力应采取积极的办法,前三种都不可行,只有人工主动免疫和被动免疫才是最可靠和常用的。

二、填空题

1. 传染病疫情报告

2. 管理传染源　切断传播途径　保护易感人群
3. 消毒
4. 计划免疫

三、名词解释

1. 根据病原生物及其产物可激发特异性免疫的机制,用病原生物及其毒素制成生物制品,给人接种,使主动地产生免疫力。接种后,人体免疫力在1～4周出现,维持数月至数年。

2. 人工被动免疫是用特异性抗体的免疫血清注射,以提高免疫力。注射后人体免疫立即出现,但持续时间短暂,仅2～3周。

四、问答题

1. 答:传染病的预防主要采取综合措施,根据各种传染病的特点,针对其主导环节,重点有:①管理传染源:严格执行传染病报告制度,对患者隔离治疗,对密切接触者应行检疫和药物预防,对动物传染源进行宰杀、消毒或管理;②切断传播途径:主要是做好环境、饮食、饮水卫生,做好消毒工作和消灭传播媒介;③保护易感人群:主要是提高人群免疫力,可通过加强营养、锻炼身体及接种疫苗、菌苗、类毒素的主动免疫或注射抗毒素、丙种球蛋白、高价免疫血清的被动免疫等。

2. 答:常用的物理消毒法有:煮沸消毒、高压蒸汽灭菌、紫外线照射、燃烧法、微波消毒法。化学消毒法有:甲醛熏蒸、环氧乙烷气体灭菌、臭氧消毒、过氧乙酸或含氯制剂浸泡、喷雾等。可根据消毒种类、物品及不同病原体来选择。

第二单元
病毒性肝炎

病毒性肝炎(viral hepatitis)是最常见的传染病之一,根据病原不同可分为甲、乙、丙、丁和戊五型肝炎,近年还发现可能有其他类型肝炎。

第一节 教学大纲要求

1. 掌握各型肝炎的病原与流行病学特点、发病机制与病理,重点是临床分型及其表现、重型肝炎防治。

2. 熟悉实验室检查方法及其意义,肝炎的一般治疗与抗病毒药物。

3. 了解病毒性肝炎的预防,特别是乙型肝炎疫苗的应用。

第二节 教材内容精要

1. **病原学** 五种肝炎病毒(HAV、HBV、HCV、HDV 和 HEV)形态及其特性不一,抗原抗体系统各异,特别是乙型肝炎的抗原抗体及其临床意义。

2. **流行病学特征** 我国是病毒性肝炎的高发区,各型肝炎的传染源、传播途径、易感性、流行特征均有其特点。

3. **发病机制与病理** 发病机制复杂,目前尚未完全明了,一般认为免疫损伤为主要致病因素。肝炎的基本病变为弥漫性肝细胞变性、坏死,同时有不同程度的炎症细胞浸润、间质增生和肝细胞再生。慢性肝炎的病理诊断主要根据炎症活动度和纤维化程度分级分期。

4. 临床表现　临床上可分为急性、慢性、重型、淤胆型肝炎及肝炎肝硬化等五种类型。急性肝炎可由各型肝炎病毒引起,以甲型、戊型多见,其中又表现有急性黄疸型与无黄疸型;慢性肝炎仅见于乙、丙、丁型肝炎,根据肝组织病理、临床及实验室检查,又可分轻、中、重度;丁型肝炎必须与乙型肝炎同时或重叠感染;重型肝炎(肝衰竭)是最严重的类型,其中又有急性、亚急性及慢性之分,常有肝性脑病、肝肾综合征、继发感染、大出血等严重并发症,病死率高;2006年我国肝衰竭指南诞生,它从病理生理角度将肝衰竭分成急性、亚急性、慢加急性及慢性肝衰竭四种类型。淤胆型肝炎以肝内淤胆突出,黄疸深,持续3周以上,呈阻塞性黄疸特点;肝炎肝硬化有活动性与静止性两种,按肝功能状况可分为代偿性与失代偿性。此外,特殊人群肝炎尚有不同表现。

5. 实验室检查　重点是肝功能试验,如转氨酶、胆红素、血清蛋白等,凝血酶原活动度是判断重型肝炎的重要指标。病原学检查包括病毒抗原和相应抗体,以及病毒基因检测,是诊断的重要依据。血清免疫学检查、肝组织活检具有重要意义。

6. 诊断与鉴别诊断　根据流行病学资料、临床表现,结合实验室检查,易于明确诊断,但需与其他原因所致的黄疸及肝功能损害相鉴别。

7. 治疗　各型病毒性肝炎的治疗原则、方法及并发症的处理;治疗时应根据病原及不同临床类型区别对待。

8. 预防　各型肝炎的预防要点及措施不同,特别应掌握乙型肝炎疫苗预防的具体应用。

重点:1. 各型肝炎的病原学、流行病学、临床分型及其表现。

2. 抗病毒治疗与乙型肝炎疫苗预防。

3. 重型肝炎的诊断分型及救治。

第三节 测试题

一、选择题

A1 型题

1. 有关病毒性肝炎流行病学的叙述,哪项是错误的?
   A. 甲型肝炎可呈食物型或水型暴发流行
   B. 输血后肝炎仅见于乙型肝炎
   C. 家庭内密切接触传播可见于各型肝炎
   D. 母婴传播主要见于 HBV,HCV 较少
   E. HBsAg 阳性者常呈家庭聚集现象

2. 甲型肝炎传染性最大的时期是:
   A. 发病前 2 周至发病后 1 周
   B. 发病后 4~12 周   C. 在整个病程中
   D. 与肝功能损害程度一致   E. 仅在黄疸期中

3. 关于肝炎病毒的描述哪项是正确的?
   A. 抗-HAV-IgM 型抗体可长期存在
   B. HBV 正链有 4 个开放读码区
   C. HCV 传播方式与 HEV 相似
   D. HDV 最早称为 δ 因子 E. HEV 为双股 RNA

4. HBV DNA 阳性,HBeAg 阴性,提示 HBV 发生了哪种变异?
   A. S 区变异   B. P 区变异
   C. X 区变异   D. 前 C 区变异
   E. YMDD 变异

5. 我国最常见的 HBsAg 亚型是：

A. adr、adw
B. adr、ayr
C. adr、ayw
D. adw、ayr
E. adw、ayw

6. 近年对 HBV 和 HCV 的基因分型除反应地区分布外，另一重要意义为：

A. 有助于确定传染来源
B. 有利于诊断疾病的严重性
C. 与抗病毒治疗反应有一定关联
D. 可以决定预后
E. 有利于采取预防措施

7. HDV 为缺陷病毒，病毒的外壳必须有什么包被才能复制？

A. HBsAg
B. HBeAg
C. HBcAg
D. HDAg
E. HBV DNA

8. 下列肝炎病毒哪一种不属于 RNA 病毒？

A. HAV
B. HBV
C. HCV
D. HDV
E. HEV

9. 在电镜下所见代表完整的 HBV 颗粒是：

A. 管形颗粒
B. 特异的 DNA 多聚酶
C. 小球形颗粒（直径 20 nm）
D. Dane 颗粒
E. HBeAg

10. 基因异质性最大的病毒是：

A. HAV
B. HBV
C. HCV
D. HDV
E. HEV

11. 下列哪一项不是丙型肝炎的传播途径?
   A. 通过输血或血制品 B. 粪-口途径
   C. 注射途径 D. 母-婴传播
   E. 密切接触

12. 乙型肝炎最重要的传染源是:
   A. 急性黄疸型肝炎患者 B. 急性无黄疸型肝炎患者
   C. 啮齿类动物 D. 家畜
   E. 慢性患者和病毒携带者

13. 戊型肝炎暴发流行的主要传播途径是:
   A. 水 B. 食物
   C. 生活接触 D. 宫内传播
   E. 注射途径

14. 指出下列何种是HAV的主要传播途径?
   A. 注射传播 B. 飞沫传播
   C. 输血传播 D. 粪-口传播
   E. 垂直传播

15. 急性重型肝炎的病理特征是:
   A. 肝细胞变性 B. 肝细胞灶性坏死
   C. 毛细胆管淤胆
   D. 大量肝细胞坏死,肝体积缩小
   E. 肝细胞坏死的同时,出现肝细胞再生,形成再生结节

16. 下列哪一项不是重型肝炎发生肝性脑病的常见原因?
   A. 血氨增高
   B. 短链脂肪酸、色氨酸等蓄积
   C. 假性神经递质作用 D. 颅内出血
   E. 脑水肿

17. 急性乙型肝炎血清学标志,最早出现的是:
   A. HBsAg   B. 抗-HBs
   C. HBeAg   D. 抗-HBe
   E. 抗-HBc

18. 反映肝细胞损伤最敏感的血清学指标为:
   A. 胆红素   B. 白蛋白
   C. 丙氨酸转氨酶   D. 胆碱酯酶
   E. 碱性磷酸酶

19. 有关各型肝炎病毒学标志物,下列所述哪项是正确的?
   A. 抗-HBc-IgM 仅在急性期存在
   B. 抗-HAV-IgM 阳性为近期 HAV 感染
   C. HEV 感染后血液中可检测到 HEVAg
   D. 抗-HBe 是保护性抗体
   E. 抗-HCV-IgG 阳性为既往感染

20. 急性乙型肝炎最迟出现的血清学标志是:
   A. HBsAg   B. 抗-HBs
   C. HBeAg   D. 抗-HBe
   E. 抗-HBc

21. 测定 HBV 复制最直接、特异和敏感的标志是:
   A. HBsAg   B. HBeAg
   C. HBcAg   D. DNAP
   E. HBV DNA

22. 下列检测在重型肝炎中,反映肝损伤严重程度最有价值的指标是:
   A. 丙氨酸转氨酶   B. 胆红素
   C. 白蛋白   D. 胆碱酯酶

E. 凝血酶原活动度

23. 检测乙型肝炎三对抗原抗体标志时,血中不能检出的是:
A. HBeAg   B. 抗-HBs
C. 抗-HBe   D. HBcAg
E. 抗-HBc

24. 乙型肝炎患者血清中检出抗-HBs 阳性,通常说明:
A. 免疫耐受,病情迁延不愈
B. 获得免疫   C. 仍有传染性,需继续隔离
D. 肝炎病毒在体内复制   E. 血清中可同时检出 HBsAg

25. 关于妊娠期肝炎的临床特点,错误的是:
A. 发展为重型肝炎者少   B. 消化道症状较明显
C. 产后大出血较常见
D. 妊娠后期患乙型肝炎者易传播给胎儿
E. 可对胎儿有影响

26. 关于小儿病毒性肝炎的临床特点,错误的是:
A. 婴儿肝炎病情常较重
B. 小儿慢性肝炎病情大多较轻
C. 急性肝炎黄疸消退较快
D. 消化道和呼吸道症状均较明显
E. 小儿急性肝炎以乙型多见

27. 老年病毒性肝炎的临床特点,下述错误的是:
A. 慢性肝炎较急性多见   B. 急性以甲型肝炎较多见
C. 黄疸较深,易发生淤胆   D. 合并症较多
E. 重型肝炎比例高

28. 感染 HAV 后,临床上最常见的表现是:

A. 亚临床感染　　　　　B. 急性无黄疸型肝炎
C. 急性黄疸型肝炎　　　D. 淤胆型肝炎
E. 重型肝炎

29. 急性重型肝炎的临床表现最突出和最有诊断价值的是：
A. 黄疸迅速加深　　　　B. 肝脏进行性缩小
C. 显著消化道症状　　　D. 明显出血倾向
E. 神经系统症状如烦躁、谵妄、嗜睡以至昏迷等

30. 关于丁型肝炎的下列描述，错误的是：
A. 传播途径与乙型肝炎相似
B. 感染率有较大的地区性差异
C. 人类对 HDV 普遍易感
D. 抗 HDV 不是保护性抗体
E. 与 HBV 以同时感染的形式为主

31. 乙型肝炎患者以下叙述哪项是错误的？
A. 重叠感染 HDV 时可使病情加重
B. 重型肝炎常并发细菌感染
C. HBV 感染是发生肝细胞癌的因素之一
D. 急性淤胆型易转为胆汁性肝硬化
E. 乙型肝炎的发病可有家庭聚集现象

32. 感染 HCV 后最常见的临床类型是：
A. 急性肝炎　　　　　　B. 慢性肝炎
C. 重型肝炎　　　　　　D. 肝硬化
E. 肝癌

33. 以下哪一项不是急性黄疸型肝炎黄疸前期的突出症状？
A. 全身乏力　　　　　　B. 食欲不振
C. 皮肤瘙痒　　　　　　D. 厌油腻食物

E. 恶心、呕吐

34. 下列不属于重型肝炎并发症的是：

A. 肝性脑病　　　　B. 脑膜炎

C. 消化道出血　　　D. 肝肾综合征

E. 继发感染

35. 有关丙型肝炎，下列哪项是正确的？

A. HCV 只能通过输血传播

B. 抗-HCV 阳性时说明有保护性

C. 急性丙型肝炎的黄疸发生率较高

D. 丙型肝炎的慢性化发生率很高

E. 急性丙型肝炎时不应使用干扰素抗病毒治疗

36. 对 HBsAg、HBeAg 双阳性母亲的新生儿，预防 HBV 感染最有效的措施是：

A. 丙种球蛋白

B. 高价乙肝免疫球蛋白（HBIG）

C. 乙型肝炎疫苗　　D. 乙型肝炎疫苗＋HBIG

E. 乙型肝炎疫苗＋丙种球蛋白

37. 某护士在给 HBsAg、HBeAg 阳性患者治疗时，不慎损伤自己手指，与被污染血接触。应采取下列哪项处理最为重要？

A. 局部碘酒、酒精消毒　　B. 接种乙型肝炎疫苗

C. 肌注胎盘球蛋白

D. 肌注 HBIG＋接种乙型肝炎疫苗

E. 注射干扰素

38. 预防丙型肝炎最重要的措施是：

A. 粪便消毒　　　　B. 筛选献血员

C. 严格管理饮水、饮食卫生

D. 注射丙肝疫苗   E. 使用高效价免疫球蛋白

39. 拉米夫定治疗乙型肝炎的主要作用是：
   A. 抑制 HBV DNA 复制   B. 减少病毒变异
   C. 促使 HBeAg 转换   D. 降低 ALT
   E. 促进肝细胞再生

40. 抗病毒治疗的核苷（酸）类似物药物不包括下列哪一种？
   A. 拉米夫定   B. 阿德福韦酯
   C. 恩替卡韦   D. 替比夫定
   E. 利巴韦林

41. 疑有肝性脑病的患者，应给予下列哪种饮食为宜？
   A. 低蛋白饮食   B. 普食
   C. 低盐半流食   D. 禁食
   E. 低脂饮食

42. 对急性重型肝炎的诊断，以下特征哪一项意义最小？
   A. ALT>500 U/L   B. 肝性脑病
   C. 深度黄疸   D. 肝脏迅速缩小
   E. PTA<40%

43. 下列哪一指标提示 HBV 和 HDV 同时感染？
   A. 起病时有发热   B. 病情重
   C. 肝脾肿大明显   D. ALT 显著升高
   E. 双相 ALT 升高

44. 临床上鉴别为何种病毒性肝炎，最可靠的依据是：
   A. 发病季节   B. 患者年龄
   C. 起病方式   D. 临床表现
   E. 病原学或血清学检查结果

45. 慢性重型肝炎并发自发性细菌性腹膜炎患者，近日尿量约400 ml/d,血肌酐、尿素氮增高。下列何种抗生素不宜应用?

  A. 头孢吡肟   B. 亚胺培南

  C. 庆大霉素   D. 头孢曲松

  E. 头孢他啶

46. 肝性脑病患者中枢神经系统的多巴胺合成减少,故治疗时应给予:

  A. 复方氨基酸溶液   B. 乙酰谷氨酰胺

  C. 多巴胺   D. 左旋多巴

  E. 乳果糖

47. 治疗重型肝炎应用乳果糖的目的是:

  A. 维持氨基酸的平衡   B. 减少氨从肠道吸收

  C. 增加肝脏营养   D. 促进肝细胞再生

  E. 恢复正常神经递质

48. 丙型肝炎抗病毒治疗的最佳治疗方案应选择:

  A. α-干扰素   B. 拉米夫定

  C. 利巴韦林   D. α-干扰素+利巴韦林

  E. 阿糖腺苷

49. 聚乙二醇化干扰素与普通干扰素比较,不仅疗效好,其最大优越性还在于:

  A. 适于慢性肝炎抗病毒治疗

  B. 药效起作用快   C. 毒副反应少

  D. 注射次数少,持续效应时间长

  E. 针对肝炎病毒的选择性强

B型题

50~51题共用备选答案

  A. S区变异   B. P区变异

C. X区变异 D. 前C区变异

E. YMDD变异

50. HBV DNA阳性,HBeAg(—),提示HBV发生了哪种变异?

51. 服用拉米夫定抗病毒治疗最常出现的变异是:

52~53题共用备选答案

A. 丙氨酸转氨酶 B. 胆红素

C. 白蛋白 D. 胆碱脂酶

E. 凝血酶原活动度(PTA)

52. 上述指标中反映严重肝损伤程度最有价值的是:

53. 反映肝细胞损伤最敏感的指标是:

C型题

54~55题共用备选答案

A. 抑制肠道细菌,减少氨的产生

B. 降低肠道pH,减少氨的吸收

C. 两者均是 D. 两者均否

54. 重型肝炎患者口服诺氟沙星,其主要目的是:

55. 重型肝炎服用乳果糖,主要目的是:

X型题

56. 下列哪些是肝性脑病的诱发因素?

A. 上消化道出血 B. 大量放腹水

C. 感染 D. 进食较多蛋白质

E. 大量利尿

57. 切断乙型肝炎母婴传播的有效措施为:

A. 婴儿注射高价乙肝免疫球蛋白

B. 母亲接种乙型肝炎疫苗

C. 婴儿接种乙型肝炎疫苗
D. 婴儿注射丙种球蛋白
E. 母亲注射丙种球蛋白

58. 目前预防丙型病毒性肝炎的措施主要为：
A. 注射丙肝疫苗　　　　B. 严格筛选献血员
C. 应用一次性注射器　　D. 不与丙型肝炎患者握手
E. 注射丙种球蛋白

59. 应用乙型肝炎高价免疫血清的主要对象是：
A. 母亲 HBsAg、HBeAg 阳性者的新生儿
B. 意外被 HBV 阳性血清污染者
C. 经常与 HBV 感染者接触的人
D. 乙型肝炎患者　　　　E. 暴露于 HBV 的易感者

60. 哪些慢性乙型肝炎患者不宜应用 α-干扰素治疗？
A. 血清总胆红素大于正常值上限 2 倍
B. 临床诊断为慢性 HBV 携带者
C. ALT 异常，HBV DNA 阳性
D. 失代偿性肝硬化　　　E. 合并其他重要器官病变

二、填空题

1. HBV 感染者血清中存在三种形式的颗粒，即：①大球形颗粒，又名_____颗粒；②_____颗粒；③_____颗粒。

2. Dane 颗粒为完整的病毒颗粒，其核心部分含有_____、_____和_____。

3. 抗-HAV-IgM 在发病后_____即可阳性，_____转阴，是新近感染的证据。

4. 慢性病毒性肝炎病理诊断主要以_____和_____进

行分级和分期,分别用英文字母_____和_____表示。

5. 肝性脑病的发生机制有以下三种学说,即:_____、_____和_____假说。

6. HDV 与 HBV 合并感染的形式有两种,即_____和_____。

7. 重型肝炎常见的并发症有_____、_____、_____和_____。

三、名词解释

1. 肝肾综合征　　　　2. 肝肺综合征
3. 自发性细菌性腹膜炎　4. 酶-胆分离
5. 乙型肝炎 e 抗原血清转换
6. HBV 前 C 区变异　　7. YMDD 变异
8. HBV 感染的窗口期　9. 准种(quasispecies)
10. 共价闭合环状 DNA(covalently closed circuler DNA,cccDNA)
11. 扑翼样震颤

四、问答题

1. 乙型病毒性肝炎传播途径的具体表现有哪些?
2. 在流行病学上,戊型病毒性肝炎有哪些特点?
3. 试述重型肝炎的诊断要点及分型标准。
4. HBV DNA 检测的临床意义是什么?
5. 简述肝性脑病(hepatic encephalopathy)的分度和表现。
6. 妊娠期病毒性肝炎的临床特点有哪些?
7. 简述丙型肝炎的诊断。

8. 何谓 HBV/HDV 重叠感染?

9. 检测凝血酶原活动度(PTA)在重型肝炎诊断中有何临床意义?

10. 试述拉米夫定抗 HBV 治疗的机制。

11. 试述干扰素抗 HBV 治疗的不良反应及其处理。

12. 简述肝性脑病的防治原则。

13. 简述重型肝炎的治疗原则。

14. 何谓淤胆型肝炎?

第四节 答案与题解

一、选择题

(一)答案

1. B 2. A 3. D 4. D 5. A 6. C 7. A 8. B
9. D 10. C 11. B 12. E 13. A 14. D 15. D 16. D
17. A 18. C 19. B 20. B 21. E 22. E 23. D 24. B
25. A 26. E 27. E 28. E 29. E 30. E 31. E 32. E
33. C 34. B 35. D 36. D 37. D 38. B 39. A 40. E
41. A 42. A 43. E 44. E 45. C 46. D 47. B 48. D
49. D 50. D 51. E 52. E 53. A 54. A 55. B 56. ABCDE 57. AC 58. BC 59. ABCE 60. ABDE

(二)题解

1. 题解:HBV、HCV 皆通过血液、体液途径传播,所以输血后肝炎不仅见于乙型肝炎,也见于丙型肝炎,故 B 项为错误。A、C、D、E 描述均正确。

2. 题解:通常 HAV 粪便排毒期在发病前 2 周至 ALT 高峰

期后1周,所以此期传染性最大。

3. 题解:抗-HAV-IgM 型抗体出现后3~6个月转阴,不会长期存在;HBV 4 个开放读码区均位于负链;HCV 经血液或体液途径传播,与 HEV 通过粪-口途播不同;HEV 基因组为单股正链 RNA。HDV 于最早发现时称 δ 因子,1983 年始命名为 HDV,故 D 项所述正确。

4. 题解:在 HBV 感染者中,发生前 C 区变异,系 1896 终止密码子变异,不能产生 HBeAg,但 HBV 仍然存在复制,所以 HBV DNA 仍为阳性。

5. 题解:根据 HBsAg 的抗原表位可分为 10 个亚型,我国最常见的 HBsAg 亚型为 adr 和 adw。长江以北 adr 占优势,长江以南 adr 和 adw 混存。

6. 题解:近年对 HBV 和 HCV 采用基因分型,可分为多个基因型和亚型,除反映病毒株间的异质性,各个地区有所不同外,对抗病毒治疗反应有一定关联,有助于指导用药。

7. 题解:HDV 为缺陷病毒,在血液中由 HBsAg 包被,才能进行复制。故临床上丁型肝炎必定与乙型肝炎同时存在。

8. 题解:只有 HBV 属于 DNA 病毒,HAV、HCV、HDV、HEV 都属于 RNA 病毒。

9. 题解:在电镜下所见代表完整的 HBV 是 Dane 颗粒,A、B、C、E 所示皆为不完整的病毒形态或成分。

10. 题解:在五型肝炎病毒中基因异质性最大的是 HCV。显著异质性表现在:①同一基因组不同区段变异程度有显著差别;②同一病例存在准种特性;③不同时期的 HCV 基因组序列不同;④有显著的地区性差异。

11. 题解:HCV 主要通过血液、体液途径传播,注射、母婴及密切接触亦可传播,只有粪-口传播非本病的传播途径。

12. 题解:目前,尚无啮齿类动物或家畜感染 HBV;急性乙型肝炎在潜伏期末及急性期虽有传染性,但较短;慢性患者和病毒携带者病毒存在时间长,为最重要的传染源。

13. 题解:戊型肝炎的暴发流行,多由于粪便中 HEV 污染水源而传播所致。

14. 题解:HAV 主要由粪-口途径传播,偶可通过输血传播,一般不通过其他三种途径。

15. 题解:肝细胞变性、灶性坏死为急性和慢性肝炎的病理改变;毛细胆管淤胆为淤胆型肝炎的病理变化;肝细胞坏死的同时,出现再生或形成结节见于亚急性重型肝炎。大量肝细胞坏死,肝体积缩小才是急性重型肝炎的病理改变特征。

16. 题解:发生肝性脑病的主要机制有:①血氨增高;②短链脂肪酸、色氨酸等蓄积;③假性神经递质作用和脑水肿。颅内出血不是发生肝性脑病的原因。

17. 题解:成人感染 HBV 后,最早于第 1~2 周,血中首先出 HBsAg。

18. 题解:丙氨酸转氨酶(ALT)主要存在于肝细胞浆内,肝内 ALT 活性相当于血清中的 100 倍,只要有轻度肝损害,血清 ALT 就会升高,因而是反映肝细胞损伤最敏感指标。

19. 题解:抗-HBc-IgM 是 HBV 感染后较早出现的抗体,但持续感染或慢性感染急性发作者亦可阳性;HEVAg 定位于肝细胞浆中,血中检测不到;抗-HBe 不是保护性抗体;在 HCV 现症和既往感染者抗-HCV-IgG 皆可阳性,故题中 A、C、D、E 所述皆为错误。而抗-HAV-IgM 在发病后数日即可阳性,是 HAV 近期感染的证据,此项正确。

20. 题解：抗-HBs 在急性感染后期 HBsAg 转阴后一段时间才出现,是 HBV 感染后最迟出现的血清学标志物,少部分病例始终不产生抗-HBs。

21. 题解：HBsAg、HBeAg 均不能准确反映病毒复制,HBcAg 在血清中含量极少,常规方法不能检出,DNAP 检测需要特殊的仪器设备,且敏感性不高,尚未作为常规检测。只有 HBV DNA 是病毒复制的直接标志,经 PCR 法定量检测,特异性和敏感性极高。

22. 题解：题中各项都是肝功能损伤的指标,但凝血酶原活动度<40%是诊断重型肝炎的重要和必要依据。

23. 题解：乙型肝炎抗原抗体标志检测中,由于 HBcAg 主要存在于 Dane 颗粒的核心,游离于血清中者极少,必须先裂解 Dane 颗粒的蛋白外壳,才能检出,常规方法在血中不能检出 HBcAg。

24. 题解：抗-HBs 是一种保护性抗体,抗-HBs 阳性表示对 HBV 有免疫力。

25. 题解：妊娠期肝脏负担加重,感染肝炎病毒后症状较重,出现重型肝炎概率高,若说比例少显然错误。其他各项均正确。

26. 题解：小儿急性病毒性肝炎以甲型肝炎为主,说乙型多见是错误的,余项皆正确。

27. 题解：老年急性病毒性肝炎以戊型肝炎多见,甲型肝炎不多,故 B 为错误。其他皆正确。

28. 题解：在我国 HAV 感染大多发生在儿童和青少年时期,以隐性感染(亚临床感染)为最常见,因此,成年人抗-HAV IgG 的检出率可达 80%。

29. 题解：题中所列皆为重型肝炎的临床表现,但急性重型与亚急性重型、慢性重型肝炎的区别是：急性重型肝炎必有神经、精神症状，故最有诊断价值的临床表现为 E。

30. 题解：HDV 与 HBV 可有同时感染、重叠感染两种形式存在，以重叠感染为主，E 说同时感染为主是错误的。A、B、C、D 所示皆正确。

31. 题解：HDV 与 HBV 重叠感染时病情常加重，部分可进展为暴发型肝炎；重型肝炎由于免疫功能减弱，易并发细菌感染；HBV 与肝细胞癌关系密切，也可有家庭聚集发病现象。而急性淤胆型肝炎多数能顺利恢复，预后较好，说易转为胆汁性肝硬化为错误，故选 D。

32. 题解：HCV 感染后易慢性化，临床上超过 50% 的 HCV 感染者为慢性肝炎。

33. 题解：急性黄疸型肝炎黄疸前期的临床表现主要是发热、身痛、食欲不振、厌油、恶心呕吐等症状。皮肤瘙痒可能出现在黄疸期，不会在黄疸前期。

34. 题解：重型肝炎所引起的神经精神症候群被称为肝性脑病，决不是也不会发生脑膜炎。A、C、D、E 所示皆为重型肝炎的表现或并发症，只有 B 不是。

35. 题解：HCV 可通过输血、注射、性接触、母婴等多途径传播；HCV 抗体不具有保护性，而是感染的标志；急性丙型肝炎临床表现无黄疸者占 2/3 以上，且应使用干扰素抗病毒治疗，以防止其慢性化，故题中 A、B、C、E 所述均不正确。HCV 感染后，超过 50% 的感染者可转为慢性，D 项为正确。

36. 题解：对母亲为 HBsAg、HBeAg 双阳性的新生儿，出生后立即采用 HBIG 及乙型肝炎疫苗联合免疫方案，其保护率可达 90% 以上。丙种球蛋白对预防 HBV 感染无效，单用某一种亦不全面。

37. 题解：误伤后，有可能被 HBV 传播，为避免感染，应立即采取被动免疫措施（作用快），再加主动免疫（注射乙型肝炎疫苗），双管齐下。而碘酒和酒精不能杀灭病毒，单接种疫苗产生抗体时间晚，胎盘球蛋白对 HBV 无效，干扰素无预防作用，故答题应选 D。

38. 题解：丙型肝炎主要通过血液途径传播，而非粪-口途径，所以 A、C 两项不必要；目前丙型肝炎疫苗尚未研制成功，亦无针对 HCV 的高效价免疫球蛋白，故预防丙型肝炎的上述措施最重要的是严格筛选献血员。

39. 题解：拉米夫定为逆转录酶抑制剂，其主要作用是抑制 HBV DNA 复制，并非保肝降酶和促肝细胞生长药，也不直接作用于 HBeAg，在拉米夫定用药过程中常出现 HBV 变异，而非减少病毒变异。

40. 题解：对 HBV、HCV 抗病毒治疗的核苷（酸）类似物药物发展很快，品种多，前 4 种药物已被公认为有效的核苷（酸）类药物。惟利巴韦林为广谱抗病毒药之一，常用于 HCV 的治疗，被称为广谱抗 RNA 病毒核苷类似物，故不包括。

41. 题解：发生肝性脑病的主要机制是血氨的蓄积，因蛋白质能增加肠道产氨，从而导致血氨升高，诱发或加重肝性脑病。对疑有肝性脑病的患者，应限制蛋白质的摄入，给予低蛋白饮食为宜。

42. 题解：肝性脑病、深度黄疸、肝脏缩小及 PTA<40%，均为重型肝炎的主要特征，意义大。但重型肝炎时由于肝细胞大量坏死，在胆红素迅速增高的同时，ALT 大量释放，继之因其生成耗竭而快速降低，形成酶胆分离，故 ALT 不会太高，答题应选 A。

43. 题解：两者同时感染常可见双峰型 ALT 升高，分别表示 HBV 和 HDV 感染。A、B、C、D 项所示虽可存在，但对同时感染无提示作用。

44. 题解：发病季节、年龄、起病方式和临床表现对判断病毒性肝炎的类型虽有一定帮助，但不能确诊，而病原学或血清学检查才是鉴别的最可靠依据。

45. 题解：该患者伴自发性细菌性腹膜炎，病原多为革兰阴性杆菌，同时有肾功能损害。以选用第三代头孢菌素（头孢曲松、头孢他啶）或第四代头孢菌素（头孢吡肟）及亚胺培南等为佳，均对革兰阴性杆菌敏感。惟庆大霉素有明显肾毒性，此病人不宜应用。

46. 题解：左旋多巴是多巴胺的前体，可透过血脑屏障进入脑组织，起到多巴胺的作用，而多巴胺不能透过血脑屏障，其他三种都与多巴胺无关。

47. 题解：治疗重型肝炎时，应用乳果糖是为了减少氨从肠道吸收。主要的机制为乳果糖有酸化肠道、调节肠道菌群及直接灭活内毒素的作用等。

48. 题解：IFN-α 是抗 HCV 的有效药物，利巴韦林为一广谱抗病毒药，两者联合可提高疗效，所以 D 项是目前最有效的抗 HCV 治疗方案。

49. 题解：近年新研制出的聚乙二醇化干扰素，又称长效干扰素，系采用不吸收的聚乙二醇与干扰素连接，从而使药物由肾脏排出时间减慢，半衰期明显延长，体内血药浓度维持时间长，因而只需每周注射 1 次药物，即可达到普通干扰素每日注射的效果。普遍认为其抗病毒疗效优于普通干扰素。

50～51 题解：在 HBV 基因序列中，前 C 基因 1896 位核苷酸是最常发生变异的位点之一,变异后导致蛋白表达终止,不能产生 HBeAg,但 HBV 仍能复制,形成 HBV DNA 阳性、HBeAg 阴性的前 C 区变异株;YMDD 是拉米夫定作用于 HBV DNA 聚合酶上的位点,服用拉米夫定后最常出现该位点变异,变异后拉米夫定对 HBV DNA 的抑制作用明显下降。

52~53 题解:凝血酶原活动度高低与肝损伤程度成反比,PTA<40% 是诊断重型肝炎的重要依据;丙氨酸转氨酶主要存在于肝细胞浆中,在肝细胞损伤通透性增加时即释放入血,是肝细胞损伤后最早出现的异常,所以是反映肝损伤最灵敏的指标。

54~55 题解:重型肝炎常常发生肝性脑病,目前认为其主要原因为血氨升高、蓄积,肠道细菌能分解肠道内蛋白质产生大量的氨,故口服诺氟沙星可通过抑制肠道细菌而减少氨的产生;乳果糖是一种合成的不吸收的双糖,在结肠内分解产生乳酸和醋酸,改变肠内 pH 值,使氨(NH_3)转变成不易吸收的铵离子(NH_4^+),从而防治肝性脑病。

56. 题解:上消化道出血、进食较多蛋白质后使肠道产氨增加,感染产生的细菌毒素,尤其是肠道菌感染后,使蛋白质分解、产氨增加,以及大量利尿和放腹水可引起低钾和低钠血症等,以上因素都可诱发肝性脑病。

57. 题解:母亲为 HBsAg 和 HBeAg 双阳性的新生儿,于出生后立即采用乙型肝炎疫苗接种和注射高价乙型肝炎免疫球蛋白联合方案,对婴儿的保护率可达 90% 以上。丙种球蛋白不能预防乙型肝炎,HBV 标志阳性的母亲接种乙肝疫苗亦无必要,故选 AC。

58. 题解:HCV 主要通过血液、体液传播,与丙型肝炎患者握手不会导致 HCV 感染,丙型肝炎疫苗目前尚未研制成功,丙种球蛋白不能预防丙型肝炎,故严格筛选献血员、应用一次性注射器为重要预防措施。

59. 题解:A、B、C、E 皆为 HBV 感染的高危人群,故可应用乙型肝炎高价免疫血清进行被动免疫,以预防感染。而乙型肝炎患者为现症 HBV 感染者,已无应用被动免疫的必要。

60. 题解:血清总胆红素大于正常值上限 2 倍、合并其他重要器官病变、失代偿性肝硬化三者,应用干扰素治疗可能加重病情;临床诊断为慢性 HBV 携带者用干扰素疗效不好。故 A、B、D、E 所示四种情况均不宜应用干扰素治疗。

二、填空题

1. 戴恩(Dane)　小球形　丝状或核状
2. 环状双股 DNA　DNA 聚合酶(DNAP)　核心抗原(HBcAg)。
3. 数日　3~6 个月
4. 炎症活动度　纤维化程度　G　S
5. 血氨及其他毒性物质蓄积　支链氨基酸/芳香氨基酸比例失调　假性神经递质
6. 同时感染　重叠感染
7. 肝性脑病　上消化道出血　继发感染　肝肾综合征

三、名词解释

1. 肝肾综合征是指在重型肝炎或肝硬化时,由于内毒素血症、肾血管收缩、肾缺血、前列腺素 E_2 减少、有效血容量下降等因素导致的急性肾功能不全,是严重肝病的终末期表现。
2. 慢性肝炎和肝硬化患者可出现气促、呼吸困难、肺水肿、间质性肺炎、胸腔积液和低氧血症等肺部的病理和功能改变,统称为肝肺综合征。

3. 自发性细菌性腹膜炎是指无腹腔脏器穿孔而发生的腹腔细菌感染,系患者肝功能严重损害,机体防御能力降低,细菌通过血液或淋巴播散,或通过肠壁穿入所致,临床表现为发热、腹痛及压痛、腹膜刺激征阳性等。

4. 重型肝炎患者由于肝细胞大量坏死,出现 ALT 快速下降,胆红素不断升高的现象,即称为酶-胆分离,此现象的出现提示肝功能恶化、肝损害严重。

5. 检查乙型肝炎血清标志,HBeAg 消失而抗-HBe 产生称为乙型肝炎 e 抗原血清转换。抗-HBe 阳转后,病毒复制多处于静止状态,传染性降低。

6. HBV C 基因区分为前 C 基因和 C 基因,编码 HBeAg 和 HBcAg。在 HBV 感染者中,前 C 基因 1896 位核苷酸是最常发生变异的位点之一,变异后导致蛋白表达终止,不能产生 HBeAg,从而形成 HBeAg 阴性的前 C 区变异株。

7. 在应用拉米夫定治疗 HBV 过程中,可能出现病毒 YMDD 变异,从而产生对拉米夫定的耐受。出现变异的机制是 HBV P 区编码的 DNA 聚合酶基因发生突变,其编码的部位在"酪氨酸(Y)、蛋氨酸(M)、天门冬氨酸(D)"(YMDD 主型区),变为 YVDD(V 为缬氨酸)或 YIDD(I 为异亮氨酸),导致逆转录酶亚结构发生改变,妨碍了与拉米夫定的结合,从而造成 HBV 对拉米夫定的敏感性下降。

8. HBV 感染后,血清中 HBsAg 已消失,抗-HBs 尚未出现,这段时期称窗口期,在此期中可检测到抗-HBc 和抗-HBe。窗口期存在代表 HBV 急性感染的恢复期。

9. 在感染者体内存在一系列序列不同但紧密相关的基因群体,其间同源性很高,不能成为其他亚型,称为准种。

10. 共价闭合环状 DNA 简称 cccDNA,其稳定存在于肝细胞核内,是乙肝病毒转录复制的模版。

11. 扑翼样震颤是肝性脑病患者特有的一种表现,检查时令患者两臂平伸、手指分开,闭眼,可见手向外侧偏斜,掌、指、腕关节出现小而不规则的鸟翼样扑击抖动。对肝性脑病的诊断和分期有重要意义。

四、问答题

1. 答:乙型病毒性肝炎的传播途径主要有:

(1)母婴传播:包括宫内感染、围产期传播、分娩后传播。在我国母婴传播显得特别重要,人群中 40%~50% 是由此传播积累而成。

(2)血液、体液传播:输血及血制品、注射、手术、针刺、剃刀、共用牙刷、血液透析、器官移植等均可传播。密切的生活接触、性接触等亦是导致 HBV 感染的可能途径。

(3)其他:包括消化道、呼吸道、昆虫等方式,虽然经破损的消化道、呼吸道黏膜或昆虫叮咬在理论上有可能,但实际意义未必重要。

2. 答:戊型肝炎的流行特点有:①暴发流行均由于污染水源所致,散发多为不洁食物或饮品引起;②隐性感染多见,显性感染主要发生于成年;③原有 HBV 感染或晚期孕妇感染 HEV 后病死率高;④有春冬季发病高峰;⑤抗-HEV 多在短期内消失,少数可持续 1 年以上,抗-HEV 为非保护性抗体。

3. 答:重型肝炎的诊断要点有:①极度疲乏;②严重消化道

症状如频繁呕吐、呃逆等；③黄疸迅速加深，出现胆酶分离现象；④肝脏进行性缩小；⑤出血倾向，PTA<40%；⑥出现肝性脑病、肝肾综合征、腹水等严重并发症。

临床分为急性重型、亚急性重型、慢性重型三型。急性黄疸型肝炎病情迅速恶化，2周内出现Ⅱ度以上肝性脑病或其他重型肝炎表现者，为急性重型；15日至24周出现上述表现者为亚急性重型；在慢性肝炎或肝硬化基础上出现的重型肝炎为慢性重型。

4. 答：HBV DNA 是 HBV 复制和传染性最直接的指标，可进行定量检测，对判断病毒复制程度、传染性大小、抗病毒药物疗效评价等有重要意义。

5. 答：肝性脑病根据临床表现分为4度：①Ⅰ度（轻型），以精神症状为主，有性格行为改变，定时、定向、计算力等异常；②Ⅱ度（中型），以神经症状为主，性格行为异常，扑翼样震颤和踝阵挛阳性，肌张力增强，腱反射亢进，嗜睡，属昏迷前期；③Ⅲ度（重度），昏睡或浅昏迷，对刺激尚有反应；④Ⅳ度（深昏迷），对刺激无反应，腱反射消失。如尚未达到肝性脑病Ⅰ度，但有智力下降，反应时间延长，操作能力减退等表现者，称为亚临床型肝性脑病。

6. 答：妊娠期肝脏负担加重，感染肝炎病毒后症状较重，尤以妊娠后期为严重，其特点为：消化道症状较明显，产后大出血多见，重型肝炎比例高，因而病死率也较高，可对胎儿有不利影响（早产、死胎、畸形）。妊娠合并戊型肝炎时病死率可高达30%以上。若为 HBV 或 HCV 感染者，可垂直传播给胎儿。

7. 答：具备急、慢性肝炎临床表现，肝功能异常，抗-HCV 阳性或 HCV RNA 阳性，可诊断为丙型肝炎。若无任何症状和体征，肝功能和肝组织学正常，但抗-HCV 或 HCV RNA 阳性者，可诊为无症状 HCV 携带者。应注意,少数免疫缺陷者可呈抗-HCV 阳性,而 HCV RNA 阳性,感染早期可呈 HCVAg 阳性而抗-HCV 阴性。

8. 答:HBV/HDV 重叠感染系指在感染 HBV 的基础上又继发感染 HDV,血清学检测可发现 HBV/HDV 两种病毒标志皆阳性。重叠感染者 HBsAg 充分装配,使 HDV 大量复制,因此病情常较重,大多会向慢性化发展,部分进展为暴发性肝炎。

9. 答:凝血酶原活动度高低与肝损害程度成反比,凝血酶原活动度越低,肝损害越重。PTA<40% 是诊断重型肝炎的重要依据,亦是判断重型肝炎预后的敏感指标。

10. 答:拉米夫定是一种逆转录酶抑制剂,其作用机制是竞争性抑制 HBV DNA 聚合酶,及参与到 HBV DNA 合成过程中阻止其新链合成,可使 HBV DNA 水平下降或阴转、ALT 复常、改善肝组织病变,具有较强的抑制 HBV 复制的作用。

11. 答:干扰素的不良反应及其处理有:①类流感综合征:多在注射后 2~4 小时出现。可予解热镇痛剂对症处理;②骨髓抑制:出现粒细胞及血小板减少,一般停药后可自行恢复。当中性粒细胞计数<0.5×10^9/L,或血小板计数<25×10^9/L 时,应停药;③神经精神症状:如焦虑、抑郁、兴奋、易怒、精神病等。出现抑郁及精神病症状应停药;④失眠、轻度皮疹、脱发,予对症治疗,视情况可不停药;⑤少见的副反应有:癫痫、肾病综合征、间质性肺炎和心律失常等,出现这些疾病和症状时应停药观察;⑥诱发自身免疫性疾病,如甲状腺炎、血小板减少性紫癜等亦应停药。

12. 答:肝性脑病的防治原则有:①低蛋白饮食;②保持大便通畅,可口服乳果糖及诺氟沙星,以酸化肠道、抑制肠道细菌从而减少氨的产生和吸收;③静脉滴注精氨酸、支链氨基酸、门冬氨酸-鸟氨酸等制剂；④出现脑水肿者可用20%甘露醇和速尿；⑤注意维持水电解质平衡；⑥治疗的同时积极消除其诱因。

13. 答：治疗原则以综合性为主，主要措施有：①重病监护，患者绝对卧床休息，密切观察病情；②支持疗法：保证能量供应，维持水电解质及酸碱平衡，补充足量维生素B、维生素C、维生素K等，输注新鲜血浆、白蛋白、支链氨基酸等；③促进肝细胞再生：肝细胞生长因子；④预防和治疗各种并发症（如肝性脑病、脑水肿、消化道出血、肝肾综合征、继发感染、电解质紊乱等）；⑤人工肝支持系统治疗；⑥肝移植：内科治疗难以恢复的患者争取行肝移植。

14. 答：淤胆型肝炎是以肝内淤胆为主要表现的一种特殊临床类型，又称为毛细胆管炎型肝炎。急性淤胆型肝炎起病类似急性黄疸型肝炎，但自觉症状较轻，黄疸深，有皮肤瘙痒，大便颜色变浅，肝大。肝功能检查血清胆红素明显升高，以直接胆红素为主，γ-谷氨酰转肽酶、碱性磷酸酶升高，ALT初期升高，中后期可正常。

第三单元
感染性腹泻

第一章 细菌性痢疾

细菌性痢疾(bacillary dysentery, shigellosis)简称菌痢,是由志贺菌属(*Shigellae*)引起的急性肠道传染病。在我国是仅次于病毒性肝炎和结核病的重要法定传染病。

第一节 教学大纲要求

1. 掌握菌痢的病原体、临床表现、诊断与治疗,特别是中毒性菌痢的临床表现及其救治原则。
2. 熟悉流行病学特征、实验室检测,与其他病的鉴别诊断。
3. 了解发病机制、病理解剖、预防原则。

第二节 教材内容精要

1. 病原学 志贺菌属细菌亦称为痢疾杆菌,为革兰阴性,分4个血清群,即A群痢疾志贺菌、B群福氏志贺菌、C群鲍氏志贺菌和D群宋内志贺菌,各型均能产生内毒素,A群尚有外毒素(志贺毒素)。目前我国多数地区仍以福氏志贺菌为主。

2. 流行病学 菌痢的传染源为病人和带菌者,经粪-口途径传播,人群普遍易感,终年散发,夏秋季可引起流行。

3. 发病机制与病理 志贺菌属依靠自身侵袭力可直接侵入

结肠黏膜上皮细胞和固有层中繁殖,引起结肠黏膜的炎症反应和固有层小血管循环障碍,致使结肠黏膜出现炎症、坏死和浅表溃疡,因而产生腹痛、腹泻、里急后重、黏液便和脓血便等。

中毒性菌痢的发病机制尚未完全明确,可能与大量内毒素吸收入血,机体产生强烈的过敏反应有关。全身小血管痉挛致微循环障碍,导致感染性休克及重要器官功能衰竭。

菌痢病变主要为渗出性炎症,以乙状结肠和直肠最为显著;中毒性菌痢的肠道病变轻微,有全身多脏器的微血管痉挛和/或通透性增加,突出病变为大脑、脑干水肿,并有细胞变性、炎细胞浸润和点状出血。

4. 临床表现　通常分为 2 期 6 型;急性期包括普通型、轻型和中毒性;慢性期有慢性迁延型、急性发作型和慢性隐匿型;中毒性菌痢进一步分为休克型、脑型和混合型。

急性普通型菌痢的临床特点为:急性起病,有畏寒、发热、腹痛、腹泻、黏液脓血便等,伴里急后重,左下腹压痛和肠鸣音亢进,血白细胞总数和中性粒细胞比例增高,大便镜检有较多的脓细胞或白细胞与红细胞、并可见吞噬细胞。

中毒性菌痢多见于儿童,起病急骤、病势凶险、发展快,常突起高热,体温可达 40 ℃以上,有精神萎靡、嗜睡、昏迷及抽搐,可迅速发生循环衰竭与呼吸衰竭。

5. 诊断与鉴别　依据流行病学史、症状体征及实验室检查进行综合诊断,确诊则须依赖病原学检查。中毒性菌痢肠道症状不典型,取灌肠液或肛拭子粪便检查有重要意义。

急性菌痢应与急性阿米巴痢疾、食物中毒、急性坏死性小肠炎等肠道感染性疾病相鉴别;慢性菌痢应与结肠、直肠癌,慢性血吸虫病及炎症性肠病相鉴别;中毒性菌痢的脑型应重点与流行性乙型脑炎相鉴别。

6. 治疗与预防　氟喹诺酮类是目前治疗菌痢较理想的药物,复方磺胺甲噁唑、氨基糖苷类、氨苄西林及第三代头孢菌素等均可用于菌痢的病原治疗。对中毒性菌痢,应在抗菌治疗的基础上及时加强抗休克及/或保护脑与重要器官功能,控制惊厥,防治脑水肿和呼吸衰竭等。

重点:急性菌痢和中毒性菌痢的典型表现、鉴别与治疗。

第三节　测试题

一、选择题

A1 型题

1. 菌痢的病原体属于:
A. 志贺菌属　　　　B. 沙门菌属
C. 弧菌属　　　　　D. 弯曲菌属
E. 螺旋体属

2. 有关痢疾杆菌的下列描述,哪项是错误的?
A. 革兰阴性杆菌,有菌毛,无荚膜
B. 所有血清群细菌死亡后均释放内毒素
C. 各血清群痢疾杆菌均可产生外毒素
D. 我国多数地区的主要流行菌型是福氏志贺菌
E. 欧美国家的主要流行菌型是宋内志贺菌

3. 痢疾杆菌的主要致病因素是:
A. 入侵细菌数量　　B. 侵袭力和内毒素
C. 神经毒素　　　　D. 外毒素
E. 肠毒素

4. 菌痢的最重要传染源主要是:
   A. 典型或重症病例　　B. 轻型患者或无症状带菌者
   C. 带菌家畜或动物　　D. 慢性菌痢病人
   E. 蝇、蟑螂为重要传染源

5. 菌痢散在发病的主要传播途径是:
   A. 集体食堂食物被污染造成经口感染
   B. 井水、池塘或供水系统被污染造成经口感染
   C. 健康人的手或蔬菜、瓜果等食物被污染造成经口感染
   D. 与病人密切接触经呼吸道传染
   E. 接触病人的血液经伤口感染

6. 菌痢的主要病变部位位于:
   A. 回肠末端　　B. 乙状结肠与直肠
   C. 升结肠　　　D. 降结肠
   E. 累及整个肠道

7. 急性典型菌痢的临床表现,下列描述哪一项错误?
   A. 急性起病　　B. 腹痛、腹泻
   C. 里急后重　　D. 右下腹压痛
   E. 肠鸣音亢进

8. 菌痢的确诊依据是:
   A. 菌痢的典型临床症状　　B. 粪检有巨噬细胞
   C. 粪便免疫学检查抗原阳性
   D. 粪便镜检有大量脓细胞　　E. 粪便培养痢疾杆菌阳性

9. 腹泻的病程超过多久才考虑为慢性菌痢?
   A. 1个月　　B. 2个月
   C. 4个月　　D. 6个月
   E. 12个月

10. 鉴别细菌性痢疾和阿米巴痢疾最可靠的依据是:
   A. 潜伏期长短　　　　B. 毒血症状的轻重
   C. 大便检出病原体　　D. 抗生素治疗是否有效
   E. 粪检中发现红细胞多少,或是否有吞噬细胞与夏-雷结晶

11. 中毒性菌痢的临床特征,下列哪项是错误的?
   A. 急性高热,惊厥,昏迷　B. 迅速休克或呼吸衰竭
   C. 腹痛、腹泻轻,肠道症状可不明显
   D. 大便常规检查正常　　E. 多发生在儿童

12. 判断中毒性菌痢的严重性,出现哪种情况表示病情越严重?
   A. 体温越高越严重　　　B. 腹泻次数越多越重
   C. 早期休克或不易纠正者　D. 血中性粒细胞越多
   E. 剧烈腹痛或里急后重明显

13. 下列各项中,对中毒性菌痢脑型和乙脑的鉴别最有意义的是:
   A. 呼吸衰竭　　　　　　B. 大便检查有无炎性细胞
   C. 急性高热、昏迷、抽搐　D. 早期休克
   E. 循环衰竭

14. 菌痢病人做粪便培养时的注意事项,哪一做法是错误的?
   A. 采取粪便中带黏液或脓血部分
   B. 标本勿被小便污染　C. 立即送检
   D. 应在使用抗菌药物后培养
   E. 早期多次送检可提高阳性率

15. 近年来对痢疾杆菌较敏感和疗效较佳的抗菌药物为:
   A. 磺胺类药　　　　　B. 庆大霉素

C. 氨苄西林　　　　　　D. 喹诺酮类

E. 四环素

16. 中毒性菌痢采用山莨菪碱治疗的主要目的是：

A. 控制抽搐　　　　　　B. 兴奋呼吸中枢

C. 解除血管痉挛　　　　D. 解除肠道痉挛

E. 抑制频繁腹泻

17. 预防细菌性痢疾需采取综合措施，应以下列哪项为重点？

A. 隔离及治疗患者　　　B. 发现处理带菌者

C. 切断传播途径　　　　D. 口服依链株痢疾活菌苗

E. 流行季节预防服药

18. 口服痢疾杆菌活菌苗可刺激机体产生哪类抗体以起到预防作用？

A. 肠黏膜特异性分泌型 IgA

B. 血清特异性 IgM　　　C. 血清特异性 IgG

D. 血清特异性 IgE　　　E. 血清特异性 IgD

A2 型题

19. 5 岁男孩，高热 1 天，腹泻 6~7 次，为黏液脓血便，腹痛伴里急后重，反复惊厥，逐渐出现昏睡、神志不清，四肢循环好，血压正常。病前吃过未洗的黄瓜，初步考虑为菌痢。其临床类型属于：

A. 普通型　　　　　　　B. 轻型

C. 中毒性菌痢休克型　　D. 中毒性菌痢脑型

E. 中毒性菌痢混合型

B 型题

20~22 题共用备选答案

A. 志贺痢疾杆菌　　　B. 福氏痢疾杆菌
C. 鲍氏痢疾杆菌　　　D. 痢疾杆菌耐药株
E. 宋内痢疾杆菌

20. 我国近年来引起菌痢最常见的病原菌是：
21. 轻型或非典型菌痢多为何菌所致？
22. 能产生神经毒素的痢疾杆菌是：

C 型题

23～25 题共用备选答案

A. 细菌性痢疾　　　　B. 阿米巴痢疾
C. 两者均是　　　　　D. 两者均否

23. 表现腹痛、腹泻，黏液便及腹部压痛者为：
24. 肠道病变以散在部位较深的溃疡为特征者是：
25. 结肠镜检见肠黏膜弥漫性充血、水肿、浅表溃疡者是：

X 型题

26. 痢疾志贺菌能产生下列哪些毒素？
    A. 神经毒　　　　　B. 内毒素
    C. 细胞毒　　　　　D. 红疹毒素
    E. 肠毒素

27. 中毒性菌痢的临床特征有哪些表现？
    A. 急起高热、惊厥　　　B. 迅速发生休克
    C. 腹痛、腹泻轻，肠道症状可不明显
    D. 大便常规正常　　　　E. 多见于体质差的儿童

28. 细菌性痢疾的并发症有：
    A. 志贺菌菌血症　　　B. 溶血-尿毒综合征
    C. 关节炎　　　　　　D. 多见肠穿孔
    E. 瑞特（Reiter）综合征

29. 符合急性菌痢的粪便特点有：
A. 每次便量少,多为黏液脓血便
B. 粪质与脓血不相混　C. 粪便量较多,色呈暗红
D. 粪便中有较多红、白细胞
E. 粪便中有较多脓细胞

30. 引起痢疾样腹痛、腹泻表现的病原体有：
A. 志贺菌　　　　　B. 空肠弯曲菌
C. 伤寒杆菌　　　　D. 侵袭性大肠埃希菌
E. 葡萄球菌

二、填空题

1. 痢疾杆菌可分为 4 群,分别为＿＿＿＿、＿＿＿＿、＿＿＿＿和＿＿＿＿。

2. 菌痢的病变主要累及＿＿＿＿,以＿＿＿＿和＿＿＿＿最显著,故患者多有＿＿＿＿腹明显压痛。

3. 细菌性痢疾分为急性和慢性二期,其中急性期又分为＿＿＿＿、＿＿＿＿和＿＿＿＿三型。

4. 慢性菌痢根据临床表现分为 3 型,即＿＿＿＿、＿＿＿＿和＿＿＿＿。

5. 我国多数地区发生菌痢的病原菌以＿＿＿＿菌占首位,而＿＿＿＿菌在体外抵抗力强,引起的症状多＿＿＿＿。

三、名词解释

1. 中毒性菌痢　　　　2. 慢性菌痢隐匿型
3. 志贺毒素(shigatoxin)　4. 里急后重

四、问答题

1. 简述急性菌痢和急性阿米巴痢疾的鉴别要点。
2. 简述典型急性菌痢的临床表现。
3. 比较中毒性菌痢脑型与乙型脑炎的异同。
4. 简述中毒性菌痢休克型的抢救治疗原则。
5. 慢性菌痢急性发作应如何进行治疗?

第四节　答案与题解

一、测试题

(一)答案

1. A　2. C　3. B　4. B　5. C　6. B　7. D　8. E　9. B
10. C　11. D　12. C　13. B　14. D　15. D　16. C　17. C
18. A　19. D　20. B　21. E　22. A　23. C　24. B　25. A
26. ABCE　27. ABC　28. ABCE　29. ABDE　30. ABD

(二)题解

1. 题解:痢疾杆菌属于志贺菌属十分明确,题中列举的其他菌属是为了复习与鉴别。

2. 题解:痢疾杆菌为革兰阴性、有菌毛、无荚膜,死亡后均释放内毒素而致病,我国多数地区的主要流行菌型是福氏志贺菌,欧美国家则以宋内志贺菌为多,这些均为正确。但在4个血清群痢疾杆菌中只有A群痢疾志贺菌可以产生外毒素,其他3个群均无外毒素,故该描述是错误的。

3. 题解:菌痢的肠道病变主要是由痢疾杆菌直接侵袭肠黏膜上皮细胞引起炎症坏死所致,内毒素则是导致发热、全身中毒症状、微循环障碍和多器官损害的主要原因,因此侵袭力和内毒素是痢疾杆菌的主要致病因素。神经毒素、外毒素和肠毒素仅见于A群痢疾志贺菌,显然不是主要致病因素。入侵细菌数量虽有一定相关性,但亦非主要致病因素。

4. 题解:菌痢急、慢性或重症病人均是重要传染源,但比较而言,轻型患者或无症状带菌者作为传染源更为重要,因症状不典型,容易误诊或漏诊,且管理困难,因此在传染源上更有重要意义。本病无动物带菌者,蝇和蟑螂为传播媒介。

5. 题解:菌痢是肠道传染病,经粪-口途径传播,因此健康人的手或蔬菜、瓜果等食物被污染造成经口感染是主要散发的途径。而其他均非散发的主要途径。

6. 题解:菌痢的病变部位主要在乙状结肠与直肠,这很明确。但病情严重者可以波及整个结肠和回肠末端。

7. 题解:急性起病、腹痛腹泻、里急后重及肠鸣音亢进在急性典型菌痢中均常见。惟说右下腹压痛错误,因病变主要在乙状结肠与直肠,压痛应为左下腹。

8. 题解:典型临床症状、粪检有巨噬细胞和大量脓细胞,可作为菌痢临床诊断的主要依据,但不能确诊。粪便免疫学检查抗原阳性有一定帮助,但易出现假阳性,显然不能作为确诊依据。故只要大便培养出痢疾杆菌为确诊依据。

9. 题解:慢性菌痢指病程超过2个月以上者。

10. 题解:潜伏期长短、毒血症状的轻重、抗生素治疗及大便常规化验均不能作为鉴别的可靠依据。最可靠的是大便检出病原体,培养出痢疾杆菌即可确定为菌痢,找到溶组织阿米巴滋养体可确诊为阿米巴痢疾。

11. 题解:中毒性菌痢多见于儿童,突起畏寒、高热,休克型以感染性休克为主要表现;脑型可有惊厥、昏迷与呼吸衰竭。中毒性菌痢的肠道症状多不明显,可无腹痛与腹泻,但大便常规检查可见白细胞、脓细胞与巨噬细胞等。因此,说大便常规检查正常是错误的。

12. 题解:体温、腹泻、腹痛、里急后重等固可反映病情轻重,这仍属于普通型痢疾,而若这些即使很轻或缺如,而早期出现休克或不易纠正者,应为中毒性菌痢休克型,休克越明显病情越重。

13. 题解:中毒性菌痢脑型和乙脑两病均有高热、昏迷、抽搐,或可能出现呼吸衰竭,临床上都不会出现循环衰竭或休克,这些均无鉴别意义。而大便检查时,乙脑患者正常,中毒性菌痢脑型患者可见白细胞、脓细胞与巨噬细胞等炎性细胞,这对诊断最具鉴别价值。

14. 题解:粪便培养出痢疾杆菌为确诊依据。应采集带黏液或脓血部分,未被小便污染的新鲜标本立即送检,早期多次送检以提高阳性率。且应在使用抗菌药物前送培养,若在用抗菌药后送检会影响培养阳性率,此为错误。

15. 题解:治疗菌痢的抗菌药物较多,题中所列药物均曾或正在临床使用,证明有一定疗效。但比较而言,近年来较为敏感和疗效较佳的是喹诺酮类,如环丙沙星、诺氟沙星等,抗菌活性强,口服吸收好,耐药菌株少,故列为首选。

16. 题解:山莨菪碱为抗胆碱类药物,是血管扩张剂,治疗中毒性菌痢的主要目的是解除微血管痉挛。

17. 题解:题中各项均为菌痢预防的综合措施,但最重要的是切断传播途径,搞好饮食、饮水及个人和环境卫生,做好三管一灭是最重要的,因为其他项既不便于普遍开展,也不容易达到预防目的。

18. 题解：免疫球蛋白可分为：IgA、IgM、IgG、IgD 和 IgE，其中 IgA 主要是呼吸道和消化道黏膜上的局部抗体。口服痢疾杆菌活菌苗（福氏 2a 型"依链"株），主要刺激肠黏膜产生特异性分泌型 IgA，阻止痢疾杆菌感染，起预防作用，对同型志贺菌保护率约为 80%。

19. 题解：急性菌痢包含普通型、轻型和中毒性，其中中毒性又分为休克型、脑型和混合型。普通型与轻型患者临床症状较轻，一般应无惊厥与意识障碍。故应考虑中毒性菌痢，本例患儿起病急，有菌痢表现外，并出现反复惊厥与意识障碍等中枢神经系统症状，而无休克表现，因此应属于中毒性菌痢脑型。

20～22 题解：我国近年来引起菌痢最多的菌型是福氏菌；而轻型或非典型病例多由宋内菌引起；能产生神经毒素（志贺毒素）的为志贺痢疾杆菌。

23～25 题解：菌痢与阿米巴痢疾均属于侵袭性腹泻，临床表现均有腹痛、腹泻、黏液便或血便，且都有腹部压痛，菌痢通常在左下腹，阿米巴痢疾则为右下腹。菌痢的溃疡较表浅、多见于乙状结肠与直肠，阿米巴痢疾的溃疡较深、多见于回肠末端。

26. 题解：痢疾杆菌为革兰阴性杆菌可产生内毒素，另外 A 群痢疾志贺菌还能产生外毒素（志贺毒素），志贺毒素具有肠毒素、细胞毒素与神经毒素的功能，所有痢疾杆菌均不产生红疹毒素，因而正确答案是：A、B、C、E。

27. 题解：中毒性菌痢起病急，病情危重，常突起高热、惊厥，在短时间内出现休克和脑病，而消化道症状多不明显，病初可无腹痛与腹泻，但大便常规检查仍可见异常。中毒性菌痢多见于体质较好而非体质差的儿童。因此，正确答案是：ABC。

28. 题解：菌痢的并发症和后遗症少见，但在抵抗力低下的人群,如儿童、老年人和 HIV 感染者可以发生血行感染引起菌血症,也可出现溶血-尿毒综合征、关节炎和瑞特综合征等并发症。但菌痢的肠黏膜溃疡较表浅,通常局限于肠固有层,故一般无肠穿孔。

29. 题解:急性典型菌痢粪便特点,ABDE 项均符合其特征。但应排除 C 项,因菌痢病变部位在结肠,即使出血较多,红细胞不会被破坏,故亦系鲜红色而不会呈暗红色。

30. 题解:引起痢疾样表现的病原体依题中所列,有志贺菌、空肠弯曲菌及侵袭性大肠埃希菌。而伤寒杆菌虽为肠道菌,但非主要引起痢疾病变或痢疾症状,葡萄球菌食物中毒(胃肠炎)系毒素所致,肠道病变不明显。

二、填空题

1. 痢疾志贺菌　福氏志贺菌　鲍氏志贺菌　宋内志贺菌
2. 结肠　乙状结肠　直肠　左下
3. 普通型(典型)　轻型(非典型)　中毒性
4. 慢性迁延型　慢性隐匿型　急性发作型
5. 福氏　宋内　较轻

三、名词解释

1. 中毒性菌痢多见于 2～7 岁体质较好的儿童,起病急骤,进展迅速,病情危重,病死率高。突然高热起病,肠道症状不明显,迅速出现循环、呼吸衰竭。依其临床表现可分为休克型、脑型及混合型。

2. 慢性菌痢隐匿型系 1 年内有菌痢病史,近期(2 个月以上)无明显腹痛、腹泻等临床症状,但肠镜检查有肠黏膜炎症甚至溃疡等病变,大便培养可检出痢疾杆菌。

3. 志贺毒素为 A 群痢疾志贺菌所产生的一种外毒素,有肠毒性、神经毒性和细胞毒性,分别引起相应的临床症状。

4. 里急后重指病人在患急性菌痢等疾病时的病态感,表现急于去排大便,但不能顺畅排出,肛门有重坠感,似乎总有排便不净或排不出去的感觉,以至有的人频繁进出卫生间。

四、问答题

1. 答:两病的鉴别要点见下表 3-1-1。

表 3-1-1 急性阿米巴痢疾与急性菌痢鉴别

鉴别要点	急性阿米巴痢疾	急性菌痢
病原	溶组织内阿米巴原虫	志贺痢疾杆菌
流行病学	散发	散发或流行
全身症状	较轻,多不发热,少有毒血症状	较重,多有发热及毒血症症状
胃肠道症状	腹痛轻,多为右下腹压痛,里急后重少见,腹泻每日数次	腹痛重,多为左下腹压痛,里急后重明显,腹泻每日 10 次以上,甚至更多
粪便检查	量多,暗红色果酱样便,有腥臭,镜检白细胞少,红细胞多,有夏-莱晶体,可找到溶组织阿米巴滋养体	量少,黏液脓血便,镜检有大量脓细胞和红细胞,可见巨噬细胞,培养有痢疾杆菌生长
肠镜检查	肠黏膜大多正常,有散在溃疡,周围有红晕	肠黏膜弥漫性充血、水肿及浅表溃疡

2. 答:普通型(典型)菌痢起病急,可有畏寒发热,体温可达39 ℃,胃肠道症状表现恶心呕吐,腹痛及腹泻,每日排便数次至数十次,量少,呈黏液或脓血便,常伴里急后重。查体:左下腹有压痛,肠鸣音活跃。大便镜检可见红细胞、白细胞或脓细胞和少量巨噬细胞。外周血白细胞总数及中性粒细胞增高。

3. 答:两病共同点是:儿童、夏秋季多发,起病急,均可出现高热、意识障碍、惊厥,外周血白细胞总数及中性粒细胞增高。

主要区别在于:①意识障碍、惊厥出现的时间不同,中毒性菌痢多在起病当日出现;而乙脑常在起病第3~4病日(极期)出现;②主要症状不同:中毒性菌痢可有腹痛、腹泻,而乙脑多为高热、头痛;③大便检查:中毒性菌痢粪便镜检可见大量红细胞、白细胞或脓细胞,并有少量巨噬细胞,培养有志贺菌生长,而乙脑则无;④脑脊液检查:乙脑颅内压升高,蛋白及白细胞增多,糖及氯化物正常,而中毒性菌痢多无改变。

4. 答:中毒性菌痢休克型病情凶险、变化迅速,须采取综合抢救措施,原则有:①迅速扩容、纠酸,快速给予葡萄糖盐水、5%碳酸氢钠及低分子右旋糖苷等;②改善微循环障碍,可用山莨菪碱解除血管痉挛;③应用糖皮质激素,注意保护心、脑、肾等重要脏器功能;④抗感染,选择敏感抗菌药物,联合用药,静脉给药,待病情好转后改口服。

5. 答:治疗原则有:①一般治疗:注意生活规律和饮食,避免过度劳累,勿使腹部受凉,勿食生冷饮食。积极治疗并存的慢性消化道疾病或肠道寄生虫病;②病原治疗:根据病原菌药敏结果选择有效抗菌药物,采用联合用药或延长疗程;③对于肠道病变经久不愈者,同时采用药物保留灌肠液局部治疗;④当出现肠道菌群失调时,切忌滥用抗菌药物,立即停止耐药性抗菌药物,改用微生态制剂,以扶助正常菌群生长。

第二章　阿米巴病

阿米巴病(amebiasis)由溶组织内阿米巴(*Entamoeba histolytica*)感染引起,包括肠阿米巴病(阿米巴痢疾)和肝阿米巴病(阿米巴肝脓肿),是重要的寄生虫病之一,为传染病教学必须掌握的内容。

第一节　教学大纲要求

1. 掌握阿米巴病的临床特点、诊断和鉴别诊断,以及治疗原则和药物的选择。

2. 熟悉阿米巴原虫生活史中几个阶段的特点。熟练实验室检查阿米巴技术。

3. 了解流行病学特征、发病机制及病理解剖。

第二节　教材内容精要

阿米巴病的发病遍及全球,以热带和亚热带地区高发,感染率高低与卫生状况和生活习惯有关。

1. 阿米巴原虫　寄生于人体的阿米巴原虫主要有:溶组织内阿米巴(*Entamoeba histolytica*)、哈氏内阿米巴(*Entamoeba hartmanni*)和结肠内阿米巴(*Entamoeba coli*)等,后者为非致病性,在检查病原体时应注意区别。溶组织内阿米巴的生活史有滋养体和包囊两个期,滋养体按形态又分为小滋养体和大滋养体两种,前者是肠腔共栖型,后者为组织致病型。包囊由肠腔内小滋养体形成,主要起传播作用。

第三单元　感染性腹泻

2. 肠道病变特点　阿米巴包囊污染食物和饮水经食入感染,包囊在体内脱囊成小滋养体,后发育为大滋养体侵入肠壁组织,通过黏附、酶溶解、细胞毒等对组织的破坏而引起病变。病变部位在结肠,以盲肠和升结肠多见。病变初期为细小、散在的浅表糜烂,继而形成孤立的小脓肿,破溃后为口小底大呈烧瓶状溃疡。

3. 阿米巴痢疾　临床表现轻重悬殊,可分急性、慢性或重型。典型表现有腹痛、腹泻,解黏液血便或呈果酱色,便次不多,量中等,粪质较多,有腥臭,伴有腹胀或轻度腹痛,里急后重少见,右下腹有压痛。粪便镜检有大量聚团状红细胞、少量白细胞和夏科-莱登结晶,若发现阿米巴原虫可确诊。

4. 阿米巴肝脓肿　阿米巴肝脓肿又称阿米巴肝病,多为肠阿米巴病的并发症,少数亦可由原发感染而单独发生。肝脓肿通常位于肝右叶,多为单个大脓肿,典型脓液为棕褐色、黏稠糊状。主要临床表现为发热及明显的肝区疼痛,临床诊断及鉴别均较为重要。

5. 诊断与鉴别　诊断除临床表现外,主要依靠病原学检查。同时应注意阿米巴痢疾与细菌性痢疾、阿米巴肝脓肿与细菌性肝脓肿的区别。

6. 阿米巴病治疗　抗阿米巴药物主要为硝基咪唑类,以甲硝唑为首选药物,也可用替硝唑、氯喹或其他杀滋养体药物,二氯尼特是目前最有效的杀包囊药。肝脓肿较大者可行穿刺引流并向脓腔内注入药物。

重点:阿米巴原虫及其病理特点、肠阿米巴病和肝脓肿的临床表现及诊断与治疗。

第三节 测试题

一、选择题

A1 型题

1. 肠阿米巴病最常见的病变部位在：
   A. 盲肠、升结肠　　　B. 直肠、乙状结肠
   C. 空肠、回肠　　　　D. 盲肠、回肠
   E. 乙状结肠、空肠

2. 溶组织内阿米巴的致病阶段主要是：
   A. 小滋养体　　　　　B. 包囊
   C. 大、小滋养体均可　D. 大滋养体
   E. 原虫的各期均可

3. 关于溶组织内阿米巴大滋养体的叙述，下列错误的是：
   A. 内质外质分明　　　B. 可吞噬红细胞
   C. 利用伪足作定向运动　D. 可变为小滋养体
   E. 是溶组织内阿米巴的感染型

4. 阿米巴病组织损伤主要是通过什么机制引起？
   A. 溶组织内阿米巴的机械性损伤
   B. 溶组织内阿米巴释放的毒素
   C. 迟发型变态反应　　D. 继发细菌感染
   E. 接触性溶解细胞作用及水解酶致组织破坏

5. 肠阿米巴病肠壁的典型病理改变是：
   A. 肠黏膜弥漫性充血、水肿、浅表溃疡与大量渗出物
   B. 肠黏膜水肿增厚，散在浅表溃疡
   C. 黏膜有散在的孤立小脓肿，破溃后形成口小底大的烧瓶

样溃疡

   D. 弥漫性纤维蛋白渗出性炎症

   E. 黏膜广泛充血、水肿和溃疡,触之易出血

6. 关于肠阿米巴病的叙述,下列哪一项是错误的?

   A. 慢性起病,毒血症状轻

   B. 便次不多,每日仅数次

   C. 左下腹有压痛　　　　D. 常为黏液血便,有腥臭

   E. 粪便镜检红细胞多于白细胞

7. 下列哪项不是普通型阿米巴痢疾的临床表现?

   A. 分急性、亚急性、慢性三种

   B. 全身毒血症状轻,无发热

   C. 起病缓慢,呈间隙性腹泻

   D. 典型粪便为果酱样黏液血便

   E. 大便镜检可检出滋养体

8. 关于阿米巴肝脓肿,下列哪项是正确的?

   A. 阿米巴肝脓肿患者均有痢疾史

   B. 阿米巴肝脓肿仅发生于肝右叶

   C. 阿米巴原虫可经胆道逆行进入肝脏

   D. 脓肿多为单个,也可有多个

   E. 脓液中可发现滋养体和包囊

9. 阿米巴肝脓肿与细菌性肝脓肿的鉴别诊断最有价值的是:

   A. 起病缓急　　　　B. 毒血症状轻重

   C. 脓肿的数目和大小　　D. 脓液的颜色

   E. 局部症状的轻重

10. 急性肠阿米巴病确诊的依据是:

A. 痢疾样大便,每天 10 次左右
B. 右下腹压痛明显
C. 粪便镜检有溶组织内阿米巴滋养体
D. 粪便镜检发现结肠阿米巴包囊
E. 糊状、暗红色大便,有腥臭

11. 适合肠内、外各型阿米巴病治疗的首选药物是:
 A. 依米丁　　　　　　B. 甲硝唑
 C. 氯喹　　　　　　　D. 喹碘方
 E. 卡巴肿

12. 目前治疗阿米巴无症状带虫者的首选药物是:
 A. 氯喹　　　　　　　B. 依米丁
 C. 甲硝唑　　　　　　D. 二氯尼特
 E. 替硝唑

13. 关于阿米巴肝脓肿,下列叙述哪项是错误的?
 A. 80%阿米巴肝脓肿见于肝右叶
 B. 脓肿多为单个,亦可有多个
 C. 脓液中除细胞、脂肪及夏科-莱登结晶外,可见阿米巴滋养体
 D. 慢性脓肿的脓液中发现滋养体机会少,而可发现包囊
 E. 约 10%肝脓肿位于肝左叶

14. 阿米巴肝脓肿的主要临床表现为:
 A. 发热,贫血,肝肿大　　B. 发热,黄疸,肝痛
 C. 发热,肝肿大,肝区疼痛　D. 贫血,黄疸,肝肿大
 E. 发热,黄疸,肝肿大

15. 诊断阿米巴肝脓肿最重要的依据是:
 A. 有发热、肝区痛　　　B. 血白细胞数升高

C. 影像学检查肝内有占位性病变
D. 脓肿穿刺出棕褐色脓液
E. 脓液内检出阿米巴包囊

16. 辨别溶组织内阿米巴与结肠内阿米巴滋养体,主要从下述哪项来区别?

A. 滋养体的大小 B. 伪足运动的形状
C. 细胞内、外质分明程度 D. 细胞核多少
E. 食物泡内有无吞噬物

17. 典型阿米巴痢疾大便外观呈:

A. 稀水样便 B. 脓血便
C. 果酱样便 D. 米泔水样便
E. 黏液便

18. 急性阿米巴痢疾病人常用的诊断方法是:

A. 免疫学诊断 B. 组织切片
C. 粪便涂片找滋养体 D. 涂片碘液染色找包囊
E. 乙状结肠镜检查

A2 型题

19. 男,35 岁,低热 1 月余,体温 37.5～38 ℃,伴右上腹疼痛,盗汗,消瘦明显。体查:右下肺呼吸音减弱,局部皮肤水肿,肝肋下 3 cm,有压痛及叩痛。血象白细胞数稍高。2 年前有慢性腹泻史。最可能的诊断是:

A. 阿米巴肝脓肿 B. 细菌性肝脓肿
C. 肺脓肿 D. 肝癌
E. 肺结核

B 型题

20～22 题共用备选答案

A. 甲硝唑　　　　　　B. 氯喹
C. 依米丁　　　　　　D. 二氯尼特
E. 安痢平

20. 哪一药物对阿米巴肝脓肿有效,而对肠阿米巴病无效?
21. 对组织内滋养体有直接杀灭作用,但其毒性较大。
22. 对肠内外阿米巴滋养体均有杀灭作用的是:

X型题

23. 有关阿米巴痢疾的临床表现类型有:
A. 感染后无症状的带包囊型
B. 易于识别的急性痢疾型
C. 便秘腹泻交替或长期不愈的慢性型
D. 感染严重甚至导致死亡的重型
E. 肠炎型大便为稀水样者

24. 关于阿米巴肝脓肿的叙述,哪些是正确的?
A. 原虫经肠系膜上静脉、门静脉入肝
B. 阿米巴痢疾后可长达数年才出现肝脓肿
C. 以肝右叶单个脓肿多见
D. 肝脓肿抽出液中可发现阿米巴滋养体
E. 抗菌药物治疗是很关键的治疗

25. 单纯阿米巴肝脓肿的治疗原则是:
A. 应用抗阿米巴药物　　B. 合并采用抗生素治疗
C. 脓肿穿刺引流　　　　D. 及时进行外科手术治疗
E. 脓肿腔内注入药物治疗

26. 阿米巴肝脓肿穿刺抽脓的注意事项,哪些是正确的?
A. 应在B超定位下选准部位后进针
B. 脓肿大小应在2 cm左右

C. 术前应做出血、凝血时间及血小板检查,并用抗凝血药
D. 脓液稠厚不易抽出时,可注入生理盐水使其变稀
E. 脓液量多者隔 3~5 日可重复穿刺抽脓

27. 阿米巴病的预防措施应包括:
A. 注意饮食卫生　　　B. 饭前便后洗手
C. 粪便无害化处理　　D. 免疫接种
E. 治疗病人,减少传染源

二、填空题

1. 肠阿米巴病的传染源是病人,包括_____、_____和_____。
2. 肠阿米巴病的主要病变部位在_____和_____。
3. 溶组织内阿米巴的生活史有_____和_____两个期,寄生于组织内的时期是_____。
4. 肠阿米巴病肠道并发症包括_____、_____、_____、_____和_____。
5. 阿米巴肝脓肿的抗病原治疗药物可选用_____、_____和_____。

三、名词解释

1. 肠阿米巴病　　　　2. 肝阿米巴病
3. 大滋养体　　　　　4. 小滋养体
5. 包囊　　　　　　　6. 烧瓶状溃疡
7. 果酱样粪便

四、问答题

1. 溶组织内阿米巴生活史的基本形态与产生症状的关系如何?
2. 阿米巴痢疾的粪便检查应注重哪些特点?
3. 试述急性菌痢和急性阿米巴痢疾的鉴别要点。
4. 列表比较阿米巴肝脓肿与细菌性肝脓肿的鉴别。

第四节 答案与题解

一、选择题

(一)答案

1. A 2. D 3. E 4. E 5. C 6. C 7. A 8. D 9. D 10. C 11. B 12. D 13. D 14. C 15. D 16. E 17. C 18. C 19. A 20. B 21. C 22. A 23. ABCD 24. ABCD 25. AC 26. ACDE 27. ABCE

(二)题解

1. 题解:肠阿米巴病的病变部位在结肠,从题中给的各部位比较,B、C、D、E均有非结肠部位参杂,所以最常见部位应是A,即盲肠和升结肠。

2. 题解:包囊、小滋养体和大滋养体是阿米巴原虫生活史的几个阶段,对机体作用各有不同,包囊起传播作用,小滋养体为共栖型,不侵袭组织,只有大滋养体具有致病力,破坏肠壁组织而形成病变,是溶组织内阿米巴具有致病性的阶段。

3. 题解:A、B、C、D都是大滋养体的特征,而E说大滋养体是阿米巴的感染型是错误的。阿米巴感染型为包囊,大滋养体为组织致病型,若离开组织进入肠腔就会变成小滋养体或包囊,滋养体排出体外则迅速死亡。

4. 题解:溶组织内阿米巴对宿主组织损伤主要通过接触性杀伤机制,包括黏附、酶溶解、细胞毒和吞噬等作用,造成组织损伤病变。而 A、B、C、D 所述均非本病组织损伤的机制。

5. 题解:肠阿米巴病典型病变如"C"所述,为散在、孤立小脓肿或烧瓶样溃疡,这是本病典型病变的特点。其他描述均不符合。

6. 题解:肠阿米巴病起病缓慢,毒血症状轻,便次少,常为黏液血便,有腥臭,镜检红细胞多,均为阿米巴痢疾特点。惟说左下腹压痛是错误的,因阿米巴痢疾的病变部位主要在回盲部,压痛应在右下腹。

7. 题解:问的是哪一项不是阿米巴痢疾普通型的临床表现,而 B、C、D、E 所述均是其临床特点,只有 A 说的分型不符合,阿米巴痢疾普通型通常只有急性和慢性两种表现,根据病情也可有轻型和重型。

8. 题解:阿米巴肝脓肿部分可无阿米巴痢疾史;大多位于肝右叶顶部,部分也可在肝左叶;原虫多经门静脉直接侵入肝而非胆道;脓液中只能发现滋养体而无包囊。据此,题中上述有关项所述均不对。只有 D 项叙述脓肿多为单个,也可为多个正确。

9. 题解:起病急缓、症状轻重、脓肿数目和大小等虽可作为诊断时参考,但最有鉴别诊断价值的是穿刺抽取脓液的颜色,阿米巴肝脓肿脓液为棕褐色如巧克力样,而细菌性肝脓肿脓液为黄白色脓性。

10. 题解:A、B、C、E 均为急性肠阿米巴病的表现,对诊断有一定帮助。确诊依据则是粪便镜检发现溶组织内阿米巴滋养体最可靠。本题应注意D项中的粪检发现结肠阿米巴包囊,这是非致病的,不要与溶组织内阿米巴混淆或被迷惑。

11. 题解:题中所列药物均可治疗阿米巴病,但对组织内和肠道内阿米巴滋养体均有强大杀灭作用的首选药物为甲硝唑。

12. 题解:上述五种药物同是抗阿米巴药,而无症状带虫者主要是带包囊。目前,杀灭包囊最有效的药物为二氯尼特。

13. 题解:A、B、C、E均符合阿米巴肝脓肿特点。但说脓液中发现滋养体机会少,而可发现包囊,这就是错的,应该是发现滋养体机会多,而不会有包囊。

14. 题解:贫血和黄疸在阿米巴肝脓肿中很少见,故A、B、D、E项有此描述者均不是本病主要表现,予以排除。只有发热,肝肿大、肝区疼痛为阿米巴肝脓肿的主要临床表现。

15. 题解:发热、肝痛及血白细胞升高在阿米巴肝脓肿中常有,但不是最重要的,因为其他病亦可有;影像学检查有占位性病变,此多见于肝脏肿瘤;脓液内检出包囊是不可能的。故只有穿刺抽出棕褐色脓液是最重要的诊断依据。

16. 题解:两种阿米巴滋养体的鉴别主要是食物泡内有无吞噬物,包括吞噬红细胞等,溶组织内阿米巴滋养体有吞噬物,结肠阿米巴滋养体就不会有,此具有确定鉴别意义。

17. 题解:稀水样便、脓血便、黏液便多见于肠炎或细菌性痢疾;米泔水样便为霍乱特点;只有果酱样便为阿米巴痢疾的特征。

18. 题解:实验室诊断方法主要是依赖大便涂片找溶组织阿米巴滋养体。包囊为非致病因素,发现包囊可为带包囊者或为非致病性,而免疫学检查、组织切片或乙状结肠镜检查对急性阿米巴痢疾的诊断意义不大。

19. 题解:本病例有慢性腹泻史,现起病缓慢,右上腹痛和慢性消耗症状,肝肿大,有压痛和叩击痛,血白细胞增高,最可能的诊断为阿米巴肝脓肿。细菌性肝脓肿虽可有肝区的症状体征,但毒血症状应更明显;肺脓肿、肺结核出现肝区症状体征者不多,且肺部症状不突出;肝癌早期多无症状,故后几种病可能性少。

20～22题解:上述药物均为抗阿米巴原虫药,但作用有所不同。甲硝唑对杀灭肠内外滋养体效果好,为治疗阿米巴病的首选药;氯喹和依米丁虽为组织内杀阿米巴药,但氯喹多用于肝脓肿,依米丁毒性大,现已少用。安痢平亦可杀包囊,但疗效较差。

23. 题解:阿米巴痢疾的临床表现类型多,题中前4种所述的型别在临床上均可见到,但大便为稀水样者的肠炎型少见,故答案应为前4种。

24. 题解:A、B、C、D 4项均符合阿米巴肝脓肿的正确叙述。而抗菌药物治疗只有当肝脓肿有继发细菌感染时才需要使用,选用组织内杀阿米巴药才是治疗的关键。

25. 题解:对阿米巴肝脓肿的治疗原则是应用抗阿米巴药物及穿刺引流。有继发细菌感染者始用抗生素,脓肿穿破引起腹膜炎才考虑外科手术,而往脓肿腔内注入药物一般无必要。

26. 题解:肝脓肿穿刺抽脓治疗时,应于术前作凝血检测及服抗凝血药,选择穿刺部位应以B超定位,脓液稠厚不易抽出时可采取释稀措施,但穿刺时脓肿大小直径应在3 cm以上、靠近体表者始进行穿刺。故答案以 A、C、D、E 为正确。

27. 题解:阿米巴病是肠道传染病之一,故 A、B、C、E 均为预防阿米巴病(实为所有肠道传染病)的重要措施,但迄今尚无预防阿米巴病的有效疫苗。

二、填空题

1. 慢性病人　恢复期患者　无症状包囊携带者
2. 盲肠　升结肠
3. 滋养体　包囊　滋养体
4. 肠出血　肠穿孔　阑尾炎　肠套叠　肛周瘘管
5. 甲硝唑　替硝唑　磷酸氯喹。

三、名词解释

1. 肠阿米巴病又称阿米巴痢疾,是溶组织内阿米巴原虫所致的肠道感染,主要病变部位在近端结肠和盲肠。临床表现主要为急性或慢性痢疾。

2. 肝阿米巴病即阿米巴肝脓肿,由阿米巴滋养体通过门静脉到达肝脏,大量繁殖并破坏溶解肝组织形成肝脓肿,为最常见的肠外阿米巴病,多为肠阿米巴病的并发症,也可在没有阿米巴痢疾的情况下单独发生。

3. 大滋养体是组织致病型滋养体,大小为 $20\sim60~\mu m$,内外质分界明显。外质透明,可形成伪足,活动能力强,藉运动侵入组织,具有较强的致病力;内质可见被吞噬的红细胞和组织碎片,此点为与其他肠内阿米巴滋养体鉴别的重要依据。

4. 小滋养体是肠腔共栖型滋养体,大小为 $10\sim20~\mu m$,运动缓慢,伪足不明显,内外质分界不清。小滋养体可形成包囊随粪便排出体外,对组织无明显侵袭力。

5. 包囊是溶组织内阿米巴的感染型,由肠腔内小滋养体形成。包囊为无色、透明、圆球形,直径 $10\sim16~\mu m$。初始的包囊只含 1 个核,经 1~2 次分裂后形成双核和 4 核包囊,4 核包囊具感染性。是传播本病的主要形态。

6. 烧瓶状溃疡是肠阿米巴病病理损害的特征性改变,由于阿米巴原虫侵入,穿透肠黏膜,在黏膜下层导致组织大量坏死、溶解,形成口小底大的烧瓶状溃疡,严重者可穿破肠壁,引起肠出血、肠穿孔等严重并发症。

7. 果酱样粪便是急性阿米巴痢疾病人粪便的特点,因病变部位通常在肠回盲部,位置较高,可使出血、坏死组织和粪质充分混合,且因含血量较多,血细胞又多被破坏,故呈暗红色,致使粪便外观酷似果酱样,故称此名。

四、问答题

1. 答:溶组织内阿米巴生活史的基本形态是滋养体和包囊两个期。滋养体为阿米巴在人体内生活史中主要阶段。包囊是其感染型,由肠腔内小滋养体形成,能起传播作用。小滋养体在一定条件下可侵入肠壁组织,吞噬红细胞和组织细胞后成为大滋养体并具致病力,引起侵袭性结肠病灶及其他组织病变。

2. 答:诊断阿米巴痢疾除病史、症状及体征外,应注重粪便特点:外观常为黏液血便或呈果酱样、粪质较多,有腥臭;镜检有大量聚团状红细胞、少量白细胞和夏科-莱登晶体;涂片发现阿米巴滋养体则为确诊依据。慢性患者的粪便可见阿米巴包囊。粪便检查时标本必须新鲜,无尿液混杂,于排便后30分钟内检查,以提高滋养体的检出阳性率。

3. 答:两病的鉴别要点见表3-2-1:

表 3-2-1　急性菌痢与急性阿米巴痢疾鉴别

	急性菌痢	急性阿米巴痢疾
病原及流行病学	志贺菌;散发,可引起流行	溶组织阿米巴原虫;散发性
全身症状	起病急,全身症状较重	缓起,症状轻微
胃肠道症状	腹痛明显,有里急后重,腹泻每日10多次或数十次,便量少	腹痛轻,无里急后重,腹泻每日数次,每次便量多
腹部压痛部位	左下腹明显	右下腹压痛
粪便检查	黏液脓血便,镜检可见满视野红细胞及成堆的脓细胞和少量巨噬细胞,培养有志贺菌	暗红色果酱样血便,腥臭,镜检见大量聚团红细胞,常有夏-莱晶体,可找到阿米巴滋养体
乙状结肠镜检查	肠黏膜弥漫性充血、水肿及浅表溃疡	肠黏膜大多正常,有散在溃疡,边缘隆起,周围有红晕

4. 答:见表 3-2-2。

表 3-2-2　阿米巴肝脓肿与细菌性肝脓肿的鉴别

	阿米巴肝脓肿	细菌性肝脓肿
病原	溶组织内阿米巴	细菌
全身症状	发热、全身中毒症状轻	寒战、发热、全身中毒症状重
肝脓肿特点	单个大脓肿,右肝多见	多个小脓肿

续表

	阿米巴肝脓肿	细菌性肝脓肿
脓液性状	量多,棕褐色	量少,黄白色
脓液病原检查	可见阿米巴大滋养体	细菌培养阳性
病原治疗	抗阿米巴治疗有效	抗菌药物治疗有效

第三章 霍 乱

霍乱(cholera)是由霍乱弧菌(*vibrio cholerae*)引起的烈性传染病,属国际检疫范畴,在我国被列为法定的甲类传染病。

第一节 教学大纲要求

1. 掌握霍乱的流行概况、发病机制和病理、临床表现、实验室检查、诊断、治疗和预防。
2. 熟悉霍乱弧菌的生物型特点、三种血清型。
3. 了解流行病学的三个环节、鉴别诊断要点及预后。

第二节 教材内容精要

1. **霍乱弧菌** 霍乱弧菌为革兰阴性,菌体弯曲呈弧状或逗点状,镜检可见其呈鱼群状排列,有鞭毛,运动活泼,在碱性蛋白胨水中生长良好。霍乱弧菌分为3群:O1群霍乱弧菌、非O1群霍乱弧菌及不典型O1群霍乱弧菌,其中仅O1群与非O1群的O139血清型可引起霍乱流行。O1群霍乱弧菌有两个生物型、三个血清型,均可致病。

2. **流行病学** 患者和带菌者是霍乱的主要传染源,其中轻型患者和无症状感染者作为传染源的意义更大。主要通过被污染的水源、食物、生活密切接触和苍蝇媒介而传播,易引起局部暴发流行。人群普遍易感,在热带、沿江沿海地带夏秋季节流行。

3. 发病机制与病理　霍乱弧菌不直接侵犯肠壁,而是通过肠毒素刺激细胞分泌亢进,使大量体液和电解质进入肠腔而发生剧烈吐泻,吐泻物呈"米泔水"样,由于大量脱水和失盐,可引起代谢性酸中毒、循环衰竭或休克。病理特点主要是严重脱水引起的一系列改变。

4. 临床表现　急性起病,典型病程可分三期:①泻吐期:突然发生剧烈腹泻、呕吐,多数无里急后重、无发热。腹泻量多、次频,水样或"米泔水"样,少数重症患者可呈洗肉水样便。呕吐呈喷射状,亦可为"米泔水"样。②脱水期:病人迅速呈现脱水和周围循环衰竭。根据脱水程度分为轻、中、重三型。严重失水可导致电解质紊乱、酸碱失衡、尿毒症、急性肺水肿以及休克等严重后果。③恢复期或反应期:症状逐渐恢复正常,约 1/3 患者可出现反应热。

5. 实验室检查　血常规有红、白细胞及血红蛋白增高。取患者新鲜粪便或呕吐物悬滴镜检,可见细菌呈穿梭状运动,加入特异血清可制动,涂片染色镜检见革兰阴性呈鱼群状排列的弧菌。细菌培养及血清抗体滴度是诊断的重要指标。

6. 诊断与鉴别诊断　依据流行病学资料、临床特点和病原学检查可作出正确诊断。注意与细菌性食物中毒、急性菌痢、沙门菌肠炎、病毒性肠炎以及大肠埃希菌所致的腹泻等鉴别。

7. 治疗　治疗措施包括:严格隔离,及时补液,辅以抗菌和对症处理。合理补液是治疗的关键,补液原则应早期、快速、足量;先盐后糖,先快后慢,纠酸补钙,见尿补钾。早期应用抗菌药物有助于缩短腹泻期,减少腹泻量,缩短排菌时间,常用药有环丙沙星等。

8. 预防　建立健全肠道门诊,早发现、早隔离治疗病人,对接触者严密检疫,切断传播途径,加强饮水消毒和食品管理,提高人群免疫力。

重点:霍乱的典型临床表现、诊断、鉴别诊断及补液治疗原则。

第三节　测试题

一、选择题

A1 型题

1. 在流行病学上,传染源中最具重要传播意义的是:
   A. 典型病人　　　　　B. 轻型病人及健康带菌者
   C. 恢复期者　　　　　D. 重症患者
   E. 潜伏期病人

2. 霍乱最重要的传播形式是:
   A. 食物　　　　　　　B. 水
   C. 苍蝇媒介　　　　　D. 生活接触
   E. 空气

3. 对于霍乱患者的粪便或排泄物应首选那种培养基进行细菌培养?
   A. pH 8.4～8.6 的碱性蛋白胨水
   B. 庆大霉素平板　　　C. 普通培养基
   D. 胆汁平板　　　　　E. 巧克力平板

4. 霍乱弧菌最重要的致病物质是:

A. 菌毛 B. 鞭毛
C. 霍乱肠毒素 D. 内毒素
E. 荚膜

5. 霍乱患者引起肌肉痉挛主要是由于：
A. 低钾综合征 B. 钠盐大量丢失
C. 毒素吸收 D. 高热
E. 酸中毒

6. 霍乱典型病例发病后最先出现的症状是：
A. 畏寒发热 B. 呕吐
C. 腹泻 D. 腹痛
E. 肌肉痛性痉挛

7. 霍乱典型的临床表现特点为：
A. 发热、呃逆，水样便、臭而量多
B. 不发热、无腹痛、大量水样便
C. 发热、剧烈腹痛、水样便或血水样便
D. 发热、腹泻、腹痛、黏液脓血便、里急后重
E. 不发热、腹痛、剧烈呕吐、少量黄水样便

8. 在霍乱的各种临床类型中，最常见的是：
A. 轻型 B. 中型
C. 重型 D. 暴发型
E. 隐性感染（无症状型）

9. 霍乱恢复期的发热是由于：
A. 内毒素吸收 B. 肠毒素吸收
C. 细胞毒素作用 D. 神经毒素作用
E. 血凝素

10. 霍乱确诊条件必须依据：

A. 有典型的米泔水样便
B. 不发热、无痛性腹泻、水样便
C. 粪便培养霍乱弧菌阳性
D. 粪便涂片可见革兰阴性弧菌
E. 粪便、呕吐物悬滴镜检发现呈穿梭样运动的细菌

11. 霍乱流行期间的快速诊断方法为：
A. 大便常规、动力试验、抗凝集素抗体检测
B. 大便常规、涂片染色、抗凝集素抗体检测
C. 大便常规、细菌培养、抗凝集素抗体检测
D. 大便常规、细菌培养、动力试验
E. 大便常规、涂片染色、动力试验

12. 下列哪项不是霍乱的并发症？
A. 急性肾功能衰竭　　B. 急性肺水肿
C. 肠穿孔　　　　　　D. 急性心功能衰竭
E. 低钾血症，代谢性酸中毒

13. 下列检查方法，哪一项不用于霍乱的病原体检查？
A. 大便悬滴法检查　　B. 大便碱性蛋白胨水增菌培养
C. 大便涂片革兰染色
D. 霍乱血清凝集试验找特异性抗体
E. 血培养出霍乱弧菌

14. 抗生素治疗霍乱的目的主要是：
A. 减少腹泻　　　　　B. 缩短病程
C. 减轻毒血症
D. 减少腹泻量，缩短泻吐期及排菌时间
E. 改变肠毒素所致的病理过程

15. 在霍乱伴有休克的抢救中，下列哪项措施是错误的？

A. 尽快扩容治疗,补充液体及电解质
B. 大量应用缩血管活性药物是升血压的关键
C. 必要时加用氢化可的松　　D. 及时补充钾离子
E. 急性肺水肿和心力衰竭者用强心剂

16. 下列毒素与志贺毒素致病作用类似的为哪一种?
   A. 肉毒杆菌外毒素　　　　B. 大肠埃希菌内毒素
   C. 霍乱肠毒素　　　　　　D. 金葡菌外毒素
   E. 伤寒杆菌内毒素

17. 在预防霍乱中,下列措施最重要的是:
   A. 早期发现和隔离病人　　B. 对接触者留验
   C. 搞好饮食卫生,做好水源、粪便管理、消灭苍蝇
   D. 严格执行国境卫生检疫　　E. 进行预防接种工作

18. 下列哪项为诊断霍乱最重要的确诊依据?
   A. 无痛性腹泻　　　　　　B. 米泔水样泻吐物
   C. 痛性肌肉痉挛　　　　　D. 霍乱血清凝集反应
   E. 吐泻物检查霍乱弧菌

19. 对霍乱患者发生腓肠肌和腹肌痉挛时,最主要的治疗是补充:
   A. 补磷　　　　　　　　　B. 补氯
   C. 补镁　　　　　　　　　D. 补钠
   E. 补钾

B型题

20~22题共用备选答案
   A. 大量失水　　　　　　　B. 大量丢失钠
   C. 大量丢失钾　　　　　　D. 大量丢失钙
   E. 呼吸性酸中毒

第三单元　感染性腹泻

20. 霍乱患者出现声音嘶哑的原因是:
21. 霍乱患者出现鼓肠及心律失常的原因是:
22. 霍乱患者出现腓肠肌、腹直肌痉挛的原因是:

23~24 题共用备选答案

A. 米泔水样便 B. 水样便
C. 黏液脓血便 D. 柏油样便
E. 黄或清水样便

23. 霍乱患者大便呈:
24. 上消化道出血患者大便为:

X型题

25. 霍乱病人吐泻物中的米泔水样,是因为吐泻物中:
A. 含有部分食物残渣 B. 含有大量炎性细胞
C. 含有大量黏液 D. 缺乏胃酸
E. 胆汁缺乏

26. 下列关于霍乱弧菌的说法不正确的是:
A. 霍乱弧菌是革兰阳性菌,呈弧形或逗点状
B. 有鞭毛,无荚膜
C. 悬滴镜检霍乱弧菌呈穿梭状运动,革兰染色呈鱼群样排列
D. 霍乱弧菌在普通培养基中生长良好,尤其在酸性环境中
E. 能产生三种毒素,其中霍乱肠毒素是其主要的致病物质

27. 关于O139群霍乱弧菌所引起的霍乱,其描述正确的有:
A. 可有痉挛性腹痛
B. 血象检查多有白细胞增加
C. 少数患者可有黏液便或血便
D. 可有发热 E. 不会引起大流行

28. 霍乱的典型临床表现为：
   A. 先吐后泻,粪便量多,呈米泔水样
   B. 为无痛性腹泻、无里急后重
   C. 不同程度脱水表现
   D. 电解质严重丧失,可引起肌肉痉挛
   E. 严重脱水时可引起循环衰竭

29. 关于重型霍乱的描述,下列哪些项符合：
   A. 皮肤干燥,烦渴,声音嘶哑
   B. 两颊深凹,腹部呈舟状
   C. 失水占体重10%以上   D. 无尿
   E. 收缩压小于9.3 kPa或测不到

30. 下列符合霍乱疑似诊断的是：
   A. 呕吐,腹泻,大便培养有霍乱弧菌生长
   B. 到过流行区,有典型霍乱症状,大便培养阴性,血清抗体效价呈4倍升高
   C. 典型霍乱症状,病原学未确认
   D. 流行病学调查中,首次粪便培养阳性,前后5日有腹泻症状,有接触史
   E. 霍乱流行时有接触史,泻吐而无其他原因解释者

31. 霍乱治疗的关键措施是：
   A. 及时足量补充液体   B. 用敏感的抗菌药物
   C. 高热给予物理降温   D. 早日使用止血剂
   E. 加用大量肾上腺皮质激素

二、填空题

1. 霍乱弧菌常有两个生物型,即_____和_____。根

据O抗原的不同,则可分为三个血清型,即_____、_____和_____。

2. 霍乱的临床表现轻重不一,典型病例临床经过可分_____、_____和_____三期。

3. 霍乱病人腹泻多为无痛性腹泻,亦无_____和_____。

4. 霍乱最关键的治疗措施是及时补充_____,纠正_____、调节_____平衡失调。

三、名词解释

1. 霍乱原(choleragen)　　2. 悬滴检查制动试验
3. 霍乱红试验　　　　　　4. 干性霍乱(cholera sicca)
5. 口服补液盐(ORS)

四、问答题

1. 某地发生霍乱疫情,为了防止扩散,应如何处理?
2. 试述霍乱的确诊标准?
3. 简述霍乱患者有的会出现尿素氮升高,为什么?
4. 霍乱患者表现为中等度脱水,应如何进行补液治疗?

第四节　答案与题解

一、选择题

(一)答案

1. B　2. B　3. A　4. C　5. B　6. C　7. B　8. E　9. B　10. C　11. E　12. C　13. E　14. D　15. B　16. C　17. C

18. E 19. D 20. A 21. C 22. B 23. A 24. D 25. CE
26. ABD 27. ABCD 28. BCDE 29. ABCDE 30. CE 31. AB

(二)题解

1. 题解：本题易误选 A、D，虽然典型和重症患者吐泻物带菌较多，是重要传染源，但这类患者通常诊断明确，能及时得到隔离和彻底消毒；相反轻型患者和无症状带菌者因易被忽视、未及时处理而成为重要传染源。潜伏期病人尚无吐泻，恢复期者排菌时间一般不长，两者作为传染源的意义居次要地位。故本题答案选 B。

2. 题解：霍乱为胃肠道传染病，可通过水、食物、生活密切接触和苍蝇媒介而传播，比较而言以污染水源而传播为最重要。本病不通过空气传播。

3. 题解：A、B、C 选项均可作为霍乱弧菌的选择性培养基，尤其是 pH 8.4～8.6 的碱性蛋白胨水对霍乱弧菌增菌效果良好、且成分简单、易于制备，成为首选培养基。

4. 题解：霍乱弧菌通过鞭毛、菌毛等黏附于肠壁，但不直接侵犯肠壁，而是通过其产生的霍乱肠毒素，刺激肠隐窝细胞分泌亢进，引起特征性腹泻。霍乱弧菌除 O139 群外无荚膜。

5. 题解：低钾可引起肌无力，高热易致小儿惊厥，毒素和酸中毒与肌肉痉挛无关，只有霍乱的剧烈吐泻使钠盐大量丢失，可引起腓肠肌和腹直肌痉挛。

6. 题解：霍乱最先出现的症状是剧烈腹泻，继而呕吐，当严重失水使得电解质紊乱血钠降低后才会出现肌肉痛性痉挛。畏寒发热和腹痛在霍乱患者中很少见。故答案选 C。

7. 题解：这是一道记忆题，霍乱患者多数无发热、无腹痛、无里急后重,其典型症状为剧烈米泔水样腹泻,继而呕吐,量多次频。题中有发热、腹痛内容者均可除外,故只有 B 项正确。

8. 题解:霍乱与大多数传染病一样,无症状的隐性感染居多,感染后可获一定免疫力。

9. 题解:典型霍乱患者于恢复期,少数出现低热,系循环改善后肠毒素吸收增加的结果。

10. 题解:题中诸项均是霍乱或霍乱弧菌的特点,其中,病原学诊断是确诊的金标准,即取患者新鲜粪便或泻吐物培养阳性即可确诊。其他表现或检查亦有诊断的重要意义。

11. 题解:流行期间欲达快速诊断目的,可采用大便常规、涂片染色、动力试验方法,以迅速获得初步结果,而细菌培养和抗体检测均需时较长,不能起到快速诊断的作用。

12. 题解:霍乱有剧烈腹泻和呕吐,可导致水、电解质和碳酸氢盐大量丢失,迅速形成严重脱水,因而出现低钾血症、微循环衰竭、代谢性酸中毒,进而导致急性肺水肿。由于循环衰竭可导致心功能衰竭,同时肾缺血、低钾及毒素对肾脏的直接作用,可引起肾功能减退或衰竭。而肠穿孔是肠阿米巴感染的常见并发症,霍乱为毒素性致病而非侵袭性,故不会有肠穿孔。

13. 题解:霍乱弧菌不入侵血液循环,故血培养并非检查霍乱病原的方法。

14. 题解:霍乱患者应用抗生素的目的是减少腹泻量、缩短泻吐期及排菌时间,而不会改变肠毒素所致的病理过程。故答题以 D 项叙述更完整。

15. 题解:霍乱所致休克是低血容量性休克,血容量不足时不能应用缩血管活性药物,而应尽快补充液体及电解质,扩容治疗。当补液足量完成后,血压仍然很低时可加用血管活性药物。

16. 题解：本题旨在综合考察对病原体致病毒素的掌握。志贺毒素为外毒素中的肠毒素，而 B、E 项均为内毒素，可排除。A、C、D 三种外毒素中，肉毒素是嗜神经毒素，不能选；金葡菌外毒素包括很多种，如 α 溶血毒素、肠毒素、TSST-1 等，其中只有霍乱肠毒素与志贺毒素致病作用类似，本题最佳答案为 C。

17. 题解：以上各项均是预防霍乱的措施。其中以搞好饮食卫生，做好水源和粪便管理，消灭苍蝇等切断传播途径的措施最为重要。

18. 题解：题中各项均为霍乱的特征，但确诊依据应为吐泻物中检查霍乱弧菌，如悬滴检查为快速排查，霍乱弧菌培养有助于确诊。其他表现均为非特异性。

19. 题解：霍乱的痛性肌肉痉挛主要是因呕吐和腹泻造成严重缺钠所致，与其他电解质无关，故应补钠以对症治疗。

20~22 题解：霍乱患者出现声音嘶哑的原因是大量失水所致；出现鼓肠及心律失常是因为丢失大量钾；而腓肠肌与腹直肌痉挛则与大量失钠有关。

23~24 题解：米泔水样便是霍乱的特征；上消化道出血则为柏油样便。

25. 题解：霍乱毒素可以刺激肠黏膜杯状细胞分泌黏液增多，使腹泻的水样便中含大量黏液。此外，腹泻导致的失水使胆汁分泌减少，从而排出的吐泻物呈"米泔水"样。

26. 题解：霍乱弧菌是革兰阴性菌，多无荚膜（仅 O139 群有荚膜），故 A、B 不正确，霍乱弧菌在碱性环境繁殖快，而对酸敏感，在胃酸（pH 2~4）中仅能生存 4 分钟，D 所说亦为错误。C、E 描述均正确。

27. 题解：本题旨在加深对新型霍乱弧菌 O139 群的了解和

重视。O139群引起的霍乱半数有痉挛性腹痛、少数有血便或黏液便、血象白细胞增高、可有发热(约40%~50%)。据报道，O139群有可能成为霍乱第八次世界大流行的主要病原体，应予高度重视。

28. 题解：霍乱患者最先出现的症状是剧烈腹泻，继而呕吐，即"先泻后吐"。故A项将其描述为先吐后泻不正确，B、C、D、E均为霍乱典型表现的描述。

29. 题解：全部5项描述均符合重型霍乱。

30. 题解：正确解答此题需熟练掌握霍乱的诊断及疑似诊断标准。本题易将确诊标准误为疑似标准，实际上A、B、D均为确诊霍乱标准，故答案只能选C、E。

31. 题解：霍乱患者一般无发热、无出血，故不需要物理降温和止血剂，只有A、B、E是霍乱的治疗措施，其中及时补液和抗菌治疗是霍乱治疗的关键，当重症病人补足液体后血压仍然较低时，才加用肾上腺皮质激素，而非治疗的关键措施，因此，答案只选A、B。

二、填空题

1. 古典生物型　埃尔托生物型　小川型　稻叶型　彦岛型
2. 泻吐期　脱水虚脱期　恢复期
3. 里急后重　发热
4. 足量液体　失水和酸中毒　电解质

三、名词解释

1. 霍乱原即霍乱肠毒素(cholera toxin, CT)，系霍乱弧菌在小肠碱性环境下繁殖时产生的一种不耐热的外毒素，为引起霍乱的主要致病因子。

2. 粪便悬滴检查发现游动活跃的细菌后,为确定是否为霍乱弧菌,可加入1滴O1群霍乱弧菌抗血清,细菌停止活动,证明标本中有O1群霍乱弧菌;如细菌仍活动,再加入1滴O139抗血清,细菌活动消失,则证实为O139霍乱弧菌。

3. 霍乱弧菌有色氨酸酶和硝酸盐还原能力,当将霍乱弧菌培养于含有硝酸盐的碱性蛋白胨水中时,分解培养基的色氨酸产生吲哚,同时,还原硝酸盐成亚硝酸盐,两种产物结合成亚硝酸吲哚,滴加浓硫酸后呈现蔷薇色,是为霍乱红试验阳性。霍乱弧菌及其他弧菌均有此反应。

4. 干性霍乱又称暴发型霍乱或中毒性霍乱,是霍乱中最严重的类型。本型起病急骤,发展迅速,在尚未出现吐泻症状时,即进入中毒性休克而死亡。

5. 即通过口服方法补充水和电解质,常用配方为:葡萄糖20 g,氯化钠3.5 g,碳酸氢钠2.5 g,氯化钾1.5 g,溶于1 000 ml可饮用水中饮用。对于轻中度脱水病人可以替代静脉补液,简便、实用,是临床常用的补液方法。

四、问答题

1. 答:可采取下列措施:①一经发现霍乱病人,要迅速开展流行病学调查,核实诊断,及时报告疫情;②划定疫点、疫区;③疫点要严格进行消毒,病人及带菌者按规定进行隔离治疗,直至症状消失。连续大便培养(隔日1次)3次阴性,对接触者隔离5日,同时进行医学观察与3次粪检,对所有健康人服强力霉素或复方新诺明;④在疫区范围内大力开展卫生宣教和"三管一灭",主动查治病人。

2. 答：凡符合下列一项者即可确诊为霍乱：①凡有腹泻症状，粪便培养霍乱弧菌阳性；②流行区人群，有典型症状，粪便培养霍乱弧菌虽阴性，但经血清凝集抗体测定效价呈4倍或4倍以上增长；③虽无症状但粪便培养霍乱弧菌阳者，且在粪检前5日内有腹泻表现，并有密切接触史者。

3. 答：由于剧烈泻吐、迅速形成严重脱水后，出现循环衰竭，若补液不及时，因肾供血不足、肾小管坏死、低钾及毒素对肾脏的直接作用，可引起肾功能减退或衰竭，出现尿素氮升高。

4. 答：根据霍乱患者为中度脱水，其补液治疗应包括以下几点：①补液原则：早期、迅速、足量，先盐后糖，先快后慢，纠酸补钙，见尿补钾，对老人、婴幼儿及心肺功能不全者补液不可过快，边补边观察。②静脉补液：通常选择与患者所失去的电解质浓度相似的541液或2：1液，中度脱水者首24小时补液量为4 000～8 000 ml，儿童150～200 ml/kg。在最初2小时内快速输入2 000～4 000 ml，后视情况24小时内补完剩余液体。同时注意纠酸、补钙、补钾。③口服补液：可予以口服补液盐，最初6小时内成人750 ml/h，儿童250 ml/h。以后用量为腹泻量的1.5倍。

第四章 细菌性食物中毒

细菌性食物中毒（bacterial food poisoning）系指进食被细菌或细菌毒素污染的食物而引起的急性感染中毒性疾病。根据病原和临床表现又可分为胃肠型食物中毒和神经型食物中毒。

第一节 教学大纲要求

1. 掌握细菌性食物中毒的分类与常见病原、流行病学、临床表现及诊断与治疗原则。

2. 熟悉不同细菌所致食物中毒的临床特点、鉴别诊断与实验室检查;大肠埃希菌的致病机制与分类;肉毒杆菌的理化特性及其发病机制。

3. 了解引起食物中毒的常见细菌的特性及其致病机制;预防与控制原则。

第二节 教材内容精要

(一)胃肠型食物中毒

1. 病原与流行病学　引起胃肠型食物中毒的病原菌,常见有沙门菌属、副溶血性弧菌、葡萄球菌、变形杆菌、大肠埃希菌、蜡样芽胞杆菌等。以沙门菌属最常见,其中又以鼠伤寒沙门菌、肠炎沙门菌和霍乱沙门菌等为多。夏秋季多见,常有同食者集中发病现象。

2. 传染源与食物　不同细菌所致食物中毒的传染源不同,沙门菌食物中毒的主要传染源为家畜、家禽及鼠类等;在我国,肉、蛋类(尤其是皮蛋)及其制品是沙门菌食物中毒的主要传染来源。副溶血弧菌食物中毒的传染源主要是鱼、虾、蟹等海产品,以及含盐较高的腌制食品如咸菜、咸鱼、咸肉等。葡萄球菌食物中毒的传染源主要是感染金黄色葡萄球菌的患者或带菌者。变形杆菌食物中毒的传染源是病人或带菌者,主要是食用被变形杆菌污染的鱼、肉、蟹等食品。大肠埃希菌和蜡样芽胞杆菌食物中毒的传染源是病人或带菌者。

3. 发病机制　根据发病机制不同,可分毒素型、感染型和混合型三类。发病与否与进食细菌或毒素的污染程度、进食量和人体抵抗力有关。

4. 临床表现　胃肠型食物中毒的潜伏期短,常于进食后数小时发病。临床表现主要是恶心、呕吐、腹痛、腹泻等急性胃肠炎症状。腹泻轻重不一,每日数次至数十次,多为黄色稀便、水样便或黏液便,鼠伤寒沙门菌食物中毒多为绿色黏液便,具恶臭,少数可呈脓血便。副溶血性弧菌或肠出血性大肠埃希菌食物中毒可出现血水样或洗肉水样大便。吐泻严重者可出现脱水、血压下降、酸中毒,甚至休克等。

5. 诊断　主要依靠共餐者短期内集体发病,表现为急性胃肠炎,可结合实验室检查确诊。

6. 治疗与预防　治疗包括一般、对症和抗菌治疗,预防应加强饮食卫生监督和管理,做好卫生宣教等。

(二)神经型食物中毒

又称肉毒中毒,为进食含有肉毒杆菌外毒素的食物而引起,病原为肉毒杆菌,有7种血清型,对人致病的为A、B和E型,其致病的外毒素为一种剧毒的嗜神经毒素,临床上以神经系统症状如眼肌及咽肌瘫痪为主要表现,患者神志清楚,感觉正常。重者可致延髓麻痹,如抢救不及时,病死率较高。及早采用抗毒血清治疗有特效。

重点:不同病原菌所致的特征性临床表现与防治,特别是肉毒杆菌食物中毒的临床诊断。

第三节　测试题

一、选择题

A1 型题

1. 关于细菌性食物中毒的流行特点,下列哪项是错误的?
   A. 突然发病,发病时间集中　　B. 同进餐者集体发病
   C. 有进食同一被污染食物的病史
   D. 病情轻重与进食污染食物的量多少无关
   E. 多发生于夏秋季

2. 发生细菌性食物中毒最必备的条件是:
   A. 有传染源　　　　　　B. 有传播途径
   C. 机体抵抗力下降　　　D. 夏秋季节,气温较高
   E. 细菌在食物中大量繁殖并产生毒素

3. 胃肠型细菌性食物中毒最常见的病原菌是:
   A. 沙门菌属　　　　　　B. 副溶血弧菌
   C. 大肠埃希菌　　　　　D. 金葡菌
   E. 蜡样芽胞杆菌

4. 关于副溶血弧菌的理化特性,下列哪项是正确的?
   A. 革兰染色阳性,运动活泼
   B. 在含 3‰~4‰ 的氯化钠培养基生长迅速
   C. 耐热　　　　　　　　D. 耐酸
   E. 在无盐培养基中生长良好

5. 细菌性食物中毒的病原菌中,能产生耐热性肠毒素的是:
   A. 沙门菌属　　　　　　B. 副溶血弧菌
   C. 大肠埃希菌　　　　　D. 金葡菌

E. 蜡样芽胞杆菌

6. 关于细菌性食物中毒的发病机制和病理,下列哪项是错误的?

A. 细菌在食物中大量繁殖并产生毒素是发生食物中毒的先决条件

B. 病情轻重与进食被污染食物的量密切相关

C. 由于频繁吐泻,细菌和毒素被迅速排出体外,形成败血症者少

D. 根据致病菌不同可分为感染型和毒素型食物中毒

E. 胃肠道均有严重的病变,如充血、糜烂、溃疡

7. 金黄色葡萄球菌食物中毒最突出的症状是:

A. 发热　　　　　　　　B. 剧烈呕吐
C. 剧烈腹痛　　　　　　D. 腹泻
E. 里急后重

8. 关于肉毒杆菌及其毒素的性质,下列哪项不对?

A. 为革兰阳性严格厌氧的梭状芽胞杆菌

B. 在消化道内大量繁殖,产生大量外毒素

C. 芽胞对热及化学消毒剂抵抗力强

D. 肉毒杆菌外毒素是一种嗜神经毒素

E. 外毒素不耐热,胃酸及消化酶不易将其破坏

9. 神经型食物中毒的临床特点是:

A. 发热　　　　　　　　B. 早期意识障碍
C. 神经系统症状如眼肌或咽肌瘫痪
D. 腹泻　　　　　　　　E. 腹痛

10. 胃肠型细菌性食物中毒最常见的症状是:

A. 腹泻、腹痛、呕吐　　B. 发热、腹泻、腹痛、呕吐

C. 腹泻、腹痛、呕吐、里急后重
D. 腹泻、腹痛、呕吐、脓血便
E. 发热、腹泻、腹痛、呕吐、里急后重

11. 细菌性食物中毒的处理最重要的是：
   A. 床旁隔离　　　　　B. 卧床休息
   C. 流质或半流质饮食　D. 对症治疗
   E. 抗病原治疗

12. 神经型食物中毒的处理措施最有特效的是：
   A. 洗胃　　　　　　　B. 导泻
   C. 清洁灌肠　　　　　D. 应用抗生素
   E. 针对肉毒毒素的抗毒血清治疗

A2 型题

13. 8月某日多人参加朋友的一次婚宴后，10 余人于短时内出现恶心、呕吐、腹痛、腹泻，大便血水样，日解便 5～10 次，无里急后重感。粪便镜检少许白细胞及大量红细胞。婚宴菜品有凉拌海蜇丝、毛肚、鱿鱼等。最可能的诊断为：
   A. 细菌性痢疾　　　　B. 大肠埃希菌食物中毒
   C. 葡萄球菌食物中毒　D. 副溶血弧菌食物中毒
   E. 沙门菌食物中毒

B 型题

14～16 共用备选答案
   A. 沙门菌属　　　　　B. 副溶血弧菌
   C. 大肠埃希菌　　　　D. 金葡菌
   E. 志贺菌

14. 进食被污染的海产品引起食物中毒，最可能的病原菌是：

15. 进食被细菌污染的肉、蛋及乳类引起食物中毒,可能是:

16. 进食 2 小时后,以恶心、呕吐起病者,最可能的致病菌是:

X 型题

17. 毒素型食物中毒的特点有:
    A. 肠毒素引起　　　　　B. 人可以传人
    C. 表现分泌性腹泻　　　D. 呕吐、腹泻
    E. 多有发热

18. 感染型食物中毒的特点为:
    A. 细菌在肠道繁殖　　　B. 有传染性
    C. 无传染性　　　　　　D. 可有全身感染表现
    E. 有流行性

19. 细菌性食物中毒的流行病学特点为:
    A. 发病突然　　　　　　B. 时间集中
    C. 潜伏期长　　　　　　D. 集体发病
    E. 发病者均进食同一被污染食物

20. 肉毒杆菌的细菌特点表现有:
    A. 严格厌氧　　　　　　B. 革兰染色阴性
    C. 体外抵抗力强　　　　D. 产生外毒素致病
    E. 主要存在于土壤及家畜粪便中

21. 关于肉毒杆菌产生的毒素性质一般为:
    A. 外毒素　　　　　　　B. 内毒素
    C. 嗜神经毒　　　　　　D. 毒力强
    E. 耐热

22. 神经型食物中毒的临床表现有:
    A. 发热　　　　　　　　B. 呕吐、腹泻、腹痛

C. 眼肌及咽肌瘫痪　　D. 视力模糊、复视
E. 吞咽、发音困难
23. 神经型食物中毒的具体处理和治疗可采取:
A. 洗胃　　　　　　　B. 口服导泻剂
C. 清洁灌肠　　　　　D. 抗血清治疗
E. 应用抗生素

二、填空题

1. 细菌性食物中毒依其临床表现不同可分为_____和_____。

2. 常见引起胃肠型食物中毒的病原菌有_____、_____、_____和_____。

3. 胃肠型食物中毒的传染源主要是_____。

4. 神经型食物中毒的传染源是_____、_____和_____。

5. 从发病机制上可将细菌性食物中毒分为_____、_____和_____三类。

6. 神经型食物中毒的病原菌是_____,革兰染色_____,其产生的外毒素为_____。

7. 神经型食物中毒的神经麻痹应与_____、_____、_____、_____等疾病鉴别。

三、名词解释

1. 细菌性食物中毒　　2. 毒素型食物中毒
3. 感染型食物中毒　　4. 混合型食物中毒
5. 神经型食物中毒

四、问答题

1. 细菌性食物中毒的流行病学特点有哪些？
2. 简述胃肠型食物中毒的治疗原则。
3. 试述神经型食物中毒的诊断要点。
4. 神经型食物中毒如何治疗？

第四节　答案与题解

一、选择题

（一）答案

1. D　2. E　3. A　4. B　5. D　6. E　7. B　8. B　9. C　10. A　11. D　12. E　13. D　14. B　15. A　16. D　17. ACD　18. ABDE　19. ABDE　20. ACDE　21. ACD　22. CDE　23. ABCDE

（二）题解

1. 题解：细菌性食物中毒是由进食被细菌或细菌毒素污染的食物所致，多发生于夏秋季，其主要特征是潜伏期短，突然集体暴发，发病者与进食污染食物有明显的关系。且进食污染食物的量越多，提示感染细菌或细菌毒素也越多，因而病情也越重。

2. 题解：有传染源、传播途径及机体抵抗力下降是发生细菌性食物中毒的基本条件，但单具其中一项是不会引起食物中毒的；夏秋季节、气温较高是细菌性食物中毒发生的辅助因素，不是必然的；只有进食被大量细菌或其毒素污染的食物才会引起中毒，因此 E 为最必备的条件。

3. 题解：引起细菌性食物中毒的细菌众多，题内所列细菌均可,但比较而言,最常见的是沙门菌属。

4. 题解:副溶血弧菌为革兰阴性,对酸敏感,不耐热,在高盐(含3‰~4‰的氯化钠)的环境中生长最好,因此正确答案是B。

5. 题解:沙门菌属和副溶血弧菌不产生肠毒素,部分大肠埃希菌(产肠毒素大肠埃希菌)和蜡样芽胞杆菌只产生不耐热的肠毒素。惟有金葡菌产生的肠毒素对热的抵抗力很强,经加热煮沸30分钟仍不能破坏,易致毒素型食物中毒,故正确答案为D。

6. 题解:细菌性食物中毒按其发病机制可分为毒素型、感染型和混合型三类,其中毒素型一般无胃肠道病变,感染型与混合型的胃肠道病变也较轻,因此E项描述谓均有严重病变错误。

7. 题解:金黄色葡萄球菌食物中毒属于毒素型食物中毒,与金黄色葡萄球菌产生的耐热型肠毒素有关,一般无发热和里急后重,其最突出的症状是剧烈呕吐,呕吐物可含胆汁,有时带血和黏液。

8. 题解:肉毒杆菌为厌氧菌,在密闭缺氧环境(如腊肉、罐头等腌制食品或发酵的豆、面制品)中大量繁殖和产生外毒素,而在消化道内仅有少量产生,决不会大量。细菌及其毒素的其他特性均描述正确。

9. 题解:神经型食物中毒是由于肉毒毒素阻断胆碱能神经纤维的传导所致,临床上以神经系统症状为主,如眼肌或咽肌瘫痪等。病程中神志清楚,发热、腹泻和腹痛均为胃肠型食物中毒的常见症状。

10. 题解:不同细菌所致的胃肠型细菌性食物中毒的临床表现存在一定差异,但大多有腹泻、腹痛、呕吐等胃肠炎表现,多无发热、里急后重和脓血便,因此常见症状是A。

11. 题解:细菌性食物中毒的处理包括卧床休息、流质或半

第三单元 感染性腹泻

流质饮食、床旁隔离与对症治疗,其中最重要的是对症治疗,一般不用抗菌药物。

12. 题解:神经型食物中毒的处理措施包括题内所列诸项,其中早期给洗胃、导泻、清洁灌肠有助于清除胃肠内尚未吸收的毒素,但不能清除已吸收入血的毒素;应用抗生素可消灭肠道内的肉毒杆菌,以防其继续产生毒素;只有应用肉毒抗毒血清以中和毒素,才是本病的特效治疗。

13. 题解:参与婚宴者10余人于餐后短时内集中发病,有急性胃肠炎表现,首先应考虑为细菌性食物中毒,根据有进食凉拌海蜇、鱿鱼等菜品,大便为血水样,故最可能的诊断为副溶血弧菌食物中毒。可进一步行流行病学调查和检测病原菌。

14~16题解:进食海产品、腌制品引起食物中毒,最可能的病原体是副溶血弧菌;污染肉类、蛋制品、乳类引起的食物中毒,则可能为沙门菌;进食2小时后,以恶心、呕吐起病者,最可能为金葡菌所致。

17. 题解:毒素型食物中毒常为肠毒素所致,临床表现为无发热而有急性胃肠炎症状,呈分泌性腹泻特点,由于细菌一般不在肠道内,也不向外排菌,因而没有传染性。

18. 题解:感染型食物中毒是由于进食含有大量致病菌的食物所致,细菌在肠道中大量繁殖,并可向外排菌,临床表现有发热、全身中毒症状和急性胃肠炎,也具有传染性和流行性。

19. 题解:细菌性食物中毒是由于进食了被细菌或其毒素污染的食物所致,常在短时间内集体突然发病,病者常进食同一被污染食物,潜伏期短,常在进食后数小时发病,超过72小时者可基本排除食物中毒。

20. 题解:肉毒杆菌为革兰阳性厌氧梭状芽胞杆菌,体外抵抗力极强,存在于各种动物粪便中,常以芽胞形式广泛存在于土壤,各型均能产生外毒素。故正确答案为:ACDE。

21. 题解:肉毒杆菌为革兰阳性杆菌,不产生内毒素,但各型均能产生外毒素(肉毒毒素)。肉毒毒素是一种嗜神经毒素,剧毒,对人的致死量为 0.01 mg 左右,毒素对酸有抵抗力,但不耐热。因此,正确答案是 A、C、D。

22. 题解:神经型食物中毒主要是肉毒毒素吸收后作用于脑神经核、外周神经肌肉接头处及植物神经末梢,抑制胆碱能神经传导介质乙酰胆碱的释放,使肌肉收缩运动障碍,发生软瘫。胃肠道并无病变,因而没有呕吐、腹泻、腹痛等胃肠炎症状,也无发热等全身毒血症状。

23. 题解:神经型食物中毒的处理和治疗措施包括题内全部。洗胃、导泻、清洁灌肠有助于清除胃肠内尚未吸收的毒素,减少毒素进一步吸收入血;抗生素可消灭肠道内的肉毒杆菌,防其继续产生毒素;抗血清则为有效中和血与组织中的游离毒素,从而达到有效治疗目的。

二、填空题

1. 胃肠型食物中毒　神经型食物中毒
2. 沙门菌　副溶血性弧菌　大肠埃希菌　变形杆菌　金黄色葡萄球菌
3. 被致病菌感染的动物或人
4. 家畜　家禽　鱼类
5. 感染型　毒素型　混合型
6. 肉毒杆菌　阳性　嗜神经毒素
7. 脊髓灰质炎　白喉后神经麻痹　急性多发性神经根炎

毒蕈中毒

三、名词解释

1. 细菌性食物中毒为进食被细菌或细菌毒素污染的食物而引起的急性感染中毒性疾病。根据病原和临床表现不同可分为胃肠型食物中毒和神经型食物中毒。

2. 细菌在食物中繁殖并产生毒素，食入这种含有大量毒素的食物而引起中毒，表现为无发热而有急性胃肠炎症状，称为毒素型食物中毒。

3. 病原菌污染食物后，在食物中大量繁殖，食入这种含有大量活菌的食物而引起的中毒，称为感染型食物中毒。表现为发热和急性胃肠炎症状，细菌在肠道繁殖，并可向外排菌引起传染。

4. 具备细菌与毒素两者协同作用所致的食物中毒称为混合型食物中毒。病原菌在食物中大量繁殖，同时产生毒素，食入这种含有大量活菌和毒素的食物所引起的食物中毒，即为混合型。

5. 神经型食物中毒亦称肉毒中毒，因进食含有肉毒杆菌外毒素的食物而引起。临床上以神经系统症状如眼肌和咽肌瘫痪为主要表现，若抢救不及时，病死率高。

四、问答题

1. 答：流行病学特点有：①传染源：胃肠型主要是被致病菌感染的动物或人。神经型则是家畜、家禽或鱼类；②传播途径：进食被细菌及其毒素污染的食物而传播。苍蝇、蟑螂等亦可作为细菌污染食物的媒介；③易感性：人群普遍易感，病后无明显免疫力，可重复感染；④流形特征：多在夏秋季发病，常因进食不新鲜、保存不良、烹调不当的食物而引起。发病突然，可集体发病，时间集中,潜伏期短,发病者限于进食同一种被污染的食物,未食者不发病,停止食用污染食物,疫情可得到控制。

2. 答:治疗原则有:①一般治疗:卧床休息、流食或半流饮食;②对症治疗:吐泻、腹痛明显者暂禁食,高热者予以物理或药物降温,精神紧张者可给与镇静剂,纠正水与电解质紊乱及酸中毒,脱水严重有休克者积极抗休克;③一般不用抗菌治疗,经对症治疗可治愈。重症患者考虑为感染型食物中毒,应及时选用抗生素。

3. 答:诊断要点有:①流行病学史:病史中有进食可疑食物,如腊肉、罐头等腌制品或发酵的豆、面制品,可有同餐集体发病现象;②临床表现:有特殊的神经系统症状与体征,如眼肌瘫痪,吞咽、咀嚼、发音困难,呼吸困难等;③实验室检查:可疑食物厌氧培养可发现肉毒杆菌,接种动物后观察有无瘫痪征象。

4. 答:主要有下列几方面:一是对症治疗:食后4小时内可采用5％碳酸氢钠或1:4 000高锰酸钾液洗胃、导泻或清洁灌肠,以清除未吸收的毒素。呼吸困难者吸氧,及早气管切开;二是抗毒素治疗:早期应用多价抗毒素血清,对本病有特效。起病后24小时内或瘫痪发生前疗效最好,剂量每次5万～10万U,静脉或肌肉注射。肉毒杆菌型别已确定者,可应用同型抗毒素血清;三是可使用抗生素消灭肠道内的肉毒杆菌。

第五章 弯曲菌感染

弯曲菌感染(Campylobacter infection)是由弯曲菌属所引起的感染,包括弯曲菌肠炎和幽门螺杆菌感染。弯曲菌肠炎为以腹泻为主的常见传染病之一。幽门螺杆菌寄生于胃黏膜组织,是胃炎和溃疡病的重要致病因素。

第一节　教学大纲要求

1. 熟悉弯曲菌感染的临床表现、诊断要点及治疗原则。
2. 了解弯曲菌感染的病原学、流行病学、发病机制。

第二节　教材内容精要

1. 病原与流行病学　弯曲菌种类较多,引起人类感染的主要有空肠弯曲菌、结肠弯曲菌、胎儿弯曲菌。细菌呈逗点状或S形,无荚膜、无芽胞,有鞭毛,可以自主活动。在微氧及42℃下生长良好。

人和动物均可感染并为其传染源,主要通过消化道传播,全年均可发病,以夏秋多见。

2. 发病机制　空肠弯曲菌在肠道繁殖并侵袭肠黏膜,引起侵袭性腹泻;胎儿弯曲菌易引起菌血症和肠外器官感染。

3. 临床表现与诊断　弯曲菌肠炎轻重不一,常以发热起病,随后出现胃肠道症状,大便量多、恶臭,部分有痢疾样粪便。胎儿弯曲菌感染多表现为肠道外感染,如败血症、心内膜炎、肺部感染等。

4. 诊断　除根据症状外,主要依靠病原学检查,粪便直接作悬滴检查可观察到急速运动的弯曲菌,或以微氧环境42℃下培养可获得病原菌。

5. 治疗　本病预后良好,轻者多能自愈,重者可首选红霉素或氨基糖苷类抗生素治疗。

第三节　测试题

一、选择题

A1 型题

1. 弯曲菌感染的传染源,意义最大的主要是:
   A. 患者　　　　　　　B. 带菌者
   C. 野生动物　　　　　D. 家禽和家畜
   E. 以上都不是

2. 弯曲菌感染的主要传播途径是:
   A. 蚊虫传播　　　　　B. 母婴垂直传播
   C. 粪-口途径传播　　　D. 呼吸道传播
   E. 飞沫传播

3. 既往身体健康者,发生弯曲菌肠炎最常见的为哪一种弯曲菌?
   A. 空肠弯曲菌　　　　B. 海鸥弯曲菌
   C. 胎儿弯曲菌　　　　D. 幽门螺杆菌
   E. 唾液弯曲菌

4. 关于空肠弯曲菌的特性下列哪一项是不正确的?
   A. 革兰染色阴性　　　B. 呈逗点状弯曲细菌
   C. 无芽胞　　　　　　D. 微需氧
   E. 所有弯曲菌最适生长温度为 37 ℃

5. 有关弯曲菌肠炎的流行病学特点描述,哪一项错误?
   A. 动物(家畜和家禽)为主要传染源
   B. 患者亦可作为传染源
   C. 经污染的食物、饮水传播

D. 全年均有发病,但以冬春季为多

E. 以儿童和青少年发病率高

6. 弯曲菌感染最常见的临床表现类型是:

A. 败血症　　　　　　B. 小肠结肠炎

C. 中枢神经系统感染　　D. 心包炎

E. 肺部感染

7. 对弯曲菌肠炎确诊方法最重要的是:

A. 有不洁饮食史　　　B. 典型的胃肠道症状

C. 解黏液或脓血便　　D. 细菌培养阳性

E. 红霉素治疗有效

8. 下列哪种检查方法可简单快速诊断弯曲菌感染?

A. 血培养　　　　　　B. 血清学检查

C. 粪便培养　　　　　D. 粪便涂片镜检或悬滴检查

E. 纤维肠镜检查

9. 弯曲菌感染抗菌治疗的首选药物是:

A. 青霉素　　　　　　B. 红霉素

C. 磺胺类药物　　　　D. 诺氟沙星

E. 头孢菌素类

10. 下列哪一种细菌最易引起血性腹泻?

A. 弯曲杆菌　　　　　B. 变形杆菌

C. 侵袭性大肠埃希菌　D. 肠出血性大肠埃希菌

E. 霍乱弧菌

B型题

11～13题共用备选答案

A. 空肠弯曲菌　　　　B. 海鸥弯曲菌

C. 胎儿弯曲菌　　　　D. 幽门螺杆菌

E. 唾液弯曲菌

11. 引起弯曲菌败血症的是：

12. 导致弯曲菌肠炎者为：

13. 与消化性溃疡相关的是：

14～17题共用备选答案

A. 氨苄西林　　　　　B. 阿莫西林

C. 红霉素　　　　　　D. 环丙沙星

E. 庆大霉素

14. 治疗空肠弯曲菌肠炎首选抗生素：

15. 急性细菌性痢疾首选药物为：

16. 胎儿弯曲菌感染可选用：

17. 胎儿弯曲菌致中枢神经系统感染应选

X型题

18. 弯曲菌可引起的感染包括：

A. 腹泻　　　　　　　B. 心肌炎

C. 菌血症　　　　　　D. 胆囊炎

E. 中枢神经系统感染

19. 诊断弯曲菌肠炎的实验室检查方法有：

A. 大便常规　　　　　B. 大便涂片直接检查细菌

C. 暗视野显微镜检查　D. 大便培养

E. 血清学检查

二、填空题

1. 机体免疫功能低下者发生弯曲菌感染，常为由_____引发。

2. 在已知的弯曲菌感染中引起人类感染最常见的弯曲菌是

_____、_____和_____。

3. 胎儿弯曲菌常可引起败血症,抗生素治疗可选用_____,疗程至少需要_____。

4. 弯曲菌培养除用含有抗生素的选择培养基外,要求在_____生长良好。

三、名词解释

1. 弯曲菌感染(Campylobacter infection)
2. 弯曲菌肠炎(Campylobacter enteritis)
3. 幽门螺杆菌(Helicobacter pylori, HP)

四、问答题

1. 试述空肠弯曲菌感染的临床表现。
2. 为什么胎儿弯曲菌易引起菌血症和肠外器官的感染?
3. 简述胎儿弯曲菌感染的临床表现。
4. 重症弯曲菌感染的抗菌治疗有哪些?
5. 预防弯曲菌感染应注意哪些方面?

第四节 答案与题解

一、选择题

(一)答案

1. D 2. C 3. A 4. E 5. D 6. B 7. D 8. D 9. B 10. D 11. C 12. A 13. D 14. C 15. D 16. E 17. A 18. ACDE 19. ABCDE

(二)题解

1. 题解：患者和带菌者为本病传染源可肯定，但病人易被发现和隔离，而带菌者的带菌时间短暂，野生动物接触机会少，故均非主要传染源。家禽和家畜是弯曲菌的适宜贮存宿主，带菌率高，故为主要传染源，意义最大。

2. 题解：弯曲菌感染为肠道传染病，其传播途径主要是经粪-口感染，也可通过母婴或与动物接触传播。

3. 题解：弯曲菌种类多，目前公认的有10余种，引起腹泻的常见菌为空肠弯曲菌。胎儿弯曲菌为人类机会病原菌，当免疫力低下时易致感染；幽门螺杆菌与慢性胃炎、胃溃疡相关；海鸥弯曲菌、唾液弯曲菌少见。

4. 题解：空肠弯曲菌为革兰染色阴性，呈逗点状或S形，无芽胞微需氧，空肠弯曲菌需在42℃环境下生长良好，题中说最适宜生长温度为37℃是不正确的。培养时一定要选择好温度条件，否则培养不生长细菌。

5. 题解：弯曲菌病的传染源主要是家畜家禽，患者亦可，通过消化道传播，以儿童和青少年发病率高，这些均正确。惟发病季节应以夏秋季多见，说冬春多见为错误。

6. 题解：弯曲菌感染最常见的是由空肠弯曲菌或结肠弯曲菌引起的小肠结肠炎，而其他肠道外感染主要是由胎儿弯曲菌在机体免疫力低下时引起的机会感染。

7. 题解：A、B、C、E诸项是弯曲肠炎的表现或可能存在的现象，但均非特异性，其他肠道病也可有，不足以确定诊断，确诊方法最重要的是培养细菌阳性。

8. 题解：弯曲菌感染确诊有赖于粪便病原学检查，但粪便培养细菌费时，阳性率不高，而直接涂片镜检或悬滴检查，染色后在暗视野或相关显微镜下发现纤细的S形、螺旋形、逗点或海鸥展翅形等多形性杆菌,或在悬滴检查观察到螺旋状快速运动的弯曲菌,简单方便,可快速诊断。

9. 题解:空肠弯曲菌肠炎大多能自愈,轻者不需抗菌治疗。重症患者首选红霉素。青霉素类无效,其他抗菌药物效果不如红霉素,或可根据培养细菌和药敏试验结果选药。

10. 题解:题内所列细菌均为细菌性腹泻的病原菌,最易引起血性腹泻的为肠出血性大肠埃希菌(EHEC),可产生毒力极强的Vero毒素(VT),导致肠黏膜损伤,引起炎症和出血性腹泻。

11~13题解:目前已公认的弯曲菌有13种,每种菌可引起不同疾病。弯曲菌败血症由胎儿弯曲菌引起,此菌多表现为肠道外感染;弯曲菌肠炎则多由空肠弯曲菌或结肠弯曲菌引起;消化性溃疡则与幽门螺杆菌密切相关。

14~17题解:治疗空肠弯曲菌肠炎首选红霉素口服;急性细菌性痢疾治疗首选环丙沙星。胎儿弯曲菌感染可选用庆大霉素等氨基糖苷类抗生素,而合并中枢神经系统感染者应选用易透过血脑屏障的氨苄西林和/或氯霉素治疗。

18. 题解:弯曲菌感染在临床上可有腹泻、胆囊炎、菌血症和中枢神经系统感染等,也可引起心内膜炎或心包炎,但未见引起心肌炎的报道。

19. 题解:以上方法均可应用于弯曲菌的实验室检查,有助于诊断。

二、填空题

1. 胎儿弯曲菌
2. 空肠弯曲菌　结肠弯曲菌　胎儿弯曲菌
3. 庆大霉素　4周

4. 42 ℃微氧环境下

三、名词解释

1. 弯曲菌种类多,感染人并导致疾病的主要有空肠弯曲菌、结肠弯曲菌以及胎儿弯曲菌。前两者主要引起急性肠炎,胎儿弯曲菌多为机会感染,易导致败血症等全身感染。由于弯曲菌感染包括肠道和肠道外感染,故统称弯曲菌病或弯曲菌感染。

2. 弯曲菌肠炎又称小肠结肠炎,是由空肠弯曲菌或结肠弯曲菌引起的急性肠道传染病。病情轻重不一,从无症状到较为严重,重者常以发热、腹痛、腹泻、粪便量多,有恶臭或为黏液血便等为特征。

3. 幽门螺旋杆菌与弯曲菌同属螺菌科,主要与慢性胃炎、胃溃疡及胃癌等发生有关,有调查发现 67%～80% 的胃溃疡和 95% 的十二指肠溃疡是由 HP 所引起。其发病普遍,呈世界性分布,轻重不一,治疗恢复较慢。我国已率先研究成功预防疫苗,有广阔的应用前景。

四、问答题

1. 答:病情轻重不一,从无症状、轻型到重型不等。初起可有头痛、发热、肌肉酸痛等前驱症状,随后出现腹泻、恶心呕吐。发热一般为首发症状,体温 38 ℃左右,个别可高达 40 ℃,伴有全身不适。腹痛腹泻为最常见症状,腹痛可显全腹部或右下腹痉挛性绞痛,剧者似急腹症,但罕见反跳痛。腹泻一般初为水样稀便,继而呈黏液或脓血黏液便,伴里急后重,严重者有血便。腹泻次数多为 6～10 次,频者可达 20 余次。病程一般 7～10 天可自愈。

2. 答:胎儿弯曲菌表面被表面蛋白组成的荚膜覆盖,能耐受补体介导的杀菌和调理作用等防御机制,且容易全身扩散而引起菌血症和肠外器官感染。

3. 答:胎儿弯曲菌感染主要表现为肠道外感染症状。多见于老年患者或免疫功能低下者。常见临床类型为败血症或菌血症,也可引起心内膜炎、心包炎、肺部感染、关节炎及其他部位感染。少数还可发生脑血管意外,蛛网膜下腔出血、脑膜脑炎、脑脓肿等。孕妇感染者可引起早产、死胎或流产。

4. 答:空肠弯区菌肠炎大多能自愈,轻症患者不需抗菌治疗。对于重症患者可给抗生素治疗,首选药为红霉素,可缩短排菌时间,加快恢复,也可用罗红霉素、阿奇霉素或氨基糖苷类抗生素。胎儿弯曲杆菌则以用庆大霉素等氨基糖苷类抗生素为佳。对败血症患者应用有效抗生素疗程至少4周。

5. 答:关键是把好"病从口入"关:①注意食品管理和饮水卫生;②防止家禽、家畜的粪便污染;③做好牛奶消毒和病人排泄物的严格消毒;④勤洗手,讲究个人卫生。

第六章 其他细菌感染性腹泻

细菌感染性腹泻(bacterial diarrhea)在广义上讲是指由各种细菌引起以腹泻为主要表现的肠道传染病,包括菌痢、霍乱、伤寒与副伤寒、细菌性食物中毒及弯曲菌感染等。上述病已有专题课程,本章仅列举其他常见和/或属于丙类的细菌感染性腹泻传染病。发病呈全球性,一般为散发,也可暴发流行。

第一节 教学大纲要求

本章过去均为分散或作为鉴别诊断来讲,近年因其发病较广,且有其特点,故专列一章,要求对其充分重视,掌握和熟悉其病原、发病机制、临床表现、诊断、治疗和预防。

第二节 教材内容精要

1. 病原学 病原菌较多,如大肠埃希菌,又分为肠致病型、肠产毒型、肠侵袭型、肠出血型及肠聚集型等,尤其是 EHEC O157∶H7 在病原及临床上具有重要特征。此外,耶尔森菌、变形杆菌、艰难梭菌、类志贺邻单胞菌及亲水气单胞菌等均可引起感染性腹泻。

2. 发病机制与病理 根据发病机制和病理改变的不同,主要有分泌性腹泻与侵袭性腹泻两大类,前者以毒素黏附、刺激肠细胞分泌过多、吸收减少而致腹泻,后者则为细菌通过菌毛直接侵入肠黏膜,引起肠道功能及炎症改变而致病。

3. 临床表现 临床表现因病原菌及致病机制不同而轻重不一,基本上以胃肠道症状最突出。如纳差、恶心、呕吐、腹胀、腹痛、腹泻等,可伴里急后重,腹泻次数由数次至数十次,少数重者可因大量失水而引起脱水、电解质紊乱、甚至休克。其中各种不同细菌引起的腹泻又有其不同特点。

4. 实验检查与诊断 粪便常规检查和细菌培养对诊断和鉴别诊断具有重要作用,免疫学和核酸检查对某些病原体有一定帮助。

5. 治疗与预防 主要为一般支持和对症治疗、液体疗法、抗菌治疗和微生态疗法等。预防同其他肠道传染病,采取管理传染源、切断传播途径、保护易感人群等综合措施。

重点:发病机制、临床表现与鉴别。

第三节 测试题

一、选择题

A1 型题

1. 下列病原体哪一种不属于细菌感染性腹泻的范畴?
   A. 志贺菌属   B. 沙门菌属
   C. 阿米巴原虫   D. 大肠埃希菌
   E. 亲水气单胞菌

2. 一般细菌感染性腹泻以发展中国家严重,但哪一种在发达国家更多见?
   A. 空肠弯曲菌   B. 肠出血型大肠埃希菌
   C. 肠致病型大肠埃希菌 D. 耶尔森菌
   E. 变形杆菌

3. 大肠埃希菌感染的传染源主要是:
   A. 病人和带菌者   B. 野生动物
   C. 家禽   D. 猪
   E. 牛

4. 耶尔森菌感染的发病特点,不符合的是:
   A. 在寒冷季节发病较多见   B. 发病以散发为主
   C. 腹痛较常见,多局限于右下腹
   D. 小肠结肠炎属自限性疾病
   E. 不会引起肠外系统感染

5. 艰难梭菌引起的腹泻最具特征性的表现是:
   A. 剧烈恶心、呕吐   B. 大便呈脓血样
   C. 粪便中可发现假膜   D. 右下腹剧痛

E. 高热

6. 有关亲水气单胞菌下列哪项不符合?

A. 广泛存在于自然界和水体

B. 革兰阴性杆菌,单鞭毛,无荚膜和芽胞

C. 鱼、蛙是自然宿主,为人类感染的主要来源

D. 为旅游者腹泻的主要病原之一

E. 可引起胃肠炎外,不会导致其他疾病

7. 从粪便性质的外观可初步判为侵袭性腹泻的为:

A. 黄色水样便　　　　B. 米泔水样病

C. 黏液脓血便　　　　D. 稀糊状便

E. 大量鲜血便

8. 细菌感染性腹泻严重患者的常见并发症是:

A. 支气管肺炎　　　　B. 中毒性休克

C. 水、电解质紊乱　　D. 肠穿孔

E. 肠大出血

9. 有关类志贺邻单胞菌的特性,哪一项不属于?

A. 革兰阴性菌

B. 与志贺菌有共同的抗原结构

C. 毒力与志贺菌一致　　D. 可引起痢疾样腹泻

E. 为近年新发现的致腹泻病原菌

B 型题

10～14 题共用备选答案

A. 肠产毒型大肠埃希菌　　B. 肠侵袭型大肠埃希菌

C. 肠出血型大肠埃希菌　　D. 肠致病型大肠埃希菌

E. 肠集聚型大肠埃希菌

10. 引起婴儿腹泻的病原菌常为:

11. 引起出血性肠炎的是：
12. 旅游者腹泻的常见病因为：
13. 引起类似菌痢表现的是：
14. 易导致溶血尿毒综合征的为：

15～18题共用备选答案
A. 稀水样便　　　　　　B. 黏液脓血便
C. 洗肉水样便　　　　　D. 柏油样黑便
E. 水样或黏液便并带有膜状物
15. 肠出血型大肠埃希菌腹泻为：
16. 肠侵袭型大肠埃希菌腹泻为：
17. 变形杆菌所致腹泻为：
18. 艰难梭菌相关性腹泻为：

C型题

19～22题共用备选答案
A. 侵袭性腹泻　　　　　B. 分泌性腹泻
C. 两者均是　　　　　　D. 两者均无
19. 产毒型大肠埃希菌可引起为：
20. 耶尔森菌腹泻常表现为：
21. 变形杆菌所致腹泻多为：
22. 旅游者腹泻可以是：

X型题

23. 细菌感染性腹泻的传播途径有哪些？
A. 不洁食物　　　　　　B. 水源
C. 苍蝇　　　　　　　　D. 空气飞沫
E. 手接触污染物
24. 变形杆菌除引起腹泻外，临床上尚可有那些表现？

A. 化脓性感染　　　B. 尿路感染
C. 败血症　　　　　D. 心内膜炎
E. 腹膜炎

25. 艰难梭状芽胞杆菌肠炎的特征
A. 假膜性肠炎 99% 由本菌引起
B. 本菌为医院感染腹泻的主要病因
C. 长期使用抗生素或老年人高发
D. 诊断后应立即停止原用抗生素
E. 对甲硝唑和万古霉素敏感

二、填空题

1. 肠出血型大肠埃希菌最大特点是能产生_____，故常引起严重的出血性肠炎。

2. 抗生素相关性腹泻主要是由_____引起，又可称为_____。

3. 细菌感染性腹泻从发病机制上分，可有_____和_____两种。

4. 细菌感染性腹泻为一组肠道传染病，在我国传染病防治法中属于_____类传染病。

5. 常见的非感染性腹泻有_____、_____和_____等。

三、名词解释

1. 细菌感染性腹泻　　2. 侵袭性腹泻
3. 分泌性腹泻　　　　4. 抗生素相关性腹泻

四、问答题

1. 何谓旅游者腹泻?
2. 简述大肠埃希菌的常见型别及其致病机制。
3. 肠出血型大肠埃希菌感染有何特点?
4. 为提高粪便培养阳性率,一般应采取哪些措施?
5. 微生态疗法在感染性腹泻治疗中有何意义?
6. 细菌感染性腹泻的预防措施应包括哪些方面?

第四节 答案与题解

一、选择题

(一)答案

1. C 2. B 3. A 4. E 5. C 6. E 7. C 8. C 9. C
10. D 11. C 12. A 13. B 14. C 15. C 16. B 17. A
18. E 19. B 20. A 21. B 22. C 23. ABCE
24. ABCDE 25. ABCDE

(二)题解

1. 题解:以上病原体均可引起感染性腹泻,但问的是细菌感染性腹泻,阿米巴肠病虽亦系感染性腹泻,然其病原为寄生虫,显然不属于细菌范畴。

2. 题解:感染性腹泻的发病一般均以发展中国家较严重,但近年发现 EHEC O157:H7 感染在发达国家更严重,这主要与他们肉、乳类食品所占比例大,且与喜生食的习惯有关。

3. 题解:大肠埃希菌为条件致病菌,种类多,分布广,人和动物均可为贮存宿主而成为传染源,其最主要的传染源为病人和带菌者。

4. 题解:由于耶尔森菌可在低温下生长,故寒冷季节发病较常见,因此有称为"冰箱病";多为散发,腹痛较常见,可局限于右下腹,易误诊为阑尾炎;其感染会引起多种肠外疾病,如结节性红斑、关节炎、耶尔森菌肝炎等,显然 E 不符合。

5. 题解:本病症状轻重不一,最具特征性的表现应为粪便中发现假膜,即为假膜性肠炎。而其他各项表现在其他原因的腹泻中均可见。

6. 题解:题中 A、B、C、D 项所述均符合本菌特点,惟 E 说可引起胃肠炎外不会导致其他疾病不符合。因本菌能产生多种毒力因子,亦可引起外伤或术后感染、败血症等,也是医院获得性感染的病原之一。

7. 题解:感染性腹泻患者检查粪便外形对诊断极有帮助,侵袭性腹泻因肠道黏膜炎症、坏死、溃疡等损害,以及炎性渗出等,排出的粪便典型者应为黏液脓血便。

8. 题解:细菌感染性腹泻严重患者如数小时内腹泻量超过 2 000～3 000 ml 以上,其并发症主要为水、电解质紊乱,导致脱水、酸中毒,尤其是儿童、老年人及体弱者,可因此而致死。但非为中毒性休克,亦不会引起肠出血、肠穿孔或支气管肺炎。

9. 题解:类志贺邻单胞菌为近年新发现的革兰阴性菌,与志贺菌有共同的生化反应和抗原结构,可引起痢疾样腹泻,但毒力比志贺菌低得多,故腹泻症状一般较轻。

10～14 题解:5 种不同型的大肠埃希菌所致病的表现不一,各种表现与不同型大肠埃希菌相关。

15～18 题解:大便外观对腹泻疾病的诊断有极大帮助,如所列提问与相应答案联系,对诊断均有重要参考价值,但要确诊需依赖病原学检查。

19～22题解:产毒型大肠埃希菌和变形杆菌均以其释放的肠毒素致病,故引起分泌性腹泻;耶尔森菌可直接侵入肠上皮细胞而致腹泻,为侵袭性;旅游者腹泻可由多种病原体引起,表现两种腹泻均有。

23. 题解:细菌感染性腹泻一般均通过粪-口途径,故前三项为主要途径,通过手或污染的公共物品是院内感染的重要途径。而空气飞沫不会传播。

24. 题解:变形杆菌为条件致病菌,是医院感染的常见病原菌,特别是抵抗力下降后使用广谱抗生素者,上述5种表现均为其临床可能发生的疾病。

25. 题解:题中所列诸项均符合艰难梭状芽胞杆菌肠炎的表现或特征。

二、填空题

1. Vero 毒素(Vero toxin, VT)
2. 艰难梭菌　假膜性肠炎
3. 侵袭性腹泻　分泌性腹泻
4. 丙
5. 溃疡性结肠炎　克罗恩病　肿瘤性腹泻　功能性腹泻

三、名词解释

1. 从广义上讲指由各种细菌引起的腹泻,除外病毒、寄生虫等病原体所引起的腹泻。但由于某些细菌临床常见,且易于明确病原菌者可不专用此名称。

2. 细菌直接侵入肠上皮细胞,生长繁殖并分泌外毒素,导致肠壁炎症、坏死进而刺激分泌增加,黏液脓血便为其特征表现,伴有腹痛、里急后重等表现。

3. 细菌进入肠道后不侵入肠上皮细胞,仅在小肠内繁殖、黏附于肠黏膜,释放毒素刺激肠黏膜分泌过多的水、Na^+到肠腔,当分泌量超过吸收能力时而导致腹泻,以水样便为主,镜检炎细胞少。此类腹泻常见于产毒性大肠埃希菌、金葡菌、变形杆菌、气单胞菌等。

4. 即与应用抗生素密切相关的腹泻,多由艰难梭菌引起,称为艰难梭菌相关性腹泻,也称假膜性肠炎。近年来由于抗生素广泛应用,本病发病率亦不断升高,是医院感染感染性腹泻的主要原因,亟应引起重视。

四、问答题

1. 答:在外出旅游期间或紧随其后,因感染而导致的腹泻,统称为旅游者腹泻。其主要病原菌为细菌(占 61%),也可为病毒或其他病原体。近年来,随着旅游业发展,旅游人数不断增加,发病率亦有增高趋势,但因旅游目的地及生活条件不同,发病率高低不一。鉴于此病在旅游者中多发,故专列此病名。

2. 答:大肠埃希菌过去称大肠杆菌,为条件致病菌,通常分为有致病性与非致病性两大类。有致病性的常见类型有五,如:①肠致病型(EPEC),接触黏附于肠黏膜而致病,为婴儿腹泻的主要病原;②肠产毒型(ETEC),释放毒素与肠黏膜受体结合,刺激分泌增加;③肠侵袭型(EIEC),侵入肠上皮细胞、引起炎症反应;④肠出血型(EHEC),产生类志贺毒素,为毒力甚强的 Vero 毒素而致病;⑤肠集聚型(EAEC),定植常呈聚合性黏附,致慢性腹泻。

3. 答:病前多有食生或半生肉类、生乳等不洁饮食史,常急起发病,有腹痛、水样便或黏液血便,类似菌痢,严重者有高热、剧烈腹痛、血性便,甚至合并溶血-尿毒综合征、紫癜、脑神经障碍等并发症,最后危及生命,病死率达 5%～10%。

4. 答:细菌感染性腹泻的诊断,极为重要的是粪便培养出细菌。为提高细菌培养阳性率可采取以下措施:①在应用抗生素前采集标本;②取新鲜粪便的黏液脓血部分;③粪便不与尿液混合;④连续多次培养;⑤结肠镜检时取材阳性率更高;⑥除普通肠道菌培养基外,应根据可疑致病菌选用相应培养基与培养条件。

5. 答:由于引起细菌性腹泻的原因在于外源细菌的侵入或正常细菌的异位、比例失调等,易导致肠道正常菌群的破坏,致使肠道微生态失衡。故近年来推广应用微生态疗法,以恢复肠道正常菌群,重建肠道生物屏障,拮抗病原菌定植侵袭,有利于控制和治疗腹泻。常用制剂有益生菌和益生元等。

6. 答:预防措施包括有:①管理传染源:设置肠道门诊,以早期发现感染性腹泻患者,查出病原、进行隔离治疗;②切断传播途径,主要是控制粪-口传播;③防止医源性感染,严格隔离消毒措施,加强医院环境清洁,尤其要防止梭状芽胞菌感染;④注意个人卫生,特别是外出旅游时。

第七章 病毒感染性腹泻

病毒感染性腹泻(virul infectious diarrhea)又称病毒性胃肠炎,由多种病毒引起,最常见的为轮状病毒(Rotavirus,RV),其次有诺瓦克病毒(Norwalk virus)、肠腺病毒(Enteric adenovirus),少见的有星状病毒、嵌杯病毒、柯萨奇病毒、埃可病毒和冠状病毒等。

第一节 教学大纲要求

1. 掌握引起腹泻的病毒种类、主要临床表现、诊断要点及治疗原则。
2. 熟悉A组和B组轮状病毒感染的流行病学特征。
3. 了解病毒性腹泻的发病机制和病理。

第二节 教材内容精要

1. 病原学 轮状病毒（RV）属呼肠病毒科，病毒核心含双链RNA，为其基因组，外层被20面壳体包裹，呈放射状排列成车轮状条辐。RV分A～G 7个组，感染人的轮状病毒主要有导致婴幼儿腹泻的A组，和引起成人腹泻的B组。诺瓦克病毒归于嵌杯病毒科，为单链RNA病毒，是第一个被证实能引起人类胃肠炎的病毒。肠腺病毒为腺病毒亚型40、41和30型，可侵袭小肠引起腹泻，为婴幼儿病毒性胃肠炎的第二个重要病原体。

2. 流行特征 轮状病毒感染最常见，主要传染源是病人和隐性感染者，通常经粪-口途径传播，A组感染多见于5岁以下儿童，秋冬季多见，人群普遍易感。诺瓦克病毒感染后血清特异性抗体阳性率高，但无明显保护作用。肠腺病毒分布广，全年均可发病，其发病率仅次于轮状病毒。

3. 发病机制 为毒素性或分泌性腹泻，如RV主要侵犯空肠的微绒毛上皮细胞，导致肠功能丧失，水和电解质分泌增加，吸收减少，导致腹泻。

4. 临床表现 临床表现为起病急，有恶心、呕吐、厌食、腹泻等，以腹泻为主要症状，多为黄色水样便，每日10余次左右，无黏液和脓血,无里急后重。血象正常,大便镜检多无异常。腹泻多呈自限性,病程一般不超过1周,少数可延长。

5. 诊断　主要依据流行病学资料,同期可有多人腹泻者,尤其秋冬季婴儿腹泻要注意本病。确诊依赖免疫电镜在粪便中发现病毒颗粒、检测病毒抗原或病毒核酸检测。血清抗体检测呈4倍以上升高有意义。

6. 治疗　以对症支持治疗为主,特别应注意补液,轻度失水者推荐口服补液盐。尚无理想的疫苗预防。

重点:轮状病毒、诺瓦克病毒和肠腺病毒引起腹泻的表现和治疗。

第三节　测试题

一、选择题

A1 型题

1. 病毒性胃肠炎是由多种病毒引起,最常见的病毒为哪一种?
 A. 轮状病毒　　　　　B. 诺瓦克病毒
 C. 嵌杯病毒　　　　　D. 星状病毒
 E. 柯萨奇病毒

2. 病毒性胃肠炎的传播途径主要是:
 A. 空气飞沫　　　　　B. 粪-口途径
 C. 经血液传播　　　　D. 母婴传播
 E. 昆虫媒介叮咬

3. 关于轮状病毒,下列叙述错误的是:
 A. 属于呼肠病毒科　　B. 可分为 A～G7 组

C. 为双链 DNA 病毒

D. 感染人的轮状病毒主要有 A 组和 B 组

E. 病毒颗粒呈球形

4. A 组轮状病毒最容易引起哪一年龄段人群的感染?

A. 5 岁以上儿童　　　　B. 5 岁以下儿童

C. 青少年　　　　　　　D. 中年人

E. 老年人

5. 关于成人轮状病毒性感染,下列描述错误的是:

A. 多由 B 组轮状病毒感染所致

B. 发病无明显的季节性

C. 显性感染以 21～40 岁的成年人为多

D. 现症患者在全球各地均有发生

E. 目前尚无有效的疫苗可供预防

6. 下列病毒中常引起婴幼儿秋冬季腹泻的是:

A. EBV　　　　　　　　B. RV

C. CMV　　　　　　　　D. VZV

E. HIV

7. 关于轮状病毒及其感染,下列描述错误的是:

A. 成人轮状病毒最早由我国学者发现

B. 水污染可以引起成人轮状病毒感染的暴发流行

C. 主要通过粪-口传播的方式感染

D. A 组轮状病毒感染多见于 5 岁以下儿童

E. 引起婴幼儿腹泻和成人腹泻的轮状病毒形态不同

8. 轮状病毒感染后主要侵犯部位在:

A. 胃黏膜上皮细胞　　　B. 十二指肠黏膜上皮细胞

C. 小肠微绒毛上皮细胞　D. 回盲部上皮细胞

第三单元　感染性腹泻

E. 直肠黏膜上皮细胞

9. 从患者粪便中分离出 A 组轮状病毒的最佳时间是：
   A. 发病 1~2 日　　　　　B. 发病 3~4 日
   C. 发病 5~6 日　　　　　D. 发病 7~8 日
   E. 发病 10~14 日

10. 成人轮状病毒感染的特点是：
    A. 大便一般每日在 10 次以上
    B. 可发生在冬季　　　C. 黄色水样便,伴里急后重
    D. 呈自限性,病程 7~10 日
    E. 多先出现呕吐,后出现腹泻

11. 病毒性腹泻粪便的性质主要为：
    A. 黄色水样便　　　　　B. 黏液脓血便
    C. 米泔水样便　　　　　D. 黄色稀糊状便
    E. 柏油样便

12. 关于 A 组轮状病毒所致的婴幼儿急性胃肠炎,下列所述特点错误的是：
    A. 可伴有发热
    B. 先有呕吐,随即出现频繁的腹泻
    C. 大便每日 10~20 次
    D. 多为黄色水样便,常伴有黏液和脓血
    E. 病程多不超过 1 周

13. 人轮状病毒感染的主要治疗措施是：
    A. 早期抗病毒治疗　　　B. 退热治疗
    C. 轮状病毒抗体的治疗　D. 补液为主的对症治疗
    E. 并发症治疗

14. 关于人轮状病毒感染的叙述,以下哪一项是错误的?

A. 大便多为黄色水样便,量较多
B. 大便镜检多无异常
C. 血清抗体检查,以特异性 IgG 抗体的诊断价值较大
D. 电镜下见到特殊的车轮状病毒颗粒可确诊
E. 检查粪便中的病毒抗原能区别不同组的轮状病毒感染

B 型题

15～16 题共用备选答案

A. 流行性乙型脑炎　　B. 轮状病毒感染
C. 甲型病毒性肝炎　　D. 乙型病毒性肝炎
E. 麻疹

15. 食物污染易引起暴发流行的传染病为:
16. 水源污染引起发病或流行者有:

17～18 题共用备选答案

A. A 组轮状病毒　　B. B 组轮状病毒
C. C 组轮状病毒　　D. D 组轮状病毒
E. E 组轮状病毒

17. 引起成人急性腹泻的轮状病毒是:
18. 引起婴幼儿急性腹泻的轮状病毒是:

C 型题

19～20 共用备选答案

A. 特异性单克隆抗体查病毒抗原
B. 免疫电镜查粪便中病毒颗粒
C. 两者均可　　　　D. 两者均无

19. 用于鉴别 A 组和 B 组轮状病毒感染:
20. 用于确诊人轮状病毒感染:

X 型题

21. 病毒性腹泻的共同特点常表现为:
   A. 以急性胃肠炎为主
   B. 腹泻多为稀水样便,数次或10余次
   C. 有脓血黏液便伴里急后重
   D. 轻者多为自限性,可不治自愈
   E. 抗生素治疗效果好

22. 病毒性腹泻的主要传染源有:
   A. 患者   B. 接触患者的医务人员
   C. 隐性感染者   D. 无症状携带者
   E. 感染的动物

23. 轮状病毒感染的主要临床特点有:
   A. 发热   B. 黄色水样便
   C. 黏液脓血便   D. 呕吐
   E. 腹泻

24. A组轮状病毒感染可引起:
   A. 婴幼儿急性胃肠炎
   B. 免疫低下成人慢性轮状病毒性肠炎
   C. 新生儿坏死性小肠炎   D. 婴儿肺炎、脑膜炎
   E. 成人急性肝炎

二、填空题

1. 在儿童病毒性腹泻中,占第一位的病原为_____,其次为_____、_____、_____等。

2. 从发病机制上看,病毒性胃肠炎主要侵犯部位在_____。通过_____引起_____腹泻。

3. 病毒性腹泻的大便外观为_____,镜检无_____和

_____,但可有少量白细胞。

4. 引起人群轮状病毒感染者,一般 A 组引起婴幼儿腹泻;引起成人腹泻的是_____轮状病毒,又称为_____。

5. 诺瓦克病毒感染,成人的症状以_____为主,儿童患者先出现_____,然后出现_____。

6. 肠腺病毒的传播途径以_____和_____为主,全年均可发病,以_____发病率较高。

三、名词解释

1. 病毒性腹泻　　　　2. 轮状病毒
3. 成人腹泻轮状病毒(adult diarrhea rotavirus,ADRV)
4. 诺瓦克病毒　　　　5. 肠腺病毒

四、问答题

1. 婴幼儿轮状病毒感染的主要临床表现有哪些?
2. 成人轮状病毒感染有哪些主要临床表现?
3. 病毒性腹泻的诊断依据有哪些?
4. 对病毒性胃肠炎应如何进行治疗?
5. 对病毒性腹泻的预防有哪些措施?

第四节　答案与题解

一、选择题

(一)答案

1. A　2. B　3. C　4. B　5. D　6. B　7. E　8. C　9. B
10. B　11. A　12. D　13. D　14. C　15. C　16. B　17. B

18. A 19. A 20. C 21. ABD 22. ACD 23. ABDE
24. ABCD

(二)题解

1. 题解:病毒性胃肠炎指由病毒引起,主要表现为胃肠炎,其病原种类多,最常见的为轮状病毒,其次为诺瓦克病毒、肠腺病毒,还有一些其他病毒可伴有腹泻或呕吐,但其主要表现不是以胃肠炎突出。

2. 题解:主要为粪-口传播,少数也可通过人-人密切接触、水源或呼吸道感染。但无血液、母婴或昆虫媒介叮咬传播的可能。

3. 题解:轮状病毒呈圆球形,病毒核心含双链RNA,可分为A~G 7个组,引起人感染致病的主要是A组和B组。因此本题描述中,C的描述是错误的,非为DNA病毒。

4. 题解:95%左右的A组轮状病毒感染见于5岁以下婴幼儿。年龄越小,隐性感染越多。其他年龄段虽也可感染,但极少,而成人常为B组轮状病毒感染,故称成人腹泻轮状病毒。

5. 题解:B组轮状病毒又称为成人腹泻轮状病毒,可在年长儿童和成人中产生暴发流行,显性感染以21~40岁的成年人多见,发病无明显的季节性,目前B组轮状病毒感染主要发生在中国,其他国家人群中,至今尚无现症B组轮状病毒患者。RV的免疫预防,效果尚不理想。因此,本题错误的描述是D。

6. 题解:本题考点在于分辨几种常见病原体的英文缩写:EBV(EB病毒)、RV(轮状病毒)、CMV(巨细胞病毒)、VZV(水痘-带状疱疹病毒)、HIV(人类免疫缺陷病毒)。同时强调轮状病毒(主要是A组)是引起婴幼儿胃肠炎的主要病原体,以秋冬季多见。

7. 题解:引起婴幼儿腹泻的A组和引起成人腹泻的B组轮

状病毒在形态上是基本一致的,仅基因结构不同,故 E 项描述错误。

8. 题解:轮状病毒主要侵犯空肠的微绒毛上皮细胞,使其凋亡、脱落,微绒毛变短、变钝,取而代之的是隐窝底部具有分泌功能的细胞,从而导致小肠功能丧失,水与电解质分泌增加,吸收减少,引起渗透性腹泻。

9. 题解:A 组人 RV 感染发病第 1 日粪便中即可发现病毒,第 3~4 日粪便排病毒达高峰,此时作病毒分离检测时机最佳,而第 8 日后多已停止排毒。

10. 题解:成人轮状病毒感染的特点是:大便多在 10 次以下;黄色水样便,无里急后重;呈自限性,病程 3~5 日;主要表现为腹泻,以呕吐起病者少;故以上描述均不符合。只有发生在冬季是其特点。

11. 题解:病毒性腹泻粪便性质主要是黄色水样便,无黏液脓血,更非米泔水样、柏油样或黄色稀糊状,这也是与其他感染性腹泻和某些特殊疾病的重要鉴别点。

12. 题解:轮状病毒性婴幼儿急性胃肠炎约有 1/3 患儿伴有发热;80%患儿先有呕吐,随即出现频繁腹泻;大便每日 10~20次;多为黄色水样便,但无黏液和脓血,这是本病与细菌性痢疾的鉴别要点;D 描述常伴有黏液脓血,故为错误。

13. 题解:人轮状病毒感染,目前仍无理想的抗病毒治疗药物,主要治疗是以补液为主的对症治疗。因发热不高,持续时间短,故退热并不重要。近年来,采用轮状病毒抗体治疗,对伴有免疫缺陷的病人有一定疗效,对无免疫缺陷者无效。本病并发症主要为脱水,电解质紊乱,仍以补液治疗为主。

14. 题解:血清抗体的检查,可以检查 IgG 和 IgA。以特异性的 IgA 抗体的诊断价值较大，疾病初期和恢复期抗体滴度升高 4 倍以上价值大，而非 IgG。其他所述均正确。

15～16 题解：传播途径是传染病流行的三个基本特征之一。甲型病毒性肝炎通过消化道传播，食物污染易引起暴发流行；轮状病毒感染可通过水源污染引起成人腹泻轮状病毒感染的发病或流行。

17～18 题解：轮状病毒有 A～G 7 个组，感染人的轮状病毒主要为 A 组导致婴幼儿腹泻，和 B 组引起成人腹泻。其他组很少或不引起人类感染。

19～20 题解：轮状病毒的确诊有赖于病原学检测。通过免疫电镜发现粪便中病毒颗粒，或应用特异性单克隆抗体检测粪便中病毒抗原，两者均可确诊轮状病毒感染。不过，电镜观察到 RV 颗粒并不能区分 A 组或 B 组 RV，只有通特异性单抗检测粪便中病毒抗原才能区分不同组的 RV 感染。

21. 题解：A、B、D 所述均为病毒性腹泻共同特点，但无脓血黏液便和里急后重，抗生素治疗无效。

22. 题解：患者和隐性感染者是感染的主要传染源，无症状病毒携带者亦可。

23. 题解：轮状病毒感染的主要表现为腹泻，无里急后重，无黏液脓血，婴幼儿 RV 感染可先出现呕吐，部分患儿可出现发热。

24. 题解：A 组 RV 感染的典型表现为婴幼儿急性胃肠炎；此外，免疫功能低下的婴幼儿及成人可出现慢性 RV 性肠炎；有的还可出现其他表现，如新生儿坏死性小肠炎、婴儿肠套叠、婴儿肺炎、脑炎、脑膜炎等。而成人急性肝炎肯定与轮状病毒无关。

二、填空题

1. 轮状病毒　肠腺病毒　嵌杯病毒　星状病毒
2. 小肠　毒素　分泌性
3. 黄色水样　脓细胞　红细胞
4. B组　成人腹泻轮状病毒
5. 腹泻　呕吐　腹泻
6. 粪-口传播　人-人接触　夏秋季

三、名词解释

1. 病毒型腹泻多表现为分泌性腹泻,由于病毒主要侵犯小肠黏膜上皮细胞,使其正常功能障碍,导致肠黏膜对水和电解质分泌过多和吸收受到抑制,致使液体大量进入肠道而引起腹泻呕吐,或有水与电解质丧失表现。

2. 轮状病毒为球形双股 RNA 病毒,有双层衣壳,电镜下完整病毒颗粒如车轮状,故称为轮状病毒。主要引起哺乳类和禽类动物的感染,引起人类感染的轮状病毒称为人轮状病毒,是非细菌腹泻的主要病原体之一。

3. 引起人轮状病毒感染的主要是 A 组和 B 组轮状病毒,A 组主要导致婴幼儿腹泻,B 组引起成人腹泻,故称成人腹泻轮状病毒,为我国学者于上世纪 80 年代首先发现,已得到国际公认。

4. 诺瓦克病毒是美国俄亥俄州诺沃克地区首先发现并以地区命名,也是第一个证实为引起人群病毒性腹泻的病原体,流行地区广泛,可反复感染发病。其他地区发现的类似病毒亦有称为诺沃克样病毒。

5. 腺病毒分 A~F 六个亚群,F 组的 40 型、41 型和 30 型可侵袭小肠而引起腹泻,故称肠腺病毒。是婴幼儿病毒性腹泻仅次于轮状病毒的第二个重要病原体。

四、问答题

1. 答:常见为婴幼儿急性胃肠炎,起病突然,80%患儿先有呕吐,随即出现频繁腹泻;大便每日10~20次;多为黄色水样便,但无黏液和脓血,约1/3患儿伴有发热。严重病例可发生脱水、酸中毒和电解质紊乱。病程较短,一般不超过1周。A组人RV感染除表现为婴幼儿急性胃肠炎外,可出现慢性RV性肠炎(见于免疫功能低下的婴幼儿);还有的可出现其他表现,如新生儿坏死性小肠炎、婴儿肠套叠、婴儿肺炎、脑炎、脑膜炎等。

2. 答:起病急,主要症状为腹泻,黄色水样便,无黏液和脓血。大便每日10次以下或10余次不等。严重病例可发生脱水、酸中毒和电解质紊乱,可出现腹胀、腹痛、恶心、呕吐、乏力等症状。多数患者腹泻持续3~5日,呈自限性。

3. 答:诊断依据有:①流行病学特点:秋冬季节、儿童多发,可有集体发病或流行;②临床表现起病急,常突发呕吐、腹泻,大便为黄色水样,无黏液或脓血;③化验血象正常,粪便无红细胞和脓细胞,仅见少量白细胞;④确诊有赖于电镜找到病毒颗粒,或检出粪便中特异性抗原,或血清检出特异性抗体,抗体效价呈4倍以上增高有诊断意义。

4. 答:由于多数病情较轻,且多为自限性,目前又无抗病毒的特效药物,更不要盲目使用抗生素,以免造成肠道内菌群紊乱。因此,治疗的关键是针对腹泻和脱水给以对症和补液治疗,维持电解质平衡。有明显痉挛性腹痛者可给山莨菪碱,吐泻较重者可给予止吐剂和镇静剂。

5. 答:预防措施主要有:①管理传染源:隔离患者并积极治疗;②切断传播途径是最有效的措施如重视食品、饮水及个人卫生,加强粪便管理和水源保护;③保护易感人群,轮状病毒和诺瓦克病毒已有预防疫苗,必要时可应用,其他病毒尚无疫苗。

第四单元

发热性传染病

第一章 伤寒和副伤寒

伤寒(typhoid fever)是由伤寒杆菌(Salmonella typhi)引起的急性肠道传染病,是感染病中重要的发热性疾病之一,为传染病教学必须掌握的内容。

第一节 教学大纲要求

1. 掌握伤寒的病原、发病机制、病理解剖、临床表现、常见并发症及治疗。
2. 熟悉伤寒的实验室检查及其诊断价值。
3. 了解伤寒的流行病学与预防措施。副伤寒及其他沙门菌感染的特点。

第二节 教材内容精要

伤寒属于急性肠道传染病,又是发热性传染病之一,在发展中国家较为常见。

1. 病原学 伤寒杆菌属沙门菌属 D 群,革兰染色阴性,有鞭毛,能运动。具有菌体抗原(O)和鞭毛抗原(H),其包膜中还有表面(Vi)抗原,可刺激机体产生相应抗体,在诊断和流行病学上具有重要意义。伤寒杆菌不产生外毒素,菌体裂解后释放出内毒素而致病。

2. 流行病学特征　带菌者和病人为传染源,通过粪-口途径传播,水源污染为最主要传播途径,可引起暴发流行。人群普遍易感,病后可获得持久免疫力。

3. 发病机制与病变特点　伤寒杆菌入侵肠黏膜淋巴组织繁殖,由胸导管进入血液,形成第 1 次菌血症。随后进入肝、脾、胆囊、骨髓等组织器官继续大量繁殖,再次入血引起第 2 次菌血症,由其内毒素造成临床症状。病理特征是全身单核-巨噬细胞系统增生性反应,病变部位在回肠末端集合淋巴结和孤立淋巴滤泡,严重的炎症反应和单核细胞浸润引起坏死,脱落而形成溃疡,可导致肠出血和肠穿孔。

4. 临床特征　伤寒临床病程分为初期、极期、缓解期和恢复期,有普通型、轻型、迁延型、逍遥型和暴发型。典型表现为持续发热、相对缓脉、神经系统中毒症状与消化道症状、玫瑰疹、肝脾肿大与白细胞减少等。可出现肠出血、肠穿孔、中毒性肝炎、心肌炎、支气管肺炎等并发症,以肠出血最常见,肠穿孔最严重。临床上可见伤寒复发和再燃。

5. 实验室检查　白细胞减少,嗜酸性粒细胞减少或消失。细菌学检查常采用血液、骨髓及粪便培养。肥达反应具有辅助诊断价值,一般抗体效价 O>1∶80,H>1∶160 有意义。

6. 诊断与鉴别诊断　依据流行病学、临床特征和实验室检查可作出诊断,但确诊要有病原证据。鉴别诊断主要应与钩端螺旋体病、恶性疟疾、败血症、恶性组织细胞病等鉴别。

7. 治疗与预防　伤寒治疗首选喹诺酮类抗生素,同时注意一般对症支持治疗。其次头孢菌素、氯霉素、氨苄西林、复方新诺明等均有效。预防上以切断传播途径为主。

8. **副伤寒** 包括甲、乙、丙三种,临床表现与伤寒较难鉴别,副伤寒甲、乙症状较轻,病程较短。副伤寒丙主要表现为败血症型和胃肠炎型。

重点:临床特征、主要并发症、病原体检查和肥达反应,以及治疗和预防。

第三节 测试题

一、选择题

A1 型题

1. 对伤寒的病原学叙述,下列哪项说法是错误的?
   A. 伤寒杆菌属于沙门菌属的 D 群
   B. 不形成芽胞,有鞭毛,能运动
   C. 有 O、H 和 Vi 抗原,并产生相应抗体
   D. 在普通培养基中能生长,但在含胆汁的培养基中更佳
   E. 菌体裂解后释放出外毒素而致病

2. 伤寒暴发流行的主要原因是:
   A. 水源和食物污染　　B. 进食隔夜食物
   C. 日常生活密切接触　　D. 苍蝇媒介传递
   E. 蟑螂传播

3. 引起伤寒不断传播和流行的最常见传染源是:
   A. 伤寒极期病人　　B. 潜伏期末的病人
   C. 暂时带菌者　　D. 慢性带菌者
   E. 伤寒恢复期及缓解期病人

4. 伤寒杆菌的主要致病因素为:
   A. 外毒素　　B. 内毒素

C. 细菌的侵袭力 D. 鞭毛抗原
E. 肠毒素

5. 被伤寒杆菌感染后是否发病,与细菌的哪一种因素关系最大?

A. 侵袭力 B. 繁殖能力
C. 数量 D. 变异性
E. 活力

6. 伤寒最显著的病变部位在:

A. 肠系膜淋巴结 B. 结肠起始端
C. 回肠末端 D. 乙状结肠
E. 肝、脾

7. 伤寒慢性带菌者,哪个器官隐藏的细菌最多?

A. 肝 B. 脾
C. 肠道淋巴结 D. 肾脏
E. 胆囊

8. 伤寒患者病后获得的免疫为:

A. 暂时免疫 B. 无免疫,可再次患病
C. 持久性免疫 D. 免疫力不稳定
E. 一定的免疫力

9. 伤寒患者在病程第 2～3 周中最常见的并发症:

A. 中毒性肝炎 B. 心肌炎
C. 肠出血 D. 肠穿孔
E. 支气管肺炎

10. 关于伤寒的描述,下面哪项是错误的?

A. 持续发热、表情淡漠、脾肿大、玫瑰疹、相对缓脉等为主要表现

B. 在病程的2~3周可发生肠出血、肠穿孔等并发症
C. 伤寒患者出现蛋白尿是由于免疫复合物的作用
D. 肥达反应在病程的第2周阳性率最高
E. 白细胞计数对伤寒的诊断和预后有参考意义

11. 小儿伤寒表现的特点，下述不正确的是：
    A. 通常热型不规则　　　B. 胃肠道症状不明显
    C. 肝、脾肿大较明显　　D. 易并发支气管肺炎
    E. 玫瑰疹较少见

12. 老年伤寒特点的描述，不正确的是：
    A. 通常发热不高　　　　B. 容易出现虚脱
    C. 易伴发支气管炎及心力衰竭
    D. 病程迁延，恢复慢　　E. 病死率较低

13. 发热10天的疑似伤寒病人，哪项实验室检查确诊价值最大？
    A. 肥达反应　　　　　　B. 尿培养
    C. 血液培养　　　　　　D. 胆汁培养
    E. 大便培养

14. 确诊伤寒最可靠的依据是：
    A. 发热及中毒症状　　　B. 伤寒玫瑰疹
    C. 血培养阳性　　　　　D. 肥达反应H、O效价增高
    E. 外周血白细胞降低

15. 伤寒患者经氯霉素治疗体温正常1周后又发热，血培养阳性，属于：
    A. 复发　　　　　　　　B. 再燃
    C. 重度感染　　　　　　D. 混合感染
    E. 再感染

16. 治疗伤寒高热,不宜采取哪项处理?
   A. 大量退热药　　　　　B. 酒精擦浴
   C. 温水擦身　　　　　　D. 头部置放冰袋
   E. 降低室温

17. 肥达反应检查,判定为阳性的效价应为:
   A. O>1:160　H>1:80　B. O>1:160　H>1:160
   C. O>1:160　H>1:180　D. O>1:160　H>1:320
   E. O>1:80　H>1:160

18. 肥达反应结果有利于发现伤寒带菌者的为:
   A. H抗体　　　　　　　B. O抗体
   C. Vi抗体　　　　　　　D. O抗体+Vi抗体
   E. H抗体+Vi抗体

A2型题

19. 患者30岁,男性,不规则发热半个月,伴有轻度腹泻,外周血象正常,肥达反应:O 1:160,H 1:160,A 1:80,B 1:640,C 1:40。外斐反应:OX_{19} 1:40。临床诊断首先应考虑是:
   A. 伤寒　　　　　　　　B. 副伤寒甲
   C. 副伤寒乙　　　　　　D. 副伤寒丙
   E. 斑疹伤寒

A3型题

20~21题题干:40岁,男性农民,因发热2周伴腹胀入院,近1周来体温持续于39~40℃,高热时脉搏90次/分,肝肋下2 cm,脾(未扪及),血白细胞2.5×10^9/L,中性0.7,淋巴0.3,入院后次日排便时突然头晕、心慌、出冷汗,大便中有鲜血,扶入病房,血压9.3/6.7 kPa,过去有青霉素过敏史。

20. 此患者最可能的诊断是:

A. 胃十二指肠溃疡出血 B. 出血性肠炎
C. 痔疮出血 D. 伤寒肠出血
E. 中毒性休克

21. 下列哪项应急处理是错误的?
A. 立即手术 B. 输血补液纠正血容量
C. 应用止血药 D. 抗菌治疗
E. 禁食,绝对卧床休息

B 型题

22～24 题共用备选答案
A. 骨髓培养 B. 血培养
C. 尿培养 D. 大便培养
E. 肥达反应

22. 伤寒第 1～2 周时培养阳性率最高的是:

23. 伤寒第 3～4 周时病原阳性率最高的为:

24. 整个病程中培养阳性率一直不高的是:

X 型题

25. 下列哪些疾病的病原体可从患者的尿液排出体外?
A. 钩端螺旋体 B. 伤寒杆菌
C. 甲型肝炎病毒 D. 日本血吸虫卵
E. 阿米巴原虫

26. 少数伤寒患者肥达反应始终呈阴性反应,其原因可能是:
A. 病程超过 1 个月 B. 有极强的免疫力
C. 感染程度轻 D. 早期使用氯霉素
E. 免疫功能低下或缺乏

27. 伤寒复发时可有哪些表现?

A. 肥达反应效价迅速增高　B. 血培养阳性
C. 临床症状比初次重　　　D. 病程较短
E. 肠穿孔多见

28. 关于副伤寒的描述,下列哪些是正确的?
A. 副伤寒包括甲、乙、丙三种
B. 副伤寒甲引起的肠黏膜病变广泛
C. 副伤寒乙易出现肠出血
D. 副伤寒丙主要表现为败血症型和胃肠炎型
E. 副伤寒的表现与伤寒较难鉴别

29. 伤寒患者血象的特点是:
A. 血白细胞总数下降　　　B. 分类单核细胞相对增多
C. 嗜酸性粒细胞减少或消失　D. 出现异常淋巴细胞
E. 以上都对

二、填空题

1. 伤寒的临床特征包括有下列六项,即:_____、_____、_____、_____、_____和_____。

2. 伤寒较为常见的并发症是_____,最严重的并发症为_____,其他并发症还有_____、_____和_____等。

3. 伤寒治疗的首选药物为_____,还可使用的药物有_____、_____等。

4. 伤寒典型临床经过分为_____、_____、_____及_____4期。

5. 伤寒的病理特点是_____的增生性反应,尤以_____病变最明显。

6. 伤寒免疫学检查常用的三种抗原是_____、_____

和_____。

7. 在无药敏试验前,对成人伤寒治疗的首选药为喹诺酮类,儿童和孕妇伤寒则宜首选_____。

三、名词解释

1. 伤寒细胞与伤寒小结(伤寒肉芽肿)
2. 玫瑰疹(rose spots)   3. 伤寒复发
4. 伤寒再燃   5. 肥达反应(Widal reaction)

四、问答题

1. 试述伤寒发病机制与临床表现的联系。
2. 试述伤寒的临床分期、分型,并简述其特点。
3. 伤寒极期的临床表现有哪些?
4. 副伤寒的临床表现有哪些?
5. 简述伤寒的预防措施。

第四节　答案与题解

一、选择题

(一)答案

1. E 2. A 3. D 4. B 5. C 6. C 7. E 8. C 9. C
10. D 11. B 12. E 13. C 14. C 15. A 16. A 17. E
18. C 19. C 20. D 21. A 22. A 23. D 24. C 25. AB
26. CDE 27. BD 28. ABDE 29. ABC

(二)题解

1. 题解:有关伤寒杆菌的前4项叙述均正确,惟最后说可释放外毒素而致病是错误的,应为内毒素致病。

2. 题解:伤寒为粪-口途径传播的常见传染病,A～E项均可能传播,但引起伤寒暴发流行的主要原因是水源和食物污染,受感染的人数多,发病率高。

3. 题解:题中所列均可为伤寒的传染源,但由于慢性带菌者的带菌时间在3个月以上,甚至终生排菌,且不易被发现,故从流行病学的角度讲,慢性带菌者为引起伤寒不断传播和流行的最常见传染源。而伤寒各期患者易受到重视和被隔离,作为传染源的意义较小。

4. 题解:伤寒杆菌无外毒素和肠毒素,鞭毛抗原不致病,侵袭力也不是伤寒杆菌的致病因素,故只有伤寒杆菌裂解后产生的内毒素是致病因素。

5. 题解:伤寒杆菌感染后是否发病主要取决于伤寒杆菌的感染量、致病性及人体的免疫力,故答案选C。

6. 题解:伤寒的主要病理特点是全身单核-巨噬细胞系统增生反应,最显著的病变部位在回肠末端集合淋巴结和孤立淋巴滤泡,其他部位均不是主要的。

7. 题解:由于胆汁是伤寒杆菌良好的培养基,细菌易生长,故伤寒慢性带菌者胆囊中隐藏的细菌最多,细菌可经胆汁随粪便排出,成为重要传染源。

8. 题解:伤寒患者病后可获得较稳固的免疫力,且持久,故选C。其他项均是干扰答案。

9. 题解:伤寒病程第2～3周的主要病理改变是肿大淋巴结的坏死和肠壁形成溃疡,波及血管可引起出血,侵入肌层与浆膜层可导致肠穿孔,答案应锁定C和D,而二者相比,肠出血的几率比肠穿孔高,故选C。

第四单元 发热性传染病

10. 题解：A、B、C、E项所述正确。肥达反应一般在病程第2周开始出现阳性，以后逐渐增高，至第4～5周时阳性率达80%。第2周阳性率最高显然不对。

11. 题解：与成人比较，小儿伤寒表现不典型，故发热多不规则、玫瑰疹较少见、肝脾肿大较明显，常有明显胃肠道症状和易并发支气管肺炎，故题中B所述不正确。

12. 题解：前4项均为老年伤寒特点，但从其易引起虚脱、并发症多见及老年人体质差等特点，可判断出病死率是较高的。

13. 题解：确诊价值最大的应是病原学检查。肥达反应只有辅助诊断价值，后4种培养细菌方法，胆汁培养因操作不便，很少进行；血、大便和尿培养虽均能确诊，但本病的条件是"发热10天"，此时段血培养阳性率可高达80%～90%，故价值最大，而尿或大便培养需在病程3～4周后才阳性，且阳性率低。

14. 题解：症状、体征、肥达反应阳性及血白细胞降低等均为本病特点，是重要的诊断依据，但不是确诊最可靠的依据。只有血培养阳性最可靠。

15. 题解：伤寒患者经氯霉素治疗体温正常，表明感染已基本控制又再发，C、D、E均可排除。体温正常1周后又发热，这与伤寒的再燃，即体温未下降至正常时又再升高不符，故答案应选复发。

16. 题解：伤寒常有持续高热，为降低体温常采取物理降温法，如酒精或温水擦身、头部置放冰袋及降低室温等，不宜采用大量退热药，以防大量出汗或引起虚脱。

17. 题解：肥达反应为最常应用于伤寒诊断的血清学检查，其效价以O>1：80 H>1：160为阳性，对诊断有参考价值。

18. 题解：伤寒患者Vi抗体效价一般不高，但是带菌者常有高水平的Vi抗体，且持久存在，一般效价大于1：40即为阳性，对流行病学调查有重要意义。

19. 题解：采用排除法由症状和血象可先排除伤寒，由 OX_{19} 1：40 可排除斑疹伤寒，在副伤寒甲、乙、丙三病中，副伤寒乙常表现热型不规则，轻度腹泻，血象正常和肥达反应副伤寒乙的鞭毛抗体效价最高（B 1：640），故考虑本病。

20～21 题解：患者因高热持续 1 周，溃疡病和痔疮出血不考虑。结合有肝大，血白细胞降低，出血性肠炎和中毒性休克可能性也小。结合病史 2 周和突然便血与休克表现，更符合伤寒肠出血的可能，故 20 题答案选 D。伤寒肠出血的应急处理，主要应采取题中 B、C、D、E 等内科疗法；在积极止血治疗无效时可考虑手术治疗，立即手术是错误的。

22～24 题解：伤寒第 1～2 周血培养阳性率高，但骨髓阳性率更高，故选 A。伤寒第 3～4 周肥达反应阳性率大约 50%，第 4～5 周可上升至 80%。从题目所问"第 3～4 周病原阳性率最高"分析，应回答大便培养。伤寒病程中尿培养阳性率一直不高，初期多为阴性，病程 3～4 周时仅约 25% 左右。

25. 题解：甲型肝炎病毒、日本血吸虫卵、肠阿米巴原虫可由粪便排出，尿液中不存在；鼠、猪等尿液中排出钩端螺旋体，为主要传染源，人也可自尿中排出钩体，但量少；伤寒杆菌可从患者尿液中排出，故答题选 A、B。

26. 题解：感染轻、早期使用氯霉素、免疫功能低下或缺乏，是少数患者肥达反应始终阴性的原因，病程长或免疫功能与肥达反应阴性无关。

27. 题解：伤寒复发时症状一般较轻，病程较短，并发症较少，与病灶内的细菌未被完全清除，机体免疫力下降，伤寒杆菌再繁殖而重新入血有关。故所列 5 项中仅 B、D 描述正确。

第四单元　发热性传染病

28. 题解：副伤寒甲、乙肠道病变较表浅，因而肠出血和肠穿孔少见。副伤寒丙临床表现重而复杂，可表现为脓毒血症（败血症）和急性胃肠炎，这些与不典型伤寒较难鉴别，故除 C 描述易出现肠出血外余项均正确。

29. 题解：伤寒患者的血象特点为白细胞总数下降、中性粒细胞减少、嗜酸粒细胞减少或消失。由于粒细胞减少，分类中单核细胞相对增多，故 A、B、C 正确。出现异常淋巴细胞是肾综合征出血热的特征，故答案排除 D、E。

二、填空题

1. 持续发热　表情淡漠　相对缓脉　玫瑰疹　肝脾肿大　血白细胞减少
2. 肠出血　肠穿孔　中毒性心肌炎　中毒性肝炎　溶血性尿毒综合征
3. 喹诺酮类抗生素　头孢菌素类　氯霉素
4. 初期　极期　缓解期　恢复期
5. 单核-吞噬细胞系统　回肠末端淋巴组织
6. 菌体(O)抗原　鞭毛(H)抗原　表面(Vi)抗原
7. 第三代头孢菌素

三、名词解释

1. 伤寒细胞是伤寒的相对特征性病变。指巨噬细胞吞噬有淋巴细胞、红细胞、伤寒杆菌及坏死组织碎屑等，称为伤寒细胞。多个伤寒细胞聚集成团，称为伤寒小结（伤寒肉芽肿）。

2. 玫瑰疹为伤寒的特征性皮疹。出现于病程的 7～14 日，多发于胸、腹、背部及四肢。为淡红色斑丘疹，分批出现，直径 2～

4 mm,压之退色,一般在 10 个以下,约 2~4 日消失。

3. 伤寒患者在退热后 1~2 周再次出现症状,与初次发作相似,血培养再度阳性,称为复发。复发时症状较轻,病程较短,并发症较少。其原因与病灶内的细菌未完全清除,机体抵抗力下降,细菌再度繁殖并入血有关。

4. 指伤寒患者在进入缓解期后,体温尚未下降至正常时又再上升,血培养可再次出现阳性。再燃时症状加重,其原因可能与菌血症未完全控制有关。

5. 肥达反应为伤寒的血清凝集试验。指利用伤寒杆菌菌体(O)抗原,鞭毛(H)抗原,副伤寒甲、乙、丙鞭毛抗原,测定病人血清中相应抗体的凝集效价,对伤寒和副伤寒有辅助诊断价值。

四、问答题

1. 答:伤寒的发病机制与临床表现有着密切的联系,两者具体关联见表 4-1-1。

表 4-1-1 伤寒的发病机制与临床表现的联系

发病机制	临床表现
1. 伤寒杆菌在肠腔内繁殖后入侵肠黏膜,经淋巴管入肠道淋巴组织及肠系膜淋巴结继续繁殖,再经胸导管入血,形成第 1 次菌血症	此阶段处于潜伏期内,一般 10 日左右,患者不表现临床症状
2. 伤寒杆菌随血流入肝、脾、胆囊、骨髓等组织器官后继续大量繁殖,再次入血引起第 2 次菌血症,并释放强烈的内毒素	相当于病程的第 1 周(初期),内毒素引起发热、全身不适、食欲减退、咽痛与咳嗽等临床症状。血、骨髓培养阳性

续表

发病机制	临床表现
3. 细菌继续随血流播散全身脏器与皮肤等处,肠壁淋巴组织产生严重的炎症反应和单核细胞浸润,引起坏死,脱落而形成溃疡	相当于病程第2~3周(极期),毒血症状逐渐加重,出现持续发热等伤寒典型表现。可引起肠出血、肠穿孔
4. 人体免疫力增强,吞噬细胞作用加强,伤寒杆菌从血流与脏器中逐渐消失	相当于病程第4~6周,临床症状开始缓解,肠壁溃疡愈合,疾病渐趋痊愈
5. 少数病例由于免疫功能不足或治疗不当等原因,潜伏在体内的伤寒杆菌可再度繁殖并侵入血流	伤寒复发或再燃,临床症状再现,但一般较轻

2. 答:伤寒自然病程分为4期,即:①初期:病程第1周,体温呈梯形上升,伴全身不适、食欲减退、咽痛等症状;②极期:病程第2~3周,常有伤寒的典型表现,稽留热为主,并可出现肠出血、肠穿孔等并发症;③缓解期:病程第3~4周,体温逐渐波动并下降,其余症状亦渐好转;④恢复期:病程第5周,体温恢复正常,1个月左右完全康复。

依症状轻重和表现可分为5型,分别为:①普通型:为伤寒的典型表现,如持续发热、相对缓脉、神经系统中毒症状与消化道症状、玫瑰疹、肝脾肿大、白细胞减少等;②轻型:病程短,热度较低,全身毒血症状轻,1~2周即可痊愈;③迁延型:发热持续不退为其特点,呈弛张型或间歇热型,热程可迁延5周以上或数月;④逍遥型:病情轻或不典型,能照常工作与生活。有的可因突然肠出血或肠穿孔才被发现;⑤暴发型:起病急,毒血症状重,有高热、肠麻痹、中毒性脑病、中毒性心肌炎及 DIC 等表现。若未能及时抢救,病死率高。

3. 答:伤寒极期为病程的第 2~3 周,常具伤寒的典型表现,具体有:①发热:以稽留热为主,持续 10~14 日;②消化道症状:食欲不振,腹部不适,腹胀、便秘或腹泻;③神经系统症状:精神恍惚、表情淡漠、呆滞,重者可出现谵妄、昏迷、病理反射等中毒性脑病表现;④循环系统症状:主要有相对缓脉或重脉;⑤轻度肝脾肿大,质软有压痛;⑥玫瑰疹:见于胸腹部,为淡红色小斑丘疹,压之退色,数量不多,消退较快;⑦可出现肠出血、肠穿孔等并发症。

4. 答:副伤寒甲、乙起病多较急,可先有呕吐、腹泻等急性胃肠炎症状,约 2~3 日后出现发热等伤寒临床表现,但较轻而不典型,热程较伤寒短,多为弛张热或不规则热。毒血症状较轻,相对缓脉及重脉较少见。皮疹出现较早,数量较多,分布广泛。复发与再燃多见,而肠出血、肠穿孔罕见。

副伤寒丙临床表现较复杂,主要为胃肠炎型或脓毒症型。胃肠炎型以急性胃肠炎症状为主,病程 2~5 日。脓毒症型以全身化脓性迁徙灶为特征,脓毒为多组织器官化脓性病灶。半数以上病人可发展为脓毒血症。

5. 答:对伤寒的预防措施与一般肠道传染病相同,主要有:①控制传染源,加强对患者隔离,及时发现和治疗慢性带菌者;②切断传播途径:主要应作好三管(水源、饮食和粪便)一灭(苍蝇),讲究食品卫生;③保护易感人群,可进行伤寒、副伤寒甲、乙三联菌苗注射或口服伤寒活疫苗。

第二章 流行性感冒

流行性感冒(influenza)简称流感,是由流感病毒(influenza virus)引起的急性呼吸道传染病。流感病毒具有高度传染性,传播速度快,可造成世界范围的大流行,从而受到普遍重视。

第一节 教学大纲要求

1. 掌握流感的流行病学特点、临床表现及诊断依据。
2. 熟悉流感的病原学特点和预防要点。
3. 了解其发病机制及病理改变。

第二节 教材内容精要

1. 病原学　流感病毒为单链RNA病毒,分甲、乙、丙三型,甲型流感病毒能感染人类和动物,可引起大流行;乙、丙型仅感染人类。甲型流感病毒易发生变异,常为抗原漂移与抗原转换两种形式,可不断产生新强毒株。

2. 流行病学　流感患者及隐性感染者是主要传染源,动物亦可为储存或中间宿主;主要为人-人经呼吸道传播,传染性强,极易引起流行或大流行;人群普遍易感,病后有一定免疫力,但不同型间无交叉免疫。

3. 发病机制与病理解剖　流感病毒进入呼吸道,可侵犯纤毛柱状上皮细胞,引起上呼吸道症状。并继续感染其他细胞引起炎症反应,并出现发热、头痛等全身症状。

4. 临床特点　潜伏期为1～3日。主要表现为突起寒战、高热、头痛、肌痛等全身症状重,上呼吸道症状相对较轻,持续约3～

5日。老年、婴幼儿、慢性病或有免疫功能低下者,可出现高热、咳嗽、呼吸困难及肺炎等表现。流行期间尚可有胃肠型、脑膜脑炎型或心肌炎型等。

5. 治疗原则　主要为对症支持治疗。对症治疗可用解热镇痛药;金刚烷胺和奥司他韦有抑制流感病毒的作用,可缩短病程,减轻症状;如并发细菌性肺炎,应积极抗菌治疗。

6. 预防措施　在流感流行时,应隔离患者,控制传播,加强环境消毒,尽量减少人数众多的集体活动,对易感人群可予金刚烷胺药物预防。

接种疫苗是预防流感的基本措施。根据流行病学调查结果,确定近期流感病毒的主要抗原成分,取得与现行流行株一致的灭活流感疫苗,儿童、老人、免疫缺陷的人群,均应接种。

重点:流行性感冒的临床表现、诊断及预防。

第三节　测试题

一、选择题

A1 型题

1. 关于流感病毒的描述,下列哪项正确?
   A. 为一种 DNA 病毒　　　B. 属副黏液病毒
   C. 乙型流感病毒最易发生变异
   D. 流感病毒分甲、乙、丙三型
   E. 甲型流感病毒仅可感染人

2. 流感常易引起暴发流行或大流行的原因是:
   A. 流感病毒毒力强　　　B. 流感病毒易变异
   C. 侵入机体的病毒数量多　D. 老年人慢性疾病多

E. 人群中新生人口比率增加

3. 流感的流行病学特征，下列哪项是错误的？
   A. 患者及隐性感染者是主要传染源
   B. 经呼吸道飞沫传播　　　C. 人群对其普遍易感
   D. 极易发生流行和大流行
   E. 在流行后期，病死率常低于流行的早期

4. 流行性感冒的主要临床表现为：
   A. 上呼吸道卡他症状明显　　B. 乏力、食欲不振
   C. 腹痛腹泻　　　　　　　　D. 寒战、高热、头痛肌痛
   E. 肝脾、淋巴结肿大

5. 流感的上呼吸道症状和全身毒血症状的特点，常呈现为：
   A. 上呼吸道症状轻，发热和全身毒血症状较重
   B. 上呼吸道症状轻，发热和全身毒血症状也较轻
   C. 上呼吸道症状、发热和全身毒血症状均较重
   D. 无上呼吸道症状，而发热和全身毒血症状较重
   E. 上呼吸道症状较重，无发热和全身毒血症状

6. 确诊流行性感冒的方法主要根据：
   A. 发病季节
   B. 呼吸道症状轻而全身毒血症状重
   C. 病毒分离　　　　　　　　D. 血凝抑制试验
   E. 补体结合试验

7. 对流感的治疗，下列哪项措施是错误的？
   A. 对症支持治疗　　　　　　B. 儿童可用阿司匹林
   C. 金刚烷胺抗病毒治疗　　　D. 解热镇痛药物
   E. 伴细菌性肺炎时应用抗生素

8. 预防流感的措施，下列哪项是错误的？

A. 应用流感抗体
B. 口服金刚烷胺预防甲型流感
C. 隔离治疗患者　　　D. 接种流感疫苗
E. 流感流行期间减少集体活动

9. 关于流感的免疫状态,下列哪一项为正确?
A. 流感病毒各亚型之间有交叉免疫力
B. 病后可获得稳定持久免疫力
C. 病后可获得对同型病毒的免疫力
D. 接种疫苗后可获持久的免疫力
E. 接种疫苗后对不同型流感病毒均具免疫力

A2型题

10. 患儿男,5岁,12月份发病,突起寒战、高热1天,诉头痛肌痛、轻咳,查体:T40℃,心肺无异常,血常规检查正常,最可能的诊断是:
A. 流行性感冒　　　B. 细菌性肺炎
C. 传染性单核细胞增多症　D. 普通感冒
E. 流行性乙型脑炎

11. 为预防儿童流感的发生,最佳预防措施应采取:
A. 口服解热镇痛药物　B. 接种流感疫苗
C. 注射丙种球蛋白　　D. 注射干扰素
E. 注射流感抗体

C型题

12~14共用备选答案
A. 可感染动物　　　B. 可感染人类
C. 两者均有　　　　D. 两者均无

12. 甲型流感病毒感染的对象为:

13. 乙型流感病毒可引起：
14. 丙型流感病毒可引起：

X型题

15. 关于流感的治疗，下列哪些项是正确的？
    A. 主要的治疗手段是对症治疗
    B. 儿童患者治疗时应避免使用阿司匹林
    C. 及早使用抗生素
    D. 试用金刚烷胺或奥司他韦治疗有效
    E. 应及早隔离治疗，防止扩散

16. 流感流行时除表现典型流感外，尚可发生的其他类型有：
    A. 肺炎型　　　　　　　B. 胃肠型
    C. 脑膜脑炎型　　　　　D. 肾炎型
    E. 心肌炎型

二、填空题

1. 流感的主要传染源为_____和_____，经_____传播，_____易感。

2. 流感病毒最独特和显著的特征是_____，以甲型病毒最易发生。

3. 流感的肺外并发症有：_____、_____和_____等。

4. 抗流感病毒的药物主要有两大类，即_____和_____。

三、名词解释

1. 流行性感冒
2. 抗原漂移(antigenic drift)
3. 抗原转换(antigenic shift)
4. 血凝素(hemagglutinin,HA)与神经氨酸酶(neuraminidase,NA)

四、问答题

1. 简述流行性感冒的临床表现。
2. 简述流感的治疗。
3. 发生流感流行时,应采取哪些预防措施?
4. 流感病毒在人类感染中的发展变化与潜在威胁如何?

第四节　答案与题解

一、选择题

(一)答案

1. D 2. B 3. E 4. D 5. A 6. C 7. B 8. A 9. C 10. A 11. B 12. C 13. B 14. B 15. ABDE 16. ABCE

(二)题解

1. 题解:流感病毒为RNA病毒,属正黏液病毒,分甲、乙、丙三型,其中最易发生变异的是甲型流感病毒,甲型流感病毒可感染人和多种动物,故题中描述者仅D项为正确。

2. 题解:流感病毒抗原变异是其独特的和显著的特征,为暴发流行或大流行的主要原因,回顾过去几次世界性大流行时每次病毒亚型均有变异。

3. 题解:流感的流行病学特征,包括患者及隐性感染者是主要传染源,经呼吸道传播,人群普遍易感,极易发生流行和大流行。在流行后期,呼吸道并发症增多,病死率高于而不是低于流行早期。故错误答案为E。

4. 题解:流行性感冒的主要临床表现有:寒战、高热、头痛肌痛等全身症状;而上呼吸道卡他症状轻,少数可腹泻,发热消退后可出现乏力,但这些均非主要表现,一般均无肝脾、淋巴结肿大。

5. 题解:上呼吸道症状较轻,发热和全身毒血症状较重为流感的临床特点。若上呼吸道症状较重,而全身症状轻或无则可能为普通感冒或一般呼吸道疾病。

6. 题解:病毒分离是确诊流感惟一可靠的方法,可从鼻咽部、气管分泌物中直接分离病毒。发病季节、症状只能作为诊断参考,非确诊依据;血凝抑制试验、补体结合试验检查血清抗体,可作为回顾性诊断,对临床诊断意义不大。

7. 题解:流感的治疗以对症支持为主,可采用解热镇痛药;金刚烷胺治疗可缩短病程,减轻症状;如并发细菌性肺炎,应积极采用抗菌药物治疗。阿司匹林可能诱发儿童致命的Reye综合征,应避免使用,若用则是错误的。

8. 题解:隔离治疗流感患者,流行期间减少集体活动,应用金刚烷胺药物预防,以及使用与现行流行株一致的的灭活流感疫苗接种,均为预防的基本措施。而流感抗体主要用于检测诊断,不是预防措施。

9. 题解:流感病毒感染后可获得对同型病毒免疫力,但维持时间短,各型及亚型之间无交叉免疫力,据此可排除A、B,接种疫苗后只能对同型病毒产生免疫力,且不持久,故D、E亦可排除,只有 C 项正确。

10. 题解：细菌性肺炎、乙型脑炎可出现突起寒战、高热 40 ℃，伴头痛肌痛，但此二病通常白细胞及中性粒细胞应升高；传染性单核细胞增多症除发热外，常有咽炎、皮疹、肝脾和淋巴结肿大等，虽为病毒感染，但可有白细胞、异常淋巴细胞升高；而普通感冒上呼吸道症状较明显，全身症状轻；因此该男孩最可能的诊断为流行性感冒。

11. 题解：接种与当时流行株一致的灭活流感疫苗为最佳措施，特别是对老年、儿童、免疫功能低下者。而注射丙种球蛋白、干扰素可调节免疫功能，但不能预防流感；解热镇痛药物为治疗流感的药物；流感抗体主要用于检测诊断。

12~14 题解：甲型流感病毒不仅可感染人类，还可感染多种动物；乙型流感病毒和丙型流感病毒只能感染人类。

15. 题解：流感为呼吸道传染病，应及早隔离治疗，主要治疗手段为对症支持治疗，有高热、肌痛时，可用解热镇痛药，但对儿童应避免使用阿司匹林，以防诱发致命的 Reye 综合征；金刚烷胺或奥司他韦抗流感病毒有效，以上所述均正确。惟抗生素对病毒无治疗作用，仅在有继发细菌感染时才用，不必及早使用。

16. 题解：流感流行时除表现典型病例外，题中的肺炎型、胃肠型、脑膜脑炎型及心肌炎型均可存在，惟肾炎型未见报道。

二、填空题

1. 患者　病毒携带者　呼吸道　人群普遍
2. 抗原变异
3. Reye 综合征　中毒性休克　心肌炎
4. 离子通道 M_2 阻滞剂　神经氨酸酶抑制剂

三、名词解释

1. 流行性感冒系由流感病毒引起的急性呼吸道传染病,具有高度传染性和传播极为迅速,加上病毒变异快,人群对新亚型病毒缺乏免疫力,故极易引起世界性大流行。

2. 抗原漂移为流感病毒变异的一种形式,出现频率较高,变化较小,主要是血凝素抗原和(或)神经氨酸酶抗原内氨基酸序列的点突变,并逐渐累积产生称为抗原漂移。

3. 抗原转换为流感病毒发生突然而完全的质变,产生一个新的亚型,出现频率较低,变化较大,但其发生很缓慢,一般每隔10～15年发生一次。

4. 血凝素与神经氨酸酶是甲型流感病毒包膜的两种重要糖蛋白(H和N),在病毒进入宿主细胞起重要作用。两者均具有多个亚型,具有极大变异性,任何两个亚型结合都可成为一种新的亚型流感病毒(如 H_1N_1、H_5N_1、H_7N_7 等),在人和猪、马和禽类等动物中引起流感的发病或流行。

四、问答题

1. 答:流感的临床表现有:潜伏期1～3日,起病急,以寒战、高热、头痛肌痛为主,但上呼吸道症状相对较轻,病程约3～5日。年幼、老年或免疫抑制的患者,可出现高热不退、全身衰竭、病毒性肺炎,甚至继发细菌性肺炎,预后差。

2. 答:流感的治疗主要有两方面:一为对症治疗,包括休息、饮食、给解热镇痛药物和支持治疗等,儿童应避免使用阿司匹林,对继发细菌感染者积极抗菌治疗。其二为抗病原治疗:目前虽尚无特效抗流感药物,但金刚烷胺和奥司他韦有抑制甲型流感病毒作用,早期应用有一定疗效。

3. 答:流感流行时应采取的措施有:①及时向有关部门报告,以便采取措施,防止扩大蔓延;②病人应就地或住院隔离、治疗;③在流感流行期间,少去公共场所,尽量减少集会,外出戴口罩;④开展爱国卫生运动,搞好室内外卫生,常开窗户通风换气,保持室内空气新鲜;⑤流行季节前疫苗接种,流行期间,对易感人群可给予金刚烷胺药物预防。

4. 答:甲型流感病毒可感染人和动物,由于病毒变异快,传播迅速,已在全球引起多次世界性大流行。在人类疾病流行中具有极大危害和威胁,如1918年西班牙流感、近年在禽类暴发的H_5N_1型疫情,不断引起病死率较高的人禽流感,以及目前正蔓延流行的甲型H_1N_1流感,短时内已波及世界大多数国家和地区,虽病情较轻,但传播快、发病广,有可能导致新一轮的世界性流感大流行,已引起世界卫生组织和各国的高度重视,正大力研制有针对性的预防疫苗和药物储备,制定了防治的应对措施。

第三章 疟 疾

疟疾(malaria)是由按蚊叮咬传播疟原虫引起的寄生虫病,包括间日疟、恶性疟、三日疟和卵形疟四种,为重要的寄生虫病之一。

第一节 教学大纲要求

1. 掌握疟疾的临床表现、常见并发症、诊断和鉴别诊断、治疗原则及抗疟药物的选择。

2. 熟悉疟原虫生活史的特点与发病机制。

3. 了解流行病学特征及疟疾的预防。

第二节 教材内容精要

疟疾是经按蚊叮咬传播的常见寄生虫病,主要流行于热带和亚热带,其次为温带。

1. **疟原虫的生活史** 疟原虫感染性子孢子随蚊虫叮咬进入人体血循环,再入肝脏,在肝内发育成熟为裂殖体,释放出大量裂殖子入血,在红细胞内开始无性繁殖周期,逐步发育为环状体、滋养体和裂殖体。裂殖体内含多个裂殖子,充分发育后红细胞被胀破,释放出裂殖子及代谢产物,引起临床症状发作。间日疟或卵形疟原虫部分可在肝内发育为迟发型子孢子,为复发的根源。部分疟原虫裂殖子可发育为雌、雄配子体,被按蚊吸入蚊体内,开始有性繁殖。

2. **临床表现** 疟疾典型发作表现为间歇性的突发寒战、高热、出汗三个阶段,呈周期性发作,间日疟和卵形疟为48小时1次,三日疟72小时,恶性疟则发热不规律,约为36～48小时,一般无明显间歇期。脑型疟为恶性疟的严重临床类型,主要表现为剧烈头痛、发热,常出现不同程度的意识障碍,病情凶险,病死率高,凶险型疟疾亦偶见于间日疟。

3. **实验室检查** 血象正常,反复多次发作者可有贫血表现。病原学检查常以薄、厚血涂片或骨髓检测查找疟原虫为确诊依据,尤以血涂片找疟原虫为最简单、实用的方法。其他方法尚有吖啶橙荧光染色、DNA探针杂交及PCR等检测法。

4. **诊断与鉴别** 诊断主要依据症状及查找疟原虫确诊,鉴别重点在脑型疟疾与乙型脑炎、中毒性菌痢相鉴别。

5. **治疗药物** 抗疟药物按其作用可分为:①杀灭红细胞内

疟原虫且对氯喹敏感的疟疾发作治疗,有多种药物可供选择,如氯喹、青蒿素及其衍生物等;②耐氯喹株的治疗,可采用联合用药如甲氟喹、磷酸咯萘啶、青蒿素等;③杀灭红细胞内疟原虫配子体和迟发型子孢子的药物,如伯氨喹;④凶险型疟疾的治疗,常用青蒿琥酯、氯喹、奎宁、磷酸咯萘啶等。

6. 预防 重点是防蚊灭蚊为主,对新进入疫区者可采用化学药物预防,发展疟疾疫苗是控制疟疾最有希望的方法。

重点:各型疟疾的临床表现、诊断及治疗原则。

第三节 测试题

一、选择题

A1型题

1. 疟疾的传播媒介主要是:
   A. 库蚊　　　　　　　B. 伊蚊
   C. 蜱　　　　　　　　D. 白蛉
   E. 按蚊

2. 疟原虫生活史有两个阶段多个期,感染人体的是哪一期?
   A. 裂殖体　　　　　　B. 感染性子孢子
   C. 裂殖子　　　　　　D. 环状体
   E. 配子体

3. 疟疾的临床典型症状发作是由于:
   A. 子孢子　　　　　　B. 环状体
   C. 滋养体　　　　　　D. 裂殖体
   E. 裂殖子

4. 疟疾三大典型症状周期发作的规律性是:

A. 高热-寒战-大汗　　　B. 寒战-高热-大汗
C. 寒战-大汗-高热　　　D. 高热-大汗-寒战
E. 大汗-高热-寒战

5. 疟疾有周期性发作,其发作间隙期的长短取决于:
A. 感染性子孢子进入人体血循环的数量
B. 子孢子在肝细胞内发育成裂殖体的时间
C. 裂殖体在红细胞内发育成熟的时间
D. 裂殖子在红细胞内的数量
E. 疟原虫毒力的强弱

6. 近年来认为疟疾远期复发的机制是:
A. 肝内存在迟发型子孢子
B. 红细胞内疟原虫未被完全清除
C. 存在带虫免疫　　　D. 疟原虫具有抗药性
E. 抗疟药物治疗不彻底

7. 人群感染疟疾后,所获得的免疫力为:
A. 终生免疫　　　　　B. 一定的免疫力,但不持久
C. 无免疫力　　　　　D. 有交叉免疫
E. 以上均不对

8. 引起临床上凶险发作最常见的疟原虫是:
A. 间日疟原虫　　　　B. 三日疟原虫
C. 恶性疟原虫　　　　D. 卵形疟原虫
E. 鼠疟原虫

9. 疟原虫在红细胞内发育,通常感染衰老红细胞的是哪一种?
A. 间日疟原虫　　　　B. 三日疟原虫
C. 恶性疟原虫　　　　D. 卵形疟原虫

E. 以上均可

10. 关于疟疾的临床表现,下列哪一项为错误?
A. 婴幼儿疟疾易发展为凶险型,胃肠症状多
B. 孕妇疟疾可引起子痫、流产、早产
C. 输血性疟疾潜伏期短,易复发
D. 脑型疟疾脑脊液多数为正常
E. 恶性疟原虫可阻塞肠道微血管,出现腹痛

11. 脑型疟疾与中毒性菌痢脑型鉴别,最重要的为:
A. 季节 B. 症状
C. 脑脊液变化
D. 肛拭子或灌肠液大便常规检查
E. 脑膜刺激征

12. 确诊疟疾最简便而快速的检查方法是:
A. 外周血厚、薄涂片 B. 骨髓涂片
C. 酶联免疫吸附试验 D. 吖啶橙荧光染色法
E. 聚合酶链反应

13. 治疗间日疟常用氯喹加伯氨喹的方案,加伯氨喹的目的是:
A. 增强氯喹的作用 B. 减少氯喹的副作用
C. 杀灭各期疟原虫以达到迅速治疗的目的
D. 杀灭疟原虫配子体和迟发型子孢子,以防止传播和复发
E. 杀灭红细胞外期原虫及配子体

14. 下列哪种抗疟药可诱发黑尿热?
A. 伯氨喹 B. 氯喹
C. 乙胺嘧啶 D. 甲氟喹
E. 青蒿素

15. 关于疟疾的流行病学下列哪项叙述为错误?
    A. 传染源包括病人和带虫者
    B. 经按蚊或输血传播   C. 感染后可获持久免疫力
    D. 夏秋季节多见   E. 流行地区儿童发病率较高

16. 下列药物对疟疾易感者的预防性用药,哪一种无预防作用?
    A. 氯喹   B. 甲氟喹
    C. 乙胺嘧啶   D. 多西环素
    E. 伯氨喹

17. 脑型疟疾的处理哪项措施是错误的?
    A. 20%甘露醇脱水   B. 解热镇静剂
    C. 盐酸奎宁滴注   D. 口服伯氨喹
    E. 维持水、电解质和酸碱平衡

A2 型题

18. 某男,25 岁,8 月份发病,其临床表现主要有:突起高热、抽搐、昏迷、颈硬、贫血、脾肿大,血压正常,周围血象正常,最可能的诊断是:
    A. 脑型疟疾   B. 流行性乙型脑炎
    C. 中毒性菌痢   D. 中暑
    E. 流行性脑脊髓膜炎

A3 型题

19~21 题干:患者,27 岁男性,广州人,3 周前因车祸输血 300 ml,近 1 周来出现隔日发作畏寒、寒战、高热,大汗后缓解,已发作 3 次。查体:一般情况好,无皮疹,心肺阴性,肝肋下无肿大,脾已切除,血象:WBC 6.5×10^9/L,RBC 3.8×10^{12}/L,Hb 100 g/L。

19. 该病例的诊断最可能的是:

A. 伤寒 B. 呼吸道感染
C. 急性血吸虫病 D. 疟疾
E. 败血症

20. 为确诊,应首先进行哪项检查?
A. 血培养 B. 骨髓培养
C. 血涂片找疟原虫 D. 肥达反应
E. 血吸虫毛蚴孵化试验

21. 最适宜的治疗药物是:
A. 氯喹 B. 氯喹+伯胺喹
C. 奎宁 D. 奎宁+伯氨喹
E. 乙胺嘧啶

B型题

22~23题共用备选答案
A. 中华按蚊 B. 微小按蚊
C. 大劣按蚊 D. 伊蚊
E. 雷氏按蚊嗜人血亚种

22. 我国广大平原地区间日疟传播的主要媒介是:

23. 我国南方山区传播疟疾的主要媒介是:

24~26题共用备选答案
A. 速发型子孢子 B. 迟发型子孢子
C. 裂殖体 D. 配子体
E. 囊合子

24. 引起临床症状发作的是:

25. 引起疟疾远期复发的是:

26. 与传播疟疾相关的是:

C型题

27~28题共用备选答案

A. 贫血　　　　　　　　B. 脾脏肿大
C. 两者均有　　　　　　D. 两者均无

27. 疟疾多次发作后常有：
28. 肝炎肝硬化患者常有：

29~30题共用备选答案

A. 氯喹　　　　　　　　B. 伯氨喹
C. 两者均用　　　　　　D. 两者均不用

29. 对氯喹敏感的间日疟发作治疗常选用：
30. 对氯喹不敏感的疟疾患者，其治疗则为：

X型题

31. 诊断疟疾的病原学检查方法有：
   A. 血涂片　　　　　　　B. 骨髓涂片
   C. 酶联免疫吸附试验　　D. 吖啶橙荧光染色法
   E. 放射免疫测定试验

32. 疟疾引起临床症状主要是由于：
   A. 感染疟原虫大量在肝内繁殖
   B. 疟原虫在红细胞内繁殖
   C. 红细胞破裂后大量裂殖子入血
   D. 疟色素和代谢产物入血
   E. 疟原虫发育过程中出现配子体

33. 有关疟疾的特征下列哪些项描述是正确的？
   A. 周期性发作的寒战、高热、大汗
   B. 贫血、脾肿大
   C. 肝脏轻度肿大，压痛，ALT可增高
   D. 恶性疟贫血较其他疟疾明显

E. 间日疟和卵形疟常有复发

34. 以下哪些特点符合输血后疟疾?
A. 潜伏期多为7~10日
B. 临床表现与蚊传疟疾相同
C. 国内主要为间日疟
D. 治疗药物以氯喹+伯氨喹为最佳
E. 治愈后仍可有复发

二、填空题

1. 疑为疟疾患者,检查疟原虫标本应首先采取_____涂片,必要时可取_____涂片。

2. 疟疾的临床特点主要是间歇性_____、_____,继之_____缓解。

3. 疟疾主要流行地区在_____、_____,其次为_____地区。

4. 母婴传播的疟疾常于婴儿出生后_____左右发病,不会复发。

三、名词解释

1. 休眠子(hypnozoite)　　2. 疟疾的复发
3. 疟疾的再燃
4. 半免疫状态(semi-immune status)
5. 黑尿热

四、问答题

1. 试述疟原虫的生活史。

2. 对氯喹敏感的疟疾发作,具体如何治疗?
3. 简述耐氯喹疟疾发作的治疗。
4. 详述凶险型疟疾发作的抗疟药物治疗。
5. 疟疾的化学药物预防有哪些?

第四节 答案与题解

一、选择题

(一)答案

1. E 2. B 3. E 4. B 5. C 6. A 7. B 8. C 9. B
10. C 11. D 12. A 13. D 14. A 15. C 16. E 17. D
18. A 19. D 20. C 21. A 22. A 23. B 24. C 25. B
26. D 27. C 28. C 29. C 30. D 31. ABCDE 32. CD
33. ABCDE 34. ABC

(二)题解

1. 题解:库蚊、伊蚊和按蚊中的某些种,是流行性乙型脑炎的传播媒介,蜱主要为立克次体的传播媒介,白蛉是黑热病的传播媒介,按蚊则是疟疾的传播媒介。

2. 题解:裂殖体、裂殖子、环状体、配子体为疟原虫在人体内的无性繁殖阶段,只有在蚊体内繁殖的感染性子孢子,随蚊虫叮咬人时的唾液腺分泌物进入人体而感染,为疟原虫感染人的阶段。

3. 题解:疟原虫子孢子侵入人体,先在肝细胞内发育,待红外期裂殖子侵入红细胞后发育为环状体、经滋养体再成熟为裂殖体。裂殖体内含多个裂殖子,充分发育后红细胞被胀大破裂,释放出裂殖子及其代谢产物,此时即引起临床典型症状发作。

4. 题解：疟疾的典型症状发作如 B 项所述，此为周期发作按序出现的特征，符合病理生理规律，决不要被这三者颠来倒去的述说所迷惑。

5. 题解：疟疾周期性发作，其发作间歇期的长短取决于裂殖体在红细胞内发育成熟的时间，而与感染的数量、毒力及在肝细胞内发育等无关。

6. 题解：间日疟或卵形疟疟原虫的发育过程中，在肝内发育可有速发型和迟发型两种子孢子，迟发型子孢子(亦称休眠子)需经 6～11 个月才能成熟，是为疟疾远期复发的根源。

7. 题解：人群对疟疾普遍易感，感染后可获得一定程度的免疫力，但不持久。不会有终生免疫，各型疟疾之间亦无交叉免疫性。

8. 题解：临床上引起凶险发作最常见的为恶性疟原虫，亦偶见于间日疟。

9. 题解：恶性疟原虫能侵犯任何生命阶段的红细胞，间日疟原虫和卵形疟原虫常侵犯较年幼的红细胞，只有三日疟原虫仅感染衰老的红细胞，故贫血和其他临床表现都较轻。

10. 题解：输血性疟疾常于输入含疟原虫的血液后 7～10 日发病，鉴于无肝内繁殖阶段的迟发型子孢子，故无复发，C 项为错误。其他各项表现均正确。

11. 题解：脑型疟疾与中毒性菌痢均多发于夏秋季，临床表现基本相同，脑脊液变化不明显，这些都不能鉴别，但中毒性菌痢行肛拭子或灌肠液的大便常规检查会有明显改变，对鉴别有重要意义。

12. 题解：确诊疟疾最简便而快速的方法是外周血薄、厚涂片经染色镜检找疟原虫。其他方法均可用作检查，但都不够简便或快速。

13. 题解:间日疟治疗应用氯喹是杀灭红细胞内裂体增殖的各期疟原虫,以控制症状。而加用伯氨喹是为杀灭红细胞内疟原虫配子体和肝细胞内的迟发型子孢子,以防止传播和复发。

14. 题解:以上药物中只有伯氨喹可能诱发黑尿热,即溶血-尿毒综合征,特别是有 G-6-PD 酶缺乏者,用药后可能发生急性血管内溶血,故用药前最好先作 G-6-PD 活性检查,确定无缺陷后才用药。

15. 题解:疟疾的传染源包括病人和带虫者,可经按蚊叮咬或输血传播,夏秋季节多见,流行地区儿童发病较高,均正确。感染后虽有一定的免疫力,但不持久,故此项叙述是错误的。

16. 题解:对疟疾易感者的预防用药,在非耐氯喹疟疾流行区,氯喹为首选的理想药物。耐氯喹疟疾流行区,可用甲氟喹。亦可选用乙胺嘧啶、多西环素。但伯氨喹主要是用于根治现症患者及带虫者,控制复发,而非预防药。

17. 题解:脑型疟疾常出现脑水肿,应积极给予脱水治疗;有高热烦躁者,应用解热镇静剂,并维持水、电解质和酸碱平衡;静脉滴注盐酸奎宁,待神志清醒后改为口服;而伯氨喹主要用于间日疟和卵形疟的复发,对脑型疟的处理是不必要的。

18. 题解:可采取排除法:乙型脑炎一般无脾肿大,白细胞计数应升高;中毒性菌痢儿童多见,无脾肿大,白细胞计数升高;中暑一般在高热环境下,突起高热、抽搐、昏迷,但无贫血、脾肿大,常有血压下降;流行性脑脊髓膜炎以高热、头痛、呕吐、瘀点瘀斑为主要表现,白细胞计数升高。故此四病可能性均小。而根据其各项表现,最可能的诊断是脑型疟疾。

19～21 题解:患者 3 周前有输血史,现有典型隔日寒战、高热、出汗发作表现,血常规白细胞正常,故最可能诊断的疾病为疟疾;因此首先应进行血涂片找疟原虫;鉴于输血引起的疟疾,无迟发型子孢子,不需要防止复发,故最适宜的治疗药物为氯喹。

22~23题解:我国平原地区间日疟传播的媒介主要是中华按蚊。在山区传播疟疾以微小按蚊为主。海南省的山林地区主要是大劣按蚊。

24~26题解:疟疾的表现与疟原虫发育各个阶段相关,引起症状的是红细胞内裂殖体破裂,裂殖子入血时;远期复发是由于迟发型子孢子;疟疾传播的与配子体相关。

27~28题解:疟疾反复多次发作后,常有贫血及脾脏肿大;肝炎肝硬化患者也可存在贫血及脾脏大,故此二题均选择C。

29~30题解:对氯喹敏感的间日疟发作治疗,应首选氯喹,同时服伯氨喹,既控制发作,亦可防止疟疾的传播与复发。对氯喹不敏感的疟疾患者的治疗,则此两者均不用,可选择对疟原虫敏感的甲氟喹、磷酸咯萘啶、青蒿素等。

31. 题解:诊断疟疾的病原学检查方法主要有血液涂片(薄片和厚片)、骨髓涂片染色查疟原虫,其他的实验室方法包括酶联免疫吸附试验、吖啶橙荧光染色法、放射免疫测定试验等。

32. 题解:疟疾引起临床症状主要是由于疟原虫在红细胞内发育成裂殖体,破裂后释放大量裂殖子和代谢产物入血所致。其他所述为其发育过程的环节,与症状发作无关。

33. 题解:疟疾的特征表现主要是周期性发作的寒战、高热、大汗,贫血、脾肿大,可引起肝脏轻度肿大、压痛,ALT可增高。恶性疟贫血较其他疟疾明显,间日疟和卵形疟常可有复发。题中各项均正确。

34. 题解:因输血后引起的疟疾特点,题中A、B、C均符合。

惟输血后疟疾无肝细胞内繁殖阶段,缺乏迟发型子孢子,故不会复发,亦不必加用伯氨喹治疗。

二、填空题

1. 外周血　骨髓
2. 寒战　高热　大汗后
3. 热带　亚热带　温带
4. 1周

三、名词解释

1. 休眠子即为疟原虫在肝细胞内的迟发型子孢子,其发育缓慢,处于休眠状态,需经6～11个月才能发育为成熟的裂殖体,是间日疟与卵形疟的复发根源。

2. 间日疟和卵形疟经过抗疟治疗或免疫作用,杀灭所有红细胞内期疟原虫,疟疾发作停止。由于肝内迟发型子孢子经较长时间休眠后,再进行裂体增殖,并引起症状发作称为复发。

3. 疟疾患者由于抗疟治疗不彻底,或由于机体产生免疫力,红细胞内疟原虫大部分被消灭而停止发作,但在一定条件下,残存的疟原虫再次增殖而引起症状发作,称为再燃,多见于病愈后1～4周,可多次出现发作。

4. 感染后疟原虫的数量被抑制在临床发作阈值下,但未能具有有效的保护免疫,这种不完全的免疫状态,称为半免疫状态,也被称为带虫免疫。

5. 黑尿热亦称溶血-尿毒综合征。脑型疟发作期间,大量被疟原虫寄生的红细胞在血管内裂解破坏,加之疟原虫本身及其毒素造成直接微血管病变,可引起高血红蛋白症,表现寒战、腰痛、酱油色尿等急性血管内溶血症状,严重者出现中度以上贫血、黄疸,甚至急性肾衰竭。此种情况也常为抗疟药物伯氨喹所诱发。

四、问答题

1. 答:疟原虫的感染性子孢子进入人体,经血液迅速到达肝脏,在肝细胞内发育成熟为裂殖体。裂殖体释放大量裂殖子进入血液循环,侵入红细胞开始无性繁殖周期。依次发育为环状体、滋养体及裂殖体。当充分发育后红细胞破裂,释放出裂殖子及代谢产物,引起临床表现。部分裂殖子在红细胞内经3～6代增殖后发育为雌性与雄性配子体,当被吸入蚊体内后开始其有性繁殖,在蚊体内形成合子、动合子、囊合子,最后发育成熟为孢子囊,内含数千个感染性子孢子。

2. 答:对氯喹敏感的疟疾,控制发作的治疗方法为:①第1日磷酸氯喹1 g口服,6～8小时后再服0.5 g。第2、第3日再各服0.5 g,总量共2.5 g;②磷酸伯氨喹39.6 mg紧接控制发作药物后口服,每日1次,连服8日,以防止疟疾的传播与复发。

3. 答:耐氯喹疟疾患者,控制发作的治疗药物可选用下列药物之一:①甲氟喹750 mg,1次顿服;②磷酸咯萘啶总剂量1.2 g。第1日0.4 g,分2次口服,第2、第3日各0.4 g顿服;③青蒿素片首剂1 g,第2、第3日各服0.5 g。也可用双氢青蒿素片第1日120 mg口服,随后每日服60 mg,连服7日。

4. 答:凶险型疟疾发作的抗疟药物治疗有:①青蒿琥酯:青蒿琥酯60 mg加入5%碳酸氢钠0.6 ml,摇匀至完全溶解,再加5%葡萄糖液5.4 ml,使最终成青蒿琥酯10 mg/ml,作缓慢静脉注射。或按1.2 mg/kg计算每次用量。首剂注射后4、24、48小时各再注射1次;②氯喹:用于敏感株感染治疗。氯喹基质

10 mg/kg 于 4 小时内静脉滴注,继以 5 mg/kg 于 2 小时内静脉滴完。每日总量不超过 35 mg/kg;③奎宁:用于耐氯喹株感染,以二盐酸奎宁 500 mg 置等渗普通糖液中于 4 小时内静脉滴注,12 小时后可重复使用,清醒后改为口服;④磷酸咯萘啶按 3～6 mg/kg 体重计算,用生理盐水或等渗葡萄糖液 250～500 ml 稀释后静脉滴注,可重复应用。

5. 答:首先是根治疟疾现症病人及带疟原虫者,间日疟采用氯喹及伯氨喹联合疗法,及时根治现症患者。其次对在 1～2 年内有疟疾史者,可在流行高峰前 2 个月进行集体抗复发治疗,常用乙胺嘧啶 8 片,连服 2 日,加伯氨喹 2 片,连服 8 日,可有效清除疟原虫,根治传染源。第三预防性服药:对在非耐氯喹流行区,氯喹为首选的理想药物,口服 0.5 g,每周 1 次。在耐氯喹流行区,可用甲氟喹 0.25 g,或用多西环素 0.2 g,均为每周口服 1 次。

第四章　钩端螺旋体病

钩端螺旋体病(leptospirosis)简称钩体病,是由钩端螺旋体(*leptospira*,简称钩体)引起的急性全身感染性疾病,属于自然疫源性疾病。

第一节　教学大纲要求

1. 掌握钩体病的流行病学特点、临床分型及其表现。重点掌握钩体病的治疗。
2. 熟悉钩体病的诊断与鉴别诊断。
3. 了解钩体病病原学特点和发病机制。

第二节　教材内容精要

1. **病原学**　钩体因一端或两端弯曲成钩状而得名。国际上已有24群200多个型，国内有19群74型，常见的有黄疸出血群、波摩那群、犬群、流感伤寒群、澳洲群、秋季热群及七日热群等。不同型钩体的毒力和致病性不同。

2. **流行病学**　主要传染源是黑线姬鼠及猪，病人不是主要传染源，通过直接接触传播。人群普遍易感，农、渔业劳动者高发，以青壮年多见，感染后可获得较持久的同型免疫力，但无交叉免疫，故可再次感染发病。

3. **发病机制**　钩体侵入人体后经微血管或淋巴系统进入血流，形成钩体血症，并大量繁殖和产生毒素，引起发热及毒血症症状，以后钩体可侵犯几乎所有的组织器官，尤其是肝、肺、肾、脑及脑膜和肌肉，引起轻重不等的病变。恢复期部分病人可出现后发症，为机体对钩体产生的迟发变态反应。钩体病的基本病变是全身毛细血管的中毒性损伤。

4. **临床表现**　临床表现可分为感染中毒型（或流感伤寒型）、肺出血型（又分肺出血轻型和弥漫性肺出血型）、黄疸出血型、肾衰竭型和脑膜脑炎型。典型临床表现有：①发热：急性起病，体温39℃左右，多为稽留热，伴明显乏力；②头痛及全身肌肉酸痛：尤以腓肠肌最显著，局部触痛拒按；③眼结合膜充血，严重者伴出血，但无明显畏光、流泪及分泌物；④腹股沟及腋窝淋巴结肿大，质软有轻触痛。上述症状体征可归纳为："发热酸痛一身乏，眼红腿痛淋巴（结）大"。少数患者在热退的恢复期可再次出现发热、眼部症状和中枢神经系统症状，称为钩体病后发症。

5. **实验室检查**　重点掌握血清学检查，常用的是显微凝集试验(MAT),为国内最常用的检测及诊断方法。凝集效价≥1:400或呈4倍上升有诊断意义。

6. 诊断 主要依据:①流行病学资料:在流行地区居住或去过,夏秋季发病,有与钩体疫水的接触史;②临床表现:三症状(寒热、身痛、乏力)及三体征(结膜充血、淋巴结肿大及腓肠肌压痛),中期可有肺出血、黄疸出血或脑膜炎等;③确诊需依赖于病原学和(或)血清学检查。

7. 治疗 治疗原则为三早(早发现、早诊断、早治疗)一就(就地治疗)。青霉素为治疗的首选药物。为避免赫克斯海默反应(赫氏反应),宜小剂量分次给药,亦可与肾上腺皮质激素合用。青霉素过敏者可用庆大霉素或四环素。

8. 预防 疫区内灭鼠,防止家畜粪尿污染环境,发现病人及时隔离,并对排泄物及时消毒处理等,加强个人防护。通过钩体菌苗接种和化学药物预防保护易感人群。

重点:钩端螺旋体病的典型临床表现、诊断和治疗。

第三节 测试题

一、选择题

A1型题

1. 我国南方稻田型钩体病的主要传染源是:
   A. 猪 B. 犬
   C. 病人 D. 褐家鼠
   E. 黑线姬鼠

2. 钩体病的传播方式主要是:
   A. 虫媒叮咬 B. 皮肤接触疫水

C. 食入污染食物　　　D. 呼吸道吸入病原体

E. 接触受感染的动物

3. 钩体病的潜伏期为：

A. 2～3 日　　　　　B. 4～6 日

C. 7～14 日　　　　D. 15～20 日

E. 21～25 日

4. 感染钩体后,发病与否及病情的轻重主要由什么决定?

A. 钩体的毒力　　　B. 感染钩体的数量

C. 钩体的菌群　　　D. 机体的免疫力

E. 钩体的菌型、毒力和机体的免疫力

5. 钩体病病理改变的突出特点是：

A. 机体器官功能障碍的严重程度和组织形态变化轻微的不一致

B. 肝细胞变性肿胀、炎性细胞浸润

C. 肾间质水肿、炎症细胞浸润

D. 肺毛细血管出现微型缺口,红细胞溢入肺泡

E. 腓肠肌肿胀、横纹消失与出血

6. 钩体病最常见的热型是：

A. 稽留热　　　　　B. 弛张热

C. 间歇热　　　　　D. 波状热

E. 不规则热

7. 钩体病流行时,导致死亡的主要类型是：

A. 流感伤寒型　　　B. 黄疸出血型

C. 肺出血型　　　　D. 脑膜脑炎型

E. 肾功能衰竭型

8. 黄疸出血型钩体病引起死亡的主要原因是：

A. 急性肝衰竭　　　　　　B. 急性肾衰竭

C. 消化道大出血　　　　　D. 肺大出血

E. 中枢呼吸衰竭

9. 钩体病后发症有多种表现,但不属于本症范围的为:

A. 后发热　　　　　　　　B. 心肌炎

C. 闭塞性脑动脉炎　　　　D. 反应性脑膜炎

E. 虹膜睫状体炎

10. 对钩体病诊断意义较大的常用实验室检查是:

A. 血常规和血沉　　　　　B. 尿常规

C. 钩体显微镜凝集试验(MAT)

D. 血培养　　　　　　　　E. PCR检测钩体DNA

11. 钩体病治疗首剂使用大剂量青霉素可出现:

A. 急性血管内溶血　　　　B. 二重感染

C. 弥漫性血管内凝血　　　D. 赫斯海默反应

E. 中毒性休克

12. 钩体病弥漫肺出血型的治疗下列哪项是错误的?

A. 及早给予氢化可的松　　B. 注射维生素K止血

C. 哌替啶镇静　　　　　　D. 酌情使用毛花甙丙

E. 血压偏低时及时使用升压药

13. 钩体病使用抗生素治疗错误的是?

A. 首次应大剂量用药以快速杀灭钩体

B. 早期使用抗生素

C. 青霉素过敏者可选用庆大霉素或多西环素

D. 大剂量抗生素使用可诱发或加重肺弥漫出血

E. 首剂抗生素使用后应监测有无赫氏反应

14. 钩体病后发症的治疗:

A. 使用长疗程抗生素治疗
B. 酌情使用肾上腺皮质激素
C. 血液透析   D. 护肝治疗
E. 康复治疗

15. 钩体病的预防可采取综合性措施,保护易感人群主要依靠:

A. 管好猪犬   B. 消灭家鼠、野鼠
C. 改造疫源地,切断传播途径
D. 钩体菌苗接种
E. 注意个人防护,避免接触疫水

16. 关于钩体病的临床表现描述,下列哪项是错误的?

A. 急起发热,多呈稽留热型,部分呈弛张热
B. 全身肌肉酸痛,以腓肠肌和腰背肌肉疼痛较为突出
C. 结膜充血,伴明显畏光和有分泌物
D. 浅表淋巴结肿大与疼痛,多为腹股沟淋巴结
E. 少数病人有腹泻

17. 关于钩体病,下列哪项是错误的?

A. 本病流行时,以单纯型最多见
B. 肺大出血是钩体病致死的主要原因
C. 各型病人均可出现肾损害
D. 部分病人可死于急性肾衰竭
E. 脑膜脑炎型患者的脑脊液呈化脓性改变

18. 钩体病治疗的下述措施中不妥当的是:

A. 抗生素治疗用至退热后3日
B. 为尽快杀灭病原体首先应大剂量使用青霉素
C. 青霉素、庆大霉素、四环素为有效的病原治疗药物

D. 肺大出血型应尽早使用镇静剂

E. 黄疸出血型患者应采用保护肝肾治疗

A2 型题

19. 患者男性,42岁,农民,8月15日入院。5天前开始畏寒、发热、全身肌肉疼痛,以小腿痛明显。入院当天出现胸闷、心悸、咳少量血痰。体检:T 39.4 ℃,P 132 次/分,R 30 次/分,血压 80/40 mmHg。皮肤巩膜轻度黄疸,结膜充血,双肺满布湿啰音,肝脾肋下未触及,移动性浊音阴性,双侧腓肠肌压痛,腹股沟淋巴结肿大压痛。该例诊断最有可能的是:

    A. 血行播散性肺结核　　B. 大叶性肺炎

    C. 重型肝炎并肺部感染　D. 败血症并 DIC

    E. 钩体病肺出血型

A3 型题

20～22题题干

男性,36岁,北方某地牧民。因畏寒、发热、乏力、全身肌肉酸痛4天,于9月20日入院,病后小腿肌肉疼痛明显,影响行走不便。近2日有咳嗽、咯少量血痰。体检:T39.5 ℃,P 100 次/分,律齐,结膜明显充血,咽红,肺部可闻及少量湿啰音,腓肠肌压痛明显。胸片示双肺散在小片状阴影。

20. 本病人最可能的诊断是:

    A. 大叶性肺炎　　　　B. 肺结核

    C. 支气管扩张　　　　D. 钩端螺旋体病

    E. 流行性感冒

21. 为明确诊断,关键是应强调检查:

    A. 痰培养　　　　　　B. 痰涂片

    C. 血沉检查　　　　　D. X 线胸片

E. 钩体血清学试验

22. 预防本病,控制传染源的首要措施是:

A. 家畜(主要是猪)的粪尿管理

B. 隔离病人　　　　　C. 捕杀传染源

D. 家畜接种疫苗　　　E. 家畜服药

B型题

23~26题共用备选答案

A. 波摩那群　　　　　B. 黄疸出血群

C. 犬群　　　　　　　D. 流感伤寒群

E. 七日热群

23. 我国钩体菌群分布最广的是:

24. 毒力最强的钩体菌群为:

25. 我国南方稻田型钩体病的主要菌群是:

26. 洪水型和雨水型钩体病的主要菌群是:

C型题

27~28题共用备选答案

A. 钩体病　　　　　　B. 回归热

C. 两者均有　　　　　D. 两者均无

27. 治疗时可发生赫氏反应者为:

28. 后发症可见于:

X型题

29. 钩体病根据临床表现可分为不同类型,主要有:

A. 感染中毒型　　　　B. 肺出血型

C. 肾衰竭型　　　　　D. 黄疸出血型

E. 脑膜脑炎型

30. 钩体病的流行特征有:

第四单元　发热性传染病

A. 热带、亚热带最多　　　　B. 夏秋季多发
C. 发病有明显性别差异
D. 职业分布包括农牧民、屠宰工人等
E. 主要是流行,无散发病例

31. 钩体病的预防措施包括:
A. 隔离病人　　　　　　　B. 灭鼠
C. 预防接种　　　　　　　D. 避免与疫水接触
E. 与病人密切接触者预防服药

二、填空题

1. 钩体革兰染色为_____,镀银染色被染成_____。
2. 钩体病的基本病理损害特点为_____。
3. 钩体病黄疸出血型的主要死亡原因为_____。
4. 钩体病肺出血型根据临床轻重可分为_____和_____。
5. 钩体病的流行形式有_____、_____和_____三型。

三、名词解释

1. 螺旋体　　　　　　2. 钩端螺旋体病(leptospirosis)
3. 赫氏反应(Herxheimer reaction)
4. 显微凝集试验(microscopic agglutination test,MAT)
5. 钩体病后发症　　　6. 腓肠肌疼痛

四、问答题

1. 简述钩体病的流行特征。

2. 钩体病早期的临床表现有哪些?
3. 试述钩体病肺出血型的临床表现。
4. 钩体病的诊断依据有哪些?
5. 试述钩体病的治疗原则和方法。

第四节　答案与题解

一、选择题

(一)答案

1. E　2. B　3. C　4. E　5. A　6. A　7. C　8. B　9. B
10. C　11. D　12. E　13. A　14. B　15. D　16. C　17. E
18. B　19. E　20. D　21. E　22. A　23. A　24. B　25. B
26. A　27. C　28. A　29. ABCDE　30. ABD　31. BCD

(二)题解

1. 题解:我国南方稻田型钩体病主要传染源为黑线姬鼠,鼠类带菌时间长,甚至终生带菌,由尿排出钩体污染水、土壤和食物而传播。猪为北方钩体病的主要传染源。

2. 题解:钩体病主要通过皮肤接触带钩体的疫水而传播为其主要方式,食入污染的食物或水亦有可能,但非主要,其他途径则不会传播。

3. 题解:钩体病的潜伏期为7～14日,平均10日,最长者可达4周。

4. 题解:感染钩体后发病与否及病情严重程度,与钩体的菌型、毒力和机体免疫力有关。单选某一项是不完善的。

5. 题解:钩体病病理改变的突出特点是机体器官功能障碍的严重程度和组织形态变化轻微的不一致性。此种轻微组织结构变化极易恢复,包括出现严重临床症状的病例,病理改变仍相对轻微。

6. 题解:钩体病多急性起病,体温39 ℃左右,多为稽留热,伴明显乏力。

7. 题解:钩体病流行时,以肺部严重出血为主要临床表现的类型,发生后的病死率大大超过黄疸出血型,特别是肺弥漫性出血者病死率高,为钩体病致死的主要类型。

8. 题解:黄疸出血型钩体病以肾脏损害最为普遍,约90%有轻重不等的肾脏损害,轻者仅有少量蛋白尿或镜下血尿,重症多发生急性肾衰竭,为本型死亡的主要原因,占本型死亡原因的60%～70%。

9. 题解:部分钩体病患者由于免疫病理反应在发热消退后的恢复期再次出现症状、体征,称为钩体后发症。主要表现为后发热、虹膜睫状体炎、脉络膜炎或葡萄膜炎等,反应性脑膜炎及闭塞性脑动脉炎等。而心肌炎偶可于急性期出现,不属于后发症。

10. 题解:题中所列实验室检查对钩体病诊断均有帮助,其中意义较大而常用的检查是钩体显微镜凝集试验,抗体效价≥1∶400,或早期及恢复期两次检查效价上升4倍以上,可确定诊断。而血培养时间长,阳性率仅20%～70%。检测钩体DNA敏感性高,但假阳性率亦高。血常规、血沉及尿常规属一般检查,对诊断的意义有限。

11. 题解:钩体病治疗过程中,首剂使用大剂量青霉素后,由于短时间内大量钩体被杀死,释放大量毒素,引起原有症状加重,一般表现为高热、寒战、血压下降,这种反应称为赫克斯海默反应。

12. 题解:钩体病肺弥漫出血型血压偏低时,若及时使用升压药,会因血压升高而加重出血,因此禁用升压药。余项处理均正确。

13. 题解:首剂大剂量抗生素治疗虽可以快速杀灭钩体,但杀灭钩体的同时释放大量毒素,使原有病情加重,出现赫氏反应,也可诱发或加重肺弥漫出血,因此,A项是错误的。

14. 题解:钩体病后发症系由变态反应引起,不需要使用抗生素,可除对症治疗外酌情给予肾上腺皮质激素。无需血液透析、护肝治疗或康复治疗。

15. 题解:保护易感人群主要依靠钩体菌苗接种。其他如疫区内灭鼠,管理好猪、犬等家畜,防止粪尿污染环境,改造疫源地,避免与疫水接触,加强个人防护等为综合预防措施之一。

16. 题解:题中A、B、D、E所述均符合本病临床表现描述。惟C说眼结合膜充血,伴明显畏光和有分泌物为错误,应是只有充血(发病第1日即可出现),而无畏光和分泌物。

17. 题解:脑膜脑炎型患者的脑脊液压力增高,蛋白增加,白细胞数增多,淋巴细胞为主,糖及氯化物正常或稍低,约半数可从脑脊液中培养出钩体,决非化脓性改变,E是错误的。

18. 题解:B项不当,因大剂量青霉素注射后,可出现赫氏反应而加重病情,甚至引起死亡,其发生率和严重度与首剂青霉素的剂量有一定关系,故首剂青霉素剂量必须要小,这是一个原则问题。其他各项所述均正确。

19. 题解:该病例具有钩体病的基本特征,即"寒热酸痛一身乏,眼红腿痛淋巴大",结合发病季节、职业,可考虑钩体病的诊断。因患者有胸闷、心悸和咯血,双肺湿性啰音,应诊为钩体病肺出血型。

20～22题解:此病人初期临床表现为一般感染中毒症状,

2日后出现咳嗽,痰中带血,肺部可闻及少量湿啰音,胸片示双肺散在小片状阴影,故最可能的诊断是钩端螺旋体病,肺出血型。为确定诊断,关键是进行钩体血清学试验(显凝试验)。本病在北方以猪为主要传染源,故首要措施是加强对其粪尿的管理。病人不是主要传染源,对家畜捕杀、服药或预防接种行不通。

23~26题解:钩体的分类,国际上已有23群200型,国内有18群75型,还有新的型在不断发现。题中所列均为常见的类型。我国分布最广的是波摩那群,毒力最强者为黄疸出血群,我国南方稻田型钩体病的主要菌群是黄疸出血群,洪水型和雨水型钩体病的主要菌群是波摩那群。

27~28题解:钩体病和回归热均是螺旋体引起,在治疗过程中均可能发生赫氏反应;少数钩体病患者在热退后的恢复期可出现后发症,回归热则无后发症。

29. 题解:钩体病临床可分为感染中毒型(即流感伤寒型)、肺出血型、肾衰竭型、黄疸出血型和脑膜脑炎型等,5项全答。

30. 题解:钩体病的流行特征是热带、亚热带于夏秋季多发,职业以农牧渔民、屠宰工人及野外工作或易接触疫水者为多。发病和性别无关,在非流行期多为散发病例。

31. 题解:钩体病的预防措施有灭鼠、接种疫苗及避免接触疫水。因病人不是传染源,故不须隔离病人,密切接触病人后预防性服药亦不必要。

二、填空题

1. 阴性　黑色或褐色
2. 毛细血管损伤所致的严重功能紊乱
3. 肾功能衰竭

4. 一般肺出血型　肺弥漫性出血型
5. 稻田型　雨水型　洪水型

三、名词解释

1. 螺旋体是一类革兰阴性原核细胞微生物,形态细长、柔软,弯曲为螺旋状,能进行活泼的螺旋状运动,其生物学特点介于细菌和原虫之间。以其螺旋的数目、大小、形态等可分为5个属,其中3个属对人和动物致病,包括密螺旋体、疏螺旋体和钩端螺旋体。

2. 钩端螺旋体病简称钩体病,是由多种致病性钩端螺旋体引起的动物源性传染病,鼠类和猪是主要传染源,呈世界范围流行。临床上以早期的钩体败血症,中期的各器官损害及功能紊乱为特点。重症患者可发生肝肾功能衰竭和肺弥漫性出血,常危及生命。

3. 钩体病患者在接受首剂青霉素或其他抗菌药物后,可因短时间内大量钩体被杀死而释放毒素,引起临床症状的加重反应,常表现为突然寒战、高热、头痛及全身痛、血压下降等,简称为赫氏反应。

4. 显微凝集试验,为检测钩体病特异抗体最常用方法,一般在病后1周出现阳性,抗体效价≥1∶400,或早期及恢复期双份血清抗体效价上升4倍以上,可确定诊断。

5. 少数钩体病人在热退后的恢复期再次出现发热、眼部症状和中枢神经系统症状。一般认为是由机体感染钩体后诱发的变态反应引起,称钩体病后发症。眼后发症主要表现为虹膜睫状体炎、脉络膜炎、葡萄膜炎。中枢神经系统症状主要为闭塞性脑动脉炎。

6. 腓肠肌疼痛与压痛为钩体病的重要特征之一,系钩体及其毒素对肌纤维损害所致,可在发病第1日出现,轻者感小腿胀、轻度压痛,重者疼痛剧烈,甚至拒按,不能行走,对钩体病诊断具有一定临床意义。

四、问答题

1. 答:钩体病多发于夏秋季,6～10月为高峰。稻田型发生在南方水稻区,含大量钩体的鼠尿污染稻田及土壤,农民赤足下田劳作时,尤当手足皮肤有细微破损时,极易接触疫水而受染发病。雨水型和洪水型则易发生在暴雨、洪水后,带钩体的猪粪广泛污染环境,短期内出现成批流行。人在接触疫水和土壤时,如收割水稻、抗洪排涝、涉水游泳、捕鱼等,钩体可经皮肤黏膜的破损处侵入人体。

2. 答:钩体病早期表现有:①发热:起病急,体温39℃左右,多为稽留热,并可有畏寒或寒战,伴明显乏力等;②头痛及全身肌肉酸痛:尤以腓肠肌最显著,局部触痛拒按,因剧痛以至难以站立及行走;③眼结膜充血,不伴畏光及分泌物;④浅表淋巴结肿大:多见于腹股沟及腋窝淋巴结肿大及触痛。此外,还可有咽痛、食欲不振、恶心、肝脾大、皮疹等。

3. 答:钩体病肺出血型,根据出血量的多少及对生命活动的影响,将其分为两类:①一般肺出血型:在早期中毒症状基础上出现咳嗽、咳痰,痰中带血,肺部可闻及少量湿啰音,X线胸片检查仅见肺纹理增多或小片状阴影,及时适当治疗后,较易痊愈;②弥漫性肺出血型:本型依病情进展可分为3期,即先兆期、肺出血期及垂危期,患者发热及全身毒血症状加重,且出现剧咳,呼吸困难、紫绀、血痰增多或咯血;X线检查显示肺部阴影融合成片;随病情发展可有口鼻大量涌血,心率加快并可出现奔马律,伴烦躁、惊恐不安或神志恍惚甚至昏迷,可迅速窒息死亡。

4. 答:诊断依据有:①流行病学资料:于钩体病流行季节在病前4周内有钩体疫水接触史;②临床表现:早期发热、毒血症状,主要有三症(寒热、身痛、乏力)及三体征(结膜充血、淋巴结肿大及腓肠肌压痛),中期可有肺出血、黄疸出血或脑膜炎,青霉素治疗有效或首剂治疗后出现赫氏反应者有助于诊断;③血清学检查:钩体显凝试验1∶400以上或两次血清抗体效价上升4倍以上。

5. 答:治疗原则为三早(早发现、早诊断、早治疗)一就(就地治疗)。病原治疗:早期使用抗生素治疗,以青霉素为首选药,常用剂量为40万U/次,为避免赫氏反应,一般宜从小剂量开始,亦可与肾上腺皮质激素合用,以减少赫氏反应的发生;对症治疗:针对各种类型进行治疗,如黄疸出血型采用止血、护肝、激素等;肺出血型尤其是肺弥漫性出血型,及早给予适当的镇静剂控制烦躁,避免一切不必要的检查和搬动,及早给予大剂量氢化可的松配合抗生素治疗。如心率超过每分钟120次以上,可给予毛花苷丙以强心等。

第五章 肾综合征出血热

肾综合征出血热(hemorrhagic fever with renal syndrome, HFRS)曾称流行性出血热(epidemic hemorrhagic fever, EHF),为突出肾损害及与国际接轨,1982年世界卫生组织建议改为肾综合征出血热。本病为自然疫源性疾病,系病毒性出血热的一种。

第一节 教学大纲要求

1. 掌握肾综合征出血热的临床表现、诊断与鉴别诊断,以及各期的治疗原则和方法。
2. 熟悉各期发病机制、病理解剖和实验室检查方法。
3. 了解出血热的分类、病原特征、流行概况及预防。

第二节 教材内容精要

本病广泛流行于亚、欧等许多国家和地区,我国为重疫区之一,分布甚广。

1. **病原与流行病学** 本病病原(汉坦病毒)属布尼亚病毒科汉坦病毒属,血清型较多,我国流行的主要是血清Ⅰ型汉滩病毒和Ⅱ型汉城病毒。传染源为黑线姬鼠和褐家鼠等啮齿类动物,可通过多种途径传播,有一定地区性和季节性等流行特征,人群普遍易感。

2. **发病机制与病理** 对机体的损害机制主要有:病毒直接损害;免疫机制;各种细胞因子和介质的作用。病程早期的低血压休克为原发性休克,其原因主要是血管通透性增加,血浆外渗致血容量下降引起;少尿期以后则为继发性休克,主要是大出血、继发感染和多尿期水与电解质补充不够,导致血容量不足。基本病变是小血管内皮细胞肿胀、变性和坏死,以肾脏病变最明显。由于广泛性小血管病变和血浆外渗使周围组织水肿和出血。

3. **临床表现** 以发热、出血,肾功能损害为主要特征,典型病例有发热期、低血压期、少尿期、多尿期和恢复期五期经过,一般按顺序发生,也可有越期或重叠。发热期出现的三红(颜面、颈、胸部潮红)、三痛(头痛、腰痛、眼眶痛)、渗出和出血等有较突出特点,为早期诊断的重要依据。低血压休克期和少尿期是病情的最严重阶段,特别是休克、尿毒症、酸中毒、水电解质紊乱、高血容量综合征及肺水肿等均为可致死因素。

4. 实验室检查 周围血象白细胞总数增高,重症可呈类白血病反应,出现异型淋巴细胞;病程第2日出现尿蛋白阳性,4~6日达最高,部分患者可有尿膜状物;血清特异性抗体检查阳性等,这些均具有重要诊断价值。

5. 治疗 治疗原则强调"三早一就",治疗中要注意防治休克、肾功能衰竭和出血。在各病期的具体治疗措施不同,低血压休克期以液体疗法为中心的综合治疗,少尿期应稳定内环境、促进利尿、导泻和透析为关键。同时要密切观察和防治并发症。

重点:肾综合征出血热的五期发病过程及特点,早期诊断和治疗。

第三节 测试题

一、选择题

A1 型题

1. 肾综合征出血热的病原体属于:
A. 革兰阳性细菌   B. RNA 病毒
C. DNA 病毒   D. 革兰阴性细菌
E. 支原体

2. 用于肾综合征出血热早期诊断的血清抗体是:
A. 核蛋白抗体   B. 中和抗体
C. 抗血凝抗原的抗体   D. 上述三者都是
E. 上述三者都不是

3. 肾综合征出血热的基本病理变化为：
A. 全身广泛小血管损害　　B. 低血容量性休克
C. 急性血管内凝血　　　　D. 急性肾衰竭
E. 脑垂体出血

4. 肾综合征出血热的主要传染源是：
A. 鼠类　　　　　　　　　B. 病人
C. 家禽　　　　　　　　　D. 家畜
E. 吸血蝙蝠

5. 关于肾综合征出血热的传播途径，下列哪一项不会传播？
A. 鼠排泄物污染形成的气溶胶
B. 破损皮肤接触鼠污染物
C. 患病孕妇经胎盘传给胎儿
D. 患者打喷嚏的空气飞沫
E. 被鼠类身上的螨类叮咬

6. 肾综合征出血热典型病例临床发展过程有五期，为：
A. 发热期、低血压期、多尿期、少尿期、恢复期
B. 低血压期、少尿期、移行期、多尿期、恢复期
C. 发热期、多尿期、低血压期、少尿期、恢复期
D. 发热期、低血压期、多尿期、少尿期、恢复期
E. 发热期、低血压期、少尿期、多尿期、恢复期

7. 典型肾综合征出血热的三种主要临床表现是：
A. 发热中毒症状＋血小板减少＋肾脏损伤
B. 高血容量综合征＋充血出血、外渗征＋肾脏损伤
C. 发热中毒症状＋充血出血、外渗征＋肾脏损伤
D. 发热中毒症状＋血异型淋巴细胞增多＋肾脏损伤
E. 发热中毒症状＋充血出血、外渗征＋肝脏损伤

8. 典型重症肾综合征出血热发热期一般表现为：
   A. 发热后期或热退时全身症状加重
   B. 症状与发热无关
   C. 发热后期或热退时全身症状缓解
   D. 发热期全身情况最重　　E. 病程中可出现越期情况

9. 肾综合征出血热早期低血压的主要原因为：
   A. 小血管通透性增加,血浆外渗,有效血容量下降
   B. 小动脉痉挛　　　　C. 并发DIC,造成微循环淤血
   D. 皮肤或脏器出血　　E. 并发继发性纤溶

10. 肾综合征出血热患者少尿期的标志,是24小时尿量少于：
    A. 50 ml　　　　　　B. 比平时尿量减少
    C. 500 ml　　　　　 D. 800 ml
    E. 1 000 ml

11. 肾综合征出血热肾功能衰竭的主要原因是：
    A. 肾血流灌注不足
    B. 肾小管管腔被蛋白、管型所阻塞
    C. 肾小球微血栓形成和缺血坏死
    D. 肾间质水肿出血压迫肾小管
    E. 肾素分泌增加导致血管紧张素激活

12. 患者进入多尿移行期的标志是24小时尿量增加至：
    A. 800 ml　　　　　 B. 1 500 ml
    C. 2 000 ml　　　　 D. 3 000 ml
    E. 3 000 ml以上

13. 关于肾综合征出血热多尿期,错误的观点是：
    A. 患者一旦进入多尿期,氮质血症就明显减轻

B. 多尿的原因是新生肾小管的吸收功能尚未完善

C. 此期尿素氮滞留亦可引起高渗性利尿

D. 多尿早期(移行期)病情可加重

E. 尿量虽多,但仍易出现电解质紊乱

14. 肾综合征出血热典型患者尿蛋白阳性最早出现在：

　　A. 发热期　　　　　　B. 低血压休克期

　　C. 少尿期　　　　　　D. 多尿期

　　E. 恢复期

15. 肾综合征出血热患者尿中可出现膜状物,此种膜状物的形成主要是：

　　A. 肾小管坏死、细胞脱落　　B. 蛋白质在肾小管内凝固

　　C. 肾小管上皮细胞及蛋白质的凝固

　　D. 肾小球基底膜坏死、脱落

　　E. 尿蛋白、纤维素、管型和细胞等混合凝结而成

16. 典型肾综合征出血热患者血常规检查结果,最典型的是：

　　A. 白细胞总数正常、血小板正常、无异型淋巴细胞

　　B. 白细胞总数升高、血小板正常、无异型淋巴细胞

　　C. 白细胞总数升高、血小板减少、出现较多的异型淋巴细胞

　　D. 白细胞总数减少、血小板减少、无异型淋巴细胞

　　E. 以上都不是

17. 下列哪一项检查对肾综合征出血热的早期诊断最有帮助？

　　A. 外周血发现异常淋巴细胞,出现大量蛋白尿

　　B. 播散性血管内凝血实验室证据

　　C. 血尿素氮增高,二氧化碳结合力降低

D. 红细胞及血红蛋白明显升高

E. 肝素类物质增加

18. 确诊肾综合征出血热的依据是：

A. 有与鼠类接触史　　　B. 全身感染中毒症状

C. 三红与三痛征　　　　D. 特异性IgM抗体

E. 异型淋巴细胞增多

19. 肾综合征出血热患者少尿期每日补液量为前一日出量加多少？

A. 50 ml　　　　　　　B. 200 ml

C. 500 ml　　　　　　 D. 1 000 ml

E. 1 500 ml

20. 肾综合征出血热患者早期的抗病毒治疗药物最常选用：

A. 利巴韦林　　　　　　B. α-干扰素

C. 拉米夫定　　　　　　D. 无环鸟苷

E. 膦甲酸钠

21. 患者出现高血容量综合征时的最佳治疗措施是：

A. 扩充血容量　　　　　B. 大剂量肾上腺皮质激素

C. 纠正酸中毒　　　　　D. 血液透析治疗

E. 免疫抑制剂

22. 肾综合征出血热少尿期采用血液透析疗法，下列哪项不适宜？

A. 尿毒症　　　　　　　B. 颅内出血

C. 高血压、肺水肿　　　 D. 高血钾

E. 高血容量综合征

23. 肾综合征出血热休克期，下列哪种药物不宜首先使用？

A. 血管活性药物　　　　B. 碳酸氢钠

C. 低分子右旋糖酐　　　　D. 平衡盐液
E. 等渗葡萄糖液

C 型题

24~25 题共用备选答案：

A. ALT 升高　　　　　　B. 血白细胞总数升高
C. 两者均是　　　　　　D. 两者均不是

24. 肾综合征出血热可出现：

25. 伤寒病例可有：

26~27 题共用备选答案

A. 肾综合征出血热　　　B. 钩端螺旋体病
C. 两者均有　　　　　　D. 两者均无

26. 眼结膜充血见于：

27. 球结膜水肿见于：

X 型题

28. 肾综合征出血热的并发症有：
A. 消化道出血　　　　　B. 脑水肿
C. 急性呼吸窘迫综合征　D. 泌尿系统感染
E. 自发性肾破裂

29. 下列传染病中血象异型淋巴细胞升高的有：
A. 肾综合征出血热　　　B. 传染性单核细胞增多症
C. 麻疹　　　　　　　　D. 乙型病毒性肝炎
E. 伤寒

30. 肾综合征出血热少尿期的治疗原则应包括：
A. 抗病毒　　　　　　　B. 稳定内环境
C. 促进利尿　　　　　　D. 导泻或放血
E. 透析

31. 肾综合征出血热少尿期并发感染时可选用的抗生素有:AC
   A. 青霉素　　　　　　　B. 庆大霉素
   C. 氨苄西林　　　　　　D. 卡那霉素
   E. 妥布霉素

32. 肾综合征出血热发热期"三痛"症状是指：
   A. 头痛　　　　　　　　B. 胸痛
   C. 腰痛　　　　　　　　D. 眼眶痛
   E. 腓肠肌痛

33. 肾综合征出血热发热期体征包括：
   A. 颜面潮红　　　　　　B. 颈部发红
   C. 上臂潮红　　　　　　D. 前胸发红
   E. 眼结膜充血

二、填空题

1. 肾综合征出血热的病原体是_____。我国流行的的主要为Ⅰ型_____和Ⅱ型_____。

2. 典型肾综合征出血热临床上三大主征是_____、_____和_____。

3. 我国肾综合征出血热的流行高峰时间在_____。

4. 肾综合征出血热毛细血管损害的主要表现是_____、_____和_____。

5. 病毒性传染病血白细胞总数一般降低,但升高的病毒传染病有_____、_____和_____等。

三、名词解释

1. 尿膜状物　　　　　　　2. 移行期
3. 类白血病反应　　　　　4. "三早一就"
5. 高血容量综合征

四、问答题

1. 简述肾综合征出血热早期休克发生的原因与机制。
2. 什么是肾综合征出血热临床表现中的越期和期重叠?
3. 简述肾综合征出血热低血压休克期的主要治疗原则。
4. 肾综合征出血热发热期的临床表现与实验室检查特点有哪些?
5. 试述少尿期的临床表现和治疗原则。
6. 肾综合征出血热多尿期的临床表现有哪些?
7. 早期诊断肾综合征出血热的依据有哪些?

第四节　答案与题解

一、选择题

(一)答案

1. B　2. A　3. A　4. A　5. D　6. E　7. C　8. A
9. A　10. C　11. A　12. C　13. A　14. A　15. E　16. C
17. A　18. D　19. C　20. A　21. D　22. B　23. A　24. C
25. A　26. C　27. A　28. ABCDE　29. AB　30. BCDE
31. AC　32. ACD　33. ABDE

(二)题解

1. 题解：肾综合征出血热的病原体为病毒，属布尼亚病毒科、汉坦病毒属的一种，其基因型为单股负链 RNA 病毒，决非细菌或支原体，故应答 B。

2. 题解：汉坦病毒的核蛋白有较强的免疫原性和稳定的抗原表位，感染后核蛋白抗体较中和抗体和抗血凝抗原的抗体出现最早，故有助于早期诊断。

3. 题解：肾综合征出血热的基本病变是小血管（小动脉、小静脉和毛血管）损害，表现血管内皮细胞肿胀、变性和坏死，导致管壁收缩或扩张，甚至崩解，管腔内微血栓形成。至于低血容量性休克、急性血管内凝血、急性肾衰竭和脑垂体出血都是病变发展和进程中出现的后续病变或发展过程。

4. 题解：肾综合征出血热的主要传染源为鼠类，包括黑线姬鼠、褐家鼠和大林姬鼠等。病人早期的血和尿中虽可检测到病毒，个别病例可能感染，但不是主要传染源，家禽、家畜和吸血蝙蝠均非本病传染源。

5. 题解：肾综合征出血热的传播途径多种，可以因鼠排泄物污染形成的气溶胶而传播，也可因接触病原体经破损皮肤、患病孕妇通过胎盘及虫媒传播，但未见人-人因打喷嚏的飞沫传播，因为人的呼吸道不带病毒。

6. 题解：肾综合征出血热典型病例的发展过程为发热期、低血压期、少尿期、多尿期、恢复期，依次发展，即发热 4~6 日后出现低血压，再后是少尿→多尿→恢复，是为五期经过。题中 A、B、C、D 所列虽也有五期，但顺序颠倒不符合本病发展规律。

7. 题解：典型肾综合征出血热的三种主要临床表现亦称为三大主征，即为：发热中毒症状＋充血出血、外渗征＋肾脏损伤。而题中另外所列血小板减少、异型淋巴细胞增多、高血容量综合征及肝损伤等,虽可在病程中出现,但不能取代上述三种基本的主征表现。

8. 题解:典型肾综合征出血热发热期表现,发热与全身症状密切相关,一般轻型病例在发热后期或热退时全身症状缓解。而重症患者热退时全身症状反更加重,并出现低血压或少尿期,此为其特点。

9. 题解:肾综合征出血热血压下降的主要原因是血管通透性增加,血浆外渗致使有效血容量下降所引起。后4项有的可能与晚期休克因素有关,但均非早期血压下降的原因。

10. 题解:肾综合征出血热少尿期标志是在未用利尿药物时,24小时尿量少于500 ml。少于50 ml 为无尿,比平时减少无具体概念,800 ml 和 1 000 ml 是为考核记忆和辨别而设置的。

11. 题解:题中所列均可,但主要原因是血浆外渗,肾血流灌注不足。

12. 题解:进入多尿移行期的标志是指 24 小时尿量由 500 ml 增至 2 000 ml 的阶段,故答 C,若超过 2 000 ml 为多尿早期。尿量每日为 3 000 ml 或以上,则已进入多尿后期。

13. 题解:题中 B、C、D、E 所述均正确。只有 A 描述患者一旦进入多尿期,氮质血症明显减轻是错的。多尿的移行期和早期,尿量虽增加,但血尿素氮和肌酐并未下降,甚至还有上升,症状亦重,应特别警惕。

14. 题解:典型病例于发热期(病程第 2 日)即可出现尿蛋白,第 4~6 日达显著程度,部分患者尿中有膜状物。

15. 题解:尿膜状物的形成,主要是大量尿蛋白和纤维素、管型及细胞等各种物质混合凝聚而成,故应答 E。其他 4 种说法均不全面或不能形成膜状物。

16. 题解：肾综合征出血热典型病例的血象改变是白细胞总数升高，血小板减少，并出现较多的异型淋巴细胞，这三者是本病特点。其他项所说白细胞总数正常或减少、无异型淋巴细胞，显然不对。

17. 题解：题意是问早期诊断最有帮助的检查是什么，题中的B、C、D、E 4项均不是本病早期表现，亦非常见，故对早期诊断帮助不大。只有外周血发现异常淋巴细胞，出现大量蛋白尿最有早期诊断价值。

18. 题解：题内各项均为肾综合征出血热的诊断依据，但有确诊价值的只有IgM特异性抗体。因其他各项在别的疾病亦可能出现。

19. 题解：少尿期每日补液量必须严格控制，其入量应按前一日的出量加500～700 ml为宜，这一数据系人体每日基础代谢所需的基数。从题中所给的几个数值选择，以C为恰当，即前一日的出量加500 ml。

20. 题解：在发热期应用利巴韦林静脉滴入，可能会抑制病毒、减轻病情和缩短病程。其他虽亦为抗病毒药，因疗程长、作用缓慢，在本病一般不用。

21. 题解：高血容量综合征的最佳治疗措施是血液透析治疗，以除去过多水、电解质及其他有害因子。而扩容、纠酸、激素及免疫抑制剂均为非紧要或不需要的，特别是高血容量综合征应是减少和限制入量，不能再扩容。

22. 题解：肾综合征出血热少尿期伴有尿毒症、高血压、肺水肿、高钾及高血容量综合征等，是进行血液透析的指征，故A、C、D、E均适用。而当有颅内出血时则不宜进行血液透析，以防加重出血。

23. 题解：肾综合征出血热休克期毛细血管通透性增加，血浆外渗，导致血容量绝对和相对不足，应迅速扩容和纠酸，可应用平衡盐液、低分子右旋糖酐、等渗葡萄糖液及碳酸氢钠。但不宜首先使用血管活性药物，必待血容量补足后，若血压仍低，再酌情应用。

24～25 题解：肾综合征出血热可以有 ALT 和外周血白细胞升高，故两者均是；伤寒则可能有肝损害，呈现 ALT 升高，但外周血白细胞总数降低，故应答 A。

26～27 题解：肾综合征出血热和钩端螺旋体病均有眼结膜充血，22 题应答 C 两者均有。球结膜水肿则是肾综合征出血热的特征，而钩端螺旋体病无此体征。

28. 题解：以上所列 5 种均为肾综合征出血热的并发症，可在不同病期或严重病情阶段发生，故可全答。

29. 题解：周围血象检查出现异型淋巴细胞增高的传染病，有肾综合征出血热和传染性单核细胞增多症。而另 3 种病血白细胞总数可减少或正常，不会出现异型淋巴细胞。

30. 题解：少尿期治疗原则简单的说法应包括"稳、促、导、透"，此 4 项必须兼顾并重。而抗病毒治疗只用于病程早期（发热期）可能有一定疗效，已进入少尿期的主要矛盾是尿毒症和水、电解质紊乱问题，抗病毒治疗则可不必应用。

31. 题解：因为庆大霉素、卡那霉素、妥布霉素为氨基糖苷类抗生素，对肾有毒性，可加重对肾的损伤。肾综合征少尿期并发感染时宜选用青霉素、红霉素或氨苄西林等。

32. 题解：肾综合征出血热的"三痛"症状是指头痛、腰痛和眼眶痛。胸痛主要是胸、肺部疾病所致，腓肠肌痛是钩端螺旋体病的特征。

33. 题解：肾综合征出血热发热期常表现颜面、颈部和前胸发红（三红），但上臂不会发红。同时眼结合膜有明显充血，故本题回答为 A、B、D、E。

二、填空题

1. 汉坦病毒　汉滩病毒　汉城病毒
2. 发热　出血　肾损害
3. 11月～次年1月
4. 充血　出血　渗出性水肿
5. 肾综合征出血热　乙型脑炎　狂犬病

三、名词解释

1. 肾综合征出血热少尿期，部分患者小便中，肉眼可见到膜状物，是其特点之一。主要由大量的蛋白、纤维素及脱落的上皮细胞凝聚物等所形成。

2. 肾综合征出血热患者由少尿期进入多尿期的最初阶段，即每日尿量由 500 ml 增至 2 000 ml 之间的期间，患者临床症状没有改善，血尿素氮、肌酐等未降或反而上升，称为移行期，实际上是一个过渡阶段。

3. 在肾综合征出血热中，少数重症患者周围血象白细胞计数明显增高，中性粒细胞增多，甚至可见幼稚细胞，类似白血病的血象改变而非白血病，故称为类白血病反应。

4. 三早一就即早发现、早休息、早治疗和就近治疗，为肾综合征出血热的治疗原则，强调"三早一就"有利于阻挡病情发展、提高治疗效果。

5. 高血容量综合征指因少尿造成水潴留而致血容量增加，

临床表现为体表静脉充盈,脉搏洪大,脉压差增加,面部胀满,心律增快。并可出现电解质紊乱如低钠、高钾及其引起的心律失常或脑水肿。

四、问答题

1. 答:早期发生休克的原因和机制为:①小血管受损,通透性增加,血浆外渗致使血容量下降;②由于血浆外渗而致血液浓缩,血黏稠度升高,促进 DIC 发生;③血管损伤可诱发 DIC,血液循环淤滞,血流受阻,有效血容量进一步降低。

2. 答:本病的发热期、低血压休克期、少尿期、多尿期、恢复期五期经过一般是按序发生,但可有越期和重叠表现,越期多见于从发热期越过低血压休克期或少尿期,直接进入少尿或多尿期,此多为轻型病人表现。期重叠则系指发热期、低血压休克期和少尿期 3 期中的两期或 3 期同时发生,常为较重型的病例。

3. 答:低血压休克的治疗原则为:①补充血容量宜早期、快速和适量,液体应晶胶结合,以平衡盐溶液为主,切忌单纯输入葡萄糖液;②纠正酸中毒,主要用 5% 碳酸氢钠溶液,根据血气分析结果决定每次用量;③应用血管活性药物与肾上腺皮质激素,经补液和纠酸后血压仍不稳定者,可用多巴胺静脉滴注以升压,同时可用地塞米松静脉滴注。

4. 答:有:①发热:起病急,畏寒、发热,呈稽留或弛张热型;②全身中毒症状:头痛、腰痛、眼眶痛(三痛)、胃肠道症状、精神症状等;③皮肤充血潮红:颜面、颈部与上胸部显著(三红),重者呈酒醉貌;④出血:腋下、肩背部皮肤及软腭、睑结膜或球结膜下散在小出血点或点片状瘀斑,消化道出血等;⑤渗出表现:球结膜、眼睑或颜面水肿;⑥肾损害:主要有蛋白尿或有管型;⑦外周血白细胞总数升高,血小板减少,并出现较多的异型淋巴细胞。

5. 答:少尿一般发生于第5～8病日,主要表现为少尿或无尿及其引起的尿毒症、酸中毒和水电解质紊乱。严重者可出现高血容量综合征及肺水肿。治疗原则:简单说是"稳、促、导、透"。即稳定机体内环境,促进利尿,导泻和透析治疗。稳定内环境要特别控制患者每日出入量,应用利尿剂促进利尿,导泻可预防高血容量和高血钾,透析包括血液和腹膜透析。

6. 答:多尿期一般出现在9～14病日,可分3期:①移行期:尿量开始增加,但尿素氮及肌酐反而继续上升,症状加重;②多尿早期:每日尿量超过2 000 ml,但氮质血症未改善,病情仍重;③多尿后期:尿量每日超过3 000 ml,甚至高达10 000 ml以上,症状及肾功能逐渐好转,但此期仍可发生水、电解质紊乱及继发感染等并发症。

7. 答:早期诊断的依据有:①流行病学资料:主要根据发病季节、患者的职业与生活环境,当地疫情作为参考;②具有本病发热期的临床特征,如发热、全身中毒症状、充血、出血和渗出症状群、肾损害及外周血白细胞总数升高,血小板减少,并出现异型淋巴细胞,其中发热、出血、蛋白尿及白细胞升高与异型淋巴细胞尤为重要;③肾综合征出血热血清特异性抗体阳性可明确诊断。

第六章　登革热

登革热(dengue fever,DF)是由伊蚊传播登革病毒(*dengue virus*)引起,主要流行于热带和亚热带地区,夏秋季多见。临床表现有登革热和登革出血热(dengue hemorrhagic fever,DHF),严重者可发生登革休克综合征(dengue shock syndrome,DSS)。

第一节 教学大纲要求

1. 掌握登革热和登革出血热的临床表现、诊断及治疗。
2. 熟悉登革病毒的分型、流行特点。
3. 了解登革热和登革出血热的一般预防措施,控制传播和流行。

第二节 教材内容精要

1. 病原 登革病毒属黄病毒科中黄病毒属,病毒基因组为单股正链 RNA,有Ⅰ、Ⅱ、Ⅲ、Ⅳ 4 个血清型,各型之间及与其他黄病毒属有部分交叉免疫。促进性抗体(enhancing antibody)在登革出血热发病机制中有重要作用。

2. 流行特点 患者和隐性感染者为主要传染源,未发现健康病毒携带者。伊蚊是主要传播媒介,伊蚊可终生携带和传播病毒,并可经卵传给后代。人群普遍易感,感染后对同型病毒有巩固免疫力。其流行有地区性和明显季节性(夏秋雨季发病高)。

3. 临床表现 登革热起病急骤,以发热、皮疹、全身肌肉、骨关节疼痛为主,可有出血征象。登革出血热是登革热的一种严重类型,多由Ⅱ型病毒引起,以发热、皮疹、出血、休克为主要特征,严重者可发展为登革休克综合征,如不及时抢救,病死率高。

4. 诊断 根据流行病学资料、临床表现及实验室检查基本可明确诊断。世界卫生组织对登革出血热的诊断标准定为:①发热;②出血现象;③肝大;④休克;⑤血小板减少;⑥血液浓缩。但最好有病毒分离、特异性抗体及分子生物学诊断以确诊。

5. 治疗 以支持对症疗法为主,应注重发热、出血和休克的救治。预防可采取控制传染源、切断传播途径和提高人群免疫力综合措施。

重点：登革热和登革出血热的临床表现、早期诊断和治疗。

第三节　测试题

一、选择题

A1 型题

1. 登革热是由下列哪一种主要媒介传播？
   A. 中华按蚊　　　　　　B. 伊蚊
   C. 微小按蚊　　　　　　D. 雷氏按蚊
   E. 白蛉

2. 登革热的重要传染源是：
   A. 重型病例　　　　　　B. 潜伏期感染者
   C. 患者和隐性感染者　　D. 病毒携带者
   E. 动物带病毒者

3. 登革热主要流行地区为：
   A. 北方寒冷地区　　　　B. 温带干旱地区
   C. 干燥炎热地区　　　　D. 热带多雨地区
   E. 阴暗潮湿地区

4. 对于登革热的叙述，下列哪一项是错误的？
   A. 登革热病毒是一种 DNA 病毒
   B. 登革热病毒属于黄病毒属
   C. 登革热的主要传播媒介是伊蚊
   D. 登革热的皮疹多在病程 3～6 日出现
   E. 登革出血热多系第 2 型登革病毒感染所致

5. 下列各项均符合登革热的诊断，除外：

A. 发病10日前曾在登革热流行区居住
B. 急性起病,全身疼痛症状明显
C. 体温呈双峰热或马鞍热型
D. 周围血象白细胞总数增多
E. 皮肤有斑丘疹和出血点

6. 登革热患者的皮疹,其特点是:
A. 起病后的第1～2日出疹 B. 于病程的第3～6日出疹
C. 皮疹形态可只见斑丘疹   D. 四肢最先出疹
E. 常见荨麻疹

7. 典型登革热的起病特点是:
A. 起病缓慢
B. 骤起,于24小时内体温可高达40 ℃
C. 常伴鼻塞、流涕等上呼吸道症状
D. 常有咳嗽   E. 常出现抽搐

8. 周围血象检查,白细胞、血小板均明显减少的疾病为:
A. 流行性脑脊髓膜炎   B. 败血症
C. 猩红热   D. 登革热
E. 肾综合征出血热

9. 关于登革热实验室检查,下列哪一项是错误的?
A. 白细胞大多减少   B. 分类淋巴细胞通常减少
C. 可有血小板减少   D. 部分病例有蛋白尿
E. 转氨酶可有轻度上升

10. 登革热的并发症少见,相对常见的是:
A. 急性血管内溶血   B. 精神异常
C. 尿毒症   D. 心肌炎
E. 心力衰竭

11. 登革出血热的发病主要是由于：
   A. 血小板减少　　　　　　B. 血小板功能异常
   C. 毛细血管壁损伤　　　　D. 特异性促进性抗体
   E. 凝血因子减少
12. 关于登革热的治疗，下列所述哪项是正确的？
   A. 休息、隔离、对症治疗至完全退热
   B. 解热镇痛剂退热　　　C. 应积极静脉输液
   D. 早日进行抗病毒治疗　E. 发热时使用酒精擦浴
13. 预防登革热的根本措施是：
   A. 控制传染源　　　　　　B. 防蚊灭蚊
   C. 疫苗预防接种　　　　　D. 加强国境卫生检疫
   E. 注射丙种球蛋白

A2 型题

14. 某男，30岁，广东佛山市人，因急起发热、头痛3天于8月15日入院。体温最高41℃，伴周身肌肉、骨关节疼痛，皮肤有散在斑丘疹，伴痒感，鼻出血1次。体检：急病容，颜面潮红，双腋窝和腹股沟处可扪及蚕豆大小淋巴结多个。心肺（一），腹平坦，肝肋下刚及。血象：白细胞 $3.0×10^9/L$，中性粒细胞 0.54，淋巴细胞 0.46，血小板 $80×10^9/L$，ALT 300 U/L。最可能的诊断为：
   A. 肾综合征出血热　　　　B. 登革热
   C. 疟疾　　　　　　　　　D. 钩端螺旋体病
   E. 病毒性肝炎

B 型题

15～17题共用备选答案
   A. 白纹伊蚊细胞株纯系分离出病毒
   B. 死亡病例脑组织中可分离出病毒

C. 患者血液中查到病毒   D. 骨髓涂片可找到病原体

E. 粪便中能查出病毒颗粒

15. 乙型脑炎分离病毒：

16. 登革热病毒可从何处分离？

17. 疟原虫应在何处查找？

C型题

18～20题共用备选答案

A. 发热   B. 出血

C. 两者均有   D. 两者均无

18. 肾综合征出血热的表现：

19. 登革热临床上常见有：

20. 登革出血热常见表现为：

X型题

21. 登革出血热是登革热的一种严重类型,以下列哪些表现为主要特征？

A. 发热   B. 皮疹

C. 出血   D. 休克

E. 呕吐

22. 登革出血热易与下列哪些疾病相混淆？

A. 钩体病黄疸出血型   B. 败血症

C. 流行性脑脊髓膜炎   D. 流行性乙型脑炎

E. 肾综合征出血热

23. 登革热的临床特征是：

A. 发热、皮疹、出血

B. 急性血管内溶血是常见的并发症

C. 常见血白细胞增加

D. 有明显的肌肉、骨关节疼痛

E. 有明显的少尿期

二、填空题

1. 登革热系由_____引起,通过_____传播的急性传染病。

2. 登革出血热最重要的病理变化为_____。

3. 典型登革热临床表现主要为_____、_____、_____、_____及_____等。

4. 临床上登革热可分为_____和_____两型,表现有出血者为_____,同时有休克者称为_____。

三、名词解释

1. 促进性抗体(enhancing antibody)
2. 登革热
3. 登革出血热
4. 登革休克综合征

四、问答题

1. 试述典型登革热的临床表现。
2. 简述登革热的治疗措施。
3. 试述登革出血热的临床诊断标准。
4. 登革出血热的治疗原则是什么?

第四节　答案与题解

一、选择题

(一)答案

1. B　2. C　3. D　4. A　5. D　6. B　7. B　8. D　9. B
10. A　11. D　12. A　13. B　14. B　15. B　16. A　17. D
18. C　19. C　20. C　21. ABCD　22. ABE　23. ABD

(二)题解

1. 题解：伊蚊包括埃及伊蚊和白纹伊蚊是登革热的主要传播媒介；各种按蚊则是传播疟疾的媒介，依各地区不同，蚊种亦有异；白蛉为黑热病的传播媒介。

2. 题解：登革热的重要传染源是患者和隐性感染者。未发现健康人和动物带毒者，潜伏期感染和重型病例亦非主要传染源，在此是作为一个迷惑答案，不应上当或混淆。

3. 题解：登革热广泛流行于热带和亚热带地区，主要发生于夏秋雨季，依此条件，只有选答 D 为最适合本题所问。

4. 题解：登革热病毒为 RNA 病毒而非 DNA，故 A 是错误的。其他各项叙述均为正确。

5. 题解：登革热的潜伏期为 3～15 日，起病急骤，全身疼痛明显，体温呈双峰热型或马鞍型，可同时有多型性皮疹，故 A、B、C、E 均符合诊断，惟 D 描述血白细胞总数增多错误，应除外。

6. 题解：登革热的皮疹于病程第 3～6 日出现，其疹形可为多样性，不是只有斑丘疹，且荨麻疹少见，可同时分布于全身，故题中诸项描述，只有 B 项符合其特点。

7. 题解：典型登革热起病急骤，体温可在 24 小时内升至

40 ℃,但无上呼吸道症状及咳嗽等,只有重型登革热才可能出现抽搐,不会是常出现抽搐。故应答 B。

8. 题解:流脑、败血症、猩红热为细菌引起的疾病,血白细胞均增高,肾综合征出血热虽为病毒所致,但白细胞亦明显增高,所列疾病中只有登革热属于血白细胞和血小板明显减少。

9. 题解:登革热病例在发病后第 2 日,白细胞总数及中性粒细胞开始下降,可有血小板减少,有少量尿蛋白,约 50% 病例丙氨酸转氨酶轻度升高,血象细胞分类因中性粒细胞减少,故淋巴细胞应相对增多,说通常减少是错误的。

10. 题解:在登革热的并发症中,相对常见的为急性血管内溶血,多发生于 G-6-PD 缺乏的患者,其他并发症更为罕见或无。

11. 题解:登革出血热可产生特异性促进性抗体,能促进登革病毒与细胞表面受体结合,释放活性因子,导致血管通透性增加,血浆蛋白渗出,引起血液浓缩和休克,这是发生本病的主要机制。

12. 题解:对登革热的处理,要求休息、隔离、对症治疗至完全退热,此为正确。而其他项均不宜,如:解热镇痛药有诱发急性血管内溶血之虑,应慎用;输液可能导致脑水肿,非必要时尽量不输;无特效抗病毒药物;因本病常有明显的皮肤出血,退热不应用酒精擦浴,以免加重出血。

13. 题解:控制传染源和加强国境检疫是减少传染源以预防本病的一个方面,但隐性感染和发病前 1 日即具传染性的患者很难发现;目前又无可靠疫苗,注射丙种球蛋白亦无效;因此,预防的根本措施为防蚊灭蚊。

14. 题解:本题为考核鉴别诊断。患者来自登革热流行区,8 月为高发季节,临床表现发热、骨关节疼痛、皮疹、血白细胞及血小板减少,故首先应考虑登革热。而其他几种病虽有某些相似,但无主要特征支持,如:肾综合征出血热季节不符;疟疾没有间隙性冷、热、出汗,且不应有皮疹;钩体病无三红及腓肠肌痛;病毒性肝炎消化道症状不突出。

15~17题解:各种疾病查找病原体方法有极大不同,乙型脑炎病毒从脑组织分离;登革热病毒可采用白纹伊蚊细胞株分离;疟原虫则在骨髓涂片中阳性率高。

18~20题解:肾综合征出血热、登革热及登革出血热三病在临床表现上,发热、出血两者均有,故全都答C。

21. 题解:登革出血热是登革热的一种严重类型,以发热、皮疹、出血、休克为主要表现,呕吐不是本病特征,因其病理变化主要是全身微血管系统改变,消化道症状不常见。

22. 题解:登革出血热主要有发热、皮疹、出血或休克等表现,与黄疸出血型钩体病、败血症和肾综合征出血热有类似处,需加以区别。而神经系统表现如脑膜刺激征或颅内高压症不明显,故不像流行性脑脊髓膜炎或乙型脑炎。

23. 题解:登革热的临床特征有发热、皮疹、出血,可以并发血管内溶血,有明显的肌肉、骨关节疼痛。但白细胞总数不增加,也无明显少尿期。

二、填空题

1. 登革病毒　伊蚊媒介
2. 全身微血管功能损害
3. 发热　肌肉、骨骼和关节疼痛　皮疹　出血　白细胞减少
4. 轻型　重型　登革出血热　登革休克综合征

三、名词解释

1. 促进性抗体为感染登革热病毒后产生的特异性抗体,该抗体具有弱的中和作用和强的促进作用,它可促进登革病毒与单核-巨噬细胞表面 Fc 受体结合,促进释放细胞活性因子,导致血管通透性增加,引起血液浓缩和休克,在登革出血热发病中起重要作用。

2. 登革热是由登革病毒引起的由伊蚊传播的急性传染病。临床特点为突起发热,全身肌肉、骨、关节痛,极度疲乏,皮疹,淋巴结肿大及白细胞减少。

3. 登革出血热是登革热的一种严重类型,常由Ⅱ型登革病毒引起。起病类似典型的登革热,发热 2～5 日后病情突然加重,有多器官大量出血和休克,血液浓缩,血小板减少,血细胞增多,肝肿大。多见于儿童,病死率高。

4. 登革休克综合征具有典型登革热的表现,在病程中或退热后,病情突然加重,有明显出血伴周围循环衰竭或休克等表现,病情凶险,若未及时抢救可导致迅速死亡。

四、问答题

1. 答:典型登革热的临床表现有:①发热:起病急骤,恶寒、高热,24 小时内体温可达 40 ℃,持续 5～7 日后骤退至正常,部分病人出现双峰热。发热时伴头痛,眼球后痛,骨、肌肉及关节痛,极度乏力,可有恶心、呕吐、腹痛等胃肠道症状。早期颜面潮红,眼结合膜充血及浅表淋巴结肿大;②皮疹:病程 3～6 日出现,多为斑丘疹或麻疹样皮疹。皮疹分布于全身,多有痒感,不脱屑,持续 3～4 日消退;③出血:病程 5～8 日,部分病例有不同程度出血,表现为牙龈出血、呕血或黑便、皮下出血、咯血、血尿等。

2. 答:登革热主要采取支持和对症治疗。卧床休息,防蚊隔离至完全退热为止,其次给予易消化软食,加强护理,防止病情加重。高热时物理降温,毒血症重者可用肾上腺皮质激素,适时应用止血剂,及时补充液体和电解质,有休克倾向时纠正血容量。

3. 答:登革出血热的诊断可根据:①典型登革热临床表现;②有明显出血现象;③血小板在 $100×10^9/L$ 以下;④血细胞容积增加20%以上者。具备此4项可诊断为登革出血热,若同时伴有休克者则为登革休克综合征。

世界卫生组织提出的诊断依据为:①发热;②出血现象;③肝大;④休克(脉率高于100次/分钟和血压低至20 mmHg或更低,或低血压);⑤血小板减少($\leqslant100×10^9/L$);⑥血浓缩(血细胞浓度$\geqslant20\%$)。

4. 答:登革出血热的治疗以支持疗法为主,注意维持水、电解质平衡,纠正酸中毒,休克病例要快速输液以扩张血容量,并加用血浆或代血浆,可应用肾上腺皮质激素静脉滴注,以减轻中毒症状和纠正休克,有DIC证据者按DIC治疗。

第五单元
中枢神经系统传染病

第一章 流行性脑脊髓膜炎

流行性脑脊髓膜炎(epidemic cerebrospinal meningitis)简称流脑,是由脑膜炎奈瑟菌引起的一种化脓性脑膜炎,为中枢神经系统感染主要疾病。

第一节 教学大纲要求

1. 掌握流行性脑脊髓膜炎的发病机制、病理解剖和临床表现。
2. 熟悉流行性脑脊髓膜炎诊断、鉴别诊断和治疗。
3. 了解流行性脑脊髓膜炎的流行病学与临床措施。

第二节 教材内容精要

1. 病原学 脑膜炎奈瑟菌为革兰阴性双球菌,呈肾形或卵圆形,有4个主要抗原成分,分别为荚膜多糖、脂寡糖抗原、外膜蛋白型特异抗原和菌毛抗原。细菌裂解后释放内毒素为其致病的主要因素。

2. 流行病学特点 带菌者和流脑病人为传染源,带菌者意义更大。主要经飞沫呼吸道传播,儿童发病率高,有明显季节性,多发于11月至次年5月,以3、4月为高峰。呈全球分布,散发或流行,部分患者暴发起病。

3. 临床表现　分为轻型、普通型和暴发型,普通型占90%以上,病程分为前驱期、败血症期、脑膜炎期和恢复期。败血症期70%以上可出现皮肤黏膜瘀点或瘀斑,脑膜炎期表现剧烈头痛、频繁呕吐、狂躁及脑膜刺激征。暴发型分为休克型、脑膜脑炎型和混合型,起病急骤、病情凶险。循环衰竭是休克型的主要特征,脑膜脑炎型以脑实质损害为特征,严重者可发生脑疝。

4. 实验室检查　血象白细胞总数及中性粒细胞增高,脑脊液是确诊的重要方法,呈化脓性脑脊液改变,可培养出病原菌。瘀点涂片染色检查细菌简便易行,免疫学检查有助于早期诊断。

5. 诊断与鉴别　在流脑流行季节突起高热、头痛、呕吐,伴神志改变,皮肤黏膜瘀点瘀斑或脑膜刺激征阳性者,即可初步临床诊断。脑脊液检查可进一步明确,确诊有赖于细菌检查。需要与其他细菌引起的化脓性脑膜炎、败血症或感染性休克等区别。

6. 治疗与预防　普通型流脑除一般和对症治疗外,重点在病原治疗,首选青霉素。暴发型则应根据不同表现在迅速抗菌治疗同时,积极有力地抗休克、皮质激素应用、脱水剂应用以减轻脑水肿及防止脑疝等。

早期发现病人并就地隔离治疗,对密切接触者除医学观察外,可进行药物预防。

重点:普通型和暴发型流脑的典型临床表现及其诊治。

第三节　测试题

一、选择题

A1 型题

1. 流行性脑脊髓膜炎的致病菌属于:
   A. 革兰阳性双球菌　　　B. 奈瑟菌属,革兰阳性
   C. 革兰阴性杆菌　　　　D. 卡他球菌
   E. 革兰阴性肾形双球菌
2. 有关脑膜炎双球菌特性叙述,下面哪项正确?
   A. 革兰染色阴性,在体外抵抗力弱,能产生自溶酶而自溶死亡
   B. 为专性厌氧菌,在普通培养基上生长良好
   C. 革兰染色阳性,能产生毒力较强的外毒素
   D. 目前我国流行株一直是以B群为主
   E. 属奈瑟菌属,在机体内该菌多见于中性粒细胞外
3. 脑膜炎双球菌致病的重要因素是:
   A. 外毒素　　　　　　　B. 内毒素
   C. 荚膜　　　　　　　　D. 菌毛
   E. 侵袭力
4. 脑膜炎双球菌的特异性抗原为:
   A. 细胞膜　　　　　　　B. 细胞
   C. 荚膜　　　　　　　　D. 鞭毛
   E. 胞浆
5. 关于流脑的流行特点,下列叙述哪项不正确?
   A. 传染源主要是病人　　B. 好发于冬春季
   C. 主要通过空气飞沫传播　D. 发病以小儿为多
   E. 人感染后可产生持久免疫力
6. 流脑最重要的传染源是:
   A. 现症病人　　　　　　B. 带菌者
   C. 慢性感染者　　　　　D. 恢复期病人

E. 家畜

7. 关于流脑的易感性错误的是：

A. 由于可从母体获得抗体,6个月内的婴儿很少发病

B. 成人发病较少,系由于既往发生隐性感染获得了免疫力

C. 在流行年发病年龄可向高年龄组移动

D. 感染后有持久免疫力,各群间交叉免疫力亦持久

E. 儿童发病率高,特别是5岁以下婴幼儿发病率最高

8. 流脑的主要传播途径是：

A. 呼吸道传播　　　　　B. 消化道传播

C. 虫媒传播　　　　　　D. 接触传播

E. 经血液体液传播

9. 流脑流行时人感染脑膜炎双球菌后,大多表现为：

A. 无症状带菌者　　　　B. 上呼吸道感染

C. 仅有皮肤瘀点　　　　D. 普通型流脑

E. 轻型流脑

10. 普通型流脑病变的部位主要在：

A. 脑和脊髓的软脑膜　　B. 硬脑膜

C. 脑实质　　　　　　　D. 病变以脑底脑膜为主

E. 脊髓灰质

11. 目前我国流脑流行期间的主要菌群是：

A. A群　　　　　　　　B. B群

C. C群　　　　　　　　D. D群

E. W135群

12. 流脑暴发型败血症的发病机制是：

A. 急性肾上腺皮质功能衰竭所致

B. 内毒素所致的严重微循环障碍

C. 血管内皮损伤血浆外渗所致低血容量休克

D. 高热失水性休克

E. 外毒素引起的多脏器功能衰竭

13. 流脑患者皮肤瘀点瘀斑出现于病程何期?

A. 潜伏期　　　　　　　B. 前驱期

C. 败血症期　　　　　　D. 脑膜炎期

E. 恢复期

14. 流脑患者的脑膜刺激征是指:

A. 头痛、呕吐、血压增高　　B. 皮肤感觉过敏、狂躁

C. 惊厥、拒食、尖叫

D. 颈强直、凯尔尼格征、布鲁津斯基征阳性

E. 发热、头痛、昏迷

15. 关于暴发型流脑,下列说法错误的是:

A. 起病急骤,病情凶险　　B. 儿童多见,病死率高

C. 可分为暴发休克型和脑膜脑炎型

D. 暴发休克型脑脊液多显混浊、细胞数明显升高

E. 脑膜脑炎型以脑实质严重损害为特征

16. 流脑脑膜脑炎期的脑脊液检查结果是:

A. 蛋白正常、糖及氯化物降低、细胞数升高

B. 蛋白升高、糖及氯化物降低、细胞数升高

C. 蛋白升高、糖及氯化物降低、细胞数正常

D. 蛋白升高、糖及氯化物正常、细胞数升高

E. 蛋白正常、糖及氯化物降低、细胞数升高

17. 最常用和最实用于检测病原体以确诊流脑的方法可采用:

A. 血培养　　　　　　　B. 脑脊液培养

C. 瘀点组织液涂片染色镜检

D. 特异性抗体检测　　　　E. 骨髓培养

18. 为提高脑膜炎球菌培养阳性率,采集血或脑脊液标本必须立即送检,这是因为:

　　A. 细菌营养要求高　　　　B. 该菌仅能存在于人体内

　　C. 细菌可产生自溶酶,在体外易自溶而死亡

　　D. 需要在 5%～10% CO_2 环境中生长

　　E. 标本放置太久易污染

19. 确诊流脑最重要的依据是:

　　A. 突起高热,全身中毒症状明显

　　B. 全身皮肤及黏膜出血点

　　C. 体检脑膜刺激征阳性

　　D. 血常规白细胞及中性粒细胞升高

　　E. 细菌学检查阳性

20. 对流脑和流行性乙型脑炎最具鉴别诊断意义的是:

　　A. 意识障碍程度　　　　B. 皮肤瘀点瘀斑

　　C. 明显脑膜刺激征　　　　D. 颅内压增高程度

　　E. 抽搐的发生

21. 流脑与其他细菌性化脓性脑膜炎区别,有确诊价值的是:

　　A. 脑脊液结果呈化脓性改变

　　B. 起病急,有头痛、呕吐等症状

　　C. 脑膜刺激征阳性　　　　D. 脑脊液病原学检查

　　E. 周围血象白细胞增高

22. 流脑的病原治疗首选药物是:

　　A. 青霉素　　　　　　　　B. 磺胺嘧啶

C. 氯霉素 D. 诺氟沙星
E. 庆大霉素

23. 流脑患者出现昏迷、潮式呼吸、一侧瞳孔扩大,紧急处理需要立即:
   A. 静脉注射呋塞米 B. 静脉注射20%甘露醇
   C. 静脉注射地塞米松 D. 立刻气管切开
   E. 使用呼吸机人工呼吸

24. 患化脓性脑膜炎的婴儿,若病原菌未明,选用何种抗菌药物为佳?
   A. 磺胺嘧啶 B. 青霉素G
   C. 头孢曲松 D. 氯霉素
   E. 红霉素

25. 预防流脑的下列措施中,哪项最重要?
   A. 早期隔离病人 B. 流行季节少去公共场所
   C. 注射流脑菌苗 D. 口服预防药物
   E. 密切观察接触者

A2型题

26. 一例确诊为流脑脑膜炎型患者,突然出现昏迷、潮式呼吸和瞳孔大小不等,此时最主要的抢救措施是:
   A. 使用人工呼吸机 B. 20%甘露醇快速静滴
   C. 气管切开 D. 注射654-2
   E. 肌注苯巴比妥

A3型题

27~28题题干:患儿为8岁男孩,1月份突起发热、头痛、呕吐,伴腹泻3天,烦躁不安1天入院。体检:体温39.5℃,血压98/60 mmHg,精神萎靡,瞳孔等大,光反应好,颈有抵抗,胸腹部可见散在出血点,凯尔尼格(Kernig)征阳性,布鲁津斯基(Brudginski)征阴性,巴宾斯基(Babinski)征阴性,血象:WBC 15.0×10^9/L,N 0.90,L 0.10。

27. 本例患儿最可能的诊断是:
  A. 中毒性菌痢   B. 革兰阴性杆菌败血症
  C. 流感嗜血杆菌脑膜炎   D. 结核性脑膜炎
  E. 流行性脑脊髓膜炎

28. 为及时明确诊断,最重要而快速的检查是:
  A. 脑脊液常规+涂片革兰染色
  B. 脑脊液常规+生化   C. 血培养
  D. 脑脊液培养   E. 咽拭子培养

B型题

29~31题共用备选答案
  A. 血管内皮损伤,炎症坏死及血栓形成
  B. 全身小血管中毒性损伤   C. 全身广泛性小血管损伤
  D. 脑内血管微血管形成
  E. 颅底化脓性炎症或炎症后粘连

29. 流脑败血症期主要病变是:

30. 钩端螺旋体病的基本病变:

31. 流脑引起脑神经损害的原因:

C型题

32~33题共用备选答案
  A. 颅内压增高征   B. 微循环衰竭、休克征象
  C. 两者均有   D. 两者均无

32. 暴发休克型流脑常具备有:

33. 流行性乙型脑炎临床表现:

34~35题共用备选答案

A. 因呼吸衰竭死亡　　　　B. 脑干和动眼神经受压
C. 两者均有　　　　　　　D. 两者均无

34. 枕骨大孔疝表现：
35. 天幕裂孔疝表现：

X型题

36. 关于流脑的皮疹，下列哪些正确：
A. 疹型多为瘀点瘀斑
B. 散在分布于全身皮肤及黏膜
C. 严重者可迅速扩大或融合
D. 中央可能有因血栓形成而坏死
E. 压之不退色

37. 流行性脑脊髓膜炎发生枕骨大孔疝时常有：
A. 昏迷程度加深　　　　　B. 瞳孔明显散大
C. 上肢呈内旋，下肢强直　D. 呼吸不规则
E. 肌张力降低

38. 化脓性脑膜炎除流行性脑脊髓膜炎外，还有哪些病原体可以引起？
A. 金黄色葡萄球菌　　　　B. 革兰阴性杆菌
C. 肺炎链球菌　　　　　　D. 铜绿假单胞菌
E. 水痘-带状疱疹病毒

39. 关于流脑脑脊液的检查，下列说法错误的是：
A. 细胞数明显升高，以中性粒细胞为主
B. 脑脊液外观清亮　　　　C. 脑脊液蛋白增加
D. 脑脊液糖和氯化物增高
E. 败血症休克型病人脑脊液可无明显改变

40. 对颅内压明显增高的患者进行腰穿,应注意:
A. 先静滴甘露醇适当降颅压后再行穿刺
B. 穿刺成功后应快速让脑脊液流出,尽快结束操作
C. 为让脑脊液缓慢流出,不宜将针芯全部拔出
D. 放脑脊液不宜过多,够检查即行
E. 腰穿操作后让患者平卧6~8小时

二、填空题

1. 流行性脑脊髓膜炎的病原体为_____,为革兰染色_____,在我国流行的以_____群菌株为主。
2. 暴发性流行性脑脊髓膜炎临床上可分为_____、_____和_____三型。
3. 脑膜炎双球菌包括4个主要抗原成分,分别为_____、_____、_____及_____。
4. 脑膜炎球菌可存在于患者的_____、_____和_____,故常可在这些部位取材找病原体。

三、名词解释

1. 脑膜炎球菌病　　2. 脑膜炎奈瑟菌
3. 暴发型流脑　　　4. 慢性型流脑

四、问答题

1. 简述老年人流脑的特点。
2. 简述婴幼儿流行性脑脊髓膜炎的特点。
3. 试述流脑在临床上的分型与分期。
4. 预防流脑应采取哪些措施?

5. 流脑有哪些主要流行病学特点?
6. 普通型流脑的临床表现特点有哪些?
7. 试述暴发休克型流脑的抢救原则。
8. 试述暴发型流脑脑膜脑炎型的抢救原则。

第四节 答案与题解

一、选择题

(一)答案

1. E 2. A 3. B 4. C 5. A 6. B 7. D 8. A
9. A 10. A 11. A 12. B 13. C 14. D 15. D 16. B
17. C 18. C 19. E 20. B 21. D 22. A 23. B 24. C
25. C 26. B 27. E 28. A 29. A 30. B 31. E 32. C
33. A 34. A 35. C 36. ABCDE 37. ABCD 38. ABCD
39. BD 40. ACDE

(二)题解

1. 题解:流脑致病菌为革兰阴性肾形双球菌明确,描述为革兰阳性、球菌或杆菌者均错误。

2. 题解:脑膜炎双球菌为革兰染色阴性,在体外抵抗力弱,能产生自溶酶自溶,正确。而其他项所述均非本菌特点。

3. 题解:脑膜炎双球菌裂解后释放的内毒素为致病的重要因素。

4. 题解:荚膜多糖为群特异性抗原,据其抗原性不同将脑膜炎球菌分为13个血清群,以A、B、C三群最多见。

5. 题解:流脑的传染源为病人和带菌者,且以带菌者为主,故此项单说是病人不正确外,余项叙述均正确。

6. 题解：流脑病人和带菌者均是传染源，但由于本病隐性感染率高，流行期间人群带菌率高达50%，不易被发现，而病人经治疗后细菌很快消失，故最主要的传染源为带菌者。

7. 题解：题中A、B、C、E所述均正确。感染后免疫力持久亦正确，惟接着又说各群间交叉免疫力持久就是错误的。

8. 题解：主要传播途径为经咳嗽、打喷嚏藉飞沫呼吸道直接传播，很明确。

9. 题解：脑膜炎球菌主要引起隐性感染，据统计60%～70%为无症状带菌者，约30%为上呼吸道感染型，典型流脑者仅约1%。

10. 题解：普通型流脑病变部位主要在脑和脊髓的软脑膜，故称脑脊髓膜炎。其他部位可有病变，但均非主要或只是题中故意列出以作为干扰的。

11. 题解：脑膜炎球菌有13个血清群，目前我国流行的主要是A群，占90%以上。欧美国家则以B、C群为主，W135群极少。

12. 题解：内毒素致全身小血管痉挛，内皮细胞损伤，微循环障碍，继而引起休克。

13. 题解：流脑患者于败血症期70%以上可出现皮肤黏膜瘀点瘀斑，是其特征之一，在潜伏期、前驱期细菌尚未入血，不可能引起皮肤瘀点，而至脑膜炎期或恢复期已无意义。

14. 题解：脑膜刺激征是一组体征，指颈项强直、凯尔尼格征、布鲁津斯基征阳性。其他项所述则均为颅内压增高的症状或表现，非为脑膜刺激征。

15. 题解：暴发休克型流脑由于起病急骤，以休克表现为主，脑脊液改变不明显，故大多澄清，细胞数正常或轻度升高，题中D

项所说为错误。其他关于暴发型流脑的说法均正确。

16. 题解：流脑脑膜炎期的脑脊液改变属化脓性，应是蛋白升高、糖及氯化物降低、细胞数升高。若说蛋白、糖及氯化物正常，或细胞数正常者显然是错误的。

17. 题解：题中所列方法虽均可用作为诊断流脑的检测病原体，但最常用而又简便快捷的方法是瘀点组织液涂片染色镜检，阳性率约为60%～80%，是早期诊断最实用的方法。

18. 题解：脑膜炎球菌可产生自溶酶，在体外时间稍长易自溶死亡，影响培养阳性率，这是需要立即送检的主要原因。

19. 题解：题内所列临床症状、体征虽均为流脑患者所常见，有助于诊断，但最重要的确诊依据为细菌学检查发现脑膜炎球菌。

20. 题解：流脑和乙脑均是中枢神经系统的常见传染病，许多症状体征有一定共性，但皮肤黏膜瘀点瘀斑为流脑特征，乙脑则无此特征，故最具鉴别诊断意义。

21. 题解：流脑与其他化脑都可表现起病急，有头痛、呕吐等症状，脑膜刺激征阳性，脑脊液成化脓性改变、外周血象白细胞增高，但其他细菌化脓性脑膜炎无明显季节性，多为散发，无瘀点瘀斑，病原学检查是区别的关键。

22. 题解：青霉素对脑膜炎球菌为高度敏感的杀菌药物，尚未出现明显的耐药，虽然其透过血脑屏障的能力不及头孢菌素或氯霉素，但加大剂量在脑脊液中能达到治疗有效浓度，故列为首选，应尽早使用。

23. 题解：流脑患者出现昏迷、潮式呼吸及瞳孔散大，应考虑脑水肿、脑疝，紧急处理是立即静脉注射20%甘露醇以脱水，降低颅内压。

24. 题解:答 C,因头孢曲松为第三代头孢菌素,具有抗菌谱广,易透过血脑屏障和不良反应低的特点,故适合病原菌未明的化脓性脑膜炎治疗。而磺胺药近年来耐药株增加,青霉素不易透过血脑屏障,氯霉素对造血功能有抑制,故均欠佳。

25. 题解:预防流脑的措施最重要的为注射流脑菌苗,以普遍提高人群免疫力。我国多年来采用脑膜炎球菌 A 群多糖菌苗,保护率达 90% 以上,使流脑发病率已大大下降。

26. 题解:流脑患者突然出现昏迷、潮式呼吸和瞳孔大小不等,应考虑发生了脑疝,此时最主要的抢救措施是快速使用 20% 甘露醇静脉滴注,以脱水和降低颅内压。

27~28 题解:患儿起病急,有头痛、呕吐,有瘀点和脑膜刺激征,血象高,故最可能的诊断为流行性脑脊髓膜炎。为明确诊断最重要而快速的检查是脑脊液常规+涂片革兰染色找细菌,因为其他检查为一般的且需时较长。

29~31 题解:流脑败血症期其主要病变是血管内皮损伤,炎症坏死及血栓形成;钩端螺旋体病则为全身小血管中毒性损伤;流脑导致脑神经损害的原因系颅底化脓性炎症和炎症后粘连所致。

32~33 题解:暴发休克型流脑既有颅内压增高也有微循环衰竭所致的休克征,而流行性乙型脑炎有颅内压增高,无休克表现。

34~35 题解:枕骨大孔疝可因呼吸衰竭死亡,天幕裂孔疝则两者均有。

36. 题解:流脑败血症期,70% 以上患者可出现皮肤、黏膜瘀点瘀斑,为本病特点,上述各项有关的描述均正确。

37. 题解:发生枕骨大孔疝时常有昏迷加深、瞳孔散大、肌张力增高而致上肢内旋,下肢强直,并迅速出现呼吸衰竭。E项说肌张力降低则错误,故此项除外。

38. 题解:前4种细菌均可引起化脓性脑膜炎,其发病无明显季节性,多为散发,且常有原发病灶或诱因。水痘-带状疱疹病毒虽可继发脑炎甚至有神经系统后遗症,但因系病毒性改变,不会引起化脓性脑膜炎。

39. 题解:流脑的脑脊液检查呈化脓性改变,细胞数及蛋白均明显增高,暴发休克型可无明显改变均正确。而脑脊液外观应混浊、糖和氯化物应降低,题中B、D二项所说是错误的。

40. 题解:对颅内压明显增高的患者进行腰椎穿刺时,应注意A、C、D、E诸项,以防突然降低颅内压,发生脑疝或引起其他不适。

二、填空题

1. 脑膜炎球菌(脑膜炎奈瑟菌)　阴性　A
2. 暴发性休克型　脑膜脑炎型　混合型
3. 荚膜多糖　脂寡糖抗原　外膜蛋白型特异抗原　菌毛抗原
4. 血液　脑脊液　皮肤瘀点　鼻咽部

三、名词解释

1. 脑膜炎球菌病系指脑膜炎球菌进入人体所导致的一组疾病。包括流脑、暴发性球菌败血症、呼吸道感染、关节感染、心包感染、眼部感染、泌尿生殖道感染,统称为脑膜炎球菌病。

2. 脑膜炎奈瑟菌又称脑膜炎球菌,属奈瑟菌属,为革兰阴性双球菌,呈肾形或卵圆形,凹面相对成双排列,具有多糖荚膜。仅存在于人体。可自带菌者的鼻咽部及病人血液、脑脊液和皮肤瘀点中检出。

3. 起病急剧、病情变化迅速，病势严重，病死率高，根据病情不同，又可将其分为暴发休克型、脑膜脑炎型和混合型。

4. 慢性流脑少见，成人患者相对稍多，病程可迁延数周至数月。常表现为间隙性发冷发热，每次发热历时12小时后缓解，隔1～4日再次发作，发作后常成批出现皮疹或瘀点，伴关节痛、脾大、血白细胞增多，血培养可为阳性。

四、问答题

1. 答：老年人流脑的特点有：①老年人免疫功能低下，血中备解素不足，对内毒素敏感性增加，故暴发型发病率高；②临床表现上呼吸道感染症状多见，意识障碍明显，皮肤黏膜瘀点瘀斑发生率高；③病程长，多在10日左右；并发症及夹杂症多，预后差，病死率高；④实验室检查血白细胞可能不高，提示病情重，机体反应差。

2. 答：婴幼儿流脑临床症状常不典型，除高热、拒食、吐奶、烦躁和啼哭不止外，惊厥、腹泻和咳嗽较成人多见，而脑膜刺激征可不明显。前囟未闭者大多突出，少数患儿可因频繁呕吐、出汗导致失水反可出现前囟下陷。

3. 答：流脑在临床上可分为普通型、暴发型、轻型和慢性型。普通型占全部病例的90%以上，典型病例根据临床表现可分为前驱期、败血症期、脑膜炎期和恢复期。暴发型起病急骤，病情凶险，若不及时治疗，可在24小时内死亡，儿童多见，根据不同表现可分为败血症休克型、脑膜脑炎型和混合型。轻型多见于流脑流行后期，病变轻微。慢性型不多见。

4. 答:①控制传染源:及早隔离治疗病人和带菌者,密切观察接触者;②切断传播途径:加强卫生宣传教育,流行期间尽量少去公共场所,合理使用口罩等;③保护易感人群:进行流脑菌苗接种,以增强人群免疫力,加强体育锻炼等。流行期间可口服药物预防。

5. 答:流行特点有:①传染源:为脑膜炎球菌带菌者和流脑病人,隐性感染率高;②传播途径:主要为呼吸道直接传播;③易感性:普遍,感染后可产生持久的免疫力,各群间有交叉免疫,但不持久;④季节性:冬春季为流行高峰;⑤地区性:各地均有发生,以中小城市较多,偏僻地区一旦发生,可引起暴发性流行;⑥发病年龄:儿童多见,以5岁以下特别是6个月~2岁的婴幼儿发病率最高。

6. 答:普通型占全部病例的90%以上,可分为:前驱期、败血症期、脑膜炎期和恢复期。前驱期多无明显呼吸道症状,部分可有低热、咽痛、咳嗽等症状,持续1~2日。败血症期主要是突起高热、寒战、头痛、肌肉酸痛、食欲减退及精神萎靡等毒血症状。最显著的体征是皮肤和黏膜的瘀点瘀斑。脑膜炎期常出现剧烈头痛、频繁呕吐、烦躁、谵妄、昏迷等,并有明显脑膜刺激征。恢复期则体温逐渐降至正常,瘀点瘀斑消失,神经系统检查正常。

7. 答:①尽早应用有效抗菌药物,可联合用药,如用青霉素、头孢菌素、氯霉素等;②迅速纠正休克,扩容纠酸,必要时可加用血管活性药物如654-2改善微循环;③短期应用肾上腺皮质激素,减轻毒血症状,稳定溶酶体;④抗DIC治疗。若皮肤瘀斑不断增加且融合成片,应及早应用肝素治疗;⑤保护重要脏器,如脑、心、肝、肾、肺功能等。

8. 答:①尽早应用有效抗菌素,用法同休克型;②减轻脑水肿及防止脑疝;早期使用脱水剂治疗,防止脑疝和呼吸衰竭;③短期应用肾上腺皮质激素,减轻毒血症状,稳定溶酶体;④防治呼吸衰竭:吸痰、保持呼吸道通畅、吸氧,使用呼吸兴奋剂;⑤对症治疗:高热惊厥者可物理降温,早期使用镇静剂,必要时采用亚冬眠药物治疗。

第二章　流行性乙型脑炎

流行性乙型脑炎(epidemic encephalitis B)简称乙脑,又称日本脑炎,是由乙型脑炎病毒引起的以脑实质炎症为主要病变的中枢神经系统感染病。

第一节　教学大纲要求

1. 掌握乙脑的临床表现、诊断及治疗原则。
2. 熟悉乙脑的发病机制与病理解剖,乙脑与其他疾病的鉴别。
3. 了解乙脑病毒的特征及一般预防措施。

第二节　教材内容精要

1. 病原学　乙型脑炎病毒简称乙脑病毒,属黄病毒科黄病毒属,为单股正链 RNA 病毒。病毒抗原性稳定,其特异性抗体有助于诊断和流行病学调查。

2. 流行病学　传染源是人和动物,主要为猪。通过蚊虫叮咬传播,人群普遍易感,以 10 岁以下儿童多见,其发病有严格的季节性,感染后可获持久免疫力。

3. 临床表现　感染后多数为隐性感染,部分出现轻度的呼吸道症状;极少数出现脑炎表现。典型病例可分为初期、极期、恢复期和后遗症期4个阶段。高热、意识障碍、惊厥抽搐、呼吸衰竭等是乙脑极期的严重症状。高热、抽搐、呼吸衰竭可互为因果,后者常为致死的主要原因。临床类型可有轻型、普通型、重型和极重型之分。

4. 诊断与鉴别诊断　诊断依据流行病学资料及临床特点结合实验室检查,特别是脑脊液及血清学检查有较大帮助。应与中毒性菌痢、结核性脑膜炎等鉴别。

5. 治疗和预防　积极的对症治疗和护理是基本措施,重点是处理好高热、抽搐和呼吸衰竭。预防的关键是灭蚊、防蚊及预防接种等综合措施。近年来,随着乙脑减毒活疫苗的广泛应用,大大减少了乙脑的发病数。

重点:典型乙脑极期的临床表现及其治疗。

第三节　测试题

一、选择题

A1型题

1. 在我国,乙脑的主要传播媒介是:
   A. 中华按蚊　　　　　　B. 微小按蚊
   C. 伊蚊　　　　　　　　D. 三带喙库蚊
   E. 蝙蝠

2. 我国乙脑的发病季节主要集中在:
   A. 冬春季节　　　　　　B. 4、5、6月份
   C. 7、8、9月份　　　　　D. 10、11、12月份
   E. 无明显发病高峰

3. 乙脑的主要传染源是：
A. 无症状携带者　　　　　B. 隐性感染者
C. 显性感染者　　　　　　D. 蚊虫
E. 猪

4. 有关乙脑的发病特点，下列叙述正确的是：
A. 多发于成年人　　　　　B. 多发于年老体弱者
C. 多发于10岁以下儿童　　D. 缺乏年龄特征
E. 母体的抗体可传递给胎儿

5. 人对乙脑病毒普遍易感，感染后主要表现为：
A. 病原体被消灭或排出体外
B. 病原体携带状态　　　　C. 隐性感染
D. 潜伏性感染　　　　　　E. 显性感染

6. 流行性乙型脑炎极期最主要的三种凶险症状是：
A. 高热、惊厥、循环衰竭　B. 高热、惊厥、呼吸衰竭
C. 高热、惊厥、昏迷　　　D. 昏迷、惊厥、呼吸衰竭
E. 高热、昏迷、呼吸衰竭

7. 乙脑最主要的死亡原因是：
A. 过高热　　　　　　　　B. 昏迷合并肺炎
C. 反复惊厥　　　　　　　D. 严重后遗症
E. 中枢性呼吸衰竭

8. 乙脑与中毒性菌痢两者之间早期鉴别最有价值的是：
A. 早期有无循环障碍症状　B. 有无呼吸衰竭发生
C. 脑脊液检查　　　　　　D. 有无惊厥发生
E. 直肠拭子或生理盐水灌肠液，采集粪便镜检

9. 对流行性脑脊髓膜炎和乙脑最具临床鉴别诊断意义的是：

A. 意识障碍程度　　　　　　B. 皮肤瘀点瘀斑
C. 生理反射异常　　　　　　D. 颅内压增高症程度
E. 抽搐的发生

10. 下列哪一项临床表现在乙脑的极期较少出现？
A. 持续高热　　　　　　　　B. 意识障碍
C. 循环衰竭　　　　　　　　D. 呼吸衰竭
E. 惊厥或抽搐

11. 乙脑极期出现惊厥或抽搐最主要的原因是：
A. 发热　　　　　　　　　　B. 脑实质炎症及脑水肿
C. 呼吸衰竭　　　　　　　　D. 循环衰竭
E. 低钙

12. 下列哪一项表现提示中枢性呼吸衰竭？
A. 呼吸先快后慢　　　　　　B. 胸式或腹式呼吸减弱
C. 发绀　　　　　　　　　　D. 呼吸表浅、节律不整
E. 呼吸困难、节律整齐

13. 乙脑患者早期诊断具有特异性的检查是：
A. 腰穿检测脑脊液压力　　　B. 脑脊液常规化验
C. 头颅 CT 检查
D. 补体结合试验检测 IgG 抗体
E. 酶联免疫吸附试验检测 IgM 抗体

14. 下列哪一项不符合乙脑患者出现脑疝的表现：
A. 反复或者持久惊厥、抽搐　B. 脉搏转慢
C. 瞳孔忽大忽小，对光反应迟钝
D. 呼吸先快后慢、节律整齐
E. 昏迷加重或者烦躁不安

15. 有关乙脑的叙述，下列哪项不正确？

A. 乙脑是人畜共患的自然疫源性病
B. 猪不是乙脑的主要传染源
C. 发病有明显季节性,7、8、9月高发
D. 库蚊是主要传播媒介
E. 蚊感染乙脑病毒后可经卵传代,是病毒的长期贮存宿主

16. 乙脑患者最主要的治疗措施是:
A. 抗病毒药物　　　　　B. 提高免疫力
C. 对症支持治疗　　　　D. 治疗并发症
E. 抗菌治疗,预防继发感染

17. 乙脑患者出现脑疝、呼吸衰竭时正确的抢救措施,应除外:
A. 大剂量脱水剂静脉给药
B. 山莨菪碱或阿托品静脉注射
C. 地塞米松静脉给药　　D. 呼吸兴奋剂静脉注射
E. 5%葡萄糖生理盐水静脉输注

A2型题

18. 3岁患儿,7月15日以高热2天,昏迷伴抽搐1天入院,体查:深度昏迷,呼吸节律不齐,瞳孔缩小,颈项强直,脑膜刺激征阳性,周围血象,WBC $22×10^9/L$,N 0.90　L 0.10,下列处理哪一项是错误的?
A. 快速静脉推注甘露醇　B. 吸氧
C. 降温　　　　　　　　D. 镇静
E. 立即腰穿送脑脊液检查

19. 诊断为乙脑患儿,于发热后第三日上午入院,体温40℃,下午意识突然由嗜睡转为昏迷,反复抽搐,呼吸极不规则。此时应采取下列哪一组治疗最为恰当?

A. 迅速气管切开,加大呼吸兴奋剂、解痉剂
B. 使用人工呼吸器,呼吸兴奋剂、解痉剂
C. 面罩给氧加大流量,降温,解痉
D. 降温,呼吸兴奋剂,皮质激素
E. 降温,快速脱水,皮质激素

A3 型题

20～21 共用题干

5 岁男孩,7 月发病,急起持续性高热 6 天,意识障碍、昏迷、抽搐 1 天。体查:T 40℃,神志不清,无贫血,无肝、脾肿大,血象: WBC 15×10^9/L,N 0.80,L 0.20。

20. 此病人应考虑哪种诊断可能性大:
    A. 伤寒伴虚性脑膜炎　　B. 脑型疟疾
    C. 钩端螺旋体病脑膜炎型　D. 中毒性菌痢脑型
    E. 流行性乙型脑炎

21. 为明确诊断还应进一步检查:
    A. 乙脑 IgM 抗体　　　B. 大便镜检
    C. 肥达反应　　　　　D. 血涂片找疟原虫
    E. 外斐反应

B 型题

22～24 题共用备选答案
A. 特异性 IgM 抗体　　B. 特异性 IgG 抗体
C. 特异性 IgA 抗体　　D. 中和抗体
E. Vi 抗体

22. 乙脑患者最早出现的抗体是:
23. 用于调查乙脑人群免疫水平的抗体是:
24. 不属于乙脑的抗体是:

25～27题共用备选答案

A. 人 B. 猪
C. 人和猪 D. 鼠类
E. 人和蚊

25. 流行性脑脊髓膜炎的传染源是：
26. 流行性乙型脑炎的传染源主要是：
27. 肾综合征出血热的传染源是：

C型题

28～29题共用备选答案

A. 脑脊液中糖定量降低
B. 脑脊液中白细胞数明显增多($>1\,000\times10^6/L$)
C. 两者均有 D. 两者均无

28. 流行性脑脊髓膜炎
29. 流行性乙型脑炎

X型题

30. 乙脑患者常见的临床表现有：
   A. 皮肤瘀点、瘀斑 B. 头痛及意识障碍
   C. 呼吸衰竭 D. 循环衰竭
   E. 高热、惊厥

31. 乙脑患者发生脑疝的临床表现为：
   A. 瞳孔缩小 B. 呼吸节律不规则
   C. 昏迷加深 D. 出现过高热
   E. 脉搏转慢、血压降低

32. 预防乙脑的关键措施主要是：
   A. 灭蚊、防蚊 B. 管理好动物
   C. 疫苗预防注射 D. 隔离病人

E. 注射丙种球蛋白

33. 关于乙脑流行特征的叙述,正确的有:
A. 有严格的季节性,大多数发病集中在 7、8、9 月
B. 因隐性感染多,故临床发病呈散发性
C. 以 10 岁以下儿童发病为主
D. 世界各地均有本病存在   E. 发病有家族聚集现象

34. 对乙脑患者脑水肿的处理原则是应用:
A. 促进脑细胞代谢药物   B. 呼吸兴奋剂
C. 肾上腺皮质激素   D. 脱水剂(20%甘露醇等)
E. 呋塞米

二、填空题

1. 乙脑极期症状最严重,通常所说的三大严重表现是指_____、_____和_____。

2. 人不是乙脑的主要传染源,是由于_____和_____。

3. 乙脑病毒进入人体后是否发病,与_____和_____有关。

4. 乙脑的后遗症主要有_____、_____、_____、_____和精神失常等。

5. 乙脑特异性 IgM 抗体一般在起病后_____日出现,在病程第_____时达高峰。

三、名词解释

1. 流行性乙型脑炎
2. 血管套(periyascular cuffing)
3. 胶质小结(colloidal nodules)   4. 脑疝

四、问答题

1. 简述乙脑极期的临床表现。
2. 简述流行性乙型脑炎脑脊液改变的主要特点。
3. 流行性乙型脑炎的流行病学特征有哪些?
4. 预防乙脑的措施有哪些? 其中哪一种最为重要?
5. 试述乙脑与流行性脑脊髓膜炎的鉴别要点。
6. 乙脑的高热、惊厥、呼吸衰竭的处理原则有哪些?

第四节 答案与题解

一、选择题

(一)答案

1. D 2. C 3. E 4. C 5. C 6. B 7. E 8. E 9. B 10. C 11. B 12. D 13. E 14. D 15. B 16. C 17. E 18. E 19. E 20. E 21. A 22. A 23. D 24. E 25. A 26. B 27. D 28. C 29. D 30. BCE 31. BCD 32. AC 33. ABC 34. CDE

(二)题解

1. 题解:乙脑必须通过中间宿主蚊虫来传播,在我国传播乙脑的主要媒介为三带喙库蚊。

2. 题解:乙脑的发病有明显季节性,在亚热带和温带地区(我国)80%~90%的病例集中在7、8、9三个月内,主要与蚊虫繁殖、气温和雨量等因素密切相关。

3. 题解:人和动物都可成为乙脑的传染源。但人感染后病毒血症时间短暂,血中病毒含量少,故不是主要传染源。而猪的感染率和感染后病毒含量高,病毒血症期长,加上猪的饲养面广,与人接触密切,故是主要传染源。蚊虫为传播媒介。

4. 题解:乙脑病后免疫力持久,成年或老年人可能已因隐性感染而获得免疫力,母体亦可将抗体传递给胎儿,故乙脑患者大多为10岁以下儿童,以2~6岁发病最高。

5. 题解:感染后多数为隐性感染,显性与隐性感染之比为1:(300~2 000),另三种表现则不存在或未确定。

6. 题解:乙脑极期最严重的症状是高热、惊厥、呼吸衰竭,尤以呼吸衰竭常为致死的主要原因。而昏迷、循环衰竭则非本病特点。

7. 题解:中枢性呼吸衰竭为乙脑最主要的死亡原因,其表现为节律不规则及幅度不均,如呼吸表浅、双吸气、叹息样呼吸、潮式呼吸及抽吸样呼吸等,最后呼吸停止。当然,其他因素严重者亦可致死,但非主要死因。

8. 题解:此两病均在夏秋季发病,以儿童多见,起病急骤而严重,早期鉴别最有价值的是采集粪便标本镜检,若发现脓细胞可考虑为中毒性菌痢,乙脑是不会有肠道病变的。

9. 题解:此两种病均可表现意识障碍、颅内压增高、发生抽搐及生理反射异常等,但流脑常有皮肤瘀点瘀斑,是其临床特点,而乙脑则无,故在临床上此点最具鉴别意义。

10. 题解:乙脑极期的表现主要有高热,体温常达40 ℃以上;意识障碍包括嗜睡、谵妄、昏迷等;惊厥或抽搐;呼吸衰竭等。因本病系脑实质炎性病变为主,出现循环衰竭者极少见。

11. 题解:乙脑极期惊厥或抽搐的发生率约为40%~60%,出现惊厥或抽搐的主要原因,系由于本病的基本病变在脑实质,故脑实质炎症及脑水肿是最主要的,高热亦有一定影响。

12. 题解：中枢性呼吸衰竭的特征表现为呼吸表浅、节律不整。而外周性的呼吸节律整齐，发绀、呼吸减弱或呼吸困难是一般呼吸衰竭的共同表现。

13. 题解：乙脑患者特异性 IgM 抗体在病后 3～4 日出现，脑脊液中最早在病程第 2 日即可检出，为早期诊断最可靠的指标。

14. 题解：乙脑患者出现脑疝可表现有反复或持续惊厥、抽搐；脉搏转慢；瞳孔忽大忽小，对光反应迟钝；昏迷加重或烦躁不安等。而 D 项呼吸先快后慢、节律整齐是周围呼吸衰竭的表现，此项不符合脑疝。

15. 题解：乙脑为人畜共患病，7、8、9 月份为高发季节，蚊为主要传播媒介，且可在蚊体内经卵传代，故 A、C、D、E 叙述均正确，惟 B 项说猪不是主要传染源错误。

16. 题解：关于乙脑的治疗，目前尚无有效的抗病毒药物，提高免疫力只起一般作用，治疗并发症只是一个方面，抗菌治疗对病毒无效，最主要的治疗措施应是针对严重表现的对症支持治疗，以降低病死率。

17. 题解：乙脑患者发生脑疝和呼吸衰竭时，应予紧急脱水、降低颅内压，必须采用 A、B、C、D 等项措施，但不能用 5％ 葡萄糖盐水，因为此液体为等渗液，可能更加重脑水肿。

18. 题解：根据患儿症状、体征及血象高，又是 7 月份发病，应考虑中枢神经系统感染，特别是有深昏迷、瞳孔缩小、呼吸节律不齐，可能伴有脑疝。处理上给降温、镇静、吸氧及静脉推注甘露醇等均极为正确。但不要立即腰穿检查脑脊液，以防出现或加重脑疝，造成严重危害的恶果。

19. 题解：乙脑患儿起病已 3 日，突然出现深昏迷、反复抽搐、呼吸不规则等，应考虑为已发生脑疝。此时最恰当的处理应为降温、快速脱水及使用皮质激素治疗。

20~21题解：5岁患儿，夏季发病，以高热、意识障碍、昏迷、抽搐为主，血象高，故考虑以流行性乙型脑炎可能性大。为进一步明确诊断可检查乙脑IgM抗体。

22~24题解：乙脑最早出现的为特异性IgM抗体，常在病后3~4日即出现。用于流行病学调查的则为中和抗体；Vi抗体是伤寒杆菌所有，非为乙脑患者所属。

25~27题解：流行性脑脊髓膜炎只有人感染发病，动物一般不感染，故人是传染源。乙脑是人畜共患的自然疫源性疾病，人和动物均可成为传染源，但主要传染源是猪。肾综合征出血热的主要传染源是鼠类。

28~29题解：流行性脑脊髓膜炎脑脊液中糖定量降低和细胞数明显增多，故为两者均有；而乙脑的脑脊液为病毒性改变，糖不降低，白细胞数在$(50\sim500)\times10^6/L$之间，不会明显增多，故为题中两者均无。

30. 题解：乙脑主要是脑实质损害，可以引起头痛、意识障碍、惊厥和抽搐，严重脑水肿可引起脑疝导致呼吸衰竭。但临床表现一般无循环衰竭，无皮肤瘀点瘀斑，是与流脑重要鉴别点之一。

31. 题解：乙脑患者发生脑疝的临床表现可有昏迷加深，呼吸节律不规则，瞳孔大小不等，脉搏转慢，血压升高，出现过高热等。还可表现反复或持续惊厥、抽搐，肌张力增高。而不会表现瞳孔缩小，血压降低。

32. 题解：乙脑必须由蚊虫传播，故抓好防蚊、灭蚊，同时要做好疫苗预防注射是关键。

33. 题解：乙脑的流行特征前3项叙述均正确。惟其发病地区主要分布于亚洲,而非全世界;发病亦无家族聚集现象。

34. 题解:脑水肿的处理原则是要减轻脑水肿,除脱水剂可以直接脱水、降低颅内压外,并用呋塞米、肾上腺皮质激素亦有利尿、消炎、加强脱水作用。而促进脑细胞代谢的药物及呼吸兴奋剂并无脱水效果。

二、填空题

1. 高热　抽搐或惊厥　呼吸衰竭
2. 病毒血症持续时间短　血中病毒含量少
3. 病毒的数量与毒力　机体的免疫力和其他防御功能
4. 意识障碍　痴呆　失语　肢体瘫痪
5. 3~4　2周

三、名词解释

1. 流行性乙型脑炎是由乙脑病毒引起的以脑实质炎症为主要病变的急性传染病。经蚊虫传播,主要分布在亚洲,多为夏秋季流行。临床上以高热、意识障碍、抽搐、病理反射及脑膜刺激征为特征。

2. 血管套系乙脑的病理改变之一,由于炎症细胞浸润,显示淋巴细胞、单核细胞和浆细胞等在脑实质中,聚集在血管周围间隙,形成套状,谓之"血管套"。

3. 胶质小结为乙脑的病理改变,表现在脑实质中胶质细胞弥漫性增生,聚集在坏死的神经细胞周围形成的小结。

4. 由于颅内压过高,将脑组织压向嵌入生理脑间隙或孔而形成疝,如枕骨大孔疝、小脑幕裂孔疝等,从而引起一系列症状体征。

四、问答题

1. 答:典型乙脑极期多在病程的第 4~10 日,临床表现有:①高热;②意识障碍;③惊厥或抽搐;④呼吸衰竭;⑤出现神经系统症状和体征。高热、惊厥或抽搐、呼吸衰竭是乙脑极期的严重症状,三者相互影响,尤其呼吸衰竭常为主要致死原因。

2. 答:乙脑的脑脊液检查,可有压力增高,外观无色透明或微混,白细胞计数多在 $(50～500)×10^6/L$,分类早期以中性粒细胞稍多,蛋白阳性,氯化物正常,糖正常或偏高。少数病例于病初脑脊液检测正常。

3. 答:特征有:①传染源:人和动物感染后均可成为传染源,其中猪是主要传染源;②传播途径:蚊虫是乙脑的传播媒介,其中以三带喙库蚊为主;③人群易感性:普遍,感染后多呈隐性感染,可获得持久免疫力。患者多为 10 岁以下的儿童,以 2~6 岁发病率最高;④流行特征:乙脑主要分布于亚洲,在我国 80%~90% 乙脑病例集中在 7、8、9 月,呈高度散发。

4. 答:应采取以灭蚊、防蚊及预防接种为主的综合措施。具体有:①控制传染源:隔离病人,人畜居地分开,流行季节前给幼猪进行疫苗接种;②切断传播途径:灭蚊、防蚊是预防的重要措施,改善环境卫生,消灭蚊虫孳生地;③保护易感人群:疫苗预防注射是保护易感人群的根本措施,对 10 岁以下儿童和进入流行区人员接种,保护率可达 60%~90%,以提高人群的特异性免疫力。

5. 答:两病鉴别要点有:①发病季节:乙脑多发生于 7~9 月,而流脑多见于冬春季;②临床表现:乙脑以高热、惊厥、意识障碍等脑实质损害表现为主,无皮肤瘀点,罕有休克。流脑大多突发高热、剧烈头痛、频繁呕吐,以脑膜炎的表现为主,有皮肤、黏膜瘀点瘀斑;③实验室检查:乙脑脑脊液呈非化脓性改变,脑脊液细胞数少,糖和氯化物正常,蛋白稍增高。流脑的脑脊液呈化脓性改变,外观混浊,白细胞明显升高,蛋白增加,糖和氯化物明显降低,涂片和培养可找到细菌。此外,可检测脑脊液及血清中特异性抗原、抗体,以助诊断。

6. 答:

(1)高热的处理以物理降温为主,药物为辅,同时降低室温,使肛温控制在 38 ℃左右。物理降温法主要是冰敷、乙醇擦浴、冷盐水灌肠等。伴有抽搐者可用亚冬眠疗法。

(2)惊厥或抽搐的处理原则为去除病因,如脑水肿所致者以脱水为主,严重者可并用激素;因呼吸道阻塞致脑细胞缺氧者,应吸痰、给氧、保持呼吸道通畅,必要时气管切开;高热所致者以降温为主。

(3)呼吸衰竭的抢救包括:氧疗,呼吸兴奋剂,首选洛贝林,并根据导致呼吸衰竭原因作相应处理,如脑水肿所致者应加强脱水治疗,呼吸道分泌物阻塞者应吸痰、翻身拍背及用化痰药物等。

第三章　脊髓灰质炎

脊髓灰质炎(poliomyelitis)是由脊髓灰质炎病毒(poliomyelitis virus)引起的中枢神经系统疾病之一,多见于小儿,俗称小儿麻痹症。我国已于 2000 年在全国范围内消灭了脊髓灰质炎,多年来未发现新感染病例,但外地输入的危险依然存在。

第一节 教学大纲要求

1. 掌握脊髓灰质炎流行病学特征及临床分型与表现。
2. 熟悉诊断与鉴别诊断，疫苗预防的应用。
3. 了解病原特点、发病机制。

第二节 教材内容精要

1. 病原学 脊髓灰质炎病毒是肠道病毒属的一种，按其抗原性不同可分为Ⅰ、Ⅱ、Ⅲ三个血清型，型间很少有交叉免疫。

2. 流行病学 人是惟一的天然宿主，病人、隐性感染和无症状病毒携带者都是传染源，但后两者因不易被发现而成为主要传染源。通过粪-口途径传播。人群普遍易感，以6个月～5岁儿童为主。

3. 临床表现 临床表现轻重悬殊，有无症状型（隐性感染）、顿挫型、无瘫痪型和瘫痪型四种。人感染后绝大多数为隐性感染，部分患者表现为发热、咽痛和肢体疼痛，其中少数发生肢体弛缓性麻痹。瘫痪型中又有脊髓型和脑干型，部分可造成严重后遗症。

4. 实验室检查 脑脊液与一般病毒性脑炎相同，白细胞及蛋白轻度增高，糖与氯化物正常，热退后可有蛋白-细胞分离。血和脑脊液中特异性抗体、病毒分离和核酸检测为确诊依据。

5. 治疗与预防 主要为对症支持治疗。疫苗预防效果好，我国广泛开展预防接种后已取得显著效果，但因流动人口增加，加强疫苗接种的监测和补种，仍是预防的重要工作之一。

重点：脊髓灰质炎瘫痪型的典型临床表现及预防。

第三节 测试题

一、选择题

A1 型题

1. 1988 年世界卫生组织提出要消灭的第二个传染病是:
   A. 麻疹　　　　　　　　B. 风疹
   C. 脊髓灰质炎　　　　　D. 流行性腮腺炎
   E. 流行性感冒

2. 人感染脊髓灰质炎病毒后,绝大多数为:
   A. 病毒被清除　　　　　B. 隐性感染
   C. 显性感染　　　　　　D. 潜伏性感染
   E. 病毒携带状态

3. 脊髓灰质炎病毒的生物学特征,下列哪项是错误的?
   A. 为小核糖核酸病毒科,肠道病毒属
   B. 直径为 20～30 nm,有包膜,内含单股 RNA
   C. 按抗原性不同可分为Ⅰ、Ⅱ、Ⅲ三个血清型
   D. 可用猴肾细胞、Hela 细胞等组织培养来分离病毒及制备疫苗
   E. 我国存在不同基因型的野毒株

4. 脊髓灰质炎病毒的传播途径下述哪项最不可能?
   A. 粪-口传播　　　　　　B. 呼吸道飞沫传播
   C. 通过污染的水传播
   D. 通过污染的食物、手及玩具传播
   E. 通过输血传播

5. 脊髓灰质炎病毒为嗜神经病毒,其最显著的病变主要发

生在:
　　A. 脊髓前角运动神经细胞　　B. 脊髓后角运动神经细胞
　　C. 脑干呼吸中枢　　D. 脑干血管运动中枢
　　E. 大脑皮质神经细胞
　6. 脊髓灰质炎患者瘫痪期的表现,下述哪项是错误的?
　　A. 体温开始下降时出现瘫痪,后逐渐加重
　　B. 呈弛缓性瘫痪,肌张力减退,腱反射减弱
　　C. 瘫痪表现多不对称,不伴感觉障碍
　　D. 以下肢瘫痪多见,多数为单侧
　　E. 第Ⅷ对脑神经麻痹,表现为口角歪斜、睑下垂等面肌瘫痪
　7. 在病后多长时间患者瘫痪的肌肉仍无法恢复功能,即称为后遗症?
　　A. 3个月　　B. 6个月
　　C. 9个月　　D. 1~2年
　　E. 2年以上
　8. 脊髓灰质炎的确诊,除病毒分离外还可依据:
　　A. 脑脊液白细胞增多　　B. 脑脊液蛋白明显增多
　　C. 脑脊液蛋白-细胞分离　　D. 脑脊液中糖和氯化物降低
　　E. 血清特异性抗体阳性
　9. 对与脊髓灰质炎患者密切接触者,应采取下列哪项预防措施:
　　A. 肌肉注射丙种球蛋白　　B. 口服脊髓灰质炎疫苗
　　C. 口服抗病毒药物　　D. 使用干扰素预防
　　E. 鼻咽部喷射预防药物
　10. 应用脊髓灰质炎口服减毒活疫苗时,注意事项中哪一项为错误?

A. 混合多价糖丸（Ⅰ、Ⅱ、Ⅲ型）依次服用
B. 首次从2月龄开始,连服3次
C. 应在冬春季服用疫苗
D. 冷开水服用,半小时内不宜饮热开水
E. 明显免疫功能缺陷或免疫抑制剂治疗者亦可应用

11. 为达到预防乃至最终消灭脊髓灰质炎的目的,最重要的措施是：
    A. 彻底治愈患者,包括后遗症者
    B. 及时、全部隔离脊髓灰质炎患者
    C. 开展体育锻炼,增强人们体质
    D. 适龄儿童全部服脊髓灰质炎疫苗
    E. 对密切接触者注射丙种球蛋白

B型题

12～14题共用备选答案
A. 无症状者　　　　　　B. 顿挫型
C. 无瘫痪型　　　　　　D. 瘫痪型(脊髓型)
E. 瘫痪型(混合型)

12. 脊髓灰质炎病毒感染后无症状,但血中可检出特异性抗体为：

13. 脊髓灰质炎患者仅表现发热,上呼吸道感染等前期症状为：

14. 出现肢体弛缓性瘫痪,肌张力减退,腱反射减弱或消失为：

C型题

15～16题共用备选答案
A. 病毒分离　　　　　　B. 血清特异性抗体检测

C. 两者均有　　　　　　D. 两者均无

15. 脊髓灰质炎的确诊依据：

16. 风疹的确诊依据：

X型题

17. 脊髓灰质炎的流行病学特点哪些是正确的？

A. 患者、隐性感染者及无症状病毒携带者是传染源

B. 脊髓灰质炎只能通过粪-口途径传播

C. 感染后可获得对不同型别病毒的持久免疫力

D. 本病隐性感染率高达90％以上

E. 随着在小儿中普遍服用疫苗,发病年龄有增高趋势

18. 脊髓灰质炎瘫痪的特点是：

A. 弛缓性瘫痪　　　　　B. 瘫痪多不对称

C. 多数伴有感觉障碍　　D. 肌张力减退

E. 腱反射亢进

19. 脊髓灰质炎患者的临床表现叙述正确的有：

A. 临床表现轻重不一,有无症状型、顿挫型、无瘫痪型及瘫痪型

B. 四种临床类型中以无症状型最多见

C. 瘫痪型的发展经过有前驱期、瘫痪期、恢复期、后遗症期

D. 进入瘫痪期后依其表现可分为脊髓型、脑干型、脑型、混合型

E. 瘫痪的特点为上运动神经元性瘫痪

20. 脊髓灰质炎的正确治疗方法有：

A. 卧床休息,营养丰富,保证足够热量及液体

B. 病情严重者可短期应用肾上腺皮质激素

C. 有烦躁不安或抽搐者,可用镇静剂

D. 有呼吸衰竭时须给氧、保持呼吸道通畅,必要时用人工呼吸器治疗

E. 瘫痪进展期应用加兰他敏及地巴唑,以促进神经肌肉的传导

21. 支持脊髓灰质炎的实验室诊断指标有:

A. 脑脊液常规检查有类似病毒性脑膜炎的变化

B. 特异性补体结合抗体阳性

C. 粪便中分离出脊髓灰质炎病毒

D. 嗜异抗体阳性

E. 血及脑脊液中特异性抗体 IgM 阳性

二、填空题

1. 脊髓灰质炎病毒的储存宿主是人,其传染源为_____、_____、_____。

2. 脊髓灰质炎病毒可引起中枢神经系统广泛病变,其中以_____最重,_____次之,脊髓病变以_____最显著。

3. 脊髓灰质炎患者起病后 1 周内,可从患者的_____、_____、_____和_____中分离出病毒。

4. 根据临床表现可对脊髓灰质炎进行临床诊断,确诊则须作_____或_____检测。

5. 有关脊髓灰质炎的预防接种多采用_____,按计划免疫方法服用,第 1 次在_____开始服用,连续_____,每次间隔_____,4 岁时再加强 1 次。

三、名词解释

1. 脊髓灰质炎   2. 三角架征

3. 脑脊液蛋白-细胞分离现象
4. 弛缓性瘫痪
5. 脊髓灰质炎后综合征(post-poliomyelitis syndrome)

四、问答题

1. 简述脊髓灰质炎的流行病学特点。
2. 详述脊髓灰质炎瘫痪型的分型及其瘫痪特点。
3. 脊髓灰质炎的实验室检查有哪些改变?
4. 脊髓灰质炎的口服疫苗如何具体实施?

第四节 答案与题解

一、选择题

(一)答案

1. C 2. B 3. B 4. E 5. A 6. E 7. D 8. E
9. A 10. E 11. D 12. A 13. B 14. D 15. C 16. A
17. ADE 18. ABD 19. ABD 20. ABCD 21. ABCE

(二)题解

1. 题解:世界上第一个已被消灭的传染病是天花,1988年WHO提出将要消灭的第二个传染病就是脊髓灰质炎。而要控制和消灭其他传染病则较为困难,尚未提上日程。

2. 题解:脊髓灰质炎病毒感染后以隐性感染最为多见,即是无症状者,占90%以上,而临床出现瘫痪者仅占0.1%。

3. 题解:脊髓灰质炎病毒的生物学特性,C项提到有包膜是错误的,其余均符合。

4. 题解:传播途径主要是粪-口传播,可通过污染的水源、食物、手及玩具等途径。感染初期,因咽部带菌,偶尔也可经呼吸道传播,但为时短暂。输血传播是最不可能的,目前无任何证据。

5. 题解:脊髓灰质炎病理的特点主要是侵犯脊髓前角运动神经细胞,以腰段受损最明显。

6. 题解:脊髓灰质炎瘫痪的表现特点 A、B、C、D 均为正确。惟 E 描述第Ⅷ对脑神经麻痹表现口角歪斜、睑下垂等面肌瘫痪是错误的,面神经应为第Ⅶ对,第Ⅷ对脑神经是听神经。

7. 题解:脊髓灰质炎患者出现瘫痪,有可能逐渐恢复,若瘫痪在 1～2 年仍不能恢复者是为后遗症,长期瘫痪可造成肢体或躯干畸形。

8. 题解:脑脊液检查为病毒性损害改变,无特异性,但检测血清特异性 IgM 抗体阳性或呈 4 倍以上升高,有诊断价值。

9. 题解:脊髓灰质炎无特效治疗和预防药物,口服疫苗是主动预防,起效时间晚,只有用肌肉注射丙种球蛋白,可以及时提供被动免疫是正确的措施。

10. 题解:减毒活疫苗使用广泛,95% 以上接种者可产生长期免疫。由于是活病毒,注意事项中除明显免疫功能缺陷或免疫抑制剂治疗者不可应用外,其余均正确,故答案选 E。

11. 题解:在适龄儿童中,普遍服用脊髓灰质炎疫苗,使人类有望最终消灭脊髓灰质炎,这是最重要的预防措施。其他的为一般措施,丙种球蛋白注射为被动免疫,仅短期有效,全部隔离患者或彻底治愈不容易或不可能在实际中做到。

12～14 题解:脊髓灰质炎病毒感染后无症状,但可检出特异性抗体者为无症状感染者;而有发热等前驱期症状者为顿挫型;出现了肢体瘫痪当然为瘫痪型。

15～16 题解:脊髓灰质炎的确诊可依靠病毒分离和血清特

异抗体检测；而风疹的确诊依据只有依靠病毒分离一种方法。

17. 题解：脊髓灰质炎流行病学特点，指出传染源、隐性感染率高、发病年龄有增高趋势均正确。惟说其传播只能通过粪-口途径、感染后对不同型别病毒有持久免疫力是错误的。

18. 题解：脊髓灰质炎为下运动神经元瘫痪，可表现不对称的弛缓性瘫痪、肌张力减退，但无感觉障碍，腱反射非为亢进而应减弱或消失。

19. 题解："C"项叙述中，将瘫痪前期遗漏，"E"项说为上运动神经元瘫痪完全是错误的。其他3项叙述均正确。

20. 题解：前4项均为本病治疗方法，惟使用加兰他敏或地巴唑的时间应在瘫痪停止进展后，以促进神经肌肉的传导，而不是在进展期应用。

21. 题解：题中所列实验室检查除嗜异抗体阳性为传染性单核细胞增多症的特点外，余均为脊髓灰质炎的实验室检查指标。

二、填空题

1. 患者　隐性感染者　无症状病毒携带者
2. 脊髓病变　脑干　前角运动神经细胞
3. 鼻咽部　血　脑脊液　粪便
4. 病毒分离　特异性抗体
5. 口服减毒活疫苗　2月龄　3次　4～6周

三、名词解释

1. 脊髓灰质炎是由脊髓灰质炎病毒引起的急性传染病，主要累及中枢神经系统。人体感染后绝大多数为隐性感染，部分患者临床表现为发热、咽痛和肢体疼痛，其中少数病例发生肢体弛缓性麻痹,严重者因呼吸麻痹而死亡。多见于小儿,俗称"小儿麻痹症"。

2. 脊髓灰质炎患儿坐起时,因颈背肌肉强直不能屈曲,需用两手后撑在床上如三角架样,以支持身体而采取的体位,为脊髓灰质炎前期的重要临床体征,对本病的早期诊断具有一定的临床意义。

3. 脊髓灰质炎发病早期,脑脊液中白细胞轻度增高,蛋白可以正常,至瘫痪第 3 周细胞数逐渐恢复正常,而蛋白量则继续增高,4~10 周才能恢复,此称为蛋白-细胞分离现象。对诊断有一定参考意义。

4. 弛缓性瘫痪为下运动神经元受损所致,表现为不对称、肌张力减退、腱反射减弱或消失、运动受限,为脊髓灰质炎瘫痪的特征。

5. 部分脊髓灰质炎瘫痪型病例,在感染后 25~35 年,发生进行性神经肌肉软弱、肌肉萎缩、疼痛,受累肢体瘫痪逐渐加重,称为脊髓灰质炎后综合征。

四、问答题

1. 答:①传染源:人是惟一天然宿主,病人、隐性感染者和无症状病毒携带者都可为传染源;②传播途径:主要为粪-口途径,因感染初期鼻咽部可排出病毒,故亦可通过呼吸道传播,但为时短暂;③易感性普遍,感染后可获得对同型病毒株的持久免疫力;④流行特征:本病全球流行,以温带地区发病较多,夏秋季发病明显高于冬春季,6 个月至 5 岁儿童发病多。

2. 答:典型瘫痪型病例,依其病变部位和临床表现不同,可分为脊髓型、脑干型、脑型和混合型,其特点有:

(1)脊髓型：最常见，表现为弛缓性瘫痪，肌张力减退，腱反射消失，不伴感觉障碍。瘫痪多不对称，常见于下肢，次为上肢，表现为单瘫、双瘫、截瘫等。

(2)延髓型(球麻痹型)：主要表现：①脑神经瘫痪：第Ⅶ、Ⅸ、Ⅹ及Ⅻ对脑神经明显，表现为口角歪斜、睑下垂等，或有吞咽困难，声音嘶哑及咽反射消失等；②呼吸中枢瘫痪：表现为呼吸浅表不规则、潮式呼吸等，严重时有呼吸衰竭；③血管运动中枢瘫痪：出现脉细弱不规则、心律失常、血压下降及循环衰竭等。

(3)脑型：少见，可呈弥漫性或局灶性脑炎。

(4)混合型：同时存在上述两种或两种以上类型。

3. 答：实验室检查有：①脑脊液检查：脑脊液呈病毒性脑膜炎改变，白细胞轻度增高，在$(50\sim500)\times10^6/L$，早期以中性粒细胞为主，后期以淋巴细胞为多，蛋白轻度增高，糖和氯化物正常。至瘫痪第3周可有蛋白-细胞分离现象；②病毒分离：可从患者鼻咽部、血、脑脊液及粪便中分离出病毒；③血清学检查：检测血及脑脊液中特异性IgM抗体，其阳性率高，可作出早期诊断。

4. 答：预防疫苗主要采用口服减毒活疫苗糖丸，第一次在出生后第2个月，服三价混合疫苗连续3次，间隔1个月，4岁再加强1次。服疫苗应注意：①冬春季服药，以保证在秋季时已获得免疫及免受其他肠道病毒干扰；②避免开水服用，以免灭活病毒而降低免疫效果；③原发免疫功能缺陷病、继发性免疫功能缺陷者，以及急慢性心、肝、肾疾病患儿忌用。

第四章 狂犬病

狂犬病(rabies)又称恐水症(hydrophobia)，是由狂犬病毒侵犯中枢神经系统而发生的急性人兽共患传染病。一旦发病,进展迅速,病死率几达100%,为重要而常见的病毒性疾病之一。

第一节 教学大纲要求

1. 掌握狂犬病的流行病学特点、临床表现、诊断及暴露后处理。
2. 熟悉狂犬病的治疗和隔离原则,以及预防措施。
3. 了解病原学、发病机制及病理解剖要点。

第二节 教材内容精要

1. **病原学** 狂犬病毒属弹状病毒科拉沙病毒属,形似子弹,为嗜神经性病毒。从患者或患病动物直接分离的称野毒株或街毒株,致病力强,经动物脑内传代后,毒力减弱,但仍保持免疫源性,称固定毒株,可制备疫苗。

2. **流行病学** 传染源为带狂犬病毒的动物,以病犬为主,猫、蝙蝠、狼等亦可为传染源;主要通过动物咬伤传播,也可由带病毒唾液经伤口和抓伤、舔伤感染,少数可在处理病死动物过程中或经呼吸道传播;人群普遍易感。

3. **发病机制与病理** 狂犬病毒对神经组织具有强大的亲和力,该病毒进入人体后,可先在局部组织中小量增殖,再侵入中枢神经系统,最后向各器官扩散。病理变化以急性弥漫性脑脊髓炎为主,嗜酸性包涵体又名内基小体(Negri body)是狂犬病毒在细胞浆内的集落,为狂犬病特征性病变。

4. **临床特点** 一般分前驱期、兴奋期和麻痹期,前驱期常有低热、头痛、恐惧、烦躁等表现,同时伤口及其神经支配区有痒、麻或蚁走等异样感觉;兴奋期突出表现为恐水怕风、发热,严重时可出现抽搐,常出现交感神经亢进症状,如流涎、多汗、心率快等;进入麻痹期后呈弛缓性瘫痪,最后因呼吸、循环衰竭死亡。

5. **诊断** 根据有被动物咬伤或抓伤史,典型临床表现可初步诊断,但确诊需有病毒抗原、核酸或患者脑组织中内基小体、病毒分离作为依据。

6. **治疗与预防** 目前暂无特效治疗,病死率高达100%。因此,狂犬病一旦发病,除必须严密隔离外,仅以综合对症支持治疗为主。

预防的首要措施是加强传染源的管理。管理、免疫家犬,捕杀野犬,加强进口动物检疫,病死动物应予焚烧或深埋。人被动物咬伤或抓伤的伤口应尽快用20%肥皂水或0.1%苯扎溴铵冲洗至少半小时,随后用70%酒精或浓碘酒涂抹,伤口不予缝合包扎,随后尽快全程接种狂犬病疫苗,若为严重咬伤,应注射抗狂犬病毒免疫球蛋白或免疫血清。

重点:狂犬病的典型临床表现及咬伤后的及时处理与疫苗接种。

第三节 测试题

一、选择题

A1 型题

1. 关于狂犬病的描述,下列正确的是:
A. 是慢性人兽共患传染病 B. 侵犯中枢神经系统为主
C. 又名"小儿麻痹症" D. 及早治疗病死率低
E. 主要表现为不对称的肢体瘫痪

2. 在我国,狂犬病的主要传染源是:

A. 病人 B. 病犬
C. 家猫 D. 野狼
E. 吸血蝙蝠

3. 人被病犬咬伤后狂犬病的发生率为：
A. 5%～10% B. 10%左右
C. 15%～30% D. 50%～60%
E. 60%以上

4. 狂犬病毒侵入人体后，在体内主要侵犯的组织是：
A. 伤口周围肌肉组织 B. 神经系统和神经组织
C. 淋巴系统 D. 内分泌组织
E. 上皮组织

5. 狂犬病病理变化中具有诊断价值的特征性改变是：
A. 脑实质非特异的神经细胞变性
B. 脑实质炎症细胞浸润
C. 脊髓前角运动神经元变性坏死
D. 唾液腺肿胀，腺泡细胞变性坏死
E. 具有特征性的内基小体

6. 被狂犬咬伤后是否发病，相关因素较少的是：
A. 衣着厚薄 B. 咬伤部位
C. 创伤程度 D. 患者年龄
E. 伤口处理

7. 狂犬病周围血象变化表现为：
A. 血象无明显变化
B. 白细胞升高，淋巴细胞升高
C. 白细胞无明显变化，淋巴细胞升高
D. 白细胞总数及中性粒细胞升高

E. 白细胞总数和中性粒细胞降低

8. 狂犬病的治疗措施主要是采取：
   A. 干扰素、阿糖腺苷　　　B. 抗狂犬病免疫球蛋白
   C. 注射狂犬病疫苗　　　　D. 伤口的清洗消毒
   E. 严格隔离，对症综合治疗

9. 被狂犬咬伤后，伤口初步处理原则应为：
   A. 清创、缝合、包扎　　　B. 止血、消炎、包扎
   C. 以肥皂水冲洗、暴露　　D. 以碱性溶液冲洗、包扎
   E. 以酸性溶液冲洗、暴露

10. 狂犬病的病情和预后，下列哪一项判断最符合？
    A. 发病早期积极治疗可以治愈，否则预后不良
    B. 多数患者死亡，少数存活
    C. 一般于病后6日内因循环、呼吸衰竭死亡
    D. 重症病死率很高，轻症预后良好
    E. 经过积极有效治疗，多数可以康复

A2型题

11. 24岁女性，10分钟前被犬咬伤右腿，伤口有流血，目前最需要的立即处置是：
    A. 清创、缝合　　　　　　B. 止血、消炎、包扎
    C. 以肥皂水冲洗、暴露伤口　D. 注射狂犬疫苗
    E. 以酸性溶液冲洗

12. 患者男，35岁，1个月前被犬咬伤颈部，近2日出现烦躁、声嘶、恐水怕风，下列那项处理是错误的？
    A. 立即注射狂犬疫苗　　　B. 严格隔离患者
    C. 减少风、光、声等刺激　D. 狂躁时用镇静剂
    E. 维持水、电解质及酸碱平衡

B 型题

13~15 题共用备选答案

A. 破伤风　　　　　　　　B. 狂犬病
C. 类狂犬病癔症　　　　　D. 化脓性脑膜炎
E. 脊髓灰质炎

13. 表现牙关紧闭,角弓反张者可诊为:

14. 有极度恐怖,恐水,怕风者应考虑为:

15. 犬咬后出现兴奋,喉部紧缩,不能饮水等表现,经暗示后可缓解,系:

C 型题

16~18 题共用备选答案

A. 破伤风　　　　　　　　B. 狂犬病
C. 两者均有　　　　　　　D. 两者均无

16. 受声、光刺激可出现全身肌肉痉挛者为:

17. 有恐水,怕风者为:

18. 角弓反张,苦笑面容表现者为:

X 型题

19. 狂犬病的传播途径有:

A. 血液传播　　　　　　　B. 病犬咬伤
C. 消化道传播　　　　　　D. 宰杀处理患病动物
E. 蚊子叮咬

20. 人狂犬病的诊断依据为:

A. 有被狂犬咬伤或抓伤史

B. 患者出现恐水怕风,大量流涎等症状

C. 脑脊液检查发现白细胞及蛋白增高,糖和氯化物降低

D. 咬人动物已断定有狂犬病

E. 荧光抗体法检查可发现病毒抗原阳性

21. 人被可疑狂犬咬后的正确处理是：
A. 立即击毙病犬,取其脑组织检查,对被咬伤者接种疫苗
B. 捕获观察病犬,证实为狂犬病后,再行接种疫苗
C. 伤口深,有合并感染或污染时,给予破伤风或抗菌药物
D. 被咬伤口以肥皂水配合 0.1‰苯扎溴铵彻底冲洗
E. 缝合包扎伤口

二、填空题

1. 狂犬病的病理变化主要为 _____,以 _____、_____损害最为明显。

2. 狂犬病毒感染的致病过程可分为三个阶段,即:① _____;② _____ 和③ _____。

3. 狂犬病的典型临床经过分为 _____、_____ 和 _____ 三期。

4. 狂犬病兴奋期的主要表现为 _____、_____、_____ 和 _____。

5. 被犬咬伤后的处理,首先应用 _____ 或 _____ 反复冲洗。

6. 目前国内用于预防狂犬病的发病,主要使用的疫苗是 _____。

7. 狂犬病的潜伏期长短不一,大多在 _____ 内发病,最长可达 _____ 以上。

三、名词解释

1. 恐水病(hydrophobia)　　2. 内基小体(Negri body)

3. 街毒株(street strain)   4. 固定毒株(fixed strain)

四、问答题

1. 人被患病动物咬伤后,哪些因素对是否发生狂犬病有关?
2. 试述狂犬病的临床诊断和确诊依据。
3. 试述狂犬病的治疗原则。
4. 人被可疑动物(如犬、猫等)咬伤后的伤口如何正确处理?
5. 被可疑动物咬伤后如何进行狂犬疫苗接种?
6. 如何应用抗狂犬病毒免疫球蛋白和免疫血清?

第四节　答案与题解

一、选择题

(一)答案

1. B　2. B　3. C　4. B　5. E　6. D　7. D　8. E　9. C　10. C　11. C　12. A　13. A　14. B　15. C　16. C　17. B　18. A　19. BD　20. ABDE　21. AC

(二)题解

1. 题解:狂犬病是急性人兽共患传染病,又名"恐水症",临床表现主要为恐水怕风,全身弛缓性瘫痪,病死率极高,因此题内所述仅有"侵犯中枢神经系统为主"一项是正确的。

2. 题解:我国狂犬病的主要传染源是病犬。携带病毒的野狼、家猫及吸血蝙蝠亦可为狂犬病的传染源,但较少见,病人不传播,故可排除为主要传染源。

3. 题解:被病犬咬伤后狂犬病的发生率为15%～30%,其余数据均不确切,在此只起混淆作用。注意此题是问被狂犬咬伤后的发病率,而非发病后的病死率。

4. 题解:狂犬病毒对神经组织有强大的亲和力,经伤口进入人体后,先在局部组织中小量增殖,再沿神经的轴突向中枢神经系统扩展,在脊髓的背根神经节大量繁殖后,经脊髓到脑部,最后向周围神经扩散。因此狂犬病毒主要侵犯的是神经组织。

5. 题解:狂犬病病理变化中虽然有脑实质非特异的神经细胞变性、炎症细胞浸润,但不是特征性病变,具有诊断价值的特征性改变是脑实质中的内基小体,此为狂犬病毒在细胞浆中的嗜酸性包涵体。

6. 题解:被狂犬咬伤后是否发病,与衣着厚薄、咬伤部位、创伤程度和伤口处理均密切相关,只有患者年龄与发病因素较少,因为不论年龄大小均为易感者,被咬后均可发病。

7. 题解:大多数病毒感染性疾病周围血象无变化或偏低,而狂犬病是周围血象有特殊变化的病毒感染疾病之一,表现为白细胞轻至中度增高,中性粒细胞占80%以上。答案为D。

8. 题解:干扰素、阿糖腺苷等对狂犬病治疗无效,而伤口的清洗消毒、注射狂犬病疫苗及抗狂犬病免疫球蛋白均为狂犬病的预防措施,只有严格隔离,对症综合治疗是治疗的主要措施。

9. 题解:被狂犬咬伤后,伤口初步处理原则应为以肥皂水冲洗、暴露。咬伤的伤口不宜缝合包扎,掌握和确定这一原则,便可排除其他错误答案。

10. 题解:狂犬病起病后进展快,预后与病情轻重无关,患者一般于6日内因呼吸或循环衰竭而死亡,病死率100%,所以判断狂犬病的预后A、B、D、E项均不符合。

11. 题解:咬伤部位应立即以肥皂水或碱性液体冲洗,不宜包扎、缝合,所以A、B、E均为错误答案,而注射狂犬疫苗应在冲洗、暴露伤口之后,故最需要的立即处置为C。

12. 题解:患者已显现狂犬病典型临床表现,应予严格隔离,减少风、光、声刺激,加强对症支持治疗。而狂犬疫苗应在被犬咬伤后尽快注射,现被咬已1月后发病,再注射疫苗对治疗毫无作用,所以错误的处理为A。

13~15题解:牙关紧闭,角弓反张是破伤风的典型临床表现。极度恐怖、恐水怕风为狂犬病的特征性临床症状。虽有精神兴奋,喉部紧缩,不能饮水等狂犬病症状,但狂犬病进展迅速,暗示无效,暗示后可缓解者为类狂犬病癔症。

16~18题解:本题主要为从临床表现上鉴别破伤风与狂犬病,此两病受声、光刺激均可出现全身肌肉痉挛。恐水怕风为狂犬病的特征性临床表现。角弓反张、苦笑面容则是破伤风的典型临床表现。

19. 题解:狂犬病主要通过病犬咬伤传播,少数也可在宰杀处理患病动物过程中感染。血液、消化道、蚊子叮咬均不能传播狂犬病。

20. 题解:有被狂犬咬伤或抓伤史、咬人动物已断定有狂犬病为狂犬病发病的前提条件,恐水怕风、大量流涎为狂犬病典型症状,荧光抗体法发现病毒抗原阳性是确诊依据。而狂犬病脑脊液检查虽可有白细胞及蛋白轻度增高,但糖和氯化物不低,因此除"C"外均为本病诊断依据。

21. 题解:人被可疑狂犬咬伤,不能待证实为狂犬后,再接种疫苗;伤口需要冲洗,但不能以肥皂水配0.1%苯扎溴铵,因为二者不能合用;伤口也不宜缝合包扎,因此B、D、E均为错误选项。立即击毙病犬,取其脑组织检查,对被咬伤者接种疫苗;同时,对伤口深有合并感染或污染时,可给破伤风或抗菌药物,这些均为正确措施。

二、填空题

1. 急性弥漫性脑脊髓炎　大脑基底面海马回　脑干和小脑
2. 组织内小量繁殖期　侵入中枢神经系统期　向各器官扩散期
3. 前驱期　兴奋期　麻痹期
4. 高度兴奋　极度恐怖表情　恐水　怕风
5. 20%肥皂水　0.1%苯扎溴铵
6. 地鼠肾细胞疫苗
7. 3个月　10年

三、名词解释

1. 恐水病是狂犬病的别称,因狂犬病发病后临床表现有显著的恐水现象而得名,典型患者虽渴极而不敢饮,见水、闻听流水声、饮水或仅提及饮水时均可引起咽喉肌严重痉挛。

2. 内基小体是狂犬病的特征性病变,为嗜酸性包涵体,是神经细胞胞浆中的狂犬病毒集落,呈圆形或椭圆形,直径 3～10 μm,染色后呈樱桃红色,具有诊断意义,多见于大脑基底面海马及小脑浦肯野(Purkinje)细胞中。

3. 街毒株或称野毒株(wild virus),是从自然条件下感染的人或动物体内分离到的病毒,其致病力强,能在唾液腺中繁殖。

4. 固定毒株是指街毒株连续在家兔脑内多次传代获得的毒株,从而毒力减弱,对人和犬失去致病力,不能再侵犯神经系统而致病,但仍保持免疫原性,可用来制备疫苗。

四、问答题

1. 答:被狂犬咬伤后是否发生狂犬病与下列因素有关:①咬伤部位:头、面、颈、手指被咬伤后发病机会多;②咬伤的轻重:创口大而深者发病率高;③局部处理情况:咬伤后迅速彻底清洗者发病机会少;④衣着厚者受染机会少;⑤及时、全程、足量注射狂犬病疫苗者发病率低;⑥被咬者免疫缺陷或免疫功能低下者,发病机会多。

2. 答:临床诊断依据为:有被狂犬或病兽咬伤、抓伤史,出现典型症状如伤口部位感觉异常,恐水、怕风、怕声、流涎、多汗、喉肌痉挛等。确诊有赖于检查病毒抗原、核酸及尸检脑组织中发现内基小体。

3. 答:发病后原则上以综合对症治疗为主,可采取:①单病房严格隔离病人,防止唾液污染,尽量保持患者安静,减少光、风、声等刺激,狂躁时给予镇静,解除痉挛;②加强监护治疗,维持水、电解质和酸碱平衡,必要时给氧气吸入、气管切开;③对症处理,如强心剂、脱水剂应用等。

4. 答:立即挤出污血,尽快用20%肥皂水或0.1%苯扎溴铵反复冲洗至少半小时,再用70%乙醇或碘酒反复涂擦,伤口一般不予缝合或包扎。如有狂犬病免疫球蛋白或免疫血清,应在伤口底部和周围行局部浸润注射。此外,尚需注意预防破伤风和细菌感染。

5. 答:国内采用地鼠肾细胞疫苗,暴露后预防共需接种5次,于咬伤后0、3、7、14和30日注射,每次2 ml,肌内注射;如严重咬伤,则可全程注射10次,于当日至第6日,每日1次,随后于10、14、30和90日各注射1针。此外,Vero细胞疫苗也已开始在我国使用。

6. 答：对咬伤严重或伤口距头部较近，为防止在短期内发病，必须使用抗狂犬病血清。抗狂犬病毒免疫球蛋白和免疫血清有马或人源性两种。以人抗狂犬病毒免疫球蛋白为最佳，用量为 20 IU/kg，马抗狂犬病毒免疫血清（简称马抗血清）用量为 40 IU/kg，注射时可将总量的一半在伤口行局部浸润注射，剩余量在臀部肌肉注射。为避免马血清的过敏反应，注射前应做皮试，过敏者可采用脱敏法注射。

第五章　新型隐球菌病

隐球菌病（cryptococcosis）是由新型隐球菌引起的一种深部真菌病，隐球菌脑膜炎为最常见的临床类型，并可引起肺、皮肤、骨骼和血液等系统感染。

第一节　教学大纲要求

真菌性疾病过去未列入传染病系统教学，但在临床上可经常遇到，特别是隐球菌脑膜炎，病情较严重，病死率高，已受到广泛重视。

第二节　教材内容精要

1. 病原学　隐球菌属至少有 38 个种，新型隐球菌（*Cryptococcus neoformans*）为主要致病原，其中新型变种血清 A 型为最常见。

2. 流行病学　传染源主要为鸽粪，环境中（水果和土壤）的病原体随尘埃通过吸入传播，尚未证实动物与人或人-人传播。

免疫功能低下、严重慢性疾病患者或使用激素与免疫抑制者易感染。

3. 发病机制与病理 免疫发病机制仍未阐明,但与多种细胞因子相关,免疫功能低下易出现病症。以中枢神经系统、肺部为主,也可见于皮肤和骨骼。

4. 临床表现 轻重不一,变化多样,主要表现有:①神经系统感染:起病缓慢,脑膜炎症状和脑膜刺激征明显,严重时可有意识障碍、抽搐和病理反射等;②肺部新型隐球菌病:常见有咳嗽、黏液痰、胸痛等;③其他可有皮肤、骨骼关节及播散性新型隐球菌病等。

5. 实验室检查 血常规一般正常。脑脊液检查外观澄清或稍混,压力明显升高,细胞数和蛋白轻度增加,糖及氯化物下降。采用培养分离或墨汁染色镜检可发现病原菌。

6. 诊断与治疗 诊断依据流行病学资料、临床表现和实验室检查,病原学阳性可确诊。治疗药物主要用两性霉素与氟康唑联用,效果较好;但对单纯肺新型隐球菌病或艾滋病合并感染者治疗方法稍有不同。

第三节 测试题

一、选择题

A1 型题

1. 隐球菌属中发病率最高的是:
   A. 新型隐球菌 　　　　B. 浅黄隐球菌
   C. 浅白隐球菌 　　　　D. 罗伦特隐球菌
   E. 隐球菌新型变种

2. 新型隐球菌的传播途径主要是:
   A. 接触传播　　　　　　B. 呼吸道吸入
   C. 消化道食进　　　　　D. 输血或血制品
   E. 性传播

3. 隐球菌病最常见的临床类型为:
   A. 中枢神经系统感染　　B. 肺部感染
   C. 败血症　　　　　　　D. 骨骼系统
   E. 皮肤病变

4. 下列哪一项不是隐球菌脑膜炎的临床特点?
   A. 起病缓慢　　　　　　B. 常有头痛,伴低热或无热
   C. 脑膜刺激征阳性　　　D. 脑脊液静置后可有膜状物
   E. 血白细胞计数常正常

5. 诊断隐球菌脑膜炎,脑脊液涂片检查找隐球菌最可靠的方法为:
   A. 革兰染色　　　　　　B. 赖特染色
   C. 墨汁染色　　　　　　D. 荧光染色
   E. 吉姆萨染色

6. 隐球菌脑膜炎脑脊液的变化,下列哪一项为错误?
   A. 脑脊液压力明显升高　B. 外观澄清或稍混浊
   C. 细胞数均在 $500 \times 10^6/L$ 以上
   D. 以淋巴细胞为主　　　E. 糖及氯化物水平降低

7. 肺新型隐球菌病的临床特点,下列叙述错误的是:
   A. 肺新型隐球菌病所占比例最高
   B. 在艾滋病患者中部分可呈现暴发
   C. 容易导致血行播散
   D. 可能出现急性呼吸窘迫综合征

E. X线检查有单个或多个结节性阴影

8. 隐球菌病的治疗选择以下何种药物为最佳?
A. 两性霉素B
B. 两性霉素B脂质体
C. 氟胞嘧啶
D. 氟康唑
E. 伊曲康唑

B型题

9～10题共用题干

男性,49岁,原患糖尿病已2年,近1个月来有咳嗽、胸痛,咯少量黏液痰,查体温37.5℃,呼吸、脉搏正常,肺部呼吸音正常,无干湿啰音,血象白细胞总数及中性粒细胞在正常范围,X线胸片检查发现有多个结节性阴影。

9. 本例最可能诊断为何种疾病?
A. 支气管肺炎
B. 大叶性肺炎
C. 肺脓肿
D. 肺隐球菌感染
E. 肺结核

10. 为明确诊断,可采取哪项快速检查方法?
A. CT或磁共振成像检查
B. 痰液培养细菌
C. 痰液涂片墨汁染色
D. B超检查
E. 肺穿刺活检

C型题

11～12题共用备选答案
A. 新型隐球菌脑膜炎
B. 结核性脑膜炎
C. 两者均有
D. 两者均无

11. 腰穿有颅内压升高,脑脊液呈非化脓性改变

12. 脑脊液涂片采用墨汁染色找病原体

X型题

13. 隐球菌病发病的诱发因素有哪些?
   A. 严重慢性基础疾病　　　B. 恶性肿瘤
   C. 长期、大量使用皮质激素　D. 艾滋病继发感染
   E. 器官移植
14. 艾滋病患者继发感染新型隐球菌病有哪些特点?
   A. 多数起病缓慢　　　　　B. 可出现脑膜炎或肺部感染
   C. 部分肺部感染可呈暴发　D. 可出现 ARDS 而迅速死亡
   E. 复发率高,预后极差
15. 肺新型隐球菌病的特点有哪些?
   A. 隐球菌主要通过呼吸道感染,故肺病变最多见
   B. 有隐球菌脑膜炎不一定有肺病变
   C. 症状轻重悬殊很大
   D. 所有隐球菌病必须进行治疗
   E. 艾滋病患者感染后常成进展性

二、填空题

1. 新型隐球菌病的治疗方案应根据＿＿＿和＿＿＿的不同而有所不同。
2. 新型隐球菌病的潜伏期为＿＿＿,侵犯部位最常见者为＿＿＿,其次为＿＿＿。
3. 皮肤新型隐球菌病通过＿＿＿引起,可表现为＿＿＿,破溃时可形成＿＿＿。
4. 诊断隐球菌脑膜炎时,最需要鉴别的是＿＿＿,其次为＿＿＿。
5. 艾滋病继发新型隐球菌病有高度难治性,停药后复发率达＿＿＿,故应＿＿＿。

三、名词解释

1. 新型隐球菌脑膜炎
2. 两性霉素 B 脂质体(liposomal amphotericin B)

四、问答题

1. 新型隐球菌病的诊断依据有哪些？
2. 为什么鸽粪是新型隐球菌的主要传染源？
3. 新型隐球菌脑膜炎血清学检查的意义如何？

第四节　答案与题解

一、选择题

(一)答案

1. A　2. B　3. A　4. D　5. C　6. C　7. A　8. B　9. D　10. C　11. C　12. A　13. ABCDE　14. ABCDE　15. BCDE

(二)题解

1. 题解：隐球菌属种类很多，至少有 38 个种，其中对人类致病的主要是新型隐球菌。

2. 题解：本菌广泛存在于自然界，传播途径主要是通过吸入环境中气溶胶化的隐球菌孢子而感染。其他均非传播本病的途径。

3. 题解：隐球菌病是一种全身性真菌病，临床表现类型较多，最常见的是脑膜炎型。除起病缓慢外，与细菌性脑膜炎极为相似。也可累及肺、皮肤、骨骼系统和其他部位。

4. 题解：A、B、C、E项均为本病临床特点,惟D项说脑脊液放置后上层出现膜状物错误。这一特点为结核性脑膜炎的脑脊液特点,在此处显然为干扰记忆的内容。

5. 题解：脑脊液离心涂片墨汁染色直接镜检,发现出芽的酵母样菌,外周有透亮的厚壁荚膜,是检查本病原体最可靠的方法,阳性率可达80%。其他方法有的虽亦可发现隐球菌,但阳性率低,且不易辨认。

6. 题解：本病脑脊液检查与结核性脑膜炎类似,题中所列A、B、D、E项均符合。脑脊液细胞数一般应在$(40\sim400)\times10^6/L$,而C说均在$500\times10^6/L$以上是错误选项。

7. 题解：肺新型隐球菌病的发病比例远较中枢神经系统感染为低,一般约占所有病例的15%以内,故题中A为错误选项。其他均正确。

8. 题解：题中所列5种药物均可用于治疗隐球菌,其中以两性霉素B为佳,但若用两性霉素B脂质体治疗更好,病原清除率达67%~85%,且因脂质体可降低与胆固醇的结合而增加了对麦角固醇的亲和力,故作用最强,答题选B最佳。

9~10 题解：原有糖尿病,现出现肺轻度呼吸道症状,肺部有结节状阴影,但无发热,血象不高,在上述几种疾病中最可能的诊断应考虑为肺隐球菌感染。为快速明确诊断,可采取痰液涂片墨汁染色找隐球菌。

11~12 题解：此两病临床症状与脑脊液检查极为相似,脑脊液均呈非化脓性改变,病原体检查新型隐球菌应采用墨汁染色,结核性脑膜炎查结核杆菌则用抗酸染色。

13. 题解：发生隐球菌病的诱发因素,如题内所述各项均为容易导致感染的因素,故应全答。

14. 题解:艾滋病患者可能有新型隐球菌感染,其表现特点如 A、B、C、D、E 所述,因此,应高度重视。

15. 题解:新型隐球菌感染最常见的为脑膜炎,肺部感染所占比例少于 15%,说最多见不符合,余 4 项均为其特点。

二、填空题

1. 感染部位　患者免疫状态
2. 数周至数年　中枢神经系统　肺部
3. 血行播散　痤疮样皮疹　溃疡或瘘管
4. 结核性脑膜炎　脑肿瘤
5. 50%　长期维持治疗

三、名词解释

1. 新型隐球菌脑膜炎为新型隐球菌感染的一种常见模式,起病缓慢,多为亚急性或慢性经过,临床表现为脑膜炎或脑膜脑炎,症状体征与其他原因(如结核性)引起者类似,发热等急性毒血症状较轻,故极易误诊或漏诊。

2. 两性霉素 B 是治疗新型隐球菌的特效药之一,主要作用于真菌细胞膜麦角固醇使其双层脂膜呈多孔状态,造成氧化反应及膜离子运动失常,使菌体溶解破坏,但其副反应较大,当脂质体与其结合后可降低与胆固醇的结合而增加了对麦角固醇的亲和力,可使两性霉素 B 的不良反应降低 90%。

四、问答题

1. 答:新型隐球菌病是一种复杂多变的全身性真菌病,诊断依据有:①流行病学资料:如暴露于传染源和存在免疫低下的基础病或用药史等；②临床表现：轻重不一，变化多样，主要有中枢神经系统感染，其次为肺、皮肤、骨骼等感染，依部位不同而有不同表现；③实验室检查：病原学检查最好用墨汁涂片直接镜检，也可用血清学检查特异性抗原，肺型尚可采用 X 线检查可发现结节性阴影，这些均可确诊或有助于诊断。

2. 答：本菌广泛存在于自然界，从鸽粪、水果、土壤中可分离出新型隐球菌，也可从健康人的皮肤和粪便中分离出，并可能传播本病。由于新型隐球菌在 44 ℃时停止生长，鸟类的正常体温在 42 ℃，可阻止其向肠道外侵袭，故鸟类不发病。鸽粪则不同，因鸽粪长期保留在鸽巢内，有利于新型隐球菌繁殖，且鸽与人接触密切，易导致传播。

3. 答：多数真菌病的血清学试验缺乏特异性和敏感性，而针对新型隐球菌的荚膜多糖抗原所采用的 ELISA 试验有较高特异性和敏感性，隐球菌抗原在脑脊液中阳性率达 100%，血清中亦达 75% 左右，而且，抗原的滴度与感染的严重性平行，故对诊断价值大。惟对中枢神经系统以外的隐球菌感染，阳性率较低。

第六单元
出疹性传染病

第一章 麻 疹

麻疹(measles,rubeola)是由麻疹病毒引起的急性呼吸道传染病。麻疹发病遍及全球,多发生于冬春季节,为小儿常见的发疹性传染病。

第一节 教学大纲要求

1. 掌握麻疹的临床表现、诊断与鉴别诊断。
2. 熟悉麻疹的流行病学与发病机制。
3. 了解麻疹的治疗与预防措施。

第二节 教材内容精要

1. 病原和流行病学 麻诊病毒属副黏液病毒科。中心为直径 17 nm 的单链 RNA,外包核衣壳,核衣壳外为脂蛋白包膜。麻疹患者为惟一传染源,发病前 2 日至出疹 5 日内有传染性。经飞沫呼吸道传播。未患过麻疹或未接种麻疹疫苗者均普遍易感。通常 6 个月至 5 岁发病率最高,流行多发生于冬春季。病后有较持久的免疫力。

2. 发病机制 麻疹病毒由呼吸道黏膜或眼结膜侵入,在局部上皮细胞及附近淋巴组织复制增殖,形成第一次病毒血症,通过单核-巨噬细胞增殖后再入血,形成第二次病毒血症,致全身各组织器官广泛受累,引起高热、出疹等一系列临床症状。

3. 临床表现　临床上以发热、上呼吸道症状、口腔黏膜斑及全身皮肤斑丘疹为主要表现,典型病例有发热、出疹和退疹各3~4日为特征,出疹期症状加重。起病2~3日于第一臼齿对面的颊黏膜上出现麻疹黏膜斑(Koplik's spots),有早期诊断价值。皮疹首见于耳后发际,渐及前额、面颈、躯干与四肢,疹间可见正常皮肤,经3~5日按出疹先后顺序退疹,退后留有褐色色素斑,伴糠麸样脱屑。

4. 并发症　支气管肺炎是最常见的并发症,其他有喉炎、心肌炎、脑炎及亚急性硬化性全脑炎。

5. 诊断与鉴别诊断　根据临床典型表现和麻疹接触史诊断不难,应注意与风疹、幼儿急疹及药物疹等鉴别。

6. 治疗和预防　主要为一般对症治疗,以隔离、对症处理、加强护理为主,有并发症者给予不同治疗。麻疹活疫苗为预防麻疹最有效的根本办法。对有密切接触史的体弱患病、年幼的易感儿应采用被动免疫。

重点:掌握皮疹的出疹规律与特点,并与其他发疹性病鉴别。

第三节　测试题

一、选择题

A1 型题

1. 麻疹的病原体属于:
A. 革兰阳性细菌　　　　B. RNA 病毒
C. DNA 病毒　　　　　　D. 革兰阴性细菌

E. 寄生虫

2. 麻疹的主要传播途径是：
A. 呼吸道飞沫　　　　　B. 消化道
C. 经血传播　　　　　　D. 性传播
E. 母婴传播

3. 麻疹传染性最强的时期是：
A. 潜伏期　　　　　　　B. 前驱期
C. 出疹期　　　　　　　D. 恢复期
E. 出现并发症期

4. 麻疹发病率最高的人群是：
A. 6个月以内的婴儿　　　B. 6个月至5岁小儿
C. 学龄儿童　　　　　　D. 青壮年
E. 60岁以上老人

5. 关于麻疹的叙述，下列哪项是正确的？
A. 多数病人无麻疹接触史　B. 第二次患麻疹者常见
C. 皮疹为病毒与免疫损伤有关
D. 早期抗病毒治疗有效
E. 麻疹黏膜斑持续时间长，可至热退后

6. 典型麻疹的皮疹一般于发热多少天后开始出现？
A. 1~2天　　　　　　　B. 热退后出疹
C. 3~4天　　　　　　　D. 6~7天
E. 2周

7. 麻疹皮疹的特点，下列哪项是错误的？
A. 发热第3~4日出疹　　B. 出疹与退疹顺序相同
C. 多为充血性斑丘疹　　D. 疹间多为正常皮肤
E. 皮疹消退后不脱屑，无色素沉着

8. 对于麻疹的临床表现最具有早期诊断价值是：
   A. 发热　　　　　　　　B. 皮疹
   C. 麻疹黏膜斑　　　　　D. 卡他症状
   E. 烦躁不安
9. 麻疹患者最常见的并发症是：
   A. 支气管肺炎　　　　　B. 心肌炎
   C. 喉炎　　　　　　　　D. 脑炎
   E. 休克
10. 麻疹主动免疫下列哪一项概念是正确的？
    A. 接种对象为6个月以内婴儿
    B. 疫苗采用皮内注射　　C. 免疫效果只能短期维持
    D. 防止发病，控制流行　E. 用丙种球蛋白进行免疫
11. 为避免易感儿发病，在接触麻疹病人后注射丙种球蛋白，应在第几日进行？
    A. 5日内　　　　　　　B. 8日
    C. 10日　　　　　　　 D. 14日
    E. 21日
12. 一般麻疹未合并肺炎者，其隔离期应为多久？
    A. 出疹后5日　　　　　B. 出疹后10日
    C. 出疹后14日　　　　 D. 出疹后21日
    E. 肺炎痊愈为止

A2型题

13. 1岁男婴，急起发热，体温39℃，一般情况可，第3日热退至37℃，此时见全身出现细小散在红色斑丘疹。最可能的诊断是：
    A. 麻疹　　　　　　　　B. 风疹

C. 幼儿急疹 D. 猩红热
E. 肠道病毒感染

14. 男,5 岁,因发热,体温 39 ℃,伴轻度咳嗽、眼结膜炎,起病 1 天后其母发现患儿头面部有较多红色斑丘疹,并于 1 日内蔓延至全身。来院就诊时查体发现枕后、耳后淋巴结肿大。最可能的诊断是:

A. 麻疹 B. 风疹
C. 幼儿急疹 D. 猩红热
E. 药物疹

B 型题

15~17 题共用备选答案

A. 起病 1~2 日出现皮疹 B. 发热 3~4 日后出皮疹
C. 发热 6 日后出皮疹 D. 发热 7 日后出皮疹
E. 发热 14 日后出皮疹

15. 风疹的出疹时间:

16. 麻疹的出疹时间:

17. 幼儿急疹何时出疹?

18~21 题共用备选答案

A. 多样性皮疹,伴骨关节痛
B. 发热、皮疹,伴上呼吸道卡他症状
C. 热退后出现玫瑰色散在皮疹
D. 皮疹呈多样性、对称性,伴痒感,无热或低热
E. 发热 1~2 日出疹,伴耳后、枕部淋巴结肿大

18. 麻疹
19. 幼儿急疹
20. 药物疹

21. 风疹

C 型题

22～24 题共用备选答案

A. 出疹高峰时全身毒血症状加重
B. 典型病人可见麻疹黏膜斑
C. 两者均有
D. 两者均无

22. 麻疹
23. 风疹
24. 幼儿急疹

X 型题

25. 通常小儿发疹性传染病包括哪些?
    A. 麻疹、风疹　　　　B. 猩红热
    C. 幼儿急疹　　　　　D. 水痘
    E. 药物疹

26. 麻疹的常见并发症有:
    A. 支气管肺炎　　　　B. 心肌炎
    C. 喉炎　　　　　　　D. 脑炎
    E. 肝炎

27. 下列哪些项均是麻疹的一般治疗和护理内容?
    A. 应予隔离、休息
    B. 居室安静、通风良好,保持适宜的温度和湿度
    C. 给予清淡易消化饮食　　D. 注意口、鼻、眼的护理
    E. 为防止并发症,宜及早选用杀菌性抗生素

28. 关于接种麻疹减毒活疫苗的叙述,下列哪些为正确?
    A. 应于 8 月龄初种,7 岁加强注射
    B. 应急接种最好于麻疹流行季节前 1 个月

C. 易感者在接触患者后 2 日内接种仍有一定预防作用
D. 与丙种球蛋白联合注射可提高免疫效果
E. 患白血病、活动性结核病、免疫功能低下者不宜接种

二、填空题

1. 麻疹是由_____所引起的急性呼吸道传染病。
2. 典型麻疹的临床经过分为_____、_____和_____三期。
3. 典型麻疹病人通常于发热后第_____天开始出皮疹，_____天皮疹出齐。
4. 除典型麻疹外，其他非典型麻疹的临床类型有：_____、_____、_____和_____。
5. 麻疹病毒的基因组是_____。

三、名词解释

1. 麻疹样皮疹
2. 麻疹黏膜斑
3. 异型麻疹
4. 亚急性硬化性全脑炎

四、问答题

1. 麻疹的早期诊断依据有哪些？
2. 试述麻疹皮疹的出疹特点和形态。
3. 麻疹的主要治疗原则，包括哪些方面？
4. 试述常见小儿发疹性疾病的皮疹鉴别要点。

第四节　答案与题解

一、选择题

(一)答案

1. B　2. A　3. B　4. B　5. C　6. C　7. E　8. C　9. A　10. D　11. A　12. A　13. C　14. B　15. A　16. B　17. B　18. B　19. C　20. D　21. E　22. C　23. A　24. D　25. ABCD　26. ABCD　27. ABCD　28. ABCE

(二)题解

1. 题解：麻诊病毒属单链 RNA 的副黏液病毒，而非 DNA 病毒，更不是细菌或寄生虫。

2. 题解：麻疹病毒随飞沫排出，直接进入易感者的呼吸道或眼结合膜而致感染。

3. 题解：麻疹患者为惟一传染源，在发病前 2 天至出疹后 5 天均具有传染性，传染最强的时期为前驱期，此期口、鼻、咽及眼分泌物均含有病毒，具有传染性。

4. 题解：通常 6 个月至 5 岁小儿麻疹发病率最高，因为 6 个月以内的婴儿具有母递免疫力，故很少患病。由于麻疹疫苗普遍接种，病后亦可获持久免疫力，故年长儿童、青壮年或老年人发病均极少。然而，随着抗体的降低，发病年龄可有后移现象。

5. 题解：患者是惟一传染源，故发病者均应有与麻疹患者接触史；病后可获持久免疫力，二次患麻疹者少见；本病无特效抗病毒药物；麻疹黏膜斑持续仅 2～3 日，在热退前多已消失。以上内容在题中均为否定意，只有皮疹与病毒和免疫损伤有关的叙述为正确。

6. 题解：典型麻疹一般于第 3~4 病日开始出现皮疹，此有助于与其他发疹疾病鉴别。皮疹持续 3~5 天后依出疹顺序消退。

7. 题解：前 4 项均符合麻疹皮疹特点。惟在皮疹消退后应有糠麸样脱屑和褐色色素沉着，E 叙述错误。

8. 题解：题中各项症状和体征均为麻疹的表现，但麻疹黏膜斑为本病前驱期的特征性体征，对早期诊断最有价值。

9. 题解：支气管肺炎是麻疹最常见的并发症，但并非麻疹病毒本身引起，主要是继发肺部细菌感染所致，常见细菌有肺炎球菌、链球菌、金黄色葡萄球菌等。

10. 题解：麻疹主动免疫的目的是防止发病，控制流行，此概念正确。其他各项均错，如 6 个月内有母递免疫，不需要接种，故计划免疫规定在 8 个月初种，7 岁时复种；麻疹疫苗应采用皮下注射而非皮内；接种后免疫力持久；丙种球蛋白为被动免疫而非主动免疫。

11. 题解：年幼、体弱等易感儿接触麻疹后可进行被动免疫，应在接触麻疹病人 5 日内注射丙种球蛋白，可避免发病。若在 6 日后注射，只能减轻症状。

12. 题解：一般麻疹病人从发病前 2 日至出疹后 5 日具有传染性，故一般病人隔离至出疹后 5 日，答案为 A。若合并肺炎者需延长至出疹后 10 日。接触麻疹的易感者检疫观察期为 3 周。

13. 题解：起病急，发热 39 ℃，一般情况好，于第 3 日热退出现细小皮疹，热退出疹为幼儿急疹特点。无其他发疹性疾病特征，故答 C。

14. 题解：患儿 5 岁，表现为发热、轻度卡他症状及眼结膜炎，起病 1 天发现皮疹，迅速出齐，且有枕后、耳后淋巴结肿大，此为风疹的典型特点。

15～17题解：就出现皮疹的时间而言，风疹于起病1～2日即出疹；麻疹出疹时间在发热3～4日后；幼儿急疹亦多在发热3日后热退出疹，但此两种疾病皮疹形态、出疹顺序和其他伴发表现不同。

18～21题解：本题考核发疹性疾病的鉴别诊断，要求熟悉常见发疹性病的各自特点。发热、皮疹、伴上呼吸道卡他症状常见于麻疹；热退后出现玫瑰色散在皮疹是幼儿急疹的特点；药物疹的皮疹为多样性、对称性，伴痒感，无热或低热。风疹于发热1～2日出疹，伴耳后、枕部淋巴结肿大。

22～24题解：对此三种疾病进行比较：麻疹在皮疹高峰时发热等全身症状加重，且有麻疹黏膜斑；风疹则是在出皮疹时，全身毒血症状仍存在，但无黏膜斑；幼儿急疹两者均无。

25. 题解：通常小儿发疹性传染病包括有麻疹、风疹、猩红热、幼儿急疹、水痘等。药物疹则任何人均可发生，非为传染病，还有一些病可发生皮疹者亦非小儿多见或特有，如流脑、血液病或肾综合征出血热等。

26. 题解：支气管肺炎、喉炎、心肌炎、脑炎均是麻疹的常见并发症。另外，亚急性硬化性全脑炎罕见，肝炎则不会发生。

27. 题解：麻疹的一般治疗和护理十分重要，上述A、B、C、D均是重要内容。鉴于麻疹为病毒性疾病，如无细菌继发感染，不需要早日使用抗生素进行预防性治疗。

28. 题解：此题考核接种麻疹活疫苗的适应证与禁忌证问题。前三项均为适应证，E项为禁忌证，均为正确。惟说与丙种球蛋白联合注射可提高免疫效果，此项无根据。

二、填空题

1. 麻疹病毒
2. 前驱期　出疹期　恢复期
3. 3~4　3~5
4. 轻型麻疹　重型麻疹　出血性麻疹　异型麻疹
5. 负股单链RNA

三、名词解释

1. 麻疹样皮疹为麻疹的典型皮疹,也可见于风疹、幼儿急疹及部分药物疹,表现为红色斑丘疹、大小不一,压之退色,疹间皮肤正常。

2. 麻疹黏膜斑又称科普利克斑(Koplik's spots),见于麻疹的前驱期末与出疹期初,于双侧近第1磨牙颊黏膜上,约为0.5~1 mm大小灰白色小点,周围有红晕,可互相融合。麻疹患者90%以上有此特征,具有早期诊断意义。

3. 异型麻疹为非典型麻疹,发生于接种麻疹疫苗后4~6年,再发生麻疹的病例。表现有发热,卡他症状不明显,无麻疹黏膜斑,病后2~3日出现不典型、多形性皮疹等。病情较重,但为自限性。最重要的诊断依据是恢复期血凝抑制抗体呈高滴度,但病毒分离阴性。

4. 亚急性硬化性全脑炎为麻疹病毒所致的远期并发症。潜伏期可长至麻疹后的2~17年发病,主要为脑组织退行性变,表现为进行性智力减退,性格改变,运动不协调,视听障碍,癫痫发作等。检查脑脊液麻疹抗体呈持续性强阳性。

四、问答题

1. 答:麻疹传染性极强,易感者接触后90%以上可能发病,早期诊断、及时隔离治疗极为重要。早期诊断的依据有:①有麻疹接触史;②前驱期的发热、卡他症状及眼部症状等;③前驱期末可见特征性麻疹黏膜斑;④鼻咽部分泌物找到多核巨细胞及尿中检测包涵体细胞;⑤出疹1~2日用ELISA法可检测出麻疹抗体。

2. 答:麻疹于起病第3~4日开始出疹,皮疹先见于耳后、发际,渐及额、面、颈、躯干、四肢,最后到达手掌与足底,3~5日出齐。皮疹初为淡红色斑丘疹,大小不等,高出皮肤,压之退色,疹间皮肤正常,以后部分融合呈暗红色,出疹3~5日后,按出疹先后顺序消退,留浅褐色色素斑,伴糠麸样脱屑。类似如此皮疹形态者常称为麻疹样皮疹。

3. 答:主要为对症治疗,加强护理和防治并发症。一般治疗有:卧床休息,室内应安静、通风、温度适宜,保持眼、鼻、口腔清洁,加强护理,注意饮食、多饮水等。对症治疗如高热时可用小量退热剂,避免酒精擦浴,咳嗽可用祛痰止咳药。并发症是麻疹死亡的主要原因,应重点防治,具体疗法可根据不同情况采取相应措施。

4. 答:小儿发疹性疾病皮疹鉴别点主要有:①麻疹:发热3~4天出疹,自耳后发际开始,渐蔓延至面、颈、躯干、四肢,3天出齐,疹形为玫瑰色斑丘疹,疹间有正常皮肤,出疹时热度更高,疹退后遗留棕色素斑及糠麸样脱屑;②风疹:发热1天出疹,皮疹亦为斑丘疹,但出疹快,1天出齐,疹退后不留色素和脱屑;③幼儿急疹:发热3~4天出疹,热退疹出,皮疹首见于躯干再波及全身,

1天左右消退,无色素斑及脱屑;④猩红热:发热半天~2天出疹,为皮肤弥漫性发红基础上有细小红色丘疹,可见帕氏线、环口苍白圈,疹退后无色素沉着,有大片脱皮;⑤水痘:发热半天~1天出疹,有斑疹、丘疹、疱疹及结痂同时存在,皮疹呈向心性分布。

第二章 猩红热

猩红热(scarlet fever)为A组β溶血性链球菌引起的急性呼吸道传染病。临床特征是突发高热、咽峡炎、全身弥漫性充血性点状皮疹和退疹后明显的脱屑。

第一节 教学大纲要求

1. 掌握猩红热的临床表现、诊断、鉴别诊断及治疗预防措施。
2. 熟悉病原学和流行病学特点。
3. 了解链球菌的分类及检测。

第二节 教材内容精要

1. 病原学 A组β型溶血性链球菌为革兰染色阳性,按其细胞壁上所含多糖抗原的不同,又分为19个组,A组链球菌约有80多个血清型。任何一种血清型的A组菌,只要能产生红疹毒素,都可以引起猩红热。

2. 流行病学 猩红热的传染源是病人和带菌者,主要经空气飞沫传播。个别情况下,亦可经皮肤伤口或产道感染,而引起"外科型猩红热"或"产科型猩红热",人群普遍易感,但以儿童多见。

3. 发病机制与病理变化　A组链球菌由咽峡部侵入,在咽部黏膜及局部淋巴组织不断增殖产生毒素和细胞外酶,造成对机体的化脓性、中毒性和变态反应性病变。

4. 临床表现　以骤起畏寒、发热、咽峡炎及皮疹为特点,典型皮疹为在全身皮肤充血发红的基础上散布着针尖大小、密集而均匀的点状充血性丘疹,压之退色,在皮肤皱褶处如腋窝、肘窝、腹股沟部可见"帕氏线",口鼻周围显得苍白而形成"口周苍白圈",同时有"草莓舌"或"杨梅舌"。退疹后一周内开始脱屑。严重者可并发中毒性心肌炎、心包炎、心内膜炎,以及急性肾小球肾炎等变态反应性并发症。血象增高,以中性粒细胞增加为主,咽拭子可培养出溶血性链球菌。

5. 治疗　青霉素为首选药物,可缩短疗程,减少并发症,疗程5～7日,对青霉素过敏者可用红霉素治疗。同时注意对症或并发症的适当治疗。

重点:猩红热的典型临床表现及皮疹特点。

第三节　测试题

一、选择题

A1 型题

1. 猩红热的病原菌是:
A. A组β型溶血性链球菌　　B. 草绿色链球菌
C. B组链球菌　　　　　　　D. C组链球菌
E. D组链球菌

2. 猩红热的主要传播途径是:
A. 空气飞沫传播　　　　　　B. 接触污染的食物与用具

C. 皮肤伤口　　　　　　D. 产妇的产道
E. 脱皮期的脱屑传播

3. 猩红热的主要传染源为：
A. β型溶血性链球菌携带者　B. 猩红热患者
C. 猩红热患者和带菌者　　　D. 链球菌咽峡炎患者
E. 丹毒患者

4. 关于患猩红热后产生的免疫力，下列叙述不正确的是：
A. 患猩红热后机体可产生抗菌免疫和抗毒免疫
B. 抗红疹毒素的免疫力较持久，对同型有保护力
C. 红疹毒素有5种血清型，型间有交叉免疫
D. 抗菌免疫有型特异性，可抵抗同型菌的侵犯
E. 患猩红热后，若再感染不同型仍可再发病

5. 猩红热一般在起病第几日出现皮疹？
A. 1日　　　　　　　　B. 2日
C. 3日　　　　　　　　D. 4日
E. 1周

6. 下列特殊体征中，不见于猩红热的为：
A. 粟粒疹　　　　　　　B. 线状疹
C. 口周苍白圈　　　　　D. 口腔黏膜斑
E. 草莓舌

7. 有关猩红热临床表现的叙述不恰当的是：
A. 多为发热后第二日出疹
B. 皮疹为大片发红的基础上出现粟粒状疹
C. 发热高低及热程与皮疹多少及消长无关
D. 咽峡炎明显　　　　　E. 可见草莓舌或杨梅舌

8. 确诊猩红热的实验室检查应依靠：

A. 咽拭子培养分离出 A 组溶血性链球菌
B. 咽拭子培养分离出 B 组溶血性链球菌
C. 咽拭子培养分离出金黄色葡萄球菌
D. 咽拭子培养分离出表皮葡萄球菌
E. 锡克试验阳性

9. 猩红热治疗的首选药物是：

A. 红霉素 B. 青霉素
C. 氯霉素 D. 第一代头孢菌素
E. 氨苄西林

10. 测定人体内有无对猩红热免疫力可用何种试验检查？

A. 锡克试验 B. 狄克试验
C. 皮肤转白试验 D. 二硝基氨苯试验
E. 植物血凝素试验

B 型题

11～14 题共用备选答案

A. M 蛋白 B. 脂壁酸
C. 红疹毒素 D. 链激酶
E. 透明质酸酶

11. 可将 A 组溶血性链球菌分为多个血清型的是：

12. 能导致发热和猩红热皮疹的是：

13. 可使链球菌黏附于人的上皮细胞者为：

14. 可溶解血块或阻止血浆凝固的是：

C 型题

15～16 题共用备选答案

A. 抗生素 B. 抗毒素
C. 两者均可 D. 两者均无

15. 白喉的病因治疗可用：
16. 猩红热的病因治疗用：

X型题

17. A组β溶血性链球菌感染人体后，可导致：
    A. 猩红热　　　　　　　B. 咽峡炎
    C. 丹毒　　　　　　　　D. 新生儿败血症
    E. 感染性心内膜炎

18. 猩红热的临床表现有哪些？
    A. 发热及咽峡炎
    B. 白细胞总数和中性粒细胞增多
    C. 全身弥漫性充血性粟粒疹
    D. 可出现"草莓舌"
    E. 少数患者后期可有心肾并发症

19. 猩红热因变态反应引起的并发症有：
    A. 风湿病　　　　　　　B. 中毒性肝炎
    C. 肾小球肾炎　　　　　D. 关节炎
    E. 中耳炎

20. 除猩红热外，下列哪些疾病也可出现猩红热样皮疹？
    A. 金黄色葡萄球菌败血症　B. 麻疹
    C. 药物疹　　　　　　　D. 副伤寒甲感染
    E. 风疹

二、填空题

1. 猩红热的三大特征表现为_____、_____和_____。

2. 对猩红热患者的隔离，除咽拭子培养3次阴性外，或为发病后不少于_____天。对密切接触者的医学观察为_____天。

3. 猩红热的三种病变表现为_____、_____和_____。

三、名词解释

1. 狄克试验（Dick test）　　2. 线状疹（Pastia 线）
3. 草莓舌或杨梅舌　　　　　4. 外科型猩红热

四、问答题

1. 试述猩红热病原体侵入人体后所致的三种病变及其致病机制。
2. 简述猩红热的治疗。
3. 简述猩红热样皮疹和麻疹样皮疹的区别。
4. 猩红热的诊断依据包括哪些？

第四节　答案与题解

一、选择题

（一）答案

1. A　2. A　3. C　4. C　5. B　6. D　7. C　8. A　9. B　10. B　11. A　12. C　13. B　14. D　15. C　16. A　17. ABC　18. ABCDE　19. ACD　20. AC

（二）题解

1. 题解：链球菌的种、型类别较多，可造成不同的链球菌感染，引起猩红热的病原菌为 A 组 β 型溶血性链球菌。

2. 题解:猩红热的主要传播途径是空气飞沫传播。个别情况下,病菌可由皮肤伤口或产妇产道侵入,而引起"外科型猩红热"或"产科型猩红热"。

3. 题解:所列五项中,主要传染源应是患者和带菌者。患者自发病前24小时至疾病高峰时期的传染性最强,患者或带菌者均有传染性,若只答其中某一项则有欠缺,D、E的感染源虽亦为链球菌,但不同型。

4. 题解:A组链球菌感染后机体主要产生抗M蛋白的抗体,它能消除M蛋白抗原对机体吞噬功能的抵抗作用,但只具有型特异性。人患猩红热后可产生抗红疹毒素的抗体,但不同抗原性的红疹毒素间无交叉免疫,因而患一次猩红热后,若感染了另一种产红疹毒素的A组链球菌仍可再发病。

5. 题解:猩红热出疹快,多数在起病第2天出现皮疹,24小时内迅速蔓延至全身。

6. 题解:猩红热的典型皮疹为在全身皮肤充血发红的基础上散布着粟粒疹,并可有线状疹、口周苍白圈、草莓舌等。但无口腔黏膜斑,此为麻疹的特征。

7. 题解:A、B、D、E的描述均符合本病临床表现。惟发热高低及热程与皮疹多少及消长是一致的,而不是无关,说无关不恰当。

8. 题解:猩红热的确诊依据是咽拭子培养分离出A组β型溶血链球菌。而B组链球菌、金黄色葡萄球菌或表皮葡萄球菌均非本病病原菌,锡克试验是检查白喉有无免疫力的。

9. 题解:猩红热治疗的首选药物是青霉素。对青霉素过敏者可用红霉素。

10. 题解:检测人体对猩红热有无免疫力的特异试验为狄克

试验(Dick test)。锡克试验为检测白喉免疫力的,其他几种均为非特异皮肤试验。

11~14题解:A组溶血性链球菌依M蛋白可分为80多个血清型;能导致发热和引起皮疹的是红疹毒素;脂壁酸对生物膜有较高的亲和力,有助于链球菌黏附于人上皮细胞;链激酶可溶解血块并阻止血浆凝固。

15~16题解:白喉抗毒素为治疗白喉的特效药,能中和血循环中的游离毒素,抗生素能杀灭白喉杆菌并可控制继发感染,故两者同用;猩红热只有用抗生素治疗,无抗毒素。

17. 题解:A组β溶血性链球菌感染常可引起猩红热、咽峡炎和丹毒。新生儿败血症常由B组溶血性链球菌或大肠埃希菌引起;感染性心内膜炎多为草绿色链球菌所致。

18. 题解:临床特征有突发高热、咽峡炎,全身弥漫性充血性粟粒疹、口周苍白圈、草莓舌、帕氏线等为猩红热样皮疹的特点。血象白细胞增高,少数病人可出现心、肾并发症。以上5项均可答为猩红热的临床表现。

19. 题解:猩红热由变态反应引起的并发症有风湿病、急性肾小球肾炎及关节炎。而中耳炎和中毒性肝炎系化脓性或中毒性病变所致。

20. 题解:猩红热样皮疹除见于猩红热外,有些金黄色葡萄球菌亦能产生红疹毒素,可引起猩红热样的皮疹;药物疹的皮疹常为多样化表现,有时亦可呈现猩红热样皮疹。而麻疹、风疹及副伤寒甲感染的皮疹形态与此完全不同。

二、填空题

1. 发热　咽峡炎　皮疹

2. 7　7~12

3. 化脓性病变　中毒性病变　变态反应性病变

三、名词解释

1. 狄克试验又称多价红疹毒素试验,以红疹毒素 0.1 ml 作皮内射,24 小时后局部红肿,直径＞1 cm 者为阳性,提示无抗毒免疫力,对猩红热易感;若为阴性,则表示有抗毒免疫力。该试验在猩红热发病早期阳性,而恢复期为阴性。

2. 猩红热患者在出疹时,于肘窝、腋窝等皮肤皱褶处,皮疹密集或摩擦出血而呈紫红色线状,称线状疹,即 Pastia 线(帕氏线)。

3. 猩红热患者在出疹同时出现舌乳头肿胀,初期舌被白苔,肿胀的舌乳头凸出覆以白苔,类似草莓称为"草莓舌"。2~3 日后舌苔脱落舌面光滑呈绛红色,舌乳头凸起类似杨梅,称为"杨梅舌"。

4. 外科型猩红热(包括产科型)系病原菌从伤口或产道局部侵入而致病,故没有咽峡炎,皮疹首先出现在入侵部位周围,后向全身蔓延。

四、问答题

1. 答:猩红热的三种病变及其致病机制如下:

(1)化脓性病变:A 组 β 溶血性链球菌藉助 LTA 黏附于黏膜上皮细胞,进入组织引起炎症,通过 M 蛋白保护细菌不被吞噬,在透明质酸酶、链激酶及溶血素作用下,使炎症扩散和引起组织坏死。

(2)中毒性病变:链球菌所产生的红疹毒素及其他产物经咽

部血管进入血流,引起发热、头痛、食欲不振等全身中毒症状。红疹毒素可引起典型猩红热样皮疹,肝、脾、淋巴结可有充血和脂肪变性,心肌可有浊肿和变性。肾可有间质性炎症。

(3)变态反应性病变:仅发生于个别病例。可能系因A组链球菌某些型与被感染者的心肌、肾小球基底膜的抗原相似,产生特异免疫后引起的交叉免疫反应;或可能因抗原抗体复合物沉积所致。

2. 答:主要为病原和对症治疗:

(1)病原治疗:青霉素为首选药物。成人每次60万~80万U,每日2~4次,肌肉注射。儿童每日20万U/kg,分2~4次肌注。脓毒型患者可加大用药剂量。通常用药24小时后可退热,皮疹逐渐消退。对青霉素过敏者,可选用红霉素或复方磺胺甲噁唑。

(2)并发症治疗:针对风湿病、肾小球肾炎和关节炎等进行相应治疗,同时应给抗生素进行病原治疗。

3. 答:猩红热皮疹在发热后1~2日出疹,迅速蔓延至全身,皮疹为在皮肤弥漫充血、发红基础上,出现分布均匀的针尖大小的丘疹(粟粒疹),压之退色,部分病人在皮肤皱褶处有线状疹,口周苍白圈,草莓舌或杨梅舌,皮疹退后有脱屑或脱皮。

麻疹样皮疹于病后3~4日出疹,先见于耳后、发际,渐及额、面、颈而至全身,皮疹初为淡红色斑丘疹,以后可部分融合,疹间有正常皮肤,疹退后留浅褐色色素斑,伴糠麸样脱屑。麻疹患者常有口腔黏膜斑为最大特点。

4. 答:诊断依据包括有:①流行病学史,当地有本病流行和有接触史;②临床上起病急,发热、咽峡炎、病后2日内出现典型猩红热样皮疹;③外周血白细胞和中性粒细胞增高;④咽拭子或脓液培养分离出 A 组溶血链球菌可确诊。同时注意与金黄色葡萄球菌感染和药物疹等鉴别。

第三章　水痘和带状疱疹

水痘(varicella)和带状疱疹是由同一病毒、即水痘-带状疱疹病毒(varicella-zoster virus, VZV)引起,水痘多见于儿童,为常见的发疹性传染病。当潜伏于体内的病毒再次发病则表现为带状疱疹(herpes zoster)。

第一节　教学大纲要求

1. 掌握两病的临床特点、诊断与鉴别诊断,特别是皮疹特点及其与其他发疹性病鉴别。
2. 熟悉病原、流行病学、发病机制及治疗原则。
3. 了解其预防措施。

第二节　教材内容精要

1. 病原学和流行病学　VZV 属疱疹病毒科,仅有一个血清型。水痘患者为主要传染源,主要通过飞沫和直接接触疱疹液传播,孕妇可有宫内传播。病后可获持久免疫,但病毒潜伏体内再发可引起带状疱疹。

2. 发病机制　病毒由呼吸道侵入,在黏膜上生长繁殖后入血及淋巴液,在单核-巨噬细胞系统再次增殖,主要损害皮肤,皮疹分批出现与间歇性病毒播散有关。部分病毒潜伏于脊神经后根神经节等处,当机体免疫力下降或某些诱因致病毒被激活,导致带状疱疹。

3. 临床表现　水痘前驱期症状轻,皮疹为多形性分批出现,同一部位可见斑疹、丘疹、疱疹和结痂同时存在,呈向心性分布。严重患者发生水痘肺炎、水痘脑炎、心肌炎等。血象白细胞总数正常或稍增高。

带状疱疹多见于成人,其特征为沿身体单侧感觉神经相应皮肤出现成簇疱疹,可伴局部神经痛。以脊神经胸段最常见,重者可发生播散性皮疹,伴高热、毒血症状明显。

4. 治疗与预防　两病均为自限性疾病,以一般和对症治疗为主。水痘应加强护理,防止疱疹破溃感染。继发感染者应及早选用敏感的抗生素。重症水痘或带状疱疹可用阿昔洛韦等抗病毒治疗。预防除一般措施外,可考虑疫苗注射,特别是防止孕妇通过胎盘传播。

重点:皮疹形态的特点与鉴别。

第三节　测试题

一、选择题

A1 型题

1. 水痘由下列那种病原体引起:
 A. VZV B. CMV
 C. EBV D. 单纯疱疹病毒
 E. 风疹病毒

2. 有关水痘的传染源下述哪项为正确?
 A. 患者是惟一传染源 B. 无症状带病毒者
 C. 带病毒的野生动物 D. 带病毒家养动物
 E. 恢复期疱疹已结痂者

3. 水痘的主要传播途径是：
   A. 虫媒传播　　　　　　　　B. 母婴传播
   C. 直接接触和空气飞沫　　　D. 血液传播
   E. 粪-口传播

4. 有关水痘-带状疱疹的流行病学特点，下列叙述哪项是错误的？
   A. 患者是惟一传染源
   B. 主要通过直接接触和空气传播
   C. 人感染水痘病毒发病只有1次
   D. 人群普遍易感　　　　E. 病后免疫力不持久

5. 水痘的皮疹多见于身体的哪一部位？
   A. 头面部　　　　　　　B. 躯干
   C. 四肢远端　　　　　　D. 手掌、足底
   E. 口腔

6. 以下哪一项不是带状疱疹的临床特点？
   A. 多见于成人
   B. 常有局部皮肤瘙痒、感觉过敏
   C. 出现沿神经节段相应皮肤分布的成簇状疱疹
   D. 多见于身体双侧　　　E. 常伴局部神经痛

7. 带状疱疹最常见于下列哪个神经分布区：
   A. 脊神经胸段　　　　　B. 三叉神经第一支
   C. 第五对脑神经　　　　D. 第八对脑神经
   E. 面神经

8. 对接触水痘的易感儿童，医学观察时间为：
   A. 1周　　　　　　　　　B. 2周
   C. 3周　　　　　　　　　D. 4周

E. 5周

9. 水痘的自然病程一般在:
A. 10日左右
B. 1周左右
C. 2~4周
D. 3~5周
E. 3周左右

10. 带状疱疹的自然病程一般是:
A. 10日左右
B. 1周左右
C. 2~4周
D. 3~5周
E. 1月以上

11. 水痘治疗时哪项药物不宜应用?
A. 阿司匹林
B. 糖皮质激素
C. 镇静剂
D. 阿昔洛韦
E. 炉甘石洗剂外用

12. 水痘的临床诊断目前主要依靠:
A. 典型水痘疱疹
B. 发热
C. 血常规异常
D. 水痘接触史
E. 有接触史和典型水痘疱疹

C型题

13~14题共用题干
A. 病毒分离
B. 病毒DNA检测
C. 两者均是
D. 两者均无

13. 水痘的实验室检测方法可用:

14. 传染性单核细胞增多症的实验室检查方法:

X型题

15. 下列哪些项是水痘和带状疱疹的特点:
A. 水痘多见于儿童,带状疱疹则以成人为主

B. 水痘皮疹见于全身,带状疱疹多发于躯干单侧

C. 水痘常有发热,带状疱疹则发热少见

D. 带状疱疹可以传染给易感者而导致水痘,但水痘不会传染而引起带状疱疹

E. 此两种病系由同一种病毒所引起

16. 水痘皮疹的特点有:

A. 皮疹分布以四肢为多　　B. 一般无痛无痒

C. 起病1~2日内迅速出齐　D. 可出现黏膜疹

E. 皮疹分批出现

17. 水痘患者的并发症可有哪些?

A. 水痘肺炎　　　　　　B. 水痘肝炎

C. 水痘脑炎　　　　　　D. 间质性心肌炎

E. 皮疹继发细菌感染

18. 带状疱疹的临床特点可表现有:

A. 疱疹从米粒大至绿豆大不等

B. 沿神经支配的皮肤呈带状分布

C. 伴有显著神经痛为特点

D. 皮疹多为一侧性很少超过躯干中线

E. 轻者可不出现疱疹,仅有节段性神经痛

二、填空题

1. 水痘和带状疱疹是由同一病毒即_____感染引起的两种传染病,原发感染发病者为_____,再次发病则为_____。

2. 典型水痘皮疹经过_____、_____、_____及_____四个发展阶段。

3. 发生带状疱疹的部位多限于_____,皮损很少超

过_____。

4. 带状疱疹轻者可以不出现皮疹而仅有_____。

三、名词解释

1. 向心性分布　　　　2. 带状疱疹

四、问答题

1. 试述水痘-带状疱疹病毒感染的临床特征。
2. 为预防水痘,保护易感者方面有何主动与被动免疫措施?
3. 水痘与过去的烈性传染病天花有何异同?

第四节　答案与题解

一、选择题

(一)答案

1. A　2. A　3. C　4. E　5. B　6. D　7. A　8. C　9. A　10. C　11. B　12. E　13. C　14. B　15. ABCDE　16. CDE　17. ABCE　18. ABCDE

(二)题解

1. 题解:水痘由水痘-带状疱疹病毒(VZV)引起,此病毒也可引起带状疱疹。CMV为巨细胞病毒;EBV引起传染性单核细胞增多症;单纯疱疹病毒及风疹病毒均各引起不同疾病。

2. 题解:患者为水痘的惟一传染源,出疹前1天至疱疹完全结痂前具有传染性。无带病毒的人或动物,水痘恢复期疱疹已结痂者的痂皮无传染性。

3. 题解:水痘主要通过直接接触水痘疱疹液和空气飞沫传

播,而其他途径均可除外。

4. 题解:A、B、C、D 所述均为正确,惟 E 说病后免疫力不持久是错误的。实际上,病后免疫力持久,故人患水痘后二次感染极少见,但若病毒潜伏,多年后可发生带状疱疹。

5. 题解:水痘皮疹呈向心性分布,躯干和四肢近端多,其他远离心脏的部位较少。

6. 题解:带状疱疹多见于成人,发疹前常有局部皮肤瘙痒、感觉过敏,后出现沿神经相应皮肤节段分布的成簇状疱疹,常伴局部神经痛。其部位应多见于身体一侧,而不是双侧,D 项应除外。

7. 题解:VZV 可潜伏于脊神经后根神经节内,当机体免疫力降低时,致病毒激活、复制而发病,发生部位以脊神经胸段最常见。偶可侵犯其他脑神经支配区。

8. 题解:鉴于水痘潜伏期为 10～24 日,以 14～16 日多见,故接触水痘的易感者医学观察时间为 3 周,以观察是否发病和防止传播。

9. 题解:水痘为自限性疾病,一般经对症治疗和加强护理等措施,可在 10 日左右自愈。

10. 题解:带状疱疹亦为自限性疾病,但其自然病程较水痘为长,一般在 2～4 周。

11. 题解:水痘治疗主要为对症处理,但忌用糖皮质激素,以免导致病毒播散,若因其他原因已用激素者应尽快减至生理剂量。

12. 题解:主要依靠与水痘患者的接触史,再加典型疱疹;且呈向心性分布,分批出现,斑疹、丘疹、疱疹和结痂各种疹型同时存在。

13~14题解:水痘的实验室检测方法两者均可用;而传染性单核细胞增多症只能采用病毒DNA检测。

15. 题解:题中所述各项均分别为此二病特点,故全答。

16. 题解:水痘皮疹一般呈向心性分布,四肢较少;多有痒感,甚至使患者烦躁不安,故此A、B两项不符合外,余均为水痘皮疹的特征。

17. 题解:重症水痘易并发原发性水痘肺炎,多见于成人水痘和免疫功能缺陷者。水痘肝炎、水痘脑炎均极少见,皮疹继发细菌感染则较常见。

18. 题解:题中所列5项均为本病特征,故全答。

二、填空题

1. 水痘-带状疱疹病毒　水痘　带状疱疹
2. 斑疹　丘疹　疱疹　结痂
3. 身体一侧　躯干中线
4. 节段性神经疼痛

三、名词解释

1. 向心性分布指皮疹分布的部位以躯干多,其次为头面部,远离心脏的四肢部位少,是水痘皮疹的特点之一。而天花的皮疹分布则相反,呈离心性的特点。

2. 带状疱疹是潜伏于人体感觉神经节的VZV,经再激活后所引起的皮肤损害,临床特征为身体单侧体表神经分布的相应皮肤出现呈带状的成簇水疱,常伴有局部神经疼痛。

四、问答题

1. 答:水痘与带状疱疹均是由VZV所致的两种不同疾病。临床表现有所不同:①水痘多见于小儿,带状疱疹多见于成人;②水痘传染性强,通过接触水痘疱疹液和空气飞沫传播,易感儿接触后90%可发病;带状疱疹系患水痘后病毒潜伏而发病;③易感者接触带状疱疹病人后可以引起水痘而不会引发带状疱疹;④水痘的皮疹分批出现,有斑疹、丘疹、疱疹及结痂,呈向心性分布,全身症状轻微;带状疱疹为沿身体单侧感觉神经分布区域出现成簇的小疱疹,伴局部神经痛。

2. 答:主动免疫可采用水痘减毒活疫苗,对1～2岁儿童或免疫功能低下的高危人群皮下注射,对自然感染的预防效果达68%～100%,有效率可持续10年以上。

被动免疫可采用水痘-带状疱疹免疫球蛋白肌肉注射,其主要对象是:①有细胞免疫缺陷者;②接受免疫抑制剂治疗者;③患严重疾病如白血病、淋巴瘤者;④易感孕妇及体弱者;⑤预防医院内水痘暴发流行。

3. 答:过去天花被列为烈性传染病,目前全球均已消灭,但其病情重、传播快、病死率高,了解其主要特征及鉴别仍有必要。天花与水痘均以疱疹为主要特点,但天花毒血症状重,疱疹分布为离心性、皮疹部位较深,以脓疱居多,愈后常留有永久性瘢痕。

第四章 风 疹

风疹(rubella)是由风疹病毒引起的急性发疹性传染病。临床特点为发热,皮疹及耳后、枕部淋巴结肿大。孕妇早期感染风疹病毒，可致胎儿畸形，称为先天性风疹综合征。

第一节　教学大纲要求

1. 掌握风疹的临床表现、诊断、鉴别诊断和预防。
2. 熟悉病毒的特性和先天性风疹的严重后果。
3. 了解风疹的发病机制。

第二节　教材内容精要

1. 病原学与流行病学　风疹病毒属于披盖病毒科的小球形病毒，在外界环境抵抗力较弱，对紫外线和常用消毒剂均敏感。病人为传染源，经呼吸道飞沫传播，多感染幼龄儿童。

2. 发病机制　风疹病毒侵入人体在上呼吸道黏膜上皮细胞内及颈淋巴结内复制，引起上呼吸道炎症与病毒血症，表现为发热、皮疹与浅表淋巴结和脾脏肿大，且易通过胎盘引起先天性风疹。

3. 临床表现　常为低热及轻度上呼吸道症状，1～2日内出现红色斑疹或斑丘疹，1日内遍布全身，多见于面部及躯干部位，皮疹经2～3日消退，一般不遗留色素沉着，无脱屑。常有耳后、枕、颈部淋巴结肿痛。白细胞总数正常或减少，淋巴细胞增高。

4. 治疗与预防　目前尚无特效抗病毒药物，以对症治疗为主。对儿童普遍接种风疹减毒活疫苗可以预防，育龄妇女，尤其是血清学证实的易感妇女要选择性接种疫苗。对于确诊有风疹病毒感染的早孕者，一般应终止妊娠。

第三节 测试题

一、选择题

A1 型题

1. 风疹病毒为一种小球形包膜病毒,属于哪一科?
   A. 嗜肝 DNA 病毒科　　　B. 黄病毒科
   C. 正黏病毒科　　　　　D. 披盖病毒科
   E. 小核糖核酸病毒科

2. 风疹的主要传播途径是:
   A. 血液传播　　　　　　B. 空气飞沫
   C. 粪-口途径　　　　　D. 节肢动物
   E. 垂直传播

3. 关于风疹的流行病学,以下哪项是错误的?
   A. 多数病人呈显性感染　B. 传染源为病人和带毒者
   C. 多感染幼龄儿童　　　D. 经空气飞沫传播
   E. 感染后有持久免疫力

4. 孕妇在妊娠早期感染下列哪一种病毒,有可能引起胎儿畸形?
   A. 风疹　　　　　　　　B. 麻疹
   C. 天花　　　　　　　　D. 水痘
   E. 轮状病毒

5. 皮疹是风疹的常见临床表现,下列哪一种皮疹符合其特点:
   A. 荨麻疹样皮疹　　　　B. 出血性皮疹
   C. 皮肤弥漫性发红,上有细小粟粒疹

D. 充血性斑丘疹,多见于面部及躯干,消退后不留色素斑

E. 充血性皮疹,首见于耳后发际,逐渐向全身扩展,退疹后有色素斑

6. 孕妇罹患风疹,最严重的危害是导致:

A. 症状严重　　　　　　B. 产后大出血

C. 习惯性流产　　　　　D. 胎儿早产

E. 胎儿畸形

7. 对风疹无免疫力的母亲在妊娠早期确诊感染了风疹病毒,应采取的措施是:

A. 流产终止妊娠　　　　B. 注射风疹免疫球蛋白

C. 抗毒素处理　　　　　D. 接种风疹疫苗

E. 对症处理

8. 避免胎儿感染风疹病毒的最好预防措施是:

A. 早期孕妇注射丙种球蛋白

B. 孕前母亲注射风疹疫苗　C. 新生儿注射丙种球蛋白

D. 新生儿注射风疹疫苗　　E. 新生儿与母亲完全隔离

A2 型题

9. 某 1 岁儿童,于 3 月份发病,有低热、轻咳、乏力等上呼吸道症状。发热 1 天后出现皮疹,迅速蔓延至面部和躯干,皮疹呈淡红色斑疹及斑丘疹,稀疏分散,胸部有少许融合。有枕后、耳后及颈部淋巴结肿大伴触痛。初步诊断考虑为:

A. 麻疹　　　　　　　　B. 风疹

C. 幼儿急疹　　　　　　D. 猩红热

E. 水痘

B 型题

10~13 题共用备选答案

A. 第1天　　　　　　　B. 第2天
C. 第3天　　　　　　　D. 第5天
E. 第7天

10. 猩红热的皮疹多发生于起病后：
11. 麻疹的皮疹多发生于病后：
12. 风疹的皮疹多发生于病后：
13. 水痘的皮疹多发生于病后：

14～15题共用备选答案

A. 帕氏线　　　　　　　B. 口腔黏膜斑
C. 耳后、枕部淋巴结肿大　D. 手套样脱屑
E. 草莓舌

14. 麻疹的特有体征为：
15. 风疹的特有表现为：

C型题

16～18共用备选答案

A. 呼吸道传播　　　　　B. 粪-口传播
C. 两者均有　　　　　　D. 两者均无

16. 风疹的传播途径一般为：
17. 乙型病毒性肝炎的传播：
18. 脊髓灰质炎的传播：

X型题

19. 以下哪几项是风疹的临床特点？
A. 发热1天后迅速出疹　B. 枕部、耳后淋巴结肿大明显
C. 疹退后有脱屑并色素沉着
D. 皮疹多见于面部及躯干　E. 全身症状轻微

二、填空题

1. 先天性风疹为胎儿经_____受染,多发生在母体妊娠_____月内。
2. 风疹病毒的结构蛋白包括_____和_____。
3. 风疹的传染源为_____,传染性最强时期为_____。
4. 风疹脑炎为极罕见的并发症,发生率仅约_____,但病死率可高达_____。

三、名词解释

1. 风疹
2. 先天性风疹综合征(congenital rubella syndrome)

四、问答题

1. 简述风疹的临床表现。
2. 风疹的预防控制措施有那些?
3. 试述风疹与麻疹和猩红热的鉴别。

第四节 答案与题解

一、选择题

(一)答案

1. D 2. B 3. A 4. A 5. D 6. E 7. A 8. B 9. B 10. B 11. C 12. A 13. A 14. B 15. C 16. A 17. D 18. C 19. ABDE

(二)题解

1. 题解:风疹病毒属于披盖病毒科,含单股正链 RNA。

2. 题解:风疹病毒经呼吸道飞沫传播是主要途径。少数孕妇在妊娠早期感染,可引起胎儿受染,发生先天性风疹综合征,此只为极少数。

3. 题解:病人和带病毒者为传染源,主要经呼吸道飞沫传播,幼龄儿童发病率高,感染后有持久免疫力,以上叙述均正确。多数病人呈隐性感染,A 项说多数为显性感染错误,实际上感染后仅约 1/3 的人群发病。

4. 题解:孕妇感染风疹病毒后,特别是孕 3~4 个月内,风疹病毒可通过胎盘传染给胎儿,引起先天性风疹综合征,出现一种或多种畸形,为风疹最严重的危害。

5. 题解:风疹皮疹的特点是发热后迅速出现,呈充血性斑丘疹,多见于面部躯干,经 2~3 日消退,退后不遗留色素斑,亦无脱屑,只有 D 项符合其特点。

6. 题解:孕妇患风疹,病毒可通过胎盘感染胎儿,致使胎儿患先天性风疹,造成宫内发育迟缓和障碍,出生后 20%~80%的婴儿有先天性器官缺陷或畸形等严重后果。

7. 题解:对于确诊有风疹病毒感染的早期孕妇,注射免疫球蛋白只能减轻症状,目前无抗风疹病毒药物治疗;感染后接种疫苗又无意义。故一般正确措施是采取流产终止妊娠。

8. 题解:为避免胎儿发生先天性风疹感染,最好的预防措施是在孕前给母亲注射风疹疫苗,抗体阳转率可达 98%,对育龄妇女的保护具有重要意义。而注射丙种球蛋白只能减轻症状,不能避免胎儿受染。

9. 题解:患儿在发热 1 天后即出现皮疹,并迅速蔓延,同时伴有耳后、枕部淋巴结肿大,应考虑为风疹。麻疹为发热 3 天后始出疹,有口腔黏膜斑;幼儿急疹为热退皮疹现;猩红热皮疹为在全身皮肤充血发红的基础上散布着针帽大小,密集而均匀的点状红疹;水痘皮疹呈向心性分布,迅速发展的斑疹、丘疹、疱疹与结痂为特征。

10~13 题解:从出现皮疹的时间来判断发疹性传染病有一定意义,猩红热的皮疹多发生于起病后第 2 天,麻疹皮疹发生于病后第 3~4 天,水痘、风疹的皮疹均于病后第 1 天即可出现。

14~15 题解:麻疹的典型临床表现除皮疹外,口腔黏膜斑为特有体征;风疹的临床表现中,最具有特征的表现是耳后、枕部淋巴结肿大。

16~18 题解:此三病的传播途径非常明确,风疹经呼吸道传播;脊髓灰质炎两者均可传播;而乙型肝炎两者均无。

19. 题解:风疹的全身症状轻微,在发热 1 天后迅速出疹,皮疹多见于面部、躯干,可有枕部及耳后淋巴结肿大。但皮疹经 2~3 日消退,一般不遗留色素沉着和脱屑。

二、填空题

1. 胎盘　头 4 个月
2. 外膜糖蛋白　核衣壳蛋白
3. 病人　出疹前后
4. 1/5 000　20%

三、名词解释

1. 风疹是由风疹病毒引起的一种急性呼吸道传染病。临床特点为低热、皮疹和耳后、枕、颈部淋巴结肿大,全身症状轻,病程短。

2. 孕妇在妊娠头 4 个月内感染风疹后,风疹病毒可通过胎盘感染胎儿发生先天性风疹,受染胎儿在宫内发育迟缓,重者可致死产及早产,出生后 20%～80% 可有先天性器官缺陷,如心脏畸形、白内障、耳聋及发育障碍等,统称为先天性风疹综合征。

四、问答题

1. 答:前驱期约为 1～2 日,症状较轻,常有低或中度发热,伴流涕、轻咳等。皮疹多在发热后 1 日开始出现,24 小时内出齐。躯干、背部皮疹较多,四肢少,呈红色充血性斑丘疹,偶见融合成片。可有全身淋巴结肿大,耳后、枕部淋巴结肿大更显著。皮疹 2～3 日消退,退疹后不遗留色素沉着。

2. 答:风疹无特殊治疗,预防控制措施主要为对病人呼吸道隔离,避免接触,给易感者注射风疹疫苗,新疫苗安全性好,抗体阳转率可达 98%。可推广用于所有无风疹免疫的人。给孕妇注射丙种球蛋白,可减轻孕妇发病症状,但不能避免胎儿受感染。

3. 答:此三病都是全身性发疹性传染病,好发于儿童。可从下列几方面进行鉴别:

①前驱期:风疹为 1～2 天,可有低热和轻微全身症状等;麻疹为 4 天,高热、畏光、中到重度的呼吸道症状;猩红热约 1 天,表现突然高热及咽痛。

②出疹时间:风疹于发病后 1 天;麻疹 3～4 天;猩红热 2 天。

③皮疹形态:风疹为淡红色斑疹及斑丘疹,稀疏分散,偶可少许融合;麻疹为深红色到棕红色的斑疹和斑丘疹,常有融合,疹间皮肤正常;猩红热为弥漫性发红的皮肤上有细小密集的充血性丘疹,整片皮肤弥漫性充血潮红。

④疹后脱屑:风疹一般无脱屑;麻疹常遗留棕色色素斑及糠

麸状脱屑；猩红热脱屑较严重，手掌、足底可大片脱皮，有时像手套或袜套样。

⑤其他特征：风疹常有耳后、枕、颈部淋巴结肿痛；麻疹有口腔黏膜斑；猩红热则可有帕氏线、环口苍白圈、草莓舌或杨梅舌。

⑥实验室检查：猩红热白细胞总数与中性粒细胞增高；风疹和麻疹白细胞正常，淋巴细胞稍高。猩红热患者咽拭子培养，可分离出溶血性链球菌。

第五章 传染性单核细胞增多症

传染性单核细胞增多症(infectious mononucleosis, IM)是由EB(Epstein-Barr)病毒感染所致的一种急性单核-吞噬细胞系统增生性疾病，病程呈自限性，预后大多良好。

第一节 教学大纲要求

1. 本病为非重点病，但发病较广泛，应掌握其临床特点与诊断。
2. 熟悉病原、流行病学、发病机制及治疗原则。
3. 了解其预防措施。

第二节 教材内容精要

1. 病原学和流行病学 EBV系1963年Epstein和Barr首先发现的一种嗜淋巴细胞DNA病毒，有6个编码蛋白，为人类疱疹病毒之一，病人和携带者为传染源，主要通过口-口传播，在全球均有发病，多见于儿童和少年，病后可获持久免疫力。

2. 发病机制与病理 发病机制尚未完全阐明，主要累及咽扁桃体及全身淋巴系统导致细胞增生、损伤等改变。

3. 临床表现　传染性单核细胞增多症表现多样,主要特征为发热、淋巴结肿大、咽峡炎、肝脾及淋巴结肿大,多形性皮疹等。外周血异型淋巴细胞显著增多,嗜异凝集试验阳性为重要特征。

4. 治疗　本病为自限性疾病,以一般和对症治疗为主。传染性单核细胞增多症预后良好,不需特殊治疗,咽喉病变严重或水肿者,可短程应用激素。

第三节　测试题

一、选择题

A1 型题

1. 传染性单核细胞增多症是下列哪种病毒感染所致?
   A. EBV　　　　　　　B. CMV
   C. HIV　　　　　　　D. VZV
   E. HSV

2. EBV 感染的传染源是:
   A. EBV 感染病人　　　B. EBV 携带者
   C. 病人和病毒携带者　　D. 隐性感染者
   E. 以上都不是

3. 传染性单核细胞增多症的主要传播途径为:
   A. 直接接触　　　　　B. 空气飞沫
   C. 口-口传播　　　　　D. 血液传播
   E. 粪-口传播

4. 关于传染性单核细胞增多症的特点,哪项不正确?
   A. 感染后可获得持久免疫力

B. 主要表现是发热、咽痛、淋巴结肿大

C. 可有外周血淋巴细胞升高,并有异常淋巴细胞

D. 病程早期血白细胞总数即明显升高

E. 为自限性疾病,预后良好

5. 下列哪项对诊断传染性单核细胞增多症最有意义?

A. 发热 B. 咽痛

C. 淋巴结肿大 D. 肝脾肿大

E. 外周血异型淋巴>10%

6. 传染性单核细胞增多症的病理特征是:

A. 淋巴组织良性增生 B. 淋巴组织慢性炎症

C. 咽部急性炎症

D. 血液系统淋巴组织异常增生

E. 肝脾慢性炎症

7. 下列血象改变,哪一项对传染性单核细胞增多症最具有诊断意义?

A. 白细胞总数超过 $10×10^9/L$

B. 异型淋巴细胞绝对数超过 $1.0×10^9/L$

C. 异型淋巴细胞分类超过 5%

D. 血小板减少 E. 红细胞增多

8. 传染性单核细胞增多症患者进行嗜异性凝集试验,是为了检测:

A. IgA 型抗体 B. IgG 型抗体

C. IgM 型抗体 D. Forssman 抗原

E. 补体

9. 传染性单核细胞增多症的治疗主要为:

A. 试用利巴韦林抗病毒治疗

B. 应用抗生素以消除咽炎
C. 使用特异性免疫血清制剂
D. 淋巴结肿大者予以手术切除
E. 一般对症治疗

C 型题

10～11 题共用备选答案

A. 病毒分离　　　　　　B. 病毒 DNA 检测
C. 两者均是　　　　　　D. 两者均无

10. 水痘病原体的实验室检测方法可采用：
11. EBV 的实验室检查方法则用：

X 型题

12. 传染性单核细胞增多症的主要临床特征是：

A. 发热　　　　　　　　B. 咽痛
C. 淋巴结肿大　　　　　D. 肝脾肿大
E. 外周血白细胞总数及中性粒细胞升高

13. 下列哪些实验室检查有助于传染性单核细胞增多症的诊断？

A. 血常规发现异型淋巴细胞增多在 10% 以上
B. 尿常规检查有蛋白尿
C. 嗜异性凝集试验 1∶64 阳性
D. 抗-EBV 抗体阳性　　　E. EBV DNA 检测阳性

二、填空题

1. 传染性单核细胞增多症的血常规检查，异型淋巴细胞常超过_____，或绝对数超过_____。

2. EBV 感染常用检测方法有：①嗜异凝集试验检查

_____；②免疫荧光法检测_____。

3. 传染性单核细胞增多症的典型表现为_____、_____、_____和_____等。

4. 传染性单核细胞增多症在世界各地均有发生，通常呈_____性，发病季节可在_____。

三、名词解释

1. 传染性单核细胞增多症　2. 嗜异性凝集试验
3. 异型淋巴细胞
4. 类传染性单核细胞增多症综合征（IM-like syndrome）

四、问答题

1. 传染性单核细胞增多症的诊断与鉴别诊断有哪些？
2. 传染性单核细胞增多症使用激素治疗的适应证有哪些？

第四节　答案与题解

一、选择题

（一）答案

1. A　2. C　3. C　4. D　5. E　6. A　7. B　8. C
9. E　10. C　11. B　12. ABCD　13. ACDE

（二）题解

1. 题解：本题要求熟悉各种病毒的外文缩写，传染性单核细胞增多症是由 EB 病毒（EBV）所致。CMV 为巨细胞病毒；HIV 为人免疫缺陷病毒；VZV 为水痘-带状疱疹病毒；HSV 为单纯疱疹病毒。

2. 题解：人是 EBV 的储存宿主，病人和带病毒者为 EBV 感染的传染源，EBV 感染后病毒携带者，可持续或间断排毒达数年之久。故不能单答为某一种为传染源。

3. 题解：传染性单核细胞增多症经口密切接触（口-口传播）为主要传播途径，因而曾被称为接吻病（kissing disease）；也可经飞沫及输血传播，但不是主要途径。

4. 题解：传染性单核细胞增多症是由 EBV 所致的急性自限性传染病。临床特征为发热、咽痛、淋巴结肿大，外周血淋巴细胞显著增多并出现异常淋巴细胞，预后良好。病程早期白细胞总数可正常或偏低，以后逐渐升高，不能说早期即明显升高。

5. 题解：以上均为本病临床表现，但比较而言，外周血出现异型淋巴细胞＞10%或其绝对数超过 $1.0 \times 10^9/L$ 最有意义。因其他症状或体征在其他多种疾病均可出现，但异型淋巴细胞其他疾病中很少有超过 10% 者。

6. 题解：本病多为自限过程，病理变化了解较少，主要病理特征是淋巴组织的良性增生，表现在单核-吞噬细胞系统的高度增生。

7. 题解：血象改变是传染性单核细胞增多症的重要特征，特别是异型淋巴细胞绝对数超过 $1.0 \times 10^9/L$，或分类超过 10% 最有诊断意义。其他病毒性疾病也可出现异型淋巴细胞，但其百分比一般低于 10%。

8. 题解：嗜异性凝集试验是传染性单核细胞的 IgM 型抗体，可与绵羊或马红细胞凝集，其效价高于 1∶64 有诊断意义，阳性率可达 80%～90%。是本病具有特异性的检查。

9. 题解：本病多为自限性，预后良好，一般不需特殊治疗，也没有特异性血清制剂。主要为一般对症治疗即可。

10～11. 题解：水痘病毒的实验室检测方法两者均可；而传染性单核细胞增多症只能采用病毒 DNA 检测。

12. 题解：发热、咽痛、淋巴结肿大、肝脾肿大均为传染性单核细胞增多症的临床特点，外周血检查应是淋巴细胞增高，此处故意列为中性粒细胞高，是混淆之处，应予重视。

13. 题解：本病实验室检查除尿常规无尿蛋白改变外，A、C、D、E 项均为其重要特点，有助于诊断或确诊。

二、填空题

1. 10%　　$1.0×10^9/L$
2. IgM 嗜异性抗体　　EBV 特异性抗体
3. 发热　　咽痛　　淋巴结肿大　　皮疹
4. 散发　　一年四季

三、名词解释

1. 本病是由 EBV 所引起的淋巴细胞增生性急性自限性传染病，主要临床特征有发热，咽痛，淋巴结、肝、脾肿大，外周血淋巴细胞显著增多，并出现异常淋巴细胞，嗜异性凝集试验阳性，血中可检出抗-EBV 抗体。血象改变是其重要特征。

2. 嗜异性凝集试验为检测传染性单核细胞增多症常用检测试验之一。患者血清中出现一种 IgM 型嗜异性抗体，能凝集绵羊或马红细胞，阳性率达 80%～90%，效价高于 1∶64 有诊断意义。

3. 异型淋巴细胞是血液中的异常淋巴细胞，依细胞形态有泡沫型、不规则型和幼稚型三种，是具有杀伤能力的细胞毒性 T 淋巴细胞。在多种病毒性疾病中均可出现，传染性单核细胞增多症患者外周血象检查时常可超过10%。

4. 类传染性单核细胞增多症综合征 由巨细胞病毒(CMV)、人类免疫缺陷病毒(HIV)、李斯德杆菌等引起类似传染性单核细胞增多症的临床表现,称为IM-like综合征。

四、问答题

1. 答:诊断主要依据临床表现,如发热、淋巴结肿大、咽峡炎、肝脾肿大及皮疹等,周围血象异型淋巴细胞明显增多,可达10%～30%,嗜异凝集试验及EBV抗体、EBV DNA检测阳性等,典型病例较易明确诊断。但应注意与巨细胞病毒(CMV)、腺病毒等所致的单核细胞增多相区别,也需与急性淋巴细胞性白血病相鉴别,后者主要依靠骨髓细胞学检查来确诊。

2. 答:本病为自限性疾病,预后良好,不需特效治疗。对重症患者可使用短疗程肾上腺皮质激素,以减轻症状,其适应证为:咽喉病变严重或有水肿,甚至出现呼吸或吞咽困难者;伴有心肌炎、神经系统并发症、溶血性贫血或有血小板减少性紫癜等。

第七单元
新发感染病

第一章　朊粒病

朊粒(prion)又称朊毒体,是一种不同于细菌、病毒的单独感染性病原体,其命名至今尚未完全统一,最近多倾向于使用"朊粒"这一命名,认为其更符合原意。本病为近年确定的新发感染病之一,鉴于其病原体特殊,感染后潜伏期长,常为慢性致死性疾病,故已受到高度重视。

第一节　教学大纲要求

1. 掌握朊粒的本质与人类朊粒病的种类。
2. 熟悉人类朊粒病的临床表现、诊断要点和预防措施。
3. 了解朊粒病的病理解剖及其发病概况与预防。

第二节　教材内容精要

由朊粒引起的疾病,在哺乳动物中有疯牛病(mad cow disease)、羊瘙痒症等。在人类的疾病主要是克雅病(Creutzfeldt-Jakob disease,CJD)、库鲁病(Kuru disease)、格斯特曼综合征(Gerstmann-Straussler-Scheinker syndrome,GSS)及其他慢性脑病等,病死率极高。

1. **病原学**　朊粒不同于过去已发现的以核酸复制为遗传基

础的任何病原微生物,是一种缺乏核酸、自行增殖的蛋白质感染粒子。其关键的或惟一的组分是朊粒蛋白(prion protein,PrP),有多种株型,可引起不同的朊粒病。

2. 流行特点 传染源为感染朊粒的动物和人,通过消化道或医源性传播,人对本病普遍易感。目前尚未发现感染后保护性免疫的产生。

3. 病理损害 发病机制尚不清。病理损害主要在神经系统,以大脑皮层、小脑、脑干及脊髓等多个部位海绵状改变为特征,故又称传染性海绵状脑病。本病无炎症改变或免疫反应。

4. 临床表现 人类朊粒病有库鲁病、医源性克雅病、遗传性/家族性克雅病、格斯特曼综合征等。潜伏期可长达数年至数十年,临床表现为渐进性的神经精神症状,克雅病为人类最常见的朊粒病,多呈散发,以快速进行性智力退化和肌阵挛为特征,表现痴呆、行为异常及共济失调等症状突出,肌阵挛的出现率约为90%以上。

5. 诊断依据 根据流行病学资料,如食入可疑感染朊粒的食物和医源性感染;临床表现主要是慢性渐进性神经系统表现;实验室检查依靠病理及免疫学检测可确诊,脑脊液中的异常蛋白14-3-3和脑电图具有辅助诊断价值。

6. 预防 目前尚无有效治疗,预防主要是通过控制传染源和切断传播途径。

重点:人和动物朊粒病的传播途径、临床表现、诊断、鉴别诊断及预防。

第三节 测试题

一、选择题

A1 型题

1. 传染性海绵状脑病的病原因子是：
   A. 细菌　　　　　　　　B. 病毒
   C. 真菌　　　　　　　　D. 朊粒
   E. 立克次体
2. 朊粒的本质为：
   A. 蛋白质＋核酸　　　　B. 蛋白质＋脂质包膜
   C. 蛋白质　　　　　　　D. 糖蛋白＋核酸
   E. 核酸
3. 最常见的人类朊粒疾病是哪一种？
   A. 库鲁病　　　　　　　B. 牛海绵状脑病
   C. 致死性家族性失眠症　D. 克雅病
   E. 格斯特曼综合征
4. 目前,确诊朊粒疾病的检测方法主要依靠：
   A. 脑脊液常规及生化　　B. 头颅 CT 及 MRI
   C. 脑组织免疫组化查 PrP^{sc}　D. 脑电图
   E. 脑血流图
5. 库鲁病脑病变最常累及的部位是：
   A. 小脑和脑干　　　　　B. 大脑皮质
   C. 皮质和小脑　　　　　D. 脑干和皮质
   E. 脑干
6. 格斯特曼综合征(GSS)是哪一种性质的朊粒疾病？

A. 常染色体显性遗传　　B. 常染色体隐性遗传
C. 伴性遗传　　　　　　D. 具有传染性
E. 以上均不是

7. 朊粒病的病变本质上均为：
A. 中枢神经系统脱髓鞘改变
B. 中枢神经系统进行性退行性病变
C. 中枢神经系统炎性改变　D. 感染引起宿主体液应答
E. 感染引起宿主细胞应答

8. 朊粒感染后，机体可产生的反应有：
A. 细胞免疫　　　　　　B. 体液免疫
C. 细胞免疫+体液免疫　　D. 炎症反应
E. 以上均不是

9. 朊粒病脑脊液中特征性的脑蛋白是：
A. 15-3-3　　　　　　　B. 12-3-3
C. 14-3-3　　　　　　　D. 13-3-3
E. 16-3-3

10. 主要表现为脑组织海绵状变性的疾病是：
A. 多发性硬化　　　　　B. 朊粒病
C. 阿尔茨海默病(Alzheimer disease)
D. 帕金森病　　　　　　E. 结节病

11. 克雅病最常累及哪一个年龄段人群？
A. 1～10 岁　　　　　　B. 10～30 岁
C. 30～50 岁　　　　　 D. 50～70 岁
E. 75 岁以上

12. 朊粒病与阿尔茨海默病鉴别诊断主要依靠：
A. 流行病学资料　　　　B. 临床表现

C. 脑电图检查　　　　　　D. 病理检查

E. MRI 等脑影像学检查

13. 下列关于朊粒病治疗的叙述,正确的是:

A. 应用抗生素以控制病原　B. 给予干扰素治疗效果好

C. 核苷类似物治疗有效　　D. 主要依靠免疫制剂

E. 以对症支持治疗为主,尚无特效药物

A3 型题

14～15 题共用题干:某男,50 岁,因"头昏 4 个月,行走不稳伴失语半月"入院。2 年前曾在国外有进食疯牛病牛肉史。入院查体痴呆状、走路摇晃、腱反射亢进、巴宾斯基征阳性。辅助检查:脑脊液生化、常规、头颅 CT 均正常;脑电图提示周期性尖锐复合波。

14. 该患者最有可能的诊断是:

A. 多发性硬化　　　　　　B. 朊粒病

C. 阿尔茨海默病　　　　　D. 帕金森病

E. 脑卒中

15. 确诊需进行下列哪项检查?

A. 头颅 MRI　　　　　　　B. 脑血管造影

C. 脑组织免疫组化查 PrP^{sc}　D. 动态脑电图

E. 脑血流检查

B 型题

16～18 题共用备选答案

A. 克雅病　　　　　　　　B. 库鲁病

C. 致死性家族性失眠症　　D. 牛海绵状脑病

E. 格斯特曼综合征

16. 与食用疯牛病牛肉有密切关系的疾病是:

17. 食用已故亲人患该病的脑组织引起的疾病是：
18. 俗称"疯牛病"者即是：

X型题

19. 朊粒感染可引起下列哪些疾病？
    A. 疯牛病　　　　　　　　B. 克雅病
    C. 人禽流感　　　　　　　D. 致死性家族性失眠症
    E. 羊瘙痒症
20. 朊粒疾病共有的脑组织病理学特点包括：
    A. 弥漫性神经细胞丢失　　B. 淋巴细胞及炎症细胞浸润
    C. 胶质细胞增生　　　　　D. 异常朊粒蛋白聚集
    E. 海绵状改变
21. 朊粒疾病的临床特点有：
    A. 潜伏期长，病情进展迅速
    B. 主要表现为中枢神经系统异常
    C. 潜伏期短，病情进展缓慢　D. 预后差，病死率高
    E. 预后良好，病死率低
22. 下列哪些动物可被朊粒感染？
    A. 猪　　　　　　　　　　B. 绵羊
    C. 小鼠　　　　　　　　　D. 牛
    E. 灵长类动物

二、填空题

1. 朊粒的传播途径有＿＿＿＿和＿＿＿＿两种。
2. 诊断朊粒疾病最具确诊的检查方法是＿＿＿＿。
3. 克雅病是最常见的人朊粒病，包括＿＿＿＿、＿＿＿＿、＿＿＿＿和新型CJD(vCJD)等。

4. 库鲁病的临床特征是先有_____,后出现_____。

5. 人朊粒病通过脑电图检查可发现有特征性的_____。

6. 克雅病最重要的两个临床特征是_____和_____,前者可表现多样,后者的发生率常可超过_____。

三、名词解释

1. 朊粒(prion)
2. 朊粒蛋白(prion protein,PrP)
3. 传染性海绵状脑病(transmissible spongiform encephalopathies,TSE)
4. 克雅病(Creutzfeldt-Jakob disease,CJD)
5. 疯牛病(mad cow disease)　　6. 库鲁病(Kuru disease)

四、问答题

1. 朊粒病的主要病理特征是什么?
2. 简述朊粒疾病的一般临床特点。
3. 朊粒疾病的诊断依据有哪些?
4. 简述疯牛病与人类感染朊粒病的关系。
5. 朊粒疾病的预防措施包括哪些?

第四节　答案与题解

一、选择题

(一)答案

1. D　2. C　3. D　4. C　5. A　6. A　7. B　8. E
9. C　10. B　11. D　12. D　13. E　14. B　15. C　16. A

17. B 18. D 19. ABDE 20. ACDE 21. ABD 22. ABCDE

(二) 题解

1. 题解：引起传染性海绵状脑病的病原因子可确定是朊粒，此病原因子与细菌、病毒、真菌、立克次体等致病因子完全不同，是一种新型病原体。

2. 题解：朊粒是一种缺乏核酸、分子量很小的蛋白质，不需核酸复制而能自行增殖的蛋白质感染性粒子。依据其无核酸和脂质包膜，即可排除题中A、B、D及E项。

3. 题解：牛海绵状脑病为动物疾病（疯牛病），其他4种病都是朊粒引起的人类疾病，克雅病虽为人类罕见病，在世界范围内每年发病率仅1/百万人，但在朊粒疾病中为最常见者。

4. 题解：因本病脑脊液常规和生化检查基本上无改变，头颅CT及MRI和脑电图检查在病程晚期才可能有轻度改变，而脑组织免疫组化检查 PrP^{SC} 阳性发现率可达95%，是诊断最可靠的金标准，优于其他检测方法。

5. 题解：库鲁病最常累及的部位在小脑和脑干，故临床上常首先出现共济失调、震颤等表现，较少累及大脑或皮质，故答案选A。

6. 题解：本征是一种罕见的常染色体显性遗传，而非隐性或伴性遗传，更不具传染性。故答题选A。

7. 题解：朊粒病中枢神经系统无脱髓鞘改变，亦非炎症性病变，更不会引起宿主的细胞或体液免疫反应，其病变特点就是神经系统进行性退行性病变。

8. 题解：朊粒感染人体后，机体既不产生免疫应答，亦无炎症反应，这与一般感染病有显著的不同，故答案为以上均不是。

9. 题解：朊粒病脑脊液常规和生化检查改变不明显，无诊断意义。但采用抗大脑蛋白14-3-3单克隆抗体进行免疫学检测脑脊液,可发现有特征性的脑蛋白14-3-3,其敏感性和特异性均较好,是重要的辅助检查,惟目前能检测此蛋白的机构很少,未能广泛开展。

脑蛋白14-3-3是一种能维持其他蛋白构型稳定的神经元蛋白,正常脑组织中含量丰富但并不出现于脑脊液中,当感染朊粒时大量脑组织破坏,此蛋白始可泄漏至脑脊液中。

10. 题解:脑组织海绵状变性为朊粒病的最重要特征,其他如多发性硬化、阿尔茨海默病、帕金森病及结节病则均无此种改变。

11. 题解:克雅病的发病年龄较大,多累及50~70岁年龄段的人群,平均发病年龄为57~62岁。

12. 题解:此两病的鉴别主要依靠病理组织学检查,朊粒病可显示其特征性的脑组织空泡样(海绵状)改变和存在PrP^{sc}。

13. 题解:对朊粒病治疗,采取对症支持治疗可减轻症状,改善生活质量,至今尚无特效药物治疗。抗生素、干扰素、核苷类似物及免疫制剂等对病原体均无作用。

14~15. 题解:50岁男性患者,以神经系统症状缓慢起病,曾有进食疯牛病牛肉史,脑脊液检查无明显异常,脑电图提示周期性尖锐复合波,在所列5种疾病中,最可能的诊断为朊粒病。若需确诊可进行脑组织免疫组化查PrP^{sc},此为确诊最可靠的依据。

16~18. 题解:人因食用疯牛病的肉可患克雅病;某些国家的土著部落因食用已故亲人患病脑组织(表示对死者尊敬)而引起库鲁病;"疯牛病"就是牛海绵状脑病。

19. 题解:除人禽流感系由禽流感病毒引起者外,其他4种病均由朊粒感染所致,其中A、E为动物感染朊粒病,B、D则为人感染朊粒病。

20. 题解：朊粒病共有的病理改变是神经系统损害，镜下可见弥漫性神经细胞丢失、反应性胶质细胞增生、异常朊粒蛋白聚集和神经细胞空泡形成的海绵状改变等，但无淋巴细胞及炎症细胞浸润，无炎症及免疫反应是本病的特征。

21. 题解：朊粒病临床特点为潜伏期长、主要表现为神经系统异常，且进展迅速，预后差，病死率高。C说潜伏期短、E说预后良好病死率低则均非本病特点。

22. 题解：朊粒可感染的动物种类较多，除主要而常见的牛、羊外，尚可感染猪、小鼠及灵长类动物。

二、填空题

1. 消化道　医源性
2. 脑组织免疫组化查 PrP^{SC}
3. 散发性(sCJD)　家族性(fCJD)　医源性(iCJD)
4. 震颤和共济失调　痴呆
5. 周期性的尖锐复合波
6. 快速进行性智力退化　肌阵挛　90%

三、名词解释

1. 朊粒又称为朊毒体，是一种分子质量很小、缺乏核酸、不需核酸复制而能自行增殖的蛋白质感染性粒子。为不同于细菌、病毒、真菌和寄生虫等的一种新的致病原。

2. 朊粒蛋白为朊粒惟一成分，包括两种一级结构相同的异构体，即存在于正常动物脑组织中的一种糖蛋白(PrP^C)和仅见于朊粒病病变组织的一种致病性异构体(PrP^{SC})。PrP^C 可转化为

PrP^{sc}而引起神经细胞的变性坏死,从而引起各种朊粒病。

3. 传染性海绵状脑病是由朊粒感染人和动物的多种疾病,以中枢神经系统进行性退行性改变为主要特征的一类疾病,具有传染性、散发性、遗传性特点。主要病理改变为:中枢神经系统星形胶质细胞增生和神经纤维的空泡变性,最后发生海绵状改变。

4. 克雅病是人类朊粒病中最常见的一种。因进食疯牛病牛肉引起,临床表现为痴呆、行为异常、肌阵挛及锥体外系和小脑损害,如行动迟缓、肢体强直、震颤和共济失调等,病情呈渐进性加重,最后导致死亡。

5. 疯牛病又称牛海绵状脑病,系牛感染朊粒所致。20世纪80年代起在英国发现后引起牛群流行,病死率极高,且可作为传染源而感染人类,对人类造成极大威胁。

6. 库鲁病是最早发现的人类朊粒病,见于巴布亚-新几内亚土著人食用已故亲人脏器的陋习引起,现已被废止,该病亦已少见。潜伏期长,起病隐匿,最早出现的症状是颤抖、共济失调和姿态不稳,临床表现与克雅病相反,先有震颤及共济失调而后有痴呆是本病特征。

四、问答题

1. 答:主要病理特征是中枢神经系统胶质细胞增生、淀粉样斑块形成和神经细胞的空泡样变,致使脑组织呈海绵样,故此病又称"传染性海绵状脑病"。但极少伴有炎症细胞浸润。

2. 答:朊粒疾病一般临床特点主要有:①潜伏期长,可达数年至数十年;②主要表现为进行性神经系统症状,如行动迟缓、渐进性痴呆、共济失调及肌阵挛等;③尚无有效的抗朊粒治疗措施;④预后极差,已报告病例毫无例外地均为致死性。

3. 答:诊断依据有:①流行病学资料:有食用过疯牛病或可疑动物来源的食品,接受可能感染朊粒的器官移植或可能被朊粒污染的电极植入手术等;②临床表现:主要为中枢神经系统进行性退行性改变,如渐进性痴呆、共济失调及肌阵挛等;③实验室检查:脑组织海绵样病理改变及免疫学检测 PrP^{SC} 阳性等可确诊,脑脊液中的脑蛋白 14-3-3 及脑电图具有辅助诊断价值。

4. 答:20 世纪 80 年代起,英国首先报道疯牛病以来,已有上千万头牛受感染死亡和被宰杀,并不断感染到人,严重影响该国经济及人类健康。以后在比利时、丹麦、法国、德国、爱尔兰、意大利、西班牙及荷兰等欧洲国家有少数人被感染发病,近年澳大利亚、日本、美国亦有个别报道。鉴于其可引起人类多种慢性致死性神经系统感染病,严重威胁人类健康,已受到全世界的警惕与重视。

目前,我国尚未发现疯牛病和朊粒病,但应高度警惕,防止传入。

5. 答:朊粒病目前尚无有效治疗,亦无可靠疫苗保护。做好预防、避免感染尤显重要,主要应采取的措施有:①控制传染源:屠宰朊粒感染的病畜及可疑病畜,并对其尸体进行焚烧处理;②严格管理器官、组织及体液的供体,对遗传性朊粒病家族进行监测及优生筛查等;③切断传播途径:不食用朊粒病动物肉类及其制品,不以动物组织饲料喂养家畜,废除食用人体组织的陋习;④医疗操作严格遵守消毒程序,采用延长的高压蒸汽灭菌法,提倡使用一次性器械,以防医源性传播。

第二章 艾滋病

艾滋病是获得性免疫缺陷综合征(acquired immune deficiency syndrome,AIDS)的简称,由人免疫缺陷病毒(human immunodeficiency virus,HIV)所引起的慢性传染病,于1981年在美国首先发现并流行,现已传播至世界各国,感染率呈逐年上升趋势。

第一节 教学大纲要求

1. 掌握艾滋病的流行病学、临床特征及实验室诊断。
2. 熟悉艾滋病的发病机制与病理解剖。
3. 了解艾滋病的治疗和预防措施。

第二节 教材内容精要

1. 病原及发病机制　HIV为单链RNA病毒,属逆转录病毒科,分为HIV-1和HIV-2两型,主要感染$CD4^+$ T淋巴细胞,造成细胞功能受损和大量破坏,导致细胞减少和功能障碍,以至免疫缺陷,从而促使并发各种严重机会感染和肿瘤发生。

2. 流行病学　目前全球感染HIV人数已超过7 000万例,其中2 000多万例已死亡。我国感染者估计超过100万例。AIDS主要传播途径包括血液及注射途径、性接触途径及母婴传播等。男同性恋、性乱交、静脉药瘾者、血友病和多次输血者均为高发人群。

3. 临床表现　HIV感染人体后经2~10年始发展为艾滋病,感染过程可分为急性期、无症状期和艾滋病期。艾滋病期为

HIV感染最后阶段,由于病毒直接侵犯免疫细胞,导致机体细胞免疫功能严重受损,可出现一系列相关症状,如持续发热、盗汗、体重减轻及神经系统表现等,并可出现全身淋巴结肿大,常持续2~3个月。最终出现各种严重机会性感染和继发肿瘤,如肺孢子虫肺炎、卡波西肉瘤等。

4. 实验室检查 特征性变化为T细胞绝对计数下降,特别是$CD4^+$T细胞显著降低,$CD4^+/CD8^+$T淋巴细胞比例倒置,血清中可检出HIV抗体。常用酶联免疫法做初筛试验,再以免疫印迹法确定。在某些情况下可检测P24抗原等来明确HIV感染。

5. 治疗与预防 迄今尚无特效药物,但可通过早期联合抗病毒治疗,以缓解病情,延缓疾病进展。预防的关键是切断传播途径,疫苗正在加紧研制中。

重点:艾滋病的常见临床表现及其预防和抗病毒治疗。

第三节 测试题

一、选择题

A1型题

1. 世界上首例艾滋病患者是20世纪哪一年代发现?
A. 60年代 B. 70年代
C. 80年代初 D. 80年代末
E. 90年代

2. 艾滋病的病原体属于:
A. 革兰阳性细菌 B. RNA病毒
C. DNA病毒 D. 革兰阴性细菌

E. 支原体

3. 艾滋病的主要传播途径是：

A. 消化道传播　　　　B. 一般接触传播

C. 性接触传播　　　　D. 输血传播

E. 母婴传播

4. HIV 主要感染、侵犯和破坏人体哪一类细胞？

A. B 淋巴细胞　　　　B. $CD4^+$ T 淋巴细胞

C. $CD8^+$ T 淋巴细胞　　D. 单核巨噬细胞

E. 小神经胶质细胞

5. HIV 感染的表现包含较广，而艾滋病患者主要是指哪一项？

A. 所有 HIV 感染者　　B. 出现 $CD4^+/CD8^+$ 比值倒置

C. 血中出现 HIV 抗体

D. 出现 HIV 相关症状、体征或有机会感染、恶性肿瘤等

E. 有同性恋或性乱交史

6. 艾滋病患者的临床表现，下列哪项不正确？

A. 原因不明的全身淋巴结肿大

B. 慢性腹泻每日＞3 次　　C. 6 个月内体重下降＞10%

D. 无明显症状体征,仅 HIV 抗体阳性

E. 原因不明发热持续 1 个月以上

7. HIV RNA 最早可在 HIV 感染者下列哪期血中检出？

A. Ⅰ期　　　　　　　B. Ⅱ期

C. 持续性淋巴结肿大　　D. 艾滋病期

E. 接触 HIV 后的第二日

8. 艾滋病患者最常出现的继发病原体感染是：

A. 肺孢子虫肺炎　　　B. 马尔尼菲青霉菌感染

C. 结核杆菌感染　　　　D. 巨细胞病毒感染

E. EB 病毒感染

9. 艾滋病患者常见的继发肿瘤是：

A. 卡波西肉瘤　　　　　B. 肺癌

C. 肝癌　　　　　　　　D. 结肠癌

E. 鼻咽癌

10. 下列关于艾滋病的诊断要素中，最有意义的是：

A. 高危人群　　　　　　B. 临床表现

C. 抗 HIV 抗体　　　　　D. $CD4^+/CD8^+$ T 淋巴细胞比值

E. 机会性感染

11. 目前对献血员进行 HIV 感染初步筛查最常采用的方法是：

A. 用 ELISA 法检测抗 HIV　　B. 用免疫印迹法检测抗 HIV

C. 用 ELISA 法检测 HIV P24 抗原

D. 用 RT-PCR 法检测 HIV RNA

E. 用 PCR 法检测 HIV DNA

12. 在我国，艾滋病最常见的死亡原因为：

A. 合并肺结核　　　　　B. 肺孢子虫肺炎

C. 卡波西肉瘤　　　　　D. 巨细胞病毒感染

E. 疱疹病毒感染

13. 目前从世界范围说，HIV 感染人数最多的地区是：

A. 亚洲　　　　　　　　B. 非洲

C. 欧洲　　　　　　　　D. 美洲

E. 大洋洲

14. 高危人群出现下列情况可考虑艾滋病，下列哪项叙述有误？

A. 体重下降10%以下者

B. 慢性咳嗽或腹泻1个月以上者

C. 间隙或持续发热1个月以上

D. 双侧腹股沟淋巴结肿大

E. 反复出现带状疱疹或慢性播散性单纯疱疹

15. 控制艾滋病传播与流行的最有效措施是：

  A. 控制传染源,将已发现的艾滋病人及无症状病毒携带者集中管理

  B. 切断传播途径,如严禁吸毒、禁止性乱交、严格检查血液制品等

  C. 禁止HIV感染者结婚   D. 注射HIV疫苗

  E. 口服针对HIV有效的抗病毒药物

A2型题

16. 男性,40岁,不规则发热半年余,反复抗菌治疗无效,明显消瘦,侨居国外多年,临床考虑有艾滋病可能,下列哪项检查既便捷,又具特异性?

  A. 痰培养   B. 胸部CT

  C. 血清抗-HIV   D. HIV分离

  E. $CD4^+/CD8^+$比值,$CD4^+$T淋巴细胞计数

B型题

17~20题共用备选答案

  A. 复方新诺明   B. 螺旋霉素

  C. 更昔洛韦   D. 氟康唑

  E. 青霉素

17. 艾滋病合并肺孢子虫肺炎的治疗用：

18. 艾滋病合并隐孢子虫感染用药：

19. 艾滋病合并弓形虫感染可选用:
20. 艾滋病合并巨细胞病毒感染用:

C 型题

21~22 题共用备选答案

A. α-干扰素 B. 拉米夫定
C. 两者都是 D. 两者都不是

21. 艾滋病的抗病毒治疗可用:
22. 慢性乙型肝炎的抗病毒治疗用:

23~24 题共用备选答案

A. 免疫球蛋白升高 B. 易患严重化脓性感染
C. 两者都是 D. 两者都不是

23. HIV 感染早期常表现:
24. 先天性低免疫球蛋白血症:

X 型题

25. HIV 感染后,常出现淋巴结肿大,其特点有:
 A. 常为持续性
 B. 除腹股沟外有两个或多个部位淋巴结肿大
 C. 无压痛、不粘连 D. 持续时间 3 个月以上
 E. 可以化脓或溃破

26. HIV 可以感染、侵犯和破坏哪些细胞?
 A. B 淋巴细胞 B. $CD4^+T$ 淋巴细胞
 C. $CD8^+T$ 淋巴细胞 D. 单核-巨噬细胞
 E. 小神经胶质细胞

27. HIV 感染的高危人群包括:
 A. 男性同性恋者 B. 静脉药瘾者
 C. 性乱交者 D. 血友病患者

E. 义务献血者

28. 艾滋病患者常出现的继发性病原体感染是：
A. 肺孢子虫肺炎　　　　　B. 隐球菌脑膜炎
C. 结核杆菌感染　　　　　D. 巨细胞病毒感染
E. 疟疾

29. 关于艾滋病的治疗,下列叙述哪些是正确的?
A. 选择适当的抗病毒药物就不会诱发病毒的耐药变异
B. 当 HIV 病毒量低于检测水平后,即可停止抗病毒治疗
C. 抗病毒治疗可与免疫治疗联合应用
D. 支持及对症治疗是改善患者生存质量的重要措施
E. 对可能出现的机会感染,无需预防性用药

30. HIV 感染者的病情和预后判断,下列哪些项正确?
A. 潜伏期长、起病慢,提示预后良好
B. 无症状感染期长,经积极治疗可获恢复
C. 发展为艾滋病期后,病死率很高
D. 出现机会感染或继发肿瘤者预后差
E. HIV 合并结核感染者治疗难度大,预后差

二、填空题

1. 艾滋病的潜伏期短者_____,长达_____年,平均约为_____。

2. 艾滋病最重要的传染源是_____。

3. HIV 主要侵犯和破坏_____T 淋巴细胞,使机体_____免疫功能受损,最后并发各种严重的机会性感染和肿瘤。

4. 目前治疗艾滋病的抗病毒药物可分为_____、

_____和_____三大类。

5. 艾滋病的主要传播途径有_____、_____和_____。

6. 艾滋病患者常见的受累系统和器官,有_____、_____、_____、_____和_____。

三、名词解释

1. AIDS
2. HAART 疗法
3. 肺孢子虫肺炎
4. 卡波西肉瘤

四、问答题

1. 艾滋病的高危人群有哪些？如何对高危人群进行预防？
2. 如何建立 HIV 感染的实验室诊断？
3. 艾滋病急性期(早期感染)有哪些表现？
4. 哪些情况下,应作为 HIV 感染的怀疑对象？
5. 对艾滋病抗病毒治疗的时机如何选择？
6. 试述艾滋病的预防措施。

第四节　答案与题解

一、选择题

(一)答案

1. C　2. B　3. C　4. B　5. D　6. D　7. A　8. A
9. A　10. C　11. A　12. A　13. B　14. D　15. B　16. C
17. A　18. B　19. B　20. C　21. B　22. C　23. A　24. B
25. ABCD　26. ABDE　27. ABCD　28. ABCD　29. CD

30. CDE

(二)题解

1. 题解:艾滋病为新发感染病,于1981年首先在美国发现,现已逐渐传播至全世界。

2. 题解:艾滋病毒为单链RNA病毒,有两个型,即HIV-1和HIV-2型。既非DNA病毒,更非细菌或支原体。

3. 题解:艾滋病的传播途径,可通过性接触、血液及母婴传播,但就全球范围来说,其主要传播途径则为性接触传播,包括同性恋、异性接触和性乱交等。消化道和一般接触如共同进餐、共用办公工具、握手等并不传播。

4. 题解:HIV主要感染、侵犯和破坏$CD4^+$ T淋巴细胞,导致机体细胞免疫功能受损乃至缺陷,十分明确,其他所列均为干扰混淆者。

5. 题解:艾滋病为感染HIV后的最终阶段,只有出现相关症状、淋巴结肿大,或因免疫缺陷而致机会感染、恶性肿瘤及神经系统表现等时,才称为艾滋病。其他只为可能的病史或称之为HIV感染。

6. 题解:艾滋病的临床表现中,A、B、C、E诸项均可存在。惟不能依据无症状体征而仅有HIV抗体阳性,即诊断为艾滋病,这种情况应诊为HIV感染者。

7. 题解:HIV感染者的分期,Ⅰ期为急性感染,通常发生在初次感染的2~4周;Ⅱ期为无症状期,持续时间可长达6~8年;持续性全身淋巴结肿大综合征为Ⅲ期;艾滋病期则为Ⅳ期,系HIV感染的最终阶段。病毒的检出最早在第Ⅰ期急性感染时,以核酸检测法即可检出HIV RNA,或以ELISA法测出P24抗原。

8. 题解:艾滋病最常发生的继发病原体感染为肺孢子虫肺炎,约占艾滋病继发感染的70%~80%。

9. 题解:常见的继发肿瘤为卡波西肉瘤,目前已证实此肉瘤系由HIV与人疱疹病毒8型共同感染所致。

10. 题解:题中所列均较重要,但比较起来,HIV抗体主要指P24抗体和gp120抗体,为本病的特异性抗体,具有确诊价值。

11. 题解:目前对献血员进行HIV感染初步筛查,最常采用的方法是用ELISA法检测血中抗-HIV,其查血清P24和gp120抗体阳性率可达99%。初筛阳性后可用免疫印迹试验确诊。

12. 题解:在我国艾滋病最常见的死亡原因为合并肺结核者,其原因一为最常见,二为治疗难度较大。

13. 题解:从全球范围说,HIV感染人数最多的地区是非洲,以撒哈拉以南地区感染者最多,集中了全球60%的艾滋病病毒感染者。

14. 题解:高危人群出现全身淋巴结肿大,应考虑艾滋病,而不只是腹股沟淋巴结肿大。其他项叙述均正确。

15. 题解:控制艾滋病传播与流行的最有效措施是切断传播途径,如严禁吸毒、禁止性乱交、严格检查血液制品等。而控制传染源、禁止感染者结婚、注射疫苗及服药预防均不现实或达不到预防效果。

16. 题解:痰培养及胸部CT意义不大,HIV分离操作复杂,$CD4^+$ T淋巴细胞计数及比值只反映免疫改变,故最便捷又有特异性的是血清抗-HIV检测。

17~20. 题解:主要是在艾滋病治疗基础上,考察对合并症的用药问题,应根据合并不同的病原体选用相应的有效药物。

21~22. 题解:就所提供的药物来说,艾滋病的治疗可用拉米夫定(虽非主要的治疗用药),而α-干扰素无效。此二药均可作为慢性乙型肝炎的抗病毒治疗。

23~24. 题解:HIV 感染早期,由于引起淋巴细胞损伤而表现多克隆活化,IgG、IgA 增高;先天性低免疫球蛋白血症表现为免疫球蛋白低下,易致严重化脓性感染。

25. 题解:持续性全身淋巴结肿大为本病特点之一,A、B、C、D 项所述均符合。但不会造成化脓或溃破。部分肿大的淋巴结经1年后逐步消散,但亦可再次肿大。

26. 题解:在 HIV 感染者中,所列出的5种细胞,只有 CD8$^+$ T 淋巴细胞不受影响,其他4种均可被 HIV 感染、侵犯和破坏。

27. 题解:HIV 感染的高危人群包括:男性同性恋、静脉药瘾者、性乱交及血友病患者。

28. 题解:艾滋病患者常出现的继发性感染为:肺孢子虫肺炎、隐球菌脑膜炎、结核病、巨细胞病毒感染等。只有疟疾少见。

29. 题解:艾滋病的治疗虽尚无特别有效的治疗方法,但早期抗病毒治疗是关键。抗病毒药物治疗与免疫治疗联合应用,同时采取支持对症治疗。

30. 题解:本病潜伏期数月至数年,部分无症状感染期可达10 年以上,是一个漫长过程,这与预后无关。一旦进展为艾滋病期,预后不良,特别是有机会感染、继发肿瘤或有结核感染者,病死率高,平均存活期约为12~18 个月。

二、填空题

1. 数月　15　9年
2. 无症状病毒携带者
3. CD4$^+$　细胞

4. 核苷类逆转录酶抑制剂　非核苷类逆转录酶抑制剂　蛋白酶抑制剂

5. 性接触传播　经血传播　母婴传播

6. 肺部　胃肠系统　神经系统　皮肤黏膜　眼部

三、名词解释

1. AIDS 即为获得性免疫缺陷综合征的英文缩写名，简称艾滋病，由人免疫缺陷病毒（HIV）所引起的致命性慢性传染病，主要通过性接触、血液和母婴传播，病毒主要侵犯和破坏 $CD4^+$ T 淋巴细胞，使机体细胞免疫功能受损，最后并发各种严重的机会性感染和肿瘤。

2. HAART 是高效抗逆转录病毒治疗（higu active anti-retroviral therapy）的英文缩写，为目前艾滋病抗病毒治疗的首选治疗方案，在三类抗病毒药物中各选取 1～2 种组成三联或四联的联合抗病毒治疗方案。

3. 肺孢子虫肺炎为艾滋病的严重机会性感染，由肺孢子虫引起，主要临床表现为慢性咳嗽、发热、紫绀，血氧分压降低，X 线检查显示间质性肺炎改变。痰或支气管灌洗液等检出肺孢子虫可确诊。

4. 卡波西肉瘤为艾滋病常见表现之一，是 HIV 与人疱疹病毒 8 型共同感染所致的恶性肿瘤。主要侵犯下肢皮肤和口腔黏膜，表现为紫红色或深蓝色浸润斑或结节，可融合成片，表面出现溃疡并向四周扩散和转移。

四、问答题

1. 答：艾滋病高危人群有：男同性恋者、性乱交者、静脉药瘾者、血友病和多次输血或血制品者。预防措施包括加强宣传教育，严禁吸毒或注射毒品，取缔娼妓，禁止性乱交，严格检查血液制品，加强采血管理，推广一次性注射器使用等。

2. 答：实验室诊断主要依靠检查抗-HIV，常用酶联免疫吸附试验（ELISA）初筛检测 HIV 抗体，再以免疫印迹法（Western blot）确诊。在某些情况下可用检测 P24 抗原、用 Northern blot 或 RT-PCR 法检测 HIV RNA 来明确 HIV 感染。

3. 答：急性期通常发生在初次感染 HIV 的 2～4 周，部分感染者可出现病毒血症和免疫系统急性损伤所产生的临床症状，如有发热及全身不适等一般毒血症状，大多较轻微，持续 1～3 周缓解，或有持续性淋巴结肿大，$CD4^+$ T 淋巴细胞减少，$CD4^+/CD8^+$ 细胞比例倒置，血清中可检出 HIV RNA 或 P24 抗原，而 HIV 抗体则在感染数周后才出现。

4. 答：鉴于 HIV 感染逐年增多，且部分人隐瞒病史，因此临床上出现下列情况任何一项或两项者应怀疑是否为艾滋病：①短期体重下降 10% 以上；②慢性咳嗽或腹泻 1 个月以上；③间歇或持续发热 1 个月以上；④全身淋巴结不明原因肿大；⑤全身性瘙痒性皮炎；⑥反复出现带状疱疹或慢性播散性单纯疱疹感染；⑦反复发作的口腔念珠菌感染；⑧机会性感染或继发肿瘤等。

5. 答：对成人和青少年开始抗逆转录病毒治疗的时机，以往认为 $CD4^+$ T 淋巴细胞数大于 0.5×10^9/L 者可以不治疗。目前认为对无症状感染期出现下列情况之一即应进行治疗：①$CD4^+$ T 淋巴细胞计数 1 年内下降大于 30%；②血浆 HIV 病毒载量＞10^4 拷贝/ml；③患者迫切要求治疗，且保证有良好依从性。已确定为艾滋病期则肯定应治疗。

6. 答：艾滋病的预防措施包括：①控制传染源：建立 HIV 感

染和艾滋病的监测系统,掌握流行动态。对高危人群实行监测,加强对无症状病毒携带者和艾滋病病人的严格管理和治疗;加强国境检疫;②切断传播途径:加强宣传教育,严禁吸毒,取缔卖淫嫖娼,高危人群用安全套,加强血液制品管理,提倡无偿献血,严格消毒医疗器械,推广使用一次性注射用品;对HIV感染的孕妇可采用产科干预;③保护易感人群,积极研发疫苗。

第三章 严重急性呼吸综合征

严重急性呼吸综合征(sever acute respiratory syndrome,SARS)又称传染性非典型肺炎(infectious atypical pneumonia,简称非典),是由新型冠状病毒引起的急性呼吸道感染病。2002年由我国广东首次发现,以后迅速向国内外传播而形成暴发,传染性大,传播速度快,病死率高,受到全世界的广泛关注和重视。

第一节 教学大纲要求

1. 掌握SARS的流行病学、临床表现、诊断依据及诊断标准。

2. 熟悉本病的实验室检查与治疗措施,特别对重型病例的抢救措施。

3. 了解SARS的病原特点及预防。

第二节 教材内容精要

2002年暴发的SARS,为21世纪影响全球的第一个新发感染病,虽迅速控制了疫情,但对各国政府和感染病学防治的冲击很大。

1. 病原学　SARS相关冠状病毒(SARS-CoV,又称SARS病毒)是一种单股正链RNA病毒,其病毒基因和蛋白与已知的人类和动物冠状病毒差异较大,完全属于新一类的冠状病毒。能在Vero细胞和猴肾细胞中培养繁殖,电镜下病毒颗粒直径80~140 nm。周围有鼓锤状冠状突起。病后10~14日可出现特异性抗体。

2. 流行病学　传染源主要是患者,急性期患者体内病毒含量高、传染性强,超级传播者可造成数十或成百人感染。传播途径主要是飞沫和接触传播。飞沫在空气中停留时间短,移动距离约为1米,故仅造成近距离传播。人群普遍易感,发病以青壮年居多。

3. 临床表现　起病急,以发热为首发症状,体温常超过38 ℃,呈不规则热、弛张热或稽留热,伴头痛、肌肉酸痛、乏力等,常无鼻塞、流涕等卡他症状,起病3~7日后出现干咳、少痰,肺部体征不明显,但胸部X线检查明显异常。病情于10~14日达高峰,中毒症状重,出现频繁咳嗽、气促和呼吸困难,重症患者病情进展快,易出现呼吸窘迫综合征。

4. 实验室检查　周围血白细胞计数正常或下降,淋巴细胞减少,血氧饱和度降低,血清学检查SARS病毒IgG抗体于病程第2周末检出率80%以上,以后持续升高。以分子生物学检查病毒RNA和细胞培养可分离到病毒。

5. 影像学检查　胸部X线检查对病情观察和诊断极为重要,在病程早期临床体征尚不明显时即可有X线检查异常。早期多呈斑片状或网状改变,后迅速发展成大片状阴影,最后常累及双肺或单肺多叶。病后消散较慢。

6. 诊断依据　根据流行病学资料、症状体征、实验室检查、胸部 X 线检查及抗菌治疗无明显效果等全面分析确诊。依其标准可分临床诊断、疑似诊断、医学观察和重症病例。

7. 治疗　强调早发现、早隔离、早诊断、早治疗的原则,以综合疗法为主。严密隔离,加强护理和支持对症治疗,有气促或氧饱和度不足时应特别注重给氧,必要时气管插管或切开、机械给氧等。有指征者可使用大剂量激素,病程早期可试用抗病毒药,选用中药辅助治疗。对重症病例强调加强监护、使用无创正压机械通气或有创正压通气治疗。

8. 预防　按甲类传染病管理,控制传染源主要做好疫情报告和隔离患者,包括隔离密切接触者;切断传播途径,按呼吸道传染病严密控制,加强消毒,接触者须戴口罩、帽子和眼防护罩等。保证实验室安全。SARS 预防疫苗尚在研究中。

重点:SARS 的流行病学、临床表现、诊断及防治。

第三节　测试题

一、选择题

A1 型题

1. 下列英文名称缩写中,严重急性呼吸综合征是:
A. AIDS　　　　　　　B. SARS
C. ARDS　　　　　　　D. HFRS
E. MODS

2. SARS 的病原体已明确为:
A. 轮状病毒　　　　　B. 新型冠状病毒
C. 衣原体　　　　　　D. 支原体
E. 螺旋体

3. SARS 的主要传染源为:
   A. 潜伏期感染者　　　　　B. 康复期患者
   C. 隐性感染者　　　　　　D. 慢性感染者
   E. 急性期患者

4. 有关 SARS 流行病学特征正确的是:
   A. 潜伏期患者传染性较强
   B. 通过飞沫或接触患者不会导致感染
   C. 儿童、老人发病多,青壮年较少
   D. 病后可获得一定免疫力　E. 多发生于夏秋季

5. SARS 的临床表现首发的主要症状是:
   A. 起病急,常以发热为首发
   B. 腹痛、腹泻　　　　　C. 常有鼻塞、流涕等卡他症状
   D. 易发生呼吸道继发感染　E. 气促、胸闷和呼吸困难

6. 临床确诊 SARS,最需要的依据是:
   A. 明确的流行病学史　　　B. 临床症状和体征
   C. 病毒核酸阳性或抗体阳转
   D. 流行病学史,临床症状和体征及病毒核酸阳性或抗体阳转
   E. 抗菌药物治疗无明显效果

7. 下列哪一项最符合重症 SARS 的诊断?
   A. 体温>39 ℃
   B. 呼吸困难,呼吸频率>25 次/分钟
   C. X 线检查肺病变提示 1 周内病灶进展>50%
   D. 氧合指数>300
   E. 已诊断有 ALI(急性肺损伤)或 ARDS

8. 目前对 SARS 的处理原则应是:

A. 早发现、早隔离、早诊断、早治疗
B. 早期予以抗生素治疗   C. 尽早用激素治疗
D. 以观察为主   E. 无需用免疫调节剂治疗

9. 有关 SARS 的治疗不正确的是：
A. 疑似病例与临床诊断病例应分开收治
B. 出现气促需持续鼻导管或面罩吸氧
C. 可早期大量使用糖皮质激素
D. 发热超过 38.5 ℃可使用解热镇痛药
E. 抗病毒药应早期使用

10. 在治疗和处置 SARS 患者时，哪项操作中医护人员应特别加强个人防护？
A. 给病人发药   B. 静脉注射
C. 采集标本、做支气管镜检查或气管插管
D. X 线检查   E. 体格检查

11. 有关 SARS 治疗和预后的叙述，正确的是：
A. 抗病毒药物是治疗的主要手段
B. 应早期大量使用糖皮质激素
C. 应早期大量使用抗生素
D. 多数患者预后极差，病死率极高
E. 治疗以对症支持的综合治疗为主，少数重症预后差

A2 型题

12. 患者，女性，31 岁，畏寒、发热，伴头痛、肌肉酸痛、乏力 3 日入院，1 周前有与 SARS 病人接触史，血白细胞计数正常，X 线胸片提示双肺多个斑片状影，为明确诊断，目前最迫切需要进行的检查是：
A. 腹部 B 超   B. 胸部 CT

C. 相关病毒的核酸或抗体检测

D. 血培养、药敏　　　　　E. 肝肾功能

A3 型题

13～14 题共用题干：患者男性，27 岁，2002 年 2 月 3 日起病，因不规则发热，伴头痛、肌肉酸痛、乏力 4 日，干咳少痰 2 日入院，查体 T39 ℃，急性重病容，双肺可闻及少量湿性啰音，发病前 5 日有与类似病人接触史，血白细胞计数正常，X 线胸片提示双肺多个斑片状阴影，曾用过抗生素治疗，未见好转。

13. 此病例目前最可能的诊断是：

　　A. SARS　　　　　　　　B. 细菌性肺炎

　　C. 流行性感冒　　　　　D. 普通感冒

　　E. 肺结核

14. 治疗应首选下列哪项？

　　A. 抗菌药物　　　　　　B. 抗病毒治疗

　　C. 激素治疗　　　　　　D. 对症、支持为主的综合治疗

　　E. 免疫增强剂

B 型题

15～16 题共用备选答案

　　A. 疱疹病毒科　　　　　B. 黄病毒科

　　C. 棒状杆菌　　　　　　D. 弹状病毒科

　　E. 冠状病毒科

15. 水痘的病原属于：

16. 严重急性呼吸综合征病原是：

C 型题

17～18 题共用备选答案

　　A. 严重急性呼吸综合征　　B. 细菌性肺炎

C. 两者均有 D. 两者均无

17. 采用对症、支持治疗：

18. 以抗生素进行抗病原治疗：

X 型题

19. SARS 患者治疗后符合哪些标准可以出院？

A. 停退热药物或皮质激素后,体温正常 7 日以上

B. 呼吸道症状明显改善

C. 胸部 X 线片示肺部炎症病变有明显吸收

D. 一般情况良好,无明显不适

E. 血清特异性抗体检测阴性

20. SARS 的传播途径有：

A. 短距离空气飞沫 B. 接触病人呼吸道分泌物

C. 和患者密切接触 D. 输血传播

E. 消化道传播

21. 关于 SARS 患者临床表现,下列描述正确的是：

A. 潜伏期常为 3～5 日

B. 体温常>38 ℃,呈不规则热、弛张热或稽留热

C. 常有鼻塞、流涕等卡他症状

D. 肺部体征明显,多数患者可闻及湿啰音

E. 少数患者可不以发热为首发症状

22. SARS 疑似病例的诊断条件应为：

A. 抗生素治疗有效 B. 发病前无 SARS 患者接触史

C. 体温>38 ℃

D. 实验室检查淋巴细胞计数减少

E. X 线检查肺部有斑片状阴影

23. 下列哪些项为 SARS 预防的正确措施？

A. 按甲类传染病进行隔离治疗和管理
B. 对密切接触者医学隔离观察1周
C. 治疗后体温正常1周可考虑出院
D. 目前尚无疗效肯定的预防药物
E. 医院应开展发热门诊,以早期发现病人

二、填空题

1. SARS是由冠状病毒引起的急性呼吸道传染病,主要传播途径为_____、_____和_____。

2. SARS流行常发生于_____季节。有明显的_____和_____聚集发病现象。

3. 我国传染病防治法已将SARS列入_____类传染病,但在发病或流行时须按_____类传染病进行预防控制及管理。

4. 对临床诊断病例和疑似病例符合下列三个条件时,可考虑出院:①_____;②_____;③_____。

三、名词解释

1. 严重急性呼吸综合征(sever acute respiratory syndrome, SARS)

2. SARS超级传播者(super-spreader)

3. 急性呼吸窘迫综合征(acute respiratory distress syndrome, ARDS)

4. 负压病房

四、问答题

1. SARS患者的主要临床表现有哪些?

2. 简述SARS的主要治疗措施。
3. 简述SARS的传播途径。
4. SARS的诊断依据有哪些?
5. 简述SARS重症病例的治疗。
6. 如家人或朋友被证实患SARS,健康接触者应采取哪些预防措施?

第四节　答案与题解

一、选择题

(一)答案

1. B　2. B　3. E　4. D　5. A　6. D　7. E　8. A　9. C　10. C　11. E　12. C　13. A　14. D　15. A　16. E　17. C　18. B　19. ABCD　20. ABCE　21. ABE　22. CDE　23. ACDE

(二)题解

1. 题解:在感染病范畴,这些均是常见和普遍应用的缩写名称,他们分别为艾滋病(AIDS),急性呼吸窘迫综合征(ARDS),肾综合征出血热(HFRS),多器官功能障碍综合征(MODS),SARS即为严重急性呼吸综合征。

2. 题解:新型冠状病毒系于2003年分离、确定的一种新型病毒,为SARS的病原体。题中其他病原体可引起不同的疾病。

3. 题解:SARS潜伏期感染者传染性低或无,康复期患者病毒已清除无传染性,隐性感染和慢性感染者能否传染至今尚无资料佐证,故只有急性期患者为本病的主要传染源。

4. 题解:SARS急性患者是主要传染源,在潜伏期传染性低或无传染性;主要通过飞沫和接触患者传播,发病者以青壮年为多,多发生于冬末春初,故A、B、C、E的叙述均与其相反,是错误的。而D说病后可获得一定免疫力为正确。

5. 题解:起病急,以发热为首发症状,99%~100%的患者均有发热,伴一般毒血症状。但常无上呼吸道卡他症状,病程3~7日后始出现下呼吸道症状或逐渐有严重肺部炎症表现,于10~14日达病情高峰。

6. 题解:A、B、C、E等项均为本病诊断依据,但仅有单项不能确诊,必须依据流行病学史、临床症状体征和核酸阳性或抗体阳转,全面衡量才是确诊依据。

7. 题解:在确诊SARS的基础上,符合下述标准中的1项即可诊断为重症SARS:①呼吸困难,呼吸频率>30次/分钟;②低氧血症,在吸氧3~5L/min条件下,动脉血氧分压<70 mmHg,或动脉血氧饱和度<93%;或已可诊断为ALI或ARDS;③肺多叶病变且病变范围超过1/3或24小时内病灶进展>50%;④休克或出现MODS;⑤具有严重基础疾病,或合并其他感染性疾病,或年龄>50岁。本题内各项对照此标准,只有E最符合重症SARS的诊断。

8. 题解:对SARS的处理原则应是早发现、早隔离、早诊断、早治疗,因为本病传染性大、传播速度快,且病情发展快、病死率高,故处理上应强调"四早"。抗生素对病毒治疗无效,早期亦无需用激素或免疫调节剂。

9. 题解:原则上A、B、D、E均为SARS的正确治疗。惟糖皮质激素使用应有适应证,不能一概强调早期大量使用。使用激素的适应证为:①有严重中毒症状,高热持续3日不退;②48小时内肺部阴影进展超过50%;③有ALI或出现ARDS。

10. 题解:SARS主要通过呼吸道飞沫短距离传播,故医务人员在采集咽部标本、做支气管镜检查或气管插管等操作时,应特别加强个人防护。而发药、静脉注射、X线检查或体格检查等不是直接近距离接触飞沫,传播的威胁相对较少。

11. 题解:本病为自限性疾病,抗生素治疗无效,抗病毒药物亦非主要手段,早期也不应大量使用激素,大部分患者经治疗后可痊愈。故以对症支持的综合治疗为主,少数重症预后差,此项回答正确。

12. 题解:此病人高度怀疑为SARS,为明确诊断最迫切需要进行的检查是相关病毒的核酸或抗体检测,此具有确诊意义。而其他四项检查对本病诊断均非特异性或无多大价值。

13~14. 题解:本患者2月初发病,起病急,病情较重,呼吸道卡他症状及肺部体征不明显,但X线胸片有多个斑片状阴影,病前1周有与类似病人接触史,因此,目前最可能的诊断为SARS,需进行SARS病毒的核酸或抗体检测以确诊。治疗措施应首选对症支持的综合疗法为主。

15~16. 题解:水痘的病原是水痘-带状疱疹病毒,属疱疹病毒科;严重急性呼吸综合征的病原是新型冠状病毒,属冠状病毒科,均较明确。

17~18. 题解:对症、支持治疗对于严重急性呼吸综合征和细菌性肺炎都是最基本和必不可少的,故18题应回答C,两者均有。抗生素治疗对细菌性肺炎有特效,而对由病毒引起的严重急性呼吸综合征无效,故19题答B。

19. 题解:A、B、C、D 4项均为本病出院标准要求,但血清特异性抗体在恢复期的滴度比急性期更增高,且IgG抗体可持续至病后9个月仍保持高滴度,故出院标准中不能以抗体转阴为标准。

20. 题解：SARS的传播途径为短距离空气飞沫传播，以距离1米以内的传播性最大，与患者密切接触和接触患者呼吸道分泌物亦为主要传播途径，但输血传播本病无确切证据。

21. 题解：本病患者临床表现的正确描述是：潜伏期常为3~5日，体温常>38℃，呈不规则热、弛张热或稽留热，轻型患者少数可不以发热为首发症状，故A、B、E正确。但应注意，本病常无鼻塞、流涕等卡他症状，肺部体征不明显，部分患者可闻少许湿啰音，而C、D的描述与此刚好相反。

22. 题解：SARS疑似病例的诊断条件，应具有接触史，体温>38℃，实验室血象检查淋巴细胞计数减少，X线检查肺部有斑片状阴影。题中使用抗生素治疗无效；发病前无SARS患者接触史，此二项为否定意，故非疑似病例诊断条件。

23. 题解：A、C、D、E所述均为预防SARS必须采取的正确措施，符合当前情况。而对密切接触者的医学隔离观察时间应为2周，因本病潜伏期为1~16日，题中说隔离观察1周显然是错误的。

二、填空题

1. 飞沫传播　接触传播　消化道传播
2. 冬末春初　家庭　医院
3. 乙　甲
4. 体温正常1周以上　呼吸系统症状明显改善　X线胸片有明显吸收

三、名词解释

1. 系一种因感染 SARS 相关冠状病毒而导致的新发感染病,以发热、头痛、肌肉酸痛、干咳少痰为主要症状,严重者出现快速进展的呼吸衰竭,具有极强的传染性、病情进展迅速,病死率较高等特点。

2. 部分 SARS 重症患者因频繁咳嗽或进行气管插管、呼吸机辅助呼吸等操作时,呼吸道分泌物多,传染性强,一名患者可造成与其密切接触的数十人甚至上百人感染,被称为是"超级传播者"。

3. ARDS 以前多称成人型(adult)呼吸窘迫综合征,是多种原因引起的急性呼吸衰竭,临床上以呼吸窘迫、顽固性低氧血症和非心源性肺水肿为特征。本病不是一个独立的疾病,晚期多诱发或合并多脏器功能障碍综合征,甚至多脏器功能衰竭,病情凶险,预后恶劣。

4. 负压病房即负压隔离病房(negative pressure isolation room),为适应 SARS 等通过空气传播的高危传染病而设置的病房,利用持续负压吸引装置使病房内呈负压状态,空气可自然进入,但室内空气只能抽出,抽出的空气须经过高效率过滤处理和紫外线灭菌,以防病原体通过污染的空气传出,致使疫情扩散。

四、问答题

1. 答:SARS 起病急,主要症状为畏寒发热、干咳、气促或呼吸困难。其他相关症状还包括头痛、肌肉酸痛、咽喉疼痛、疲倦等。肺部体征不明显或有少许湿啰音,但绝大部分在早期即有胸部 X 线检查异常。重症患者病情重,进展快,易出现呼吸窘迫综合征,其呼吸窘迫症状约在 1 周内逐渐恶化,需要吸氧辅助呼吸,有时甚至要借助于机械呼吸或依赖呼吸机。

2. 答:SARS 的治疗主要是对症支持治疗,具体措施有:①按呼吸道传染病严格隔离和护理;②卧床休息,加强对症支持治疗,必要时气管插管或切开、呼吸机给氧;③有适应证时使用糖皮质激素;④早期可试用抗病毒药物;⑤并发细菌感染者需应用抗生素;⑥试用增强免疫功能药物提高免疫力;⑦中药辅助治疗。

3. 答:SARS 的传播途径主要有:①短距离的飞沫传播,是本病的主要传播途径;②通过直接接触患者的呼吸道分泌物、消化道排泄物或其他体液,或接触患者污染的物品;③患者排泄物中的病毒经建筑物的污水排放系统和排气系统造成环境污染,可引起局部流行;④实验室工作者,接触人体标本或病毒株,亦可造成实验室感染。

4. 答:诊断依据有:①流行病学资料:与 SARS 患者或疑似者有密切接触史;发病前 2 周到过 SARS 发病地区或处理过标本等;②症状体征:起病急,发热,伴有头痛、关节酸痛、乏力、腹泻;常无上呼吸道卡他症状,但有干咳少痰;部分患者可闻及少许肺部湿啰音,或有肺实变体征;③实验室检查:血白细胞计数一般不升高或降低,淋巴细胞减少;血清 SARS IgM 或 IgG 抗体阳性和/或分离到 SARS 相关冠状病毒;④胸部 X 线检查有片状、斑片状浸润性阴影或网状改变;⑤抗菌治疗无明显效果。

5. 答:SARS 重症病例的治疗除一般治疗外,尚需采取:①加强对患者动态监护,尽可能收入重症监护病房,密切监测病情变化;②使用无创正压机械通气(NPPV),维持血氧饱和度>93%;③NPPV 治疗后,若血氧饱和度改善不满意,PaO_2<60 mmHg,应及时进行有创正压机械通气治疗;④对出现 ARDS 者,宜直接应用有创正压机械通气治疗;⑤出现休克或 MODS 应予相应对

症支持治疗。

6. 答:最好不要前往探访病人。若必须往医院探视接触病人后,所穿着的衣服要立即清洗消毒。与患者有过密切接触的人员,特别应注意:①停止上班或上学,留家观察,且必须每日到指定诊所接受检查,观察期10日;②必须外出时,应戴口罩;③患者家中的家具及物品等,以1∶40的稀释家用漂白水清洁;④留意自己身体状况,注意个人卫生,经常洗手;⑤若感不适或发热,应立即去医院就诊。

第四章 人禽流感

人禽流感(human avian influenza)是由甲型流感病毒某些感染禽类亚型而引起。通常在禽类中流行,国际兽疫局将其列为禽类的甲类传染病。近年发现其跨越种的界线可致人禽流感,病情严重,出现多种并发症导致死亡。

第一节 教学大纲要求

1. 掌握人禽流感的流行病学、发病特点、临床表现、诊断及治疗原则。
2. 熟悉病原学特性、实验室检查方法。
3. 了解禽流感与人禽流感的预防措施。

第二节 教材内容精要

1997年首次由禽流感病毒H5N1型引起人类感染,成为重要的新发染病,鉴于禽流感病毒变异,极有可能导致人间流感大流行,因而备受重视。

1. 病原学与流行病学　禽流感病毒属正黏病毒甲型，有多种亚型，按其基因型不同，可分为高致病性、低致病性和非致病性三大类。以高致病性（如 H5N1）禽流感最为严重，流行时常导致禽类 100%的感染率和病死率。

2. 通常，禽流感病毒并不感染人类，但近年已突破种属界线后不断发生人的感染。传染源为病禽，通过呼吸道传播，人群普遍易感，病禽接触史与发病密切相关。

3. 临床表现　病情轻重不一，以高热、咳嗽和呼吸急促为特征，其中高致病性禽流感由 H5N1 引起者常出现肺部症状、体征和 X 线改变，病情严重，重症患者可迅速进展为呼吸窘迫，或出现多种并发症而致死。

4. 诊断　根据流行病学资料、临床表现及实验室检查，特别是采用 RT-PCR 检测病毒基因或双份血清抗体呈 4 倍上升可确诊。

5. 治疗　主要是隔离、对症和抗病毒治疗，抗病毒药物主要有离子通道阻滞剂（金刚烷胺和金刚乙胺）和神经氨酸酶抑制剂（奥司他韦）等。

6. 预防　重在预防控制禽类流感疫情，封锁疫区，捕杀疫区 3 公里内全部家禽，疫区 5 公里范围内易感禽类紧急免疫接种，切断传播途径重点在彻底消毒和加强个人防护，人用疫苗正在研制中。

第三节　测试题

一、选择题

A1 型题

1. 人禽流感的流行病学特征正确的是：

A. 人禽流感病可发生大流行
B. 传播途径一般为人-人接触传播
C. 禽流感病毒与人流感病毒基因无差异
D. 发病者与年龄性别无关
E. 禽流感病毒可分甲、乙、丙三型

2. 下列描述流感病毒的特征,哪一项是不正确的?
A. 流感病毒有甲、乙、丙三种类型
B. 禽流感病毒与流感病毒不是同一种
C. 病毒的基因具有严格的宿主特异性
D. 变异性主要取决于 HA 和 NA 的变异
E. H5 和 H7 型都属于高致病性

3. 引起人感染的禽流感病毒最常见的型别是:
A. H5N1   B. H5N2
C. H7N1   D. H7N7
E. H7N3

4. 人禽流感病毒的传播途径为:
A. 与猫、狗等宠物有密切接触
B. 与牛、猪等家畜有密切接触
C. 与有病鸡鸭等有密切接触
D. 人-人之间呼吸道传播   E. 感染途径仍不清楚

5. 关于人禽流感的临床表现正确的是:
A. 潜伏期在 2 周左右   B. 早期症状与流感相似
C. 低热,体温在 38.5 ℃以下
D. 实验室检查血白细胞降低,淋巴细胞升高
E. 绝大多数病例肺部病变不明显,X 线检查无异常

6. 确诊人禽流感的方法主要依靠:

A. 有明确的与病禽类接触史
B. 直接免疫荧光法检测 H5 特异性抗体
C. RT-PCR 检测特异性 H5 基因
D. 分离出甲型流感病毒 H5N1、H7N7 等亚型
E. 血白细胞总数及淋巴细胞减少

7. 禽类流感疫情发生时的处理原则，错误的是：
A. 立即封锁疫区
B. 抓紧对病禽治疗，以减少传染源
C. 捕杀疫区 3 公里内所有禽类
D. 对可疑污染物进行彻底消毒和无害化处理
E. 尽可能减少人与禽类接触

8. 高致病性禽流感的流行病学史，除哪项外都是最重要的：
A. 发病前 1 周内到过禽流感疫区
B. 与病禽或其排泄物有接触
C. 与禽流感患者有近距离密切接触
D. 从事禽流感病毒实验室工作
E. 人群普遍易感，12 岁以下儿童发病率较高

A2 型题

9. 患者，男性 27 岁，某农学院技术员，7 日前曾赴某养鸡场考察，与病死鸡有接触史。2 日前发热起病，体温达 40 ℃，伴头痛、全身酸痛及咳嗽等，X 线胸部检查发现双肺实质炎症及左侧胸腔少许积液，临床诊断考虑为：
A. 流行性感冒　　　　B. 严重急性呼吸综合征
C. 人禽流感　　　　　D. 钩端螺旋体病
E. 恙虫病

X 型题

10. 有关人禽流感流行病学方面,正确的说法是:
    A. 人禽流感和禽类禽流感流行地区一致
    B. 起病急,早期表现与流感相似
    C. 人和人之间可直接传播   D. 发病与年龄、性别无关
    E. 禽流感发病除家禽外,野禽感染也很常见

11. 禽流感病毒感染人体后的特点为:
    A. 起病急,病初与流感相似   B. 约半数病例出现肺部炎症
    C. 临床表现轻重差异较大
    D. 发病机制及病理改变与流感相同
    E. 实验室检查血小板减少,淋巴细胞相对增多

12. 人禽流感重型病例常可出现严重并发症而导致死亡,如:
    A. 急性呼吸窘迫综合征   B. 肺出血
    C. 胸腔积液   D. 败血症
    E. 多脏器功能衰竭

二、填空题

1. 常见引起人禽流感的病毒主要亚型有_____、_____、_____。

2. 人禽流感的主要死亡原因有:①_____;②_____;③_____。

3. 抗病毒治疗应在发病_____小时内进行,其抗病毒药物有:_____和_____。

4. 禽流感的发生除常见于鸡、鸭、鹅等家禽外,也可见_____和_____等因带有病毒而成为传染源。

三、名词解释

1. 高致病性禽流感（highly pathogenic avian influenza）
2. 远距离传播　　　　　3. Reye综合征

四、问答题

1. 人禽流感的发生与流行有哪些主要特征？
2. 简述人禽流感与大流感流行的关系。
3. 试述人禽流感的抗病毒治疗。
4. 监测和控制禽流感流行，主要应采取哪些措施？

第四节　答案与题解

一、选择题

（一）答案

1. D　2. B　3. A　4. C　5. B　6. D　7. B　8. C　9. C　10. ABDE　11. ABC　12. ABCDE

（二）题解

1. 题解：禽流感病毒属甲型流感病毒，与人感染的流感病毒基因不同；目前人禽流感发生大流行的可能性不存在，也不会人传人，故A、B、C、E四种说法都是错误的，只有D为正确，发病与年龄、性别无关，接触感染者均可发病。

2. 题解：题中A、C、D、E项的描述均为正确。禽流感病毒为正黏病毒科甲型流感病毒属，是甲型流感病毒的一些亚型，而B所说禽流感病毒与流感病毒不是同一种是错误的说法。

3. 题解：以上5种亚型虽都可引起人类感染，但最常见的是禽流感病毒 H5N1 亚型,特别是近年在东南亚及我国所发生的人禽流感均为 H5N1 型所致。

4. 题解:目前公认的人禽流感病毒的传播途径为人与病鸡、鸭等禽类有密切接触,即家禽发生禽流感后再传播至人。迄今还没有发现人与人之间传播的直接证据。

5. 题解:人禽流感的潜伏期一般为 2~4 日,最长不超过 1 周,主要表现为急起发热,体温多持续在 39 ℃以上,早期症状与普通流感相似,后出现肺部感染症状,血象白细胞总数及淋巴细胞降低,故题中 A、C、D、E 均是错误的,只有 B 说为正确。

6. 题解:接触史和血常规检查正常或减少为一般条件。病原学检测方法较多,只有分离出病毒亚型为最可靠的确诊依据。

7. 题解:禽类流感疫情发生后,在动物中的播散率和病死率几为 100%,又无特效药物治疗,故采取治疗病禽类的方法是错误的。而其他预防措施均为防止疫情扩散的重要之举。

8. 题解:禽流感的流行病学史除 C 项外(此为 SARS 传播特点,禽流感无人-人传播,不要混淆),均为重要特点。

9. 题解:本例应主要从流行病学资料分析,流感的传染源为流感患者和隐性感染者;SARS 为与患者飞沫短距离接触史;钩体病为有疫水接触史;恙虫病为夏秋季野外接触史。这些,题中均未提供。但 1 周内去过养鸡场考察,有病死鸡群接触史,有可能系禽流感,故应首先考虑人禽流感。

10. 题解:流行病学调查和临床实践显示,人禽流感和禽类流感流行区常为一致,起病急,早期表现与流感相似,发病与年龄、性别无关,此外,还证实野禽是本病毒重要的感染和传播者。但迄今尚无人和人之间直接传播的证据。

11. 题解:禽流感病毒感染人体后的主要临床表现为:起病

急,早期与流感相似,症状有发热、流涕、全身疼痛等,一般持续2~3日,稍后约半数病例出现肺部炎症。本病临床表现差异大,可有无症状感染、轻症感染和致死性感染,发病机制及病理改变与流感是不同的。实验室检查白细胞计数可降低或正常,淋巴细胞比例降低,血小板计数正常。

12. 题解:人禽流感临床表现轻重不一,重型病例病死率高,题中所列各项均可发生,为导致死亡的重要原因。

二、填空题

1. H5N1 H5N2 H7N7
2. 肝肾功能衰竭 败血症休克 Reye综合征
3. 48 离子通道M_2阻滞剂 神经氨酸酶抑制剂
4. 野禽类 猪

三、名词解释

1. 高致病性禽流感病毒主要指H5N1型,在禽类中流行时其发病率和致死率极高。由于病毒变异,突破种属界线引起人禽流感为近年的新发感染病之一,发病率虽不高,但病死率极高。一旦病毒变异,造成人-人传播,则可能引起流感大流行,故亟需引起重视。

2. 禽流感病毒的远距离传播主要是由野鸟季节性迁徙,导致鸟-禽间跨国或跨洲界的远距离传播病毒,播散和扩展了禽流感疫情。

3. Reye综合征又称脑病-肝脂肪变综合征。是本病并发症之一,多发生在2~16岁儿童,可能与服用阿司匹林有关。临床表现以脑水肿和肝功能障碍为特征的一组综合征。

四、问答题

1. 答:人禽流感的流行特征主要有:传染源为患病或携带禽流感病毒的家禽类,如鸡、鸭、鹅等,通过呼吸道和密切接触禽类及其分泌物传播。人群普遍易感,以与病禽及其排泄物、分泌物有密切接触者为高危人群。

2. 答:禽流感病毒变异快,传播迅速,通常需经猪等中间宿主与人流感病毒混合感染、重组为新的变异株才能感染人类,造成人-人传播或引起人间大流行。因此,必须加强监测和控制饲养场禽类流感流行、病毒变异,防止传播给人或引起流感大流行。

3. 答:抗病毒治疗应在发病后 48 小时进行,主要药物有 2 类:神经氨酸酶抑制剂:奥司他韦(oseltamivir,达菲),为新型抗流感病毒药物,试验研究表明对禽流感病毒 H5N1 和 H5N2 有抑制作用。成人剂量每日 150 mg,儿童每日 3 mg/kg,分 2 次口服,疗程 5 日。利巴韦林为广谱抗病毒药,也可有一定疗效。应用中医辨症施治及中药治疗也取得较好疗效。

4. 答:人禽流感的发生必须先有禽类流感疫情,才有传染源。监测和控制禽流感应从以下方面入手:①防止禽流感从外地传入,并注意对野生动物监测;②一旦发生疫情要果断处置,捕杀、消毒,彻底控制;③封锁疫源地,捕杀 3 公里内的所有家禽,防止扩散;④科学养殖,要有良好环境,对禽类饲养科学管理。

第五章　军团病

军团病(legionnaires disease,LD)是新发现的人类急性细菌性传染病,由嗜肺军团菌(*Legionella pneumephila*)引起,以肺部感染炎伴全身多系统损害为主要表现,也可表现为一种非肺炎的自限性发热病。

第一节　教学大纲要求

军团病系1976年首次在美国发现的新发感染病,原教学大纲和规范教材尚未列入,鉴于其易造成流行和病死率较高,故特列入为超纲内容。要求掌握病原学、流行病概况、临床表现及其诊断治疗。

第二节　教材内容精要

首次在美国费城一次退伍军人年会期间发生,故又名退伍军人病。由于症状不典型,易被误诊误治,病死率较高,为当前值得重视的新发感染病之一。

1. 病原学　军团菌属为革兰阴性杆菌,有42个种,64个血清型,其中19种与人类疾病有关。引起军团菌肺炎的为嗜肺军团菌,1、2和4型引起肺炎,6型引起庞堤阿克热。军团菌对外环境抵抗力强,可在河水、溪水、污染的热水及冷凝水中长期存活。一般消毒剂对本菌有杀灭或抑制作用。

2. 流行病学　传染源尚不明确,但污染的水和土壤是重要来源。传播途径为呼吸道气溶胶为主,人群普遍易感。可造成流行或暴发。现世界各地30多个国家和地区均有发生。

3. 临床表现　两种类型:一为肺炎型或称军团病肺炎,潜伏期一般为2~10日,有发热、乏力、肌痛、咳嗽等全身症状,而后出现明显肺部症状、体征,X线检查常呈多变性、多形性及多发性特点。重者可发展至呼吸衰竭死亡。二为庞堤阿克热(Pontiac fever type):表现畏寒、发热、头痛、肌痛、干咳等一般症状,但不出现肺部炎症,病情较轻,呈自限性经过。

4. 诊断与鉴别 本病临床上易与其他肺炎混淆,诊断时除流行病学资料外培养出军团菌为最关键。用直接免疫荧光、核酸探针及抗体检测等,均有助诊断。

5. 治疗与预防 首选红霉素,亦可用喹诺酮类药物,疗效较好。由于本菌为细胞内寄生菌,又产生β-内酰胺酶,对青霉素、头孢菌素和氨基糖苷类抗生素无效,此有助于与其他肺部感染的鉴别。预防重点在于对易被军团菌污染的水系和环境消毒与管理。

第三节 测试题

一、选择题

A1 型题

1. 军团病的发现和流行病学特点,下列说法错误的是:
A. 最早于1976年发现于美国费城
B. 病原体可在冷凝水中长期存在
C. 因首次在退伍军人集会中发现而又称为退伍军人病
D. 传播途径主要是消化道,也可以人传人
E. 发病形式可表现为流行、暴发或散发

2. 嗜肺军团菌的特性,下列哪一项错误?
A. 系军团菌科军团菌属革兰阴性杆菌
B. 血清型别多,可引起临床不同表现
C. 对外界抵抗力强,不易被消毒剂杀灭
D. 在31~36℃的水中可长期存活
E. 营养要求高,在普通培养基上不生长

3. 军团病的传染源最重要的来源为:

A. 军团病病人 B. 带菌者
C. 动物 D. 污染的水源
E. 昆虫

4. 军团病的传播途径主要是：
A. 消化道传播 B. 气溶胶传播
C. 接触传播 D. 血液传播
E. 虫媒传播

5. 军团菌肺炎临床表现最突出的是：
A. 潜伏期1～2日，起病急骤
B. 临床以肺部炎症的症状、体征突出
C. 消化系统症状少见
D. 胸部X线检查很少有肺实变影
E. 老年人肺外系统受损的表现少见

6. 庞堤阿克热的临床表现，下列哪项错误？
A. 潜伏期1～2日
B. 主要表现畏寒、发热及一般症状
C. 无肺部炎症 D. 病情较轻，呈自限性经过
E. 可有肝、肾等脏器损伤

7. 对军团菌肺炎诊断最有价值的实验室检查是：
A. 痰涂片革兰染色 B. 血涂片赖特染色
C. 尿的普通细菌培养 D. 动态检测抗体滴度4倍升高
E. 特异性抗体滴度1：32阳性

8. 军团病的病原治疗药物应首选：
A. 青霉素 B. 氯霉素
C. 红霉素 D. 头孢菌素
E. 氨基糖苷类抗生素

第七单元 新发感染病

9. 军团菌肺炎与其他细菌所致肺炎的区别是:
A. 是否为社区获得性肺炎   B. 根据临床症状、体征
C. 血白细胞和中性粒细胞增高
D. 用青霉素治疗有效   E. 胸部 X 线检查表现

C 型题

10~11 题共用备选答案
A. 社区获得性肺炎   B. 军团菌肺炎
C. 两者都是   D. 两者均否

10. 除肺炎症状外伴明显肺外系统损害:
11. X 线检查肺实质浸润阴影明显:
12. 应用头孢菌素效果良好:

X 型题

13. 军团菌常可从哪些水体分离出或引起人类感染?
A. 河水   B. 自来水
C. 污染的热水   D. 蒸馏水
E. 空调冷凝水

14. 军团菌肺炎的临床表现可包括下列哪些?
A. 高热、体温可达 39 ℃以上   B. 咳嗽、胸痛,或有脓痰
C. 呼吸困难,甚至发展至呼吸衰竭
D. X 线检查有大片状实变影   E. 不会有消化道症状

15. 当出现下列哪些情况时应怀疑军团菌肺炎?
A. 发病于寒冷或冬春季节   B. 出现肺炎症状体征
C. 应用青霉素及氨基糖苷类抗菌药效果不好
D. 痰液普通培养基上无细菌生长
E. 近 10 日内有旅游或温泉浴史

二、填空题

1. 军团病又称为_____,是由_____引起。
2. 嗜肺军团菌引起肺炎的血清型多为_____、_____、_____等,导致庞堤阿克热者为_____。
3. 军团菌感染通常有两种临床类型:一为_____,另一为_____。
4. 少数军团菌肺炎患者有肺空洞形成,肺空洞具有_____和_____的特点。
5. 诊断军团菌肺炎时主要应与_____、_____和_____等相鉴别。
6. 重症军团菌肺炎未经治疗者病死率为_____,若免疫功能低下又未及时有效抗生素治疗者则可高达_____。

三、名词解释

1. 退伍军人病　　　　　2. 庞堤阿克热(Pontiac fever)
3. 嗜肺军团菌(*Legionella pneumephila*)

四、问答题

1. 军团菌肺炎在医院感染中有何重要性?
2. 军团菌肺炎与其他细菌肺炎鉴别时,有哪些重要线索可供参考?
3. 军团菌肺炎的诊断主要依据有哪些?
4. 预防军团病的关键措施是什么?
5. 军团菌在外环境中的生活有何特点?

第四节 答案与题解

一、选择题

(一)答案

1. D 2. C 3. D 4. B 5. B 6. E 7. D 8. C 9. D 10. B 11. C 12. A 13. ABCDE 14. ABCD 15. BCDE

(二)题解

1. 题解:A、B、C、E均符合本病特点,是正确的。惟D所说传播途径是错误的,本病病原体虽常见于污水和土壤,但主要经呼吸道气溶胶传播,无人-人传播的证据。

2. 题解:A、B、D、E所述均符合本菌特性,惟其对外界抵抗力弱,对加热70 ℃以上和常用化学消毒剂(如来苏液或加氯)均敏感。

3. 题解:军团病的传染源尚不十分明确,但经流行病学调查证实,污染的水源和土壤是重要来源,并可在冷凝水中长期存在甚至繁殖。目前,尚无人传人的证据,亦无动物或昆虫带菌或染病现象。

4. 题解:传播途径主要是含军团菌的气溶胶通过呼吸道传播而感染,尚无其他途径传播的依据。

5. 题解:本病起病缓慢,潜伏期为2~10日,除突出的肺炎症状体征外,消化道症状较多,约半数病人可有腹胀、腹泻,有的肺炎早期伴腹泻为本病重要线索。胸部X线检查常有肺实变阴影。老年人感染后易发生肺外系统损害,故A、C、D、E说法均不对。本题选择最突出的表现应是B。

6. 题解:庞堤阿克热为自限性疾病,表现症状轻可仅有轻度发热和一般症状,无肺部炎症,亦没有肝、肾等脏器损伤,故 E 项为错误。

7. 题解:痰和血涂片染色检查细菌或尿的普通细菌培养,难以确定是何种细菌,且培养常呈多种细菌阳性,故无意义;血中特异性抗体检测两次检查滴度呈 4 倍升高或单次检查 1∶128 以上才有意义,故只有答 D 最有诊断价值。

8. 题解:军团菌为细胞内寄生菌,需采用既有良好抗菌作用又能进入细胞内的抗生素,应首选红霉素治疗。氨基糖苷类和青霉素、头孢菌素类不能进入细胞内杀菌,且因军团菌可产生 β-内酰胺酶,故治疗军团菌无效,临床上常以疗效来区别军团菌和其他细菌肺炎。

9. 题解:军团菌肺炎与其他细菌所致肺炎不能从症状、体征、血象及胸部 X 线检查的表现来加以区别,但一般细菌所致肺炎青霉素治疗有效,而军团菌肺炎只对红霉素疗效好青霉素无效。另外流行病学资料有重要鉴别意义。

10~12. 题解:军团菌肺炎除肺部炎症症状外,明显的肺外症状为其特征性表现,如肝、肾、胃肠道及神经系统等症状;X 线检查肺实质浸润阴影明显则两者都明显;头孢菌素对一般细菌肺炎疗效好,而对军团菌肺炎无效。

13. 题解:军团菌在外界抵抗力强,适合在以上各种水体中存活,且存活时间较长,如在自来水中可存活 1 年多。若水中含丰富的有机物时,更易保持其稳定性和促进繁殖。

14. 题解:军团菌肺炎的临床表现包括 A、B、C、D 诸项。同时约有 25%~50% 的病例可出现有腹胀、腹泻水样便等,故说不会有不能列在答题内。

15. 题解：军团菌肺炎多发于夏秋季，气温升高可能是促进因素。冬春季节少见；其他 4 项均应作为有发生本病的可疑因素。当然，确诊有赖于培养出细菌。

二、填空题

1. 退伍军人病　嗜肺军团菌
2. 1型　2型　4型　6型
3. 军团菌肺炎　庞堤阿克热
4. 形成快　闭合慢
5. 支原体肺炎　肺炎链球菌肺炎　浸润型肺结核
6. 25%　70%

三、名词解释

1. 退伍军人病即为军团病。系 1976 年美国费城一次退伍军人集会期间首次发生不明肺炎流行，乃以此次会议而命名。后从死者肺组织分离出新的嗜肺军团菌而正式命名为军团病。

2. 庞堤阿克热为军团病的一种类型，起病急，症状轻，表现有一般发热、乏力、头痛等毒血症状，但不易出现肺部炎症，也无肝、肾等脏器损伤。病情较轻，类似流感，通常呈自限性经过。

3. 嗜肺军团菌系军团菌科军团菌属的一种，革兰染色阴性，已发现有多个血清型，能产生 β-内酰胺酶，细菌培养要求高，在普通培养基上不生长，对外环境抵抗力强，在水中，特别是 31 ℃～36 ℃的水中可长期存活。

四、问答题

1. 答：近 20 多年来，全球已有 30 多个国家发现该病并有 50

多起暴发流行,由于症状不典型,容易误诊误治,若未及时有效治疗,病死率高达 25%～70%,易引起暴发流行,故是 21 世纪值得重视的新发感染病之一。

2. 答:临床表现与其他细菌肺炎无特异性区别,但下列线索可供军团菌肺炎诊断的参考:①无明显上感症状或首发症状为水样腹泻的肺炎;②肺炎伴不能解释的神经系统症状或肝、肾功能异常;③呼吸道分泌物普通培养阴性;④胸部 X 线检查表现多变或伴胸腔积液;⑤对 β-内酰胺类和氨基糖苷类抗生素无效;⑥若有可疑水体接触(主要为空调系统冷却塔污染)或多人暴发流行史对军团菌肺炎更为重要。确诊则有赖于病原学检查。

3. 答:诊断的主要依据为:①流行病学资料:夏秋季发病,有接触污染水源等历史;②临床表现高热、肺炎症状、体征及 X 线检查异常表现;③实验室检查:血象白细胞增高,细菌培养有军团菌生长或特异性抗原抗体检测阳性可确诊。

4. 答:军团菌是新发现的菌属,是水源中普遍存在的一类微生物群,各种天然水源以及冷热管系统自来水、空调系统冷却塔水是本菌的贮存场所,加强对水源-水系统工程的卫生管理、消毒,是预防军团病发生和流行的关键。

5. 答:军团菌对外环境的抵抗力较强,当温度在 31～36 ℃和水中含有丰富的有机物时,可长期存活,在自来水和蒸馏水中均可存活数百日,若有变形虫可使其活力保持稳定,并可在其体内繁殖,某些藻类的提出物能刺激军团菌的生长,在土壤中可与阿米巴并存,而后随尘土进入冷凝器内。但对常用化学消毒剂均有杀灭或抑制作用。

第六章　猪链球菌病

猪链球菌病(Streptococcus suis disease)是由多种致病性猪链球菌(Streptococcus suis)引起的人畜共患病,为近年新发感染病之一,在某些局部地区时有发生,影响极大。

第一节　教学大纲要求

本病过去未列入教材与课堂讲授,鉴于其发病虽较少,但病情严重、病死率高,故亟应重视和警惕,掌握其病原体特性、发病概况、临床表现与治疗抢救,熟悉其发病与流行特点,以及治疗和预防措施。

第二节　教材内容精要

1. 病原学　猪链球菌是猪的一种常见和重要的病原体,为革兰阳性链球菌,无鞭毛,不运动,不形成芽胞,但有荚膜。共有35个血清型,最常见致病者为血清2型。主要毒力因子有荚膜多糖、溶菌酶释放蛋白及细胞外因子等。

2. 流行病学　主要在猪群中发病和流行,故病猪和带菌者为主要传染源,其次是羊、马、家禽等,人通过接触开放性伤口或呼吸道传播,人群普遍易感,以屠宰场工人及农民发病率高。发病时间集中于6~8月份高温季节。上世纪60年代末国外即有报道,国内于1998年在江苏南通地区及2005年四川各地发生数十例严重病例,病死率较高,已引起普遍重视。

3. 临床表现　潜伏期4小时~7日,多突然起病,有寒战、高热及全身毒血症状,很快出现休克及脑膜刺激症状等。根据细菌侵入部位和临床表现,可分为普通型、脑膜炎型或脑膜脑炎型、休克型和混合型。早期诊断、早期治疗效果较好。

4. **实验室检查** 血象白细胞总数和中性粒细胞显著升高,自感染部位的脓液、瘀点瘀斑、脑脊液涂片或培养出病原菌可确诊。以PCR法检测猪链球菌特有的毒力基因对诊断有重要意义。

5. **治疗和预防** 在一般和对症治疗基础上采用有效抗菌药物治疗,目前抗菌效果好的有青霉素类、氯霉素、头孢菌素等。预防上以控制传染源、切断传播途径和加强自我防护为主,尚无有效疫苗预防。

第三节 测试题

一、选择题

A1 型题

1. 猪链球菌病最常见的致病血清型为:
   A. 草绿色链球菌　　　　B. 溶血性链球菌
   C. 丙型溶血链球菌　　　D. 猪链球菌血清 1 型
   E. 猪链球菌血清 2 型

2. 人感染猪链球菌病的主要传染源是:
   A. 猪　　　　　　　　　B. 牛
   C. 犬　　　　　　　　　D. 马
   E. 人

3. 猪链球菌的特点及致病,下列哪项描述正确?
   A. 为革兰阴性球菌,呈链状排列
   B. 有 35 种血清型,常见致病型为血清 2 型

C. 主要致病因子为其外毒素
D. 污染环境也可直接造成人感染
E. 由猪感染人可通过呼吸道

4. 猪链球菌感染人的途径,哪一项是不可能的?
   A. 通过猪-人呼吸道感染   B. 开放性伤口传播
   C. 处理或洗切病死猪
   D. 吃了不洁的凉拌或未熟的病猪肉
   E. 加工冷冻病死猪肉

5. 猪链球菌病的发病,最常见的时间段在何月?
   A. 1～2月   B. 3～4月
   C. 6～8月   D. 9～10月
   E. 11～12月

6. 在屠宰病死猪时,人手部有伤口,若被感染一般多在何时发病?
   A. 1～2日   B. 3～4日
   C. 5日左右   D. 1周
   E. 1个月

7. 人感染猪链球菌病最常见的临床表现类型为:
   A. 普通败血症型   B. 肺炎型
   C. 脑膜炎或脑膜脑炎型 D. 心内膜炎型
   E. 肾炎型

8. 确诊猪链球菌感染对诊断最有价值的指征是:
   A. 与病猪有呼吸道接触 B. 临床有休克表现
   C. 查体有脑膜刺激征   D. 血白细胞增高
   E. 血培养检出猪链球菌阳性

9. 猪链球菌病发病的特点,以下描述哪项最不符合?

A. 由猪链球菌 2 型引起　　B. 与养猪场或屠宰人员有关
C. 多在杀年猪高峰时发生
D. 临床上以休克型或脑膜脑炎型多见
E. 病死率较高

A2 型题

10. 2005 年 8 月,某驾驶员自四川运一车生猪出川,途中有死猪现象,3 日后返回即发病,高热、头痛、呕吐,皮肤有瘀点瘀斑,血压 98/50 mmHg,血象 WBC 23×10^9/L,中性粒细胞 90%,初步诊断应考虑为哪一种疾病?
    A. 流行性乙型脑炎　　B. 肾综合征出血热
    C. 流行性脑脊髓膜炎　　D. 猪链球菌病
    E. 中暑

B 型题

11～13 题共用备选答案
    A. 接触或处理病死猪　　B. 接触或食用病死鸡
    C. 接触或处理流产羊羔　　D. 接触患病的马群
    E. 接触啮齿动物或其污染物

11. 肾综合征出血热与哪项有关?
12. 何种情况考虑为患布鲁氏菌病患者?
13. 应高度怀疑为猪链球菌病感染:

X 型题

14. 猪链球菌病常见而又严重的临床类型有:
    A. 脑膜炎型或脑膜脑炎型　　B. 休克型
    C. 肺炎型　　D. 心内膜炎型
    E. 关节炎型

15. 猪链球菌病的高发人群有:

A. 农牧民　　　　　　B. 养猪场饲养人员
C. 屠宰或贩运人员　　D. 清理病死猪者
E. 流行区居民

16. 人感染猪链球菌病的发病地区已报道的有：
A. 北欧的英、法、德等国均有报道
B. 南亚国家以养猪为主者　　C. 我国江苏和四川某些地区
D. 1968 年荷兰和丹麦首先报道
E. 凡猪群中有本病的地区均可感染人

二、填空题

1. 猪链球菌 2 型致病的两种重要毒力因子是_____和_____。

2. 欲确定是否猪链球菌 2 型，可通过_____来鉴定。

3. 休克型患者应积极抗休克治疗，包括_____、_____，恰当使用_____。

4. 猪链球菌病的流行病学资料最重要的，应在发病前 7 日内有与_____接触史，如_____、_____、_____等。

三、名词解释

1. 猪链球菌病
2. 链球菌中毒休克综合征（streptococcal toxic shock syndrome, Strep TSS）

四、问答题

1. 猪链球菌的流行病学资料对诊断有何重要性？
2. 猪链球菌中毒性休克综合征表现，除血压下降外应具备哪些其他表现?

3. 试述猪链球菌病的病原治疗。
4. 预防猪链球菌病最有效的措施是什么?

第四节　答案与题解

一、选择题

(一)答案

1. E　2. A　3. B　4. A　5. C　6. A　7. C　8. E
9. C　10. D　11. E　12. C　13. A　14. AB　15. BCD
16. ABCDE

(二)题解

1. 题解:前三者为按链球菌培养时的溶血现象分的。而按其抗原不同的血清型分共有35个,其中最常见的致病菌为猪链球菌血清2型。

2. 题解:猪链球菌病的主要传染源是猪,在猪体内猪链球菌的带菌率约为20%~40%,正常情况下不引起疾病,当细菌产生毒力变异才引起猪发病,再传给人类。其次为牛、犬、马等亦可能为传染源,迄今未发现人传染至人的案例。

3. 题解:猪链球菌为革兰阳性球菌,而非阴性;主要毒力因子为荚膜多糖、溶菌酶等而非外毒素;污染环境和通过猪呼吸道不会引起人感染;故只有B描述正确。

4. 题解:最常见途径是通过接触猪链球菌病死猪的血液和体液经伤口传播。吃了患病死亡的猪肉等途径亦偶可感染。猪与猪之间可通过呼吸道传播,而目前尚无证据猪-人之间通过呼吸道传播者。

5. 题解:猪链球菌病的发病时间最常见的常集中在6~8月份的高温季节,且首先在猪群中暴发流行,随后通过屠宰、处理或密切接触与食用等途径传播人发病。

6. 题解:猪链球菌病潜伏期为4小时至7日,若在屠宰病死猪后,常于1~2日发病。临床表现为休克型者,其发病更急,短者2~3小时,长者13~16小时。

7. 题解:猪链球菌病上述临床类型均可见,最常见的为脑膜炎或脑膜脑炎型,而休克型最严重,病死率高,其他型则较少见。

8. 题解:猪链球菌感染通过呼吸道不会传播,休克与脑膜刺激征在多种疾病中均可存在,血白细胞增高更是一般炎性感染的基本特点,只有血培养检出细菌对诊断最有价值。

9. 题解:本病系由猪链球菌2型引起,其发病与接触病死猪者有密切关系,临床表现以休克或脑膜脑炎多见,且病死率较高,这些均符合本病特点。惟说发病在杀年猪高峰时发生最不符合,杀过年猪正值冬春,而本病多发于6~8月的高温季节,猪群易感染发病再传给人。

10. 题解:本例突出特点是有夏天运送活猪和途中有猪死亡事件,发病后的症状、体征、血象检查均符合猪链球菌病的诊断。而乙型脑炎不会有瘀点瘀斑和休克表现;流脑和肾综合征出血热的发病季节不符;中暑应在炎热的条件下当时突然发病。

11~13. 题解:人畜共患病种类繁多,其与患病动物(感染源)接触各有不同,除其流行特点和临床表现各异外,动物感染病的来源是极为重要的诊断参考依据。

14. 题解:感染猪链球菌后,根据入侵部位不同,可有不同表现,常见而又严重的有脑膜炎型或脑膜脑炎型及休克型。其他型也可有发生,但相对较少见。

15. 题解:人对本病普遍易感,但高发人群以 B、C、D 有接触带菌或病死猪者为主,而一般农牧民或流行区居民非直接接触病、死猪者少见。

16. 题解:1968年荷兰和丹麦首先报道,随后瑞典、法国、英国、比利时、意大利、德国、新西兰、加拿大及我国均有报道。目前看,凡猪群有带菌或病死者均可感染人,故可全部选对。

二、填空题

1. 溶菌酶释放蛋白　细胞外蛋白因子
2. 特有的毒力基因
3. 补充血容量　纠正酸中毒　血管活性药物
4. 病猪或病死猪　宰杀　洗切　销售

三、名词解释

1. 本病是由猪链球菌引起的人畜共患病,病原菌以猪链球菌2型为主,1998年在江苏南通地区及2005年6月四川资阳等地发病,病情严重,病死率较高。传染源为病死猪或病猪,以密切接触传播为主,故饲养、宰杀、贩运等特别是皮肤有损伤者为高危人群。

2. 链球菌中毒休克综合征系由链球菌的某些外毒素引起的急性严重综合征,临床表现主要为高热、局部剧烈疼痛、低血压和休克表现,以及出现多系统、器官受损甚至衰竭等,病死率较高。

四、问答题

1. 答:猪链球菌病临床表现复杂,但均非特异性。因此,诊断时流行病学资料十分重要。即病前1周内有与患病或病死的猪（羊）接触史，如宰杀、洗切、销售等，特别是有开放性伤口时，或者是加工与吃了不洁、生的肉类等。

2. 答：除血压下降达到休克标准外，应伴有下列两项或两项以上表现：①肾功能不全；②凝血功能障碍；③肝功能不全；④急性呼吸窘迫综合征；⑤全身瘀点、瘀斑；⑥软组织坏死、筋膜炎、肌炎、坏疽。

3. 答：本菌对大多数抗菌药物敏感，早期抗菌治疗可获满意效果。对疑诊本病者在作细菌培养后即可根据经验选择有效抗菌药物，随后依药敏试验调整。目前抗菌效果较好的药物有：青霉素G、氨苄西林、氯霉素、头孢噻肟、头孢曲松及新一代喹诺酮类药等。

4. 答：本病是人畜共患病，主要传染源为感染猪链球菌的病猪或死猪，故最有效的预防措施是切断传播途径，不宰杀和不食用病死猪肉，对已感染的病、死猪应做焚烧后深埋处理。同时提倡对处理病、死猪的接触者作好隔离消毒工作，加强自我防护。

第八单元
呼吸道传染病

第一章 流行性腮腺炎

流行性腮腺炎(mumps)是由腮腺炎病毒引起的急性呼吸道传染病,主要发生于儿童和青少年,为常见的传染病之一。

第一节 教学大纲要求

1. 掌握临床表现、实验室检查、诊断及治疗原则。
2. 熟悉流行性腮腺炎的流行病学、并发症。
3. 了解病原学、发病机制、鉴别诊断、预防措施。

第二节 教材内容精要

1. 病原和流行病学 腮腺炎病毒属于副黏病毒科、副黏病毒属的单链 RNA 病毒。人是腮腺炎病毒惟一的宿主和传染源。主要通过飞沫传播,冬春季多发,儿童和青少年易感,病后可获较持久免疫力。

2. 发病机制与病理特征 主要表现为腮腺、舌下腺、颌下腺等的非化脓性炎症。亦可引起睾丸、胰腺、脑等部位病变。

3. 临床表现 以发热、腮腺肿大为首发症状,腮腺可为单侧或双侧肿大,以耳垂为中心,逐渐向前、后、下蔓延,皮肤和软组织水肿明显,边界不清,常有腮腺管口红肿,有疼痛和触痛,张口、咀嚼或进食酸性食物时疼痛加剧等。常见并发症有脑膜脑炎、睾丸炎、卵巢炎、胰腺炎、心肌炎等。

4. 诊断要点　根据接触史、临床表现、实验室检查(白细胞正常、血清、尿淀粉酶增高等)可明确诊断。主要与化脓性腮腺炎和其他病毒性腮腺炎鉴别。

5. 治疗　以对症治疗为主,有并发症时需作相应处理。

重点:临床表现中腮腺肿大的特征。

第三节　测试题

一、选择题

A1 型题

1. 流行性腮腺炎的病原体属于:
   A. 革兰阳性细菌　　　B. RNA 病毒
   C. DNA 病毒　　　　　D. 革兰阴性细菌
   E. 真菌

2. 流行性腮腺炎的主要传播途径是:
   A. 飞沫传播　　　　　B. 消化道传播
   C. 经血传播　　　　　D. 性传播
   E. 虫媒传播

3. 流行性腮腺炎的主要传染源是:
   A. 受感染的动物　　　B. 早期病人和隐性感染者
   C. 慢性病人　　　　　D. 慢性带病毒者
   E. 恢复期病人

4. 流行性腮腺炎腮腺肿大的特点哪一项为错误?
   A. 肿大以耳垂为中心,向前、后、下发展

B. 局部皮肤和软组织水肿、边界不清
C. 通常一侧先肿大,3~4日后累及对侧
D. 常有腮腺管口红肿
E. 进食酸性食物时可使疼痛减轻

5. 流行性腮腺炎的临床表现,正确的是:
   A. 多无发热
   B. 局部疼痛不明显
   C. 并发睾丸炎易导致不育
   D. 单纯腮腺炎不会引起血、尿淀粉酶升高
   E. 腮腺炎治愈后极少再患本病

6. 流行性腮腺炎最常见的并发症是:
   A. 脑膜脑炎
   B. 胰腺炎
   C. 睾丸炎
   D. 肾炎
   E. 卵巢炎

7. 流行性腮腺炎合并胰腺炎,下列哪项检查有助于胰腺炎的诊断?
   A. 血清淀粉酶
   B. 尿淀粉酶
   C. 血脂肪酶
   D. 转氨酶
   E. 血常规

8. 有关流行性腮腺炎的判断和治疗,以下哪项不正确?
   A. 本病预后较好
   B. 具有自限性
   C. 对症治疗为主
   D. 使用新型抗病毒药
   E. 注意预防并发症的发生

B型题

9~10题题干:3月份,某幼儿园一男孩于2天前出现发热,测体温38℃左右,次日诉右侧耳下疼痛、进酸性食物时疼痛加重。此前3周内,该患儿所在幼儿园曾先后有5名儿童出现类似

症状。查体：右侧腮腺肿大伴触痛，局部不红，无液波感；咽轻度充血，右侧腮腺管口稍红肿，压之无脓性分泌物。血常规检查正常；尿淀粉酶升高。

9. 本患儿最可能的诊断是：
   A. 流行性腮腺炎　　　　B. 化脓性腮腺炎
   C. 颈部淋巴结炎　　　　D. 淋巴结结核
   E. 腮腺导管阻塞

10. 病程中应密切观察哪一种并发症的出现？
    A. 脑膜脑炎　　　　　　B. 胰腺炎
    C. 睾丸炎　　　　　　　D. 肾炎
    E. 心肌炎

C型题

11～12题共用备选答案
   A. 尿淀粉酶升高　　　　B. 外周血白细胞总数升高
   C. 两者均有　　　　　　D. 两者均无

11. 流行性腮腺炎可有：
12. 化脓性腮腺炎表现为：

X型题

13. 流行性腮腺炎的临床特征为：
    A. 腮腺部位肿痛、发热　　B. 挤压腮腺管口有脓性分泌物
    C. 可累及各种腺体组织或其他器官
    D. 单侧腮腺肿痛最常见
    E. 白细胞计数和中性粒细胞明显增高

14. 流行性腮腺炎有关并发症的描述，哪些为正确？
    A. 脑膜脑炎为最常见
    B. 无腮腺肿大者也可出现脑膜炎或脑膜脑炎

C. 睾丸炎多为单侧
D. 成年妇女并发右侧卵巢炎可类似阑尾炎
E. 可以并发甲状腺炎

15. 流行性腮腺炎及其并发症的治疗,下列哪些正确?
A. 早期可试用利巴韦林抗病毒
B. 给予流质饮食和酸性饮料　　C. 适当给解热镇痛药物
D. 重症或并发心肌炎、脑膜脑炎者,可应用激素
E. 成年男性患者给予己烯雌酚预防睾丸炎

二、填空题

1. 流行性腮腺炎的传染源是_____和_____。在患者腮腺肿大的前_____日至肿大后_____日内均具有高度传染性。

2. 可引起腮腺肿大的疾病,除流行性腮腺炎外,尚有_____、_____、_____等。

3. 流行性腮腺炎常见的并发症有_____、_____和_____等。

三、名词解释

1. 流行性腮腺炎　　2. 化脓性腮腺炎

四、问答题

1. 流行性腮腺炎的腮腺肿大有何特点?
2. 流行性腮腺炎与化脓性腮腺炎的主要区别是什么?
3. 简述流行性腮腺炎的正确治疗。
4. 流行性腮腺炎常见并发症应如何处理?

5. 流行性腮腺炎的主要预防措施有哪些?

第四节　答案与题解

一、选择题

(一)答案

1. B　2. A　3. B　4. E　5. E　6. A　7. C　8. D
9. A　10. A　11. A　12. C　13. AC　14. ABCDE　15. ACDE

(二)题解

1. 题解:题中的细菌和真菌肯定可排除。本病毒应为副黏病毒属的单链 RNA 病毒。

2. 题解:流行性腮腺炎为呼吸道传染病,主要通过飞沫传播,题内其他途径不会传播。

3. 题解:早期患者及隐性感染者为本病传染源,在腮腺肿大前 7 日至肿大后 9 日约 2 周时间内,具高度传染性。无慢性病人或慢性带病毒状态,更无动物感染本病或带病毒。

4. 题解:前 4 项均符合本病特点,只最后一项说进食酸性食物时可使疼痛减轻为错误,应该是酸性食物促进唾液分泌使疼痛加剧。

5. 题解:本病多有发热;局部疼痛明显;并发睾丸炎多为单侧,导致不育者少见;单纯腮腺炎亦会引起血、尿淀粉酶升高,题内前 4 项所述与此均相反。只有病后可获得较持久免疫力,极少再次患本病为正确。

6. 题解:流行性腮腺炎实际上是一种多系统、多器官受累的疾病,上述并发症均可出现,但比较而言最常见的为脑膜脑炎。

7. 题解:本题最容易误答为 A 或 B,血、尿淀粉酶升高,由于单纯腮腺炎患者可造成腮腺导管阻塞、扩张和淀粉酶滞留,故在病程早期90%的患者均有血、尿淀粉酶升高,这些可以说是腮腺炎的表现之一,不能确定是胰腺炎。只有血脂肪酶升高,才是诊断合并胰腺炎的有力依据。

8. 题解:流行性腮腺炎为自限性疾病,预后较好,以对症治疗为主,病程中应注意预防并发症的发生等项均为正确。目前尚无特效抗病毒药物,故 D 项所述不正确。

9~10. 题解:根据流行情况及接触史,急性起病,典型的腮腺肿痛和腮腺管口无脓性分泌物等特征,以及外周血象正常,尿淀粉酶升高等,可初步诊断为流行性腮腺炎。在病程中主要应观察有无最常见的脑膜脑炎并发症发生。

11~12. 题解:流行性腮腺炎可有尿淀粉酶升高,血白细胞数为正常。化脓性腮腺炎的尿淀粉酶和血白细胞总数两者均升高。

13. 题解:流行性腮腺炎有腮腺肿痛、发热,可累及其他腺体或脏器,故 A、C 两项符合本病的表现。但非为单侧最常见,双侧腮腺肿大者约占75%;挤压腮腺管口无脓性分泌物;周围血象应偏低或正常,故此3项排除。

14. 题解:以上5种并发症在流行性腮腺炎发病前后均可出现,其描述均符合其表现特点。

15. 题解:题中所列各项,除 B 项给酸性饮料错误外,余均正确。

二、填空题

1. 患者　隐性感染者　7　9
2. 化脓性腮腺炎　腮腺导管阻塞　慢性肝病

3. 胰腺炎　脑膜脑炎　睾丸炎

三、名词解释

1. 流行性腮腺炎是由腮腺炎病毒引起的急性呼吸道传染病，主要发生在儿童和青少年，通过飞沫传播，临床特征为腮腺及/或其他唾液腺的非化脓性炎症。也可引起其他部位的非化脓性炎症，如胰腺炎、脑膜脑炎、睾丸炎等。

2. 化脓性腮腺炎多由细菌引起，可有原发病灶，主要表现为单侧腮腺肿大，局部红、肿、热、痛明显，挤压腮腺时腮腺管口有脓液流出。不会并发脑膜炎、睾丸炎或卵巢炎等，血象白细胞总数及中性粒细胞明显增高。

四、问答题

1. 答：腮腺肿大是腮腺炎的首发而特殊的体征，其特点有：①常为一侧先肿大，2～4日后累及对侧；②以耳垂为中心，逐渐向前、后、下扩展；③皮肤和软组织水肿明显，肿胀边缘不清；④有疼痛及触痛，张口、咀嚼或吃酸性食物时加剧；⑤常有腮腺管口红肿。腮腺肿大多在2～3日达高峰，持续4～5日逐渐消退。

2. 答：两者的主要区别是：①流行性腮腺炎有流行病学史，腮腺一侧先肿大再累及对侧；局部皮肤一般正常，腮腺管口红肿但挤压无脓液流出，易并发脑膜脑炎或睾丸炎，周围血象正常；②化脓性腮腺炎可有原发病灶，主要是一侧肿大，局部皮肤发红、热较明显，挤压腮腺管口有脓液溢出，不伴睾丸炎或脑膜脑炎，血白细胞计数和中性粒细胞明显增高。

3. 答：流行性腮腺炎为病毒引起，无特效治疗药物，主要是一般和对症治疗：①一般治疗：隔离患者，卧床休息，注意口腔清洁,饮食以流质或软食为宜,避免酸性食物,保证液体摄入量;②对症治疗:头痛或腮腺胀痛,必要时内服去痛片、阿司匹林等解热镇痛药;③早期试用利巴韦林或干扰素,可能有一定作用。一般抗生素和磺胺药物无效。

4. 答:常见并发症的处理有:

(1)对重症或并发脑膜脑炎、严重睾丸炎、心肌炎时,可短期使用肾上腺皮质激素。如地塞米松每日 5~10 mg,连用 3~5 日。

(2)睾丸炎:成人患者在早期可应用己烯雌酚,每次 1 mg,一日三次,口服,有减轻肿痛或预防之效。睾丸胀痛者可用棉花垫和丁字带托起。

(3)脑膜脑炎:可按乙型脑炎治疗处理。对剧烈头痛、呕吐疑为颅内高压时给予 20% 甘露醇及利尿剂等,降低颅内压。

(4)胰腺炎治疗:禁饮食、输液、反复注射阿托品或山莨菪碱,早期应用皮质激素。

5. 答:预防措施除对患者行呼吸道隔离,戴口罩及避免与患者接触外,重点是应用疫苗对易感者进行主动免疫,可采用腮腺炎减毒活疫苗皮下接种,亦可用喷鼻或气雾法,接种疫苗后 90% 以上可产生抗体。对潜伏期患者接种疫苗亦可以减轻发病症状。

第二章 白 喉

白喉(diphtheria)是由白喉杆菌引起的急性呼吸道传染病。主要临床表现为咽、喉、鼻等处假膜形成和全身中毒症状,严重者可并发心肌炎和神经瘫痪,是常见的传染病之一。

第一节 教学大纲要求

1. 掌握白喉的发病机制、临床表现、诊断要点与治疗原则。
2. 熟悉病原学、病理特点与并发症治疗。
3. 了解流行病学、预防措施。

第二节 教材内容精要

1. **病原学** 白喉杆菌具明显多形性,革兰染色阳性,侵袭力较弱,但能产生强烈外毒素,是致病的主要原因。

2. **流行病学** 病人和带菌者为传染源,鼻白喉症状轻而带菌时间长,在白喉传播中有重要意义。以飞沫传播为主,人群普遍易感,2~10岁儿童发病率最高。

3. **发病机制及病理** 白喉杆菌侵入上呼吸道,分泌毒性极强的外毒素,使局部和周围组织坏死,形成本病的特征性损害——假膜。毒素自局部吸收后,经血液到达全身各组织并与细胞结合,引起多脏器病理变化,其中以心肌、末梢神经最敏感。

4. **临床表现** 根据假膜部位不同,分为四种类型,即咽白喉、喉白喉、鼻白喉和其他部位白喉。咽白喉约占80%,分为轻型、普通型、重型和极重型。典型表现为发热、咽痛、扁桃体肿大,有灰白色片状假膜,颌下淋巴结肿大等。极重型起病急、病情重,可出现所谓"牛颈"表现。最常见的并发症为中毒性心肌炎,是主要死亡原因。

5. **诊断与鉴别诊断** 依流行病学资料和典型临床表现,可作出临床诊断,经病原学检测即可确诊。咽白喉应与急性扁桃体炎、奋森咽峡炎等鉴别,喉白喉应与急性喉炎、变态反应性喉水肿及气管内异物鉴别。

6. 治疗　病原治疗应联合用白喉抗毒素与抗生素,抗毒素为本病特异性治疗手段,应早期使用。抗生素首选青霉素 G。

重点:白喉的典型临床表现及治疗原则。

第三节　测试题

一、选择题

A1 型题

1. 白喉杆菌的生物学特性下述哪项是错误的?
   A. 为棒状杆菌,革兰染色阴性
   B. 在含血培养基上生长良好
   C. 对热、化学药品抵抗力弱,而耐干燥、寒冷
   D. 侵袭力较强
   E. 加热 58 ℃ 10 分钟,或在直射阳光下数小时即可灭菌

2. 有关白喉传染源的描述下述哪项是错误的?
   A. 患者和带菌者均为传染源
   B. 鼻白喉症状轻,在白喉传播中的意义不大
   C. 潜伏期末即具有传染性　D. 恢复期带菌多不超过 12 天
   E. 健康带菌者一般占总人口 1% 左右,流行时可达 10%～20%

3. 按假膜部位不同,白喉可有不同类型,发病最多的是:
   A. 咽白喉　　　　　　B. 喉白喉
   C. 鼻白喉　　　　　　D. 皮肤白喉
   E. 耳白喉

4. 有关白喉的临床表现下述哪项是错误的?
   A. 白喉分为咽白喉、喉白喉、鼻白喉和其他部位白喉

B. 咽白喉最常见,其发病占所有白喉的80%左右
C. 咽白喉依病情轻重可分为轻型、普通型、重型和极重型
D. 原发性喉白喉毒素吸收多,全身毒血症状重
E. 原发性鼻白喉毒素吸收少,全身症状轻

5. 白喉最常见的并发症是:
   A. 中毒性心肌炎　　　B. 中毒性肾病
   C. 中毒性脑病　　　　D. 中毒性肝病
   E. 其他化脓感染

6. 白喉死亡的主要原因是:
   A. 喉白喉引起喉梗阻　B. 中毒性心肌炎
   C. 中毒性脑病　　　　D. 周围神经麻痹
   E. 细菌败血症

7. 治疗白喉最重要的特异治疗方法是应用?
   A. 白喉抗毒素　　　　B. 白喉类毒类
   C. 抗生素　　　　　　D. 肾上腺糖皮质激素
   E. 气管切开

8. 抗生素可抑制白喉杆菌生长,治疗时首选哪种抗生素?
   A. 红霉素　　　　　　B. 庆大霉素
   C. 青霉素　　　　　　D. 头孢菌素
   E. 四环素

9. 对与白喉患者密切接触的易感者预防,下列哪项措施为最正确?
   A. 注射白百破混合制剂
   B. 注射精制白喉和破伤风类毒素
   C. 注射精制白喉类毒素　　D. 注射丙种球蛋白
   E. 注射白喉抗毒素,1个月后再行类毒素全程免疫

B 型题

10~12 题备选答案

A. 假膜或咽拭子涂片查白喉杆菌

B. 细菌培养和毒力试验鉴定白喉杆菌

C. 用荧光素标记白喉抗毒素染色,荧光显微镜下检查白喉杆菌

D. 用 2%亚碲酸钾液涂抹于假膜上,可使变黑

E. 锡克试验

10. 确诊是否为白喉杆菌应采取:

11. 白喉患者的早期病原学诊断为:

12. 判断人群对白喉有无免疫力可用:

X 型题

13. 有关白喉传染源的描述,下述哪些是正确的?

A. 患者和带菌者为传染源 B. 潜伏期末即有传染性

C. 鼻白喉在白喉传播中有重要意义

D. 抗毒素与抗生素联合治疗者的带菌时间长

E. 恢复期带菌多不超过 12 天

14. 下列哪些项叙述符合白喉假膜的特点?

A. 假膜一般为灰白色,片状

B. 由纤维蛋白、炎症细胞、坏死黏膜组织及细菌等组成

C. 与组织粘连紧密,不易脱落,强行剥离易出血

D. 多见于扁桃体、咽、喉、鼻等部位

E. 喉白喉假膜脱落易造成喉梗阻窒息

15. 确定白喉抗毒素治疗,应遵循的正确原则有哪些?

A. 其用量受年龄、体重限制

B. 按假膜部位、症状轻重及治疗早晚而决定用量

C. 白喉抗毒素应早期应用   D. 喉白喉可适当减量

E. 轻中型患者用3万~5万U,重型用6万~10万U

16. 使用白喉抗毒素应注意的事项有：

A. 抗毒素为特异治疗,应尽早使用

B. 用药前应询问过敏史,并做皮肤过敏试验

C. 剂量依假膜部位、病情轻重、治疗早晚而定

D. 喉白喉接受白喉抗毒素治疗,有可能发生假膜脱落,堵塞气道而窒息的危险

E. 对白喉抗毒素过敏者不能使用

二、填空题

1. 白喉的临床特征为_____和_____为主,严重者可并发_____和_____。

2. 白喉杆菌的侵袭性_____,其产生的_____是致病主要因素。

3. 人对白喉普通易感。发病率较高的年龄为_____,近年来由于计划免疫,使发病年龄有_____。

4. 咽白喉毒血症轻重与_____、_____及_____密切有关。

5. 白喉抗毒素只能中和_____外毒素,对已与细胞结合的外毒素_____,故应_____使用抗毒素治疗。

三、名词解释

1. 白喉"牛颈"   2. 锡克试验(Schick test)

3. 白喉假膜(diphtheric pseudomembrane)

四、问答题

1. 简述白喉外毒素的作用机制。
2. 试述白喉假膜的形成因素与特征。
3. 喉白喉有哪些典型表现?
4. 试述鼻白喉的临床表现。
5. 预防白喉的最主要环节及其措施是什么?

第四节　答案与题解

一、选择题

(一) 答案

1. A　2. B　3. A　4. D　5. A　6. B　7. A　8. C　9. E　10. B　11. C　12. E　13. ABCE　14. ABCDE　15. BCDE　16. ABCD

(二) 题解

1. 题解:B、C、D、E均符合白喉杆菌的生物学特性。本菌为棒状杆菌,革兰染色应为阳性,A项说阴性是错误的。

2. 题解:白喉主要通过呼吸道飞沫传播,鼻白喉症状虽轻,但带菌时间长,不典型患者常漏诊,患者鼻咽分泌物是重要传染源,说传播意义不大为错误。

3. 题解:咽白喉为最常见类型,约占白喉发病的80%。

4. 题解:原发性喉白喉由于毒素吸收少,全身毒血症状轻,题中D所说与此相反,故为错误。其他描述均正确。

5. 题解:白喉杆菌外毒素是致病的主要原因,外毒素可与各组织器官结合引起多脏器病理变化,其中以心肌最为显著,故中毒性心肌炎最常见,多发生于病程的第2~3周。

6. 题解:白喉杆菌外毒素可与全身各组织细胞结合后引起多器官病理变化,其中以心肌的病变最严重且多见,可引起心力衰竭,是为本病死亡的主要原因。

7. 题解:白喉的致病和病情严重的危险因素是毒素,而白喉抗毒素为对抗毒素的特异治疗方法,能中和血循环中的游离毒素,但不能中和已进入细胞的毒素。故治疗时应早期注射白喉抗毒素,剂量按假膜部位、中毒症状、治疗早晚而定。

8. 题解:青霉素为首选药物,它能抑制白喉杆菌生长、缩短病程和带菌时间,并可控制继发感染,对各型白喉均有效。

9. 题解:对密切接触的易感者采取先注射白喉抗毒素,以立即中和毒素(有效预防期2~3周),再行类毒素全程免疫产生自动免疫为最正确。单注射类毒素或抗毒素虽有预防作用,但不全。

10~12. 题解:本题应注意涂片查白喉杆菌观察细菌外形或染色虽有一定价值,但与非致病的类白喉杆菌难以区别,故应以B项检查为确诊;亚碲酸钾液涂抹于假膜可使变黑,对诊断有一定意义,而其他棒状杆菌亦可,且非为病原结果,故早期病原学检查以荧光染色为准确;判断人群对白喉的免疫力则可采用锡克试验。

13. 题解:A、B、C、E的描述正确,抗毒素与抗生素联合治疗可有效缩短带菌时间,而不是带菌时间长,故答案D应排除。

14. 题解:本题答案为全选,通过此题可全面掌握白喉假膜的特点。

15. 题解:题中B、C、D、E均为使用白喉抗毒素所要遵循的原则。而白喉抗毒素用量不受年龄、体重限制,故A所说为错误应除外。

16. 题解:抗毒素治疗时 A、B、C、D 均为应注意事项,惟 E 项说过敏者不能使用为错误,因抗毒素系最有效的特异性治疗方法,对有过敏者,可采用脱敏疗法注射。

二、填空题

1. 假膜形成　全身中毒症状　心肌炎　神经瘫痪
2. 较弱　强烈外毒素
3. 2～10岁儿童　推迟
4. 毒素吸收量　治疗早晚　人体的免疫状态
5. 血清中游离　无效　早期

三、名词解释

1. 白喉极重型病例由于毒素作用,致使颈淋巴结肿大,出现淋巴结周围炎,颈部软组织明显水肿,变粗,类似所谓的"牛颈"样。

2. 锡克试验是用小致死量的白喉外毒素注射于前臂皮内,以观察人体对白喉有无免疫力的试验。阴性表示毒素被体内抗体中和,有免疫力,阳性则表示无免疫力。鉴于此为体内试验,对人体有一定不适,近年来,已用酶联免疫检测法取代。

3. 白喉杆菌在局部繁殖,产生强烈外毒素致组织坏死,并渗出富含凝固的纤维蛋白,将坏死组织、炎性细胞及细菌等凝结在一起而形成白色假膜,覆盖于病变表面,与组织粘连紧密,不易脱落。

四、问答题

1. 答:白喉外毒素致病力强,为一种不耐热的多肽,含有 A、B 两个片段。B 片段与黏膜上皮细胞表面的受体结合后,输送有毒性的 A 片段进入细胞内,从而抑制蛋白质合成导致细胞坏死。

2. 答:白喉杆菌侵入上呼吸道,在黏膜表层繁殖,分泌强烈的外毒素,致使局部和周围组织坏死,渗出富含凝固的纤维蛋白,将炎性细胞、坏死组织和白喉杆菌凝结在一起而形成特征性的假膜。假膜呈灰白色,质地致密,与黏膜下组织粘连紧密,难以拭去,勉强剥离可致出血。

3. 答:喉白喉多为咽白喉向下扩展所致,少数为原发性。表现有犬吠样咳嗽,声音嘶哑或失声,出现喉梗阻时表现吸气性呼吸困难,有鼻翼扇动、三凹征、口唇发绀及烦躁不安等。

4. 答:鼻白喉主要见于婴幼儿,多为咽白喉扩展而来。临床表现全身症状轻,常为张口呼吸、哺乳困难、鼻塞、流浆液血性鼻涕、鼻孔周围皮肤发红、糜烂或结痂,鼻前庭可见假膜。

5. 答:保护易感人群是预防白喉的最主要环节,措施有:按计划免疫接种百白破三联制剂,对易感者也可用吸附精制白喉类毒类;密切接触的易感者应先用白喉抗毒素,1 个月后完成类毒素的全程免疫。

第三章　百日咳

百日咳(pertussis)是由百日咳杆菌引起的急性呼吸道传染病,以阵发性痉挛性咳嗽及咳嗽终止时伴有鸡鸣样吸气吼声为特征。是需要掌握的常见传染病之一。

第一节 教学大纲要求

1. 掌握百日咳的临床表现、常见并发症、诊断和鉴别诊断要点。

2. 熟悉流行病学特征、发病机制及治疗、预防要点。

第二节 教材内容精要

1. 病原学 百日咳杆菌为革兰染色阴性两端着色较深的短杆菌,可产生多种毒素和抗原物质。目前认为凝集原、外膜蛋白、丝状血凝素和外毒素等具有诱导宿主产生保护性抗体作用。

2. 流行病学 传染源为病人,包括非典型病人和轻型病人。传播途径为飞沫传播,家庭内传播较为多见。人群普遍易感,以幼儿易感性最强。病后不能获得终生免疫。

3. 发病机制及病理 百日咳杆菌在呼吸道上皮细胞纤毛上繁殖并产生毒素和毒素性物质,引起纤毛的麻痹和细胞变性坏死,以及全身反应。外毒素在致细胞病变中起重要作用。呼吸道炎症所产生的黏稠分泌物排出障碍,不断刺激呼吸道神经末梢,并使呼吸中枢形成持续的兴奋灶,引起痉挛性咳嗽。

4. 临床表现 潜伏期2～20日,临床过程分为卡他期、痉咳期和恢复期。卡他期传染性最强,痉咳期有特征性的阵发性、痉挛性咳嗽,伴鸡鸣样吸气声。痉咳的病期可长达2～6周或更长。

5. 并发症 包括支气管肺炎、肺不张、肺气肿及百日咳脑病,支气管肺炎为最常见的并发症,百日咳脑病为最严重,主要发生于痉咳期。

6. 诊断与鉴别 卡他期应注意询问接触史,若体温下降后咳嗽反而加剧,尤以夜间为甚且无明显肺部体征者应考虑本病,结合白细胞计数和分类淋巴细胞明显增高可作出临床诊断。确诊需依靠细菌学或血清学检查。须与百日咳综合征等鉴别。

7. 治疗和预防　包括一般和对症治疗、抗菌治疗、肾上腺皮质激素与高价免疫球蛋白及并发症治疗等。抗生素首选红霉素。目前常用百白破三联菌苗预防,对有百日咳接触史的婴幼儿可应用红霉素或复方磺胺甲噁唑进行药物预防。

重点:百日咳的典型临床表现及并发症。

第三节　测试题

一、选择题

A1 型题

1. 关于百日咳命名的来源主要与下列哪项最有关联?
   A. 主要系由百日咳杆菌引起
   B. 以出生百日的婴儿发病率高
   C. 表现为阵发性、痉挛性咳嗽　　D. 冬春季节发病率高
   E. 未经治疗咳嗽症状可持续 2~3 个月

2. 百日咳患者病程的何期传染性最强和威胁最大?
   A. 潜伏期　　　　　　B. 卡他期
   C. 痉咳期　　　　　　D. 恢复期
   E. 恢复后期

3. 百日咳多发生于儿童,在流行病学上哪一特点是错误的?
   A. 传染源为患者　　　　B. 发病后 6 周内均有传染性
   C. 空气飞沫传播　　　　D. 6 个月以内婴儿发病率低
   E. 病后不能获得终生免疫

4. 关于百日咳的临床表现,下列叙述错误的是:

A. 临床过程分为卡他期、痉咳期、恢复期3期
B. 以阵发性痉挛性咳嗽,咳嗽终止时伴有鸡鸣样吸气吼声
C. 病程较长,咳嗽症状可持续2～3个月
D. 血白细胞计数,中性粒细胞升高
E. 痉咳频繁者可有颜面水肿、舌系带溃疡等

5. 百日咳的临床表现,正确的应是:
A. 卡他期已出现典型的咳嗽症状
B. 阵发性、痉挛性咳嗽,昼轻夜重
C. 阵发性、痉挛性咳嗽,昼重夜轻
D. 发热,肺部可闻及湿性啰音
E. 毒素使血管脆性增加,致球结膜出血

6. 百日咳抗菌治疗,首选药物为:
A. 青霉素   B. 氯霉素
C. 红霉素   D. 复方磺胺甲噁唑
E. 氨苄西林

7. 百日咳的血常规检查常呈现的特点是:
A. 红细胞明显下降
B. 白细胞总数及中性粒细胞升高
C. 白细胞总数及淋巴细胞升高
D. 白细胞总数及酸性粒细胞升高
E. 白细胞总数正常,中性粒细胞亦降低

B型题

8～9题共用备选答案
A. 支气管肺炎   B. 肺不张
C. 肺气肿   D. 皮下气肿
E. 百日咳脑病

8. 百日咳最常见的并发症为：

9. 百日咳最严重的并发症为：

X型题

10. 百日咳临床表现的特点有：
    A. 阵发性痉挛咳嗽，咳后吸气有鸡鸣样吼声
    B. 年长儿童及成人可无典型的痉咳，亦无特殊的吼声
    C. 新生儿常表现为阵发性青紫、呼吸暂停、窒息
    D. 血白细胞总数增多，分类以淋巴细胞为主
    E. 痉咳期如无继发感染，一般无发热和肺部体征

11. 可引起类似百日咳样临床表现的病原体有：
    A. 腺病毒　　　　　　　B. 副百日咳杆菌
    C. 呼吸道合胞病毒　　　D. 沙眼衣原体
    E. 流感病毒

12. 百日咳的并发症有：
    A. 支气管肺炎　　　　　B. 肺不张
    C. 中毒性肺炎　　　　　D. 肺气肿及皮下气肿
    E. 百日咳脑病

13. 关于百日咳预后，正确的有：
    A. 年龄越大预后越差
    B. 1岁以内婴儿，特别是3个月以下婴儿预后差
    C. 并发百日咳脑病预后差　　D. 并发支气管肺炎预后差
    E. 1岁以下婴儿预后好

二、填空题

1. 百日咳典型的临床经过可分为_____、_____和_____三期。

2. 预防百日咳常用的百、白、破制剂,就是_____、_____和_____三联制剂。

3. 对无免疫力又有百日咳接触史的婴幼儿可采用药物预防,其中包括_____或_____。

4. 百日咳菌苗接种后极少数可发生休克和晕厥,故若有外伤史、过敏史及_____和_____均不宜作菌苗注射。

三、名词解释

1. 百日咳　　　　　2. 百日咳综合征
3. 痉挛性咳嗽

四、问答题

1. 试述百日咳痉咳时的特点。
2. 痉咳频繁者的后果及其他表现有哪些?
3. 试述百日咳的治疗。

第四节　答案与题解

一、选择题

(一)答案

1. E　2. B　3. D　4. D　5. B　6. C　7. C　8. A
9. E　10. ABCDE　11. ABC　12. ABDE　13. BCD

(二)题解

1. 题解:题中各项均为百日咳发病特点,但命名为百日咳,应与咳嗽时间长,未经治疗可持续 2~3 个月最有关联。

2. 题解:百日咳的传染源为患者、隐性感染者和带菌者,尤以潜伏期末至病后卡他期2~3周内传染性最强。且此期缺乏特异性痉咳症状,不易诊断,故对传染的威胁最大。

3. 题解:由于母体缺乏足够的保护性抗体传递给胎儿,所以6个月以内婴儿发病率较高,说发病率低显然是错的。其他4项均为百日咳流行病学特征。

4. 题解:发病第一周末血白细胞计数开始升高,痉咳期最明显,分类淋巴细胞高,一般在60%以上,亦可高达90%,故说中性粒细胞升高显然错误。其他各项叙述均正确。

5. 题解:阵发性、痉挛性咳嗽,昼轻夜重是百日咳最重要的特征性表现。卡他期可有逐渐加重的咳嗽,不会出现典型痉咳;痉咳亦不会昼重夜轻;肺部无并发症者无阳性体征;球结膜出血是痉咳所致而非毒素作用。

6. 题解:百日咳早期应用抗菌药物可减轻或阻断痉咳,首选红霉素,每日30~50 mg/kg,疗程2~3周。也可用复方磺胺甲噁唑或氯霉素,但非首选。

7. 题解:百日咳外周血白细胞升高,痉咳期一般高达(20~40)×10^9/L或更高,淋巴细胞的比例一般在60%以上,此为本病血象改变的最大特点,对诊断有重要意义。

8~9. 题解:百日咳最常见的并发症为支气管肺炎;最严重者为百日咳脑病,系由于痉咳导致脑缺氧或颅内出血所致,不过近年来较少见。

10. 题解:题中所列诸项均为百日咳的临床特点,故全答。

11. 题解:百日咳为由百日咳杆菌引起,其他引起类似百日咳样症状的病原体较多,题中所列腺病毒、副百日咳杆菌、呼吸道合胞病毒等均可引起,称为类百日咳综合征。

12. 题解:百日咳最常见的并发症是支气管肺炎,严重者可有肺不张,大量黏稠分泌物堵塞可致肺气肿及皮下气肿,痉咳剧烈可致百日咳脑病。但因中毒症状较轻,不易引起中毒性肺炎。

13. 题解:百日咳患者以1岁以内婴儿特别是3个月以内者预后差,并发百日咳脑病及支气管肺炎者预后差。

二、填空题

1. 卡他期　痉咳期　恢复期
2. 百日咳菌苗　白喉类毒素　破伤风类毒素
3. 红霉素　复方磺胺甲噁唑
4. 有精神神经疾病家族史　急性感染者

三、名词解释

1. 百日咳是由百日咳杆菌引起的急性呼吸道传染病,以阵发性、痉挛性咳嗽,在咳嗽终了时伴有鸡鸣样吸气吼声为特征,多发生于儿童,咳嗽症状可持续2~3个月,故名"百日咳"。

2. 百日咳综合征是由副百日咳杆菌(*Bacillus parapertussis*)、腺病毒或呼吸道合胞病毒、支气管败血症杆菌等引起,其临床表现与百日咳类似,但症状较轻,极少致死,主要依靠病原体分离或血清学检测才能鉴别。

3. 百日咳的痉挛性咳嗽特点,常表现为连续10余声至20~30声短促的咳嗽,继而深长的吸气,吸气时由于声带仍处于紧张状态,空气通过狭窄的声带可发出鸡鸣样吸气吼声。

四、问答题

1. 答:百日咳的痉咳期可长达2~4周。特征性的阵发性、痉挛性咳嗽表现为:连续10余声至20~30声短促的咳嗽,继而深长的吸气,吸气时由于声带仍处于紧张状态,空气通过狭窄的声带而发出鸡鸣样吸气吼声。痉咳一般以夜间为多,发作时表情痛苦、面红耳赤、颈静脉怒张,甚至因腹压增高而有大小便失禁。

2. 答:百日咳痉咳频繁者常可出现颜面浮肿,因毛细血管压力增高破裂可引起球结膜下出血或鼻出血。由于痉咳时舌向外伸,舌系带与下门齿摩擦而引起系带溃疡。

3. 答:百日咳的治疗措施包括:①按呼吸道传染病隔离,保持室内安静,空气新鲜和适当温度、湿度。痉咳剧烈者可给予镇静剂;②抗菌药物首选红霉素治疗;③重症婴幼儿可应用肾上腺皮质激素以减轻症状,亦可应用高效价免疫球蛋白,以减少痉咳次数和缩短痉咳期;④积极治疗并发症。

第九单元
虫媒与动物源性传染病

第一章　流行性斑疹伤寒

流行性斑疹伤寒（epidemic typhus）是由普氏立克次体（*Rickettsia prowazeki*）引起，以人虱为传播媒介所致的急性传染病。

第一节　教学大纲要求

1. 掌握流行性斑疹伤寒的流行病学、临床表现及治疗。
2. 熟悉流行性斑疹伤寒的病原及实验室检查。
3. 了解本病的发病机制与病理改变。

第二节　教材内容精要

1. 病原与病理改变　普氏立克次体呈多形性，革兰染色阴性，吉姆萨染色呈淡红紫色，与变形杆菌有部分共同抗原，与OX_{19}可发生凝集反应。小血管炎是本病的基本病理改变，可形成增生性血栓坏死性血管炎及其周围炎性细胞浸润而形成肉芽肿，并遍及全身。

2. 流行特征　患者是主要传染源，以人虱为传播媒介，多发生于冬春季，人群普遍易感，病后可获持久免疫力。本病呈世界性分布，战争、灾害及卫生条件差易于出现较大流行。

3. 临床表现　持续高热、头痛,有瘀点样皮疹或斑丘疹,皮疹在病程4～6日出现,迅速蔓延全身,随着皮疹出现,中毒症状加重,体温继续升高,可有神志迟钝、谵妄、狂躁,甚至昏迷。自然病程约2～3周。

4. 诊断与治疗　诊断根据流行病学资料、临床表现外,外斐试验阳性对诊断有重要价值。治疗重点是病原治疗,氯霉素、四环素、多西环素等对本病具有特效。预防关键在于防虱、灭虱和广泛开展群众卫生运动。

重点:流行性斑疹伤寒典型临床表现、诊断与鉴别诊断。

第三节　测试题

一、选择题

A1型题

1. 关于立克次体的特性,下列叙述正确的是:
   A. 生物特性比病毒更微小　B. 生存不依赖细胞环境
   C. 无细胞壁结构　　　　　D. 二分裂繁殖
   E. 只有RNA一种核酸

2. 立克次体与变形杆菌有共同抗原,为了诊断而采用的凝集试验又称为:
   A. 肥达反应　　　　　　　B. 显凝试验
   C. 嗜异凝集试验　　　　　D. SPA凝集试验
   E. 外斐试验

3. 流行性斑疹伤寒的病原体是:
   A. 普氏立克次体　　　　　B. 莫氏立克次体
   C. 立氏立克次体　　　　　D. 东方立克次体

E. 西北利亚立克次体

4. 关于流行性斑诊伤寒,下列说法正确的是:
A. 通过鼠蚤传播　　B. 病人是惟一传染源
C. 夏秋季发病多　　D. 皮疹较少见
E. 病原体为莫氏立克次体

5. 流行性斑疹伤寒的传染源是:
A. 患者　　B. 体虱
C. 家鼠　　D. 猪
E. 牛

6. 流行性斑疹伤寒的临床表现下列哪项不正确?
A. 发热　　B. 皮疹
C. 中枢神经系统症状　　D. 肝脾肿大
E. 嗜酸性粒细胞增加

7. 流行性斑疹伤寒的皮疹一般在病程第几日出现:
A. 第1日　　B. 第3日
C. 第5日　　D. 第7日
E. 第10日

8. 治疗流行性斑疹伤寒首选药物为:
A. 四环素或多西环素　　B. 青霉素
C. 磺胺类药　　D. 氯霉素
E. 红霉素

9. 预防流行性斑疹伤寒的最关键措施是:
A. 治疗患者　　B. 隔离患者
C. 以灭虱为中心的综合措施　　D. 接种疫苗
E. 预防性服用抗生素

10. 关于检测斑疹伤寒的豚鼠阴囊试验,下列哪项不正确?

A. 区分普氏立克次体和莫氏立克次体
B. 鉴别地方性斑疹伤寒和流行性斑疹伤寒
C. 接种雄性豚鼠的腹腔
D. 是一项实验室普遍开展的检查
E. 是病原分离的方法之一

A2 型题

11. 男性,43 岁,12 月发病,2 周前自河北来北京,1 周前开始发热,体温 40 ℃,头痛明显,无恶心呕吐。体检血压 120/70 mmHg,面红,全身有较多充血性皮疹,颈无抵抗,双肺呼吸音清,肝脾未及,凯尔尼格征和布鲁津斯基征均(一),血白细胞 $4.5×10^9$/L,中性粒细胞 75%。最可能的诊断为:

A. 肾综合征出血热　　B. 流行性斑疹伤寒
C. 伤寒　　　　　　　D. 败血症
E. 流行性脑脊髓膜炎

C 型题

12~13 题共用备选答案

A. 流行性斑疹伤寒　　B. 地方性斑疹伤寒
C. 两者均有　　　　　D. 两者均无

12. 外斐试验阳性者为:

13. 补体结合试验阳性为:

X 型题

14. 立克次体的特点包括:

A. 病原体无细胞壁　　B. 革兰染色阴性
C. 能在普通细菌培养基上生长
D. 广谱抗生素能抑制其生长
E. 可在光学显微镜下直接观察

15. 对立克次体病的描述下列哪些项是正确的?
A. 吸血节肢动物叮咬是主要传播途径
B. 立克次体是介于细菌和病毒之间的微生物
C. 立克次体可分别与不同变形杆菌有共同抗原
D. 四环素与氯霉素等能抑制其繁殖,从而可治愈患者
E. 立克次体能在普通细菌的培养基上生长

16. 哪些为典型斑疹伤寒的临床表现?
A. 发热 B. 约90%以上有皮疹
C. 中枢神经系统症状 D. 肝脾肿大
E. 均有脉搏加快

二、填空题

1. 常见的立克次体病有_____、_____、_____和_____等。

2. 流行性斑疹伤寒又称_____斑疹伤寒,是由_____立克次体引起,以_____为传播媒介的急性传染病。

3. 斑疹伤寒的基本病理变化是_____、_____,典型者可形成_____。

4. 斑疹伤寒的主要发病机制是病原体:_____和_____。

5. 流行性斑疹伤寒的主要并发症有_____、_____、_____及_____。

三、名词解释

1. 立克次体 2. 斑疹伤寒结节
3. Brill-Zinsser病 4. 外斐反应(Weil-Felix reaction)

四、问答题

1. 简述立克次体病的共同特点。
2. 试述流行性斑疹伤寒和地方性斑疹伤寒的鉴别要点。
3. 流行性斑疹伤寒的典型临床表现有哪些?
4. 立克次体病除斑疹伤寒及恙虫病外,其他尚有哪些传染病?

第四节 答案与题解

一、选择题

(一)答案

1. D 2. E 3. A 4. B 5. A 6. E 7. C 8. A
9. C 10. D 11. B 12. C 13. A 14. BDE 15. ABCD
16. ABCD

(二)题解

1. 题解:立克次体介于病毒与细菌之间,在细胞内生长繁殖,有细胞壁结构,有 DNA 和 RNA 两种核酸,题中所述此 4 项刚好相反。只有二分裂繁殖描述正确。

2. 题解:立克次体与变形杆菌有共同抗原,前者产生的抗体与后者进行凝集试验即为外斐试验,系检查立克次体病的特异试验。

3. 题解:立克次体有多种,可引起不同疾病。流行性斑疹伤寒的病原体是普氏立克次体。莫氏立克次体引起地方性斑疹伤寒,立氏立克次体引起立克次体痘,东方立克次体是恙虫病的病原体,西北利亚立克次体则引起北亚蜱媒立克次体病。

4. 题解：病人是惟一传染源，正确。因为本病系普氏立克次体经虱（非鼠蚤）传播、寒冷季节发病、90%可出现皮疹，故题中其他所说均有违于此。

5. 题解：本病患者是惟一传染源，潜伏期末即有传染性，病后第1周传染性最强。

6. 题解：流行性斑疹伤寒典型病例有发热、皮疹、明显的中枢神经系统症状、肝脾肿大等，血白细胞计数多在正常范围，嗜酸性粒细胞显著减少或消失，一般不会增加，故E为不正确的。

7. 题解：一般在病程4~6日出现皮疹，经数小时至1日内遍及全身。

8. 题解：早期使用四环素或多西环素，疗效较好，服药后12~24小时即显疗效。氯霉素治疗亦有效，但因具有骨髓抑制的作用，不作首选。青霉素、磺胺药及红霉素对立克次体无效。

9. 题解：流行性斑疹伤寒的传播必须通过人虱为中间媒介，若能达到彻底灭虱，切断传播途径，就可预防其发病。其他措施都可能有一定的预防作用，但不是最关键的。

10. 题解：检测斑疹伤寒的豚鼠阴囊试验，A、B、C、E所述均为正确，而D说是一项普遍开展的检查不对，因为此项试验必须在防护设备良好的条件下进行，一般实验室不能开展，以免引起实验人员感染或在其他实验动物间扩散。

11. 题解：此病人高热1周，伴明显头痛及少量充血性皮疹，血象不高。在5个备选答案中最可能的诊断为流行性斑疹伤寒。因为若为肾综合出血热，病程1周应进入低血压或少尿期；伤寒的玫瑰疹，数量不应多；败血症的血象白细胞及中性粒细胞应增加；流脑的脑膜刺激征应较明显，故此4种病易于排除。

12~13. 题解：外斐试验阳性两者均有；补体结合试验则只

能检测流行性斑疹伤寒,因其具有种的特异性,故可用于鉴别两种斑疹伤寒。

14. 题解:立克次体的特点为:有细胞壁,革兰染色阴性,不能在普通细菌培养基上生长,光镜下可观察到立克次体形态,广谱抗生素能抑制其生长。据此,题内所列 B、D、E 诸项为其特点。

15. 题解:立克次体是介于细菌和病毒之间的微生物,通过节肢动物叮咬传播,立克次体可与不同变形杆菌有共同抗原,抗原抗体结合而起凝集反应,四环素、氯霉素治疗有效,但立克次体在普通细菌培养基上不能生长。

16. 题解:典型斑疹伤寒即流行性斑疹伤寒,其临床表现有发热、皮疹、中枢神经系统症状及肝脾肿大,但脉搏加快问题,只能说可有,而不是均有。

二、填空题

1. 流行性斑疹伤寒　地方性斑疹伤寒　恙虫病　Q 热
2. 虱传　普氏　人虱
3. 小血管炎　血管周围炎　斑疹伤寒结节
4. 直接引起的血管病变　诱导的变态反应
5. 支气管肺炎　心肌炎　中耳炎　腮腺炎

三、名词解释

1. 立克次体是一种介于细菌和病毒之间的微生物,但与细菌更接近。其特点有:①形态学上呈明显的多形性,革兰染色阴性,吉姆萨染色紫红色,两端浓染;②在细胞内生长和繁殖;③与变形杆菌一些菌株如 OX_{19}、OX_2、OX_K 有共同抗原,可产生凝集反应;④对外界抵抗力弱,对抗生素极为敏感。

2. 斑疹伤寒结节是斑疹伤寒的典型病理改变。即为增生性、血栓坏死性血管炎及其周围的炎性细胞浸润而形成的肉芽肿,可遍及全身。

3. Brill-Zinsser病即为流行性斑疹伤寒的复发型,国内很少有报道。原发感染后,普氏立克次体在人体淋巴结中可潜伏存在多年,且无任何临床表现,一旦机体免疫力下降,立克次体即再次繁殖而致疾病复发。但一般症状轻、病程短、病死率低。

4. 外裴反应亦称外裴试验(Weil-Felix test),即变形杆菌凝集试验,由于某些立克次体与不同的变形杆菌有共同抗原,因此用患者的血清与变形杆菌 OX_{19}、OX_K 和 OX_2 进行凝集试验,以协助诊断。外裴反应凝集效价1:160以上为阳性,若两次检查结果呈4倍以上升高更有诊断价值。

四、问答题

1. 答:立克次体病的共同特点有:①病原体的主要宿主是啮齿动物鼠类,通过吸血节肢动物(虱、蚤、蜱和螨等)叮咬是其主要传播途径;②其病理变化主要是小血管炎和血管周围炎;③临床起病急,主要表现为发热、头痛和皮疹(三联征)以及中枢神经系统症状;④抗生素治疗有效,治愈后或隐性感染后可获得持久免疫力。

2. 答:两病鉴别要点见表9-1-1。

表9-1-1 流行性斑疹伤寒与地方性斑疹伤寒的鉴别要点

	流行性斑疹伤寒	地方性斑疹伤寒
发病形式	多为流行性	地方性、多散发
流行季节	冬春季	多为夏秋
传染源	人	鼠
传播媒介	人虱	鼠蚤

续表

	流行性斑疹伤寒	地方性斑疹伤寒
病情轻重	较重	多较轻
皮疹	多,遍及全身,瘀点瘀斑常见	较稀少,少数为出血性
外斐试验	强阳性,1:320~1:5120	1:160~1:640
豚鼠接种试验	轻度阴囊发红,无睾丸肿胀	可引起阴囊睾丸严重肿胀
病死率(%)	较高(6~30)	极低(<1)

3. 答:典型表现有:①发热:起病急骤,高热可持续2~3周,呈稽留热型,第2周起有弛张热趋势。可伴有寒战、乏力、剧烈头痛、面部及眼结膜充血等;②皮疹:90%以上病例于第4~5日出现皮疹,1~2日内遍及全身,但面部无疹。初起为鲜红色充血性斑丘疹,压之退色,继而变为暗红色或瘀点,疹退后常遗留色素沉着;③中枢神经系统症状出现早,表现剧烈头痛,伴头昏、耳鸣及听力下降,亦可出现反应迟钝或惊恐、谵妄,偶有脑膜刺激征等;④肝脾大:约90%出现脾大,少数有肝大;⑤心血管系统症状:可并有心肌炎表现;⑥其他:还可出现呼吸道、消化道症状以及急性肾功能衰竭。

4. 答:人类立克次体病有数十种之多,至少分为五大类:即斑疹伤寒类、斑点热类、埃立克体病类、Q热类及战壕热类,分布于世界不同地区。其共同特点为:多属自然疫源性疾病,主要宿主是啮齿动物鼠类,通过节肢动物传播,临床主要表现为发热、头痛和皮疹(三联征)以及中枢神经系统症状。在我国,有流行性和地方性斑疹伤寒、恙虫病,此外,少数地区还有Q热、斑点热等。

第二章　地方性斑疹伤寒

地方性斑疹伤寒(endemic typhus)又称鼠型斑疹伤寒(murine typhus)或蚤传斑疹伤寒(fleu-borne typhus)，是由莫氏立克次体引起，病理改变和临床表现类似流行性斑疹伤寒。

第一节　教学大纲要求

1. 掌握本病临床特点及其与流行性斑疹伤寒的鉴别。
2. 熟悉病原学与流行特点。
3. 了解实验室检查及治疗。

第二节　教材内容精要

1. 病原及流行病学　病原为莫氏立克次体，传染源主要是家鼠，通过鼠蚤叮咬传播，人群普遍易感，但感染后可获强而持久的免疫力，且与流行性斑疹伤寒有交叉免疫。本病属自然疫源性疾病，全球均有散发。

2. 临床特点与诊断　症状、体征及临床经过与流行性斑疹伤寒相似，但病情较轻，病程较短，皮疹少，多为充血性，1/2～2/3的病例有脾大，神经系统症状较轻。诊断时外斐试验 OX_{19} 阳性有重要价值，但滴度较低，进一步确诊有赖于补体结合试验与莫氏立克次体特异性抗体凝集，亦有助于鉴别。豚鼠阴囊试验诊断价值大，但一般实验室不宜进行。

3. 治疗与预防　治疗同流行性斑疹伤寒，预防主要是灭鼠、灭蚤。

重点：地方性斑疹伤寒与流行性斑疹伤寒的不同点。

第三节 测试题

一、选择题

A1 型题

1. 地方性斑疹伤寒的传染源主要是:
   A. 患者　　　　　　B. 体虱
   C. 家鼠　　　　　　D. 猪
   E. 牛

2. 地方性斑疹伤寒的传播媒介为:
   A. 蚊　　　　　　　B. 体虱
   C. 鼠蚤　　　　　　D. 恙螨
   E. 白蛉

3. 下列有关莫氏立克次体的描述,哪一项正确?
   A. 其形态、染色、抵抗力等与普氏立克次体相似
   B. 与变形杆菌有部分共同抗原,故外斐试验可辅助诊断
   C. 与普氏立克次体的不耐热型颗粒抗原不同,可藉补体结合试验相区别
   D. 接种雄性豚鼠腹腔,引起阴囊及睾丸明显肿胀
   E. 以上均正确

4. 与流行性斑疹伤寒相比,地方性斑疹伤寒表现不符合的是:
   A. 病情较轻　　　　B. 神经系统症状明显
   C. 病程较短　　　　D. 抗生素治疗效果较好
   E. 病死率极低

5. 下列哪项不是地方性斑疹伤寒皮疹的主要特征?

A. 多于病程第4～7病日出疹
B. 1～2日内遍及躯干、四肢
C. 开始为鲜红色充血性斑丘疹,后转为暗红,少数为出血性皮疹
D. 皮疹尤以颜面部为多　　E. 皮疹多于数日内消退

6. 莫氏立克次体可与下列哪一项细菌发生凝集反应?
A. 变形杆菌 OX_2　　　　B. 变形杆菌 OX_{19}
C. 变形杆菌 OX_K　　　　D. 变形杆菌 OX_1
E. 伤寒杆菌

7. 下列哪项不是地方性斑疹伤寒的典型表现?
A. 发热　　　　　　　　B. 头痛
C. 皮疹　　　　　　　　D. 脾大
E. 均有表浅淋巴结肿大

8. 预防地方性斑疹伤寒最主要措施是:
A. 灭虱　　　　　　　　B. 注意饮食卫生
C. 灭鼠灭蚤　　　　　　D. 预防注射
E. 服药预防

C 型题

9～11题共用备选答案
A. 普氏立克次体　　　　B. 莫氏立克次体
C. 两者均有　　　　　　D. 两者均无

9. 流行性斑疹伤寒的病原体是:

10. 地方性斑疹伤寒的病原体是:

11. 接种雄性豚鼠腹腔后,引起豚鼠阴囊反应的立克次体是:

X 型题

12. 地方性斑疹伤寒又称为：
   A. 蚤传斑疹伤寒　　　　　B. 虱传斑疹伤寒
   C. 鼠型斑疹伤寒　　　　　D. 典型斑疹伤寒
   E. 丛林斑疹伤寒

13. 地方性斑疹伤寒的皮疹，下列哪些叙述正确？
   A. 发热4～5日开始出疹
   B. 所有患者均有皮疹，尤以面部为多
   C. 皮疹多为斑丘疹，少数亦可为瘀斑
   D. 皮疹多于1～2日消退　　E. 可遗留有焦痂

14. 地方性斑疹伤寒的主要临床表现是：
   A. 发热　　　　　　　　　B. 肾损害
   C. 头痛　　　　　　　　　D. 皮疹
   E. 肠出血

15. 预防地方性斑疹伤寒的措施主要有：
   A. 主要是灭鼠灭蚤　　　　B. 对患者及早隔离治疗
   C. 普遍预防注射　　　　　D. 彻底灭虱
   E. 注意饮食卫生

16. 人感染莫氏立克次体的方式是：
   A. 鼠蚤叮咬人直接将立克次体注入人体内
   B. 进食被病鼠排泄物污染的食物
   C. 经呼吸道吸入人体　　　D. 经眼结膜进入人体
   E. 经过皮肤抓破处进入

二、填空题

1. 地方性斑疹伤寒又称_____斑疹伤寒，是由_____立克次体引起，以_____为传播媒介的急性传染病。

2. 地方性斑疹伤寒的传染源是_____；预防措施主要是_____、_____和对病人_____。

3. 患斑疹伤寒后均可获得_____的免疫力,且可有_____免疫性。

三、名词解释

1. 鼠型斑疹伤寒　　　　2. 豚鼠阴囊反应试验

四、问答题

1. 地方性斑疹伤寒的皮疹有何特点?
2. 人可以多次患地方性斑疹伤寒吗?
3. 比较流行性斑疹伤寒和地方性斑疹伤寒流行病学特点的异同。
4. 地方性斑疹伤寒的治疗药物与疗效如何?

第四节　答案与题解

一、选择题

(一)答案

1. C　2. C　3. E　4. B　5. D　6. B　7. E　8. C
9. A　10. B　11. B　12. AC　13. AC　14. ACD
15. ABE　16. BCDE

(二)题解

1. 题解:地方性斑疹伤寒的传染源是患病的家鼠,通过鼠蚤叮咬而传给人。而患者、猪、牛可能作为传染源,但非主要,体虱则与本病无关。

2. 题解:地方性斑疹伤寒的传播媒介为鼠蚤,十分明确。所列其他媒介可传播不同的传染病,但均非本病传播媒介。

3. 题解:此为考核与复习莫氏立克次体的特性,所述各项均正确,故答 E。

4. 题解:地方性斑疹伤寒与流行性斑疹伤寒相比,B 项描述神经系统症状明显不符合,余项均为地方性斑疹伤寒特点。

5. 题解:注意此题为关于皮疹的否定问句。A、B、C、E 均为本病皮疹特点。只有 D 为错误的,因斑疹伤寒患者颜面部无皮疹是其特点。

6. 题解:莫氏立克次体与变形杆菌 OX_{19} 有共同抗原,故将病人血清(含有抗体)与变形杆菌 OX_{19} 做试验,可出现凝集反应。而与其他变形杆菌或伤寒杆菌则不起凝集反应,此题应注意其他不同型的变形杆菌,不能混淆。

7. 题解:本病典型表现有发热、头痛、皮疹较为常见(三联征),部分有脾大,但只少数病例有表浅淋巴结肿大,而不是"均有"。

8. 题解:主要是针对传染源和传播途径的灭鼠灭蚤。其他非为预防本病所需,因多为散发病例,一般亦不必预防注射。

9～11. 题解:两病的病原体均十分明确。接种豚鼠引起阴囊反应的是莫氏立克次体,此试验有助于鉴别诊断,但一般实验室不宜进行,以免病原体扩散或引起实验室感染。

12. 题解:地方性斑疹伤寒又称为鼠型斑疹伤寒或蚤传斑疹伤寒,因其传染源为鼠类,传播媒介是鼠蚤而获名。虱传斑疹伤寒和典型斑疹伤寒均指流行性斑疹伤寒,丛林斑疹伤寒则为恙虫病。

13. 题解:地方性斑疹伤寒的皮疹特点是:发热第 4～5 日出

现,多为斑丘疹,少数为瘀斑,但不是所有病人均有皮疹,尤其是面部一般无疹,皮疹出现后消退时间为1周左右,消退后可留有色素沉着,但不会有焦痂。

14. 题解:地方性斑疹伤寒的主要临床表现有发热、头痛、皮疹,也可称为本病的"三联征"。但无肾损害与肠出血。

15. 题解:对地方性斑疹伤寒的预防措施主要是灭鼠灭蚤,对病人及早隔离治疗,注意饮食卫生。预防注射虽有效,但因本病系散发性疾病,一般不必要普遍预防接种。灭虱则是预防流行性斑疹伤寒的重要措施。

16. 题解:人感染莫氏立克次体的方式是因进食被病鼠排泄物污染的食物,或经呼吸道进入人体,亦可经眼结膜或皮肤抓破处进入人体。但不是鼠蚤叮咬人时直接将立克次体注入人体而感染。

二、填空题

1. 鼠型　莫氏　鼠蚤
2. 鼠类　灭鼠　灭蚤　及时隔离治疗
3. 强而持久　交叉

三、名词解释

1. 鼠型斑疹伤寒系莫氏立克次体以鼠作为传染源、通过鼠蚤传播的斑疹伤寒,亦称为地方性斑疹伤寒。

2. 将立克次体接种雄性豚鼠的腹腔,接种后5～7日,可引起豚鼠发热及血管炎,此外,莫氏立克次体还可引起阴囊及睾丸鞘膜的明显肿胀,由此可与普氏立克次体鉴别,后者不引起豚鼠阴囊的明显肿胀。

四、问答题

1. 答:一般在发热第 4~5 日出现皮疹,皮疹部位主要在胸、背部,面部无疹。新鲜皮疹为鲜红色充血性斑丘疹,压之退色,之后变为暗红色,孤立存在,不融合,1 周之内消退。见于 50%~80% 的患者。

2. 答:患地方性斑疹伤寒后,可获得强而持久的免疫力,不会再感染第二次。而且由于交叉免疫作用,患地方性斑疹伤寒后也很少再患流行性斑疹伤寒。

3. 答:①传染源:流行性斑疹伤寒的传染源是病人,病后第 1 周传染性最强,一般不超过 3 周。地方性斑疹伤寒的传染源是家鼠;②传播途径:普氏立克次体因人虱叮咬而传播。地方性斑疹伤寒主要通过鼠蚤的叮咬传播;③易感性:人群对这两种疾病普遍易感,病后可获得持久的免疫力,二者之间有交叉免疫;④流行特征:流行性斑疹伤寒多发生于寒冷地区的冬春季,战争、灾荒和群体卫生差与流行发病有关。地方性斑疹伤寒则是全球散发,多见于热带、亚热带,以晚夏和秋季时多见。

4. 答:治疗与流行性斑疹伤寒相同,药物有多西环素、四环素、氯霉素等,疗效均较好,用药后 12~24 小时病情即有明显好转,1~3 日内降至正常,体温正常后再用药 3~4 日。近年来使用喹诺酮类如环丙沙星、氧氟沙星等,也有一定疗效。

第三章 恙虫病

恙虫病(tsutsugamushi disease)又称丛林斑疹伤寒(scrub typhus),是由恙虫病东方体引起的一种自然疫源性疾病,在我国主要见于东南沿海地区,其他地区亦陆续有发现。

第一节　教学大纲要求

1. 掌握恙虫病的流行病学特点及临床特征,特别是焦痂或溃疡的表现。

2. 熟悉本病的病原学及实验室检查。

3. 了解治疗药物和预防措施。

第二节　教材内容精要

1. 病原及流行病学　恙虫病的病原以往称恙虫病立克次体,但在后来的研究中发现其生物学特性为恙虫病东方体(*Orientia tsutsugamushi*)。依其抗原性不同分为10个血清型。与变形杆菌 OX_K 有交叉免疫原性。传染源主要是鼠类,恙螨为传播媒介。

2. 临床特征　主要临床特征为:恙螨叮咬部位焦痂或溃疡、高热、淋巴结肿大、皮疹及血白细胞减少等。其中焦痂溃疡最具特征,呈圆形或椭圆形,直径多在 4~10 mm,焦黑色,边缘稍隆起,如堤围状,周围有红晕,如无继发感染,则不痛不痒,也无渗液,痂皮脱落后形成中央凹陷的溃疡,基底部成淡红色肉芽创面。焦痂多位于腹股沟、肛周、会阴、外生殖器、腋窝及腰背等处,多数只有一个。

3. 诊断与治疗　根据流行病学史、典型焦痂溃疡及变形杆菌 OX_K 凝集反应阳性等可诊断。治疗同斑疹伤寒,氯霉素有特效。预防主要是灭鼠,灭螨。

重点:恙虫病的临床表现,突出焦痂溃疡的特征。

第三节 测试题

一、选择题

A1 型题

1. 恙虫病的病原体属于：
   A. 细菌　　　　　　　　B. 病毒
   C. 立克次体　　　　　　D. 恙虫病东方体
   E. 衣原体

2. 恙虫病的病原，下列叙述哪项不正确？
   A. 原称恙虫病立克次体　B. 为东方立克次体
   C. 专性细胞内寄生　　　D. 与变形杆菌 OX_{19} 有共同抗原
   E. 对氯霉素敏感

3. 关于恙虫病的描述下列哪项是错误的？
   A. 又称丛林斑疹伤寒　　B. 由恙虫病立克次体所致
   C. 属自然疫源性传染病
   D. 临床上以发热、焦痂、淋巴结肿大及皮疹为特征
   E. 外斐反应阴性

4. 恙虫病东方体的特征描述下列哪项是错误的？
   A. 呈球形或球杆状，在细胞质内靠近核旁成堆排列
   B. 吉姆萨染色呈紫蓝色
   C. 可从患者的血液、淋巴结、焦痂等处分离出病原体
   D. 与变形杆菌 OX_K 有共同免疫原性
   E. 革兰染色呈蓝色

5. 恙虫病的主要传染源是：
   A. 鼠类　　　　　　　　B. 恙螨

C. 患者 D. 人虱

E. 鼠蚤

6. 恙虫病的传播媒介是:

A. 恙螨 B. 鼠类

C. 患者 D. 人虱

E. 鼠蚤

7. 恙螨的生活周期中,哪一阶段才会传播恙虫病?

A. 虫卵 B. 蛹

C. 稚虫 D. 幼虫

E. 成虫

8. 关于恙虫病的焦痂与溃疡叙述,下列哪项不符合其特点?

A. 对诊断具有重要意义 B. 不痛、不痒、无渗液

C. 数量与病情严重程度相关 D. 多位于身体隐蔽部位

E. 多数患者只有一个

9. 恙虫病的特征性体征较多,对诊断具有重要价值,下列哪项不属此范围?

A. 焦痂与溃疡 B. 发热

C. 焦痂附近淋巴结肿 D. 皮疹

E. 肝脾肿大

10. 治疗恙虫病具有特效的首选药物是:

A. 头孢菌素 B. 青霉素

C. 氯霉素及四环素 D. 喹诺酮类药物

E. 链霉素

A2 型题

11. 男性,42 岁,教师,8 月份曾去泰国沿海岛屿旅游归来,近几日持续发热、头痛,自服感冒药无效。查体:T 39 ℃,面红,

腹股沟淋巴结黄豆大小,后腰部有一直径0.5 cm焦痂,周围稍红肿。最有可能的诊断是:

 A. 伤寒   B. 恙虫病
 C. 斑疹伤寒   D. 炭疽
 E. 钩体病

C型题

12~13题共用备选答案

 A. 恙虫病   B. 流行性斑疹伤寒
 C. 两者均有   D. 两者均无

12. 外斐试验阳性者为:

13. 肥达反应阳性者为:

X型题

14. 对恙虫病诊断的可靠依据有:
 A. 发病前3周到过流行区,有户外作业或露宿史
 B. 起病急、发热、焦痂或溃疡、淋巴结肿大、皮疹及肝脾肿大
 C. 外斐试验阳性   D. 小鼠接种可分离出病原体
 E. 血培养阳性

15. 恙虫病的预防措施应包括:
 A. 灭鼠   B. 灭蚤
 C. 灭虱   D. 除杂草以清除恙螨孳生地
 E. 皮肤涂以5%邻苯二甲酸二苯酯

16. 关于恙虫病的下列描述,正确的是:
 A. 由恙虫病东方体所引起   B. 又称丛林斑疹伤寒
 C. 属自然疫源性传染病   D. 外斐试验阳性
 E. 临床上以发热、焦痂、淋巴结肿大及皮疹为特征

17. 关于恙虫病外斐试验的评价,哪些项是正确的?

A. 恙虫病患者血清可与变形杆菌 OX_K 发生凝集反应
B. 最早于第4病日出现阳性　C. 第4周阳性率开始下降
D. 一般凝集效价在1：160以上有意义
E. 可作为确诊依据

二、填空题

1. 恙虫病又称_____斑疹伤寒,是由_____所引起的_____传染病。

2. 恙虫病的特征性体征包括有_____、_____、_____及_____。

3. 恙虫病的基本病理变化是_____、_____和_____。

4. 恙虫病患者在发病期间,可从患者的_____、_____、_____和_____等处分离出病原体。

5. 恙虫病外斐试验(OX_K)凝集效价最早于_____出现阳性,_____开始效价下降,一般凝集效价在_____以上才有诊断意义。

三、名词解释

1. 丛林斑疹伤寒(scrub typhus)　　2. 焦痂(eschar)

四、问答题

1. 简述恙虫病的流行病学特点。
2. 恙虫病的发病机制与病理变化有哪些?
3. 试述恙虫病的主要临床表现。
4. 对恙虫病应如何进行治疗?

第四节 答案与题解

一、选择题

(一)答案

1. D 2. D 3. E 4. E 5. A 6. A 7. D 8. C 9. B 10. C 11. B 12. C 13. D 14. ABCD 15. ADE 16. ABCDE 17. ABCD

(二)题解

1. 题解:立克次体为一大属,介于病毒与细菌之间,亦非衣原体。恙虫病的病原体为立克次体属中之一,根据其生物学特性,已于1995年定名为恙虫病东方体。

2. 题解:恙虫病病原体对变形杆菌OX_K而非OX_{19}有共同抗原,发生凝集反应,故 D 项所述不正确。

3. 题解:关于恙虫病的描述,前4项均正确,最后说外斐试验阴性是错误的。

4. 题解:A、B、C、D 所述均正确,惟 E 说革兰染色呈蓝色为错误,因为立克次体为革兰染色阴性,应为红色。本题是考察对革兰染色阴性或阳性的基本概念。

5. 题解:鼠类包括家鼠和野鼠是恙虫病的主要传染源。恙螨为传播媒介,患者、人虱和鼠蚤均非本病传染源。

6. 题解:节肢动物恙螨为恙虫病传播媒介,在数十种恙螨中,主要是地里纤恙螨和红纤恙螨为主要传播媒介。

7. 题解:恙螨的生活周期包括上述5个阶段,其中只有幼虫是寄生性,需吸吮动物或人体的组织液,当其感染东方体后可经卵传给后代,藉该幼虫再叮咬其他动物或人体时而传播本病。

8. 题解:恙虫病的焦痂与溃疡对诊断具有重要意义;多位于身体隐蔽部位;不痛不痒无渗液;多数患者只有一个,个别可有2~3个或更多;但其数量多少与病情严重程度无关,故C项不符合其特点。

9. 题解:焦痂与溃疡、焦痂附近淋巴结肿、皮疹、肝脾肿大为恙虫病具有特征性的体征,对诊断有重要价值。而发热在本病虽很常见且温度迅速升高,但这只属于症状而非为体征,故除外。

10. 题解:恙虫病治疗的特效药为氯霉素或四环素类,用药后大多在1~3日内退热,氯霉素剂量成人为每日2 g,儿童为25~40 mg/(kg·d),分4次口服,用药热退后剂量减半,再用至7~10日。四环素剂量相似,但对儿童宜慎用。

11. 题解:患者有发热头痛,T 39 ℃,腹股沟淋巴结肿大,后腰部有一典型焦痂,故最可能的诊断是恙虫病。应进行特异性血清凝集试验(外斐试验)以确诊。

12~13. 题解:外斐试验阳性可用于恙虫病和流行性斑疹伤寒两者的诊断,只是所用的变形杆菌抗原不同;肥达反应对伤寒和副伤寒的诊断有重要价值,而对恙虫病和流行性斑疹伤寒均无意义。

14. 题解:诊断恙虫病应根据流行病史、临床典型表现、外斐试验阳性及小鼠接种分离病原体。但做血培养无意义,因为血培养是不可能有立克次体生长的。

15. 题解:恙虫病的预防措施主要包括灭鼠、除杂草以消灭恙螨孳生地,在野外工作活动时于皮肤上涂抹防护剂以防护恙螨幼虫叮咬等综合措施。灭虱或灭蚤与预防恙虫病无关。

16. 题解:题中所列各项描述均符合恙虫病特点。

17. 题解:恙虫病外斐试验的评价前 4 项均正确,惟最后说可作为确诊依据,此点不对,因本试验特异性较低,钩体病也可能出现阳性,故确诊依据应以动物试验或细胞培养做病原体分离才最可靠。

二、填空题

1. 丛林　恙虫病东方体　自然疫源性
2. 焦痂与溃疡　淋巴结肿大　皮疹　肝脾肿大
3. 全身小血管炎　血管周围炎　单核吞噬细胞增生
4. 血液　淋巴结　焦痂　骨髓
5. 第 4 病日　第 4 周　1∶160

三、名词解释

1. 丛林斑疹伤寒即是恙虫病,由恙虫病东方体所致的急性自然疫源性传染病,通过恙螨的幼虫叮咬传播。

2. 焦痂是恙虫病特征性的体征,由恙螨幼虫叮咬引起的皮肤损害,多见于腹股沟、腋窝、肛周及会阴等隐蔽处。呈圆形或椭圆形,大小不一,直径多在 4~10 cm,焦黑色、边缘稍隆起,如围堤状,周围有红晕,不痛不痒,也无渗液,破溃后可形成中央凹陷的溃疡。

四、问答题

1. 答:本病主要流行于亚洲、太平洋地区,尤以东南亚和日本岛屿多见:①传染源:鼠类是主要传染源;②传播途径:恙螨是本病的传播媒介。恙螨幼虫叮咬感染恙虫病东方体的鼠类而受染,病原体在幼虫体内繁殖,并可传给第 2 代幼虫,该幼虫再叮咬鼠或人而感染；③人群易感性普遍，病后可获得对同株病原体的持久免疫；④流行特征：一般为散发，亦可发生流行。南方地区多发生于夏秋季。

2. 答：病原体从恙螨叮咬处侵入人体，先在局部繁殖，引起皮损，继而进入血循环，形成立克次体血症，在血管内皮细胞和单核吞噬细胞内生长繁殖，产生毒素，引起全身毒血症状和多脏器病变。其基本病变为全身小血管炎、血管周围炎及单核吞噬细胞增生，被恙螨叮咬的局部皮肤先有充血、水肿，形成小丘疹，继成小水疱，而后坏死和出血，形成黑色痂皮（焦痂）。焦痂附近的淋巴结肿大。皮疹的发生是由于真皮内小血管炎，血管周围炎或伴有出血，内脏普遍充血、肝脾肿大，并出现心肌、肺、肾及脑膜炎症等。

3. 答：恙虫病又称丛林斑疹伤寒，为自然疫源性疾病。起病急骤，临床主要表现发热、焦痂或溃疡、淋巴结肿大、皮疹、肝脾肿大等。病程第 2 周，若病情加重，可有神经系统表现，如淡漠、重听、谵妄甚至昏迷，并可有脑膜刺激征。特征性体征焦痂与溃疡对诊断最具意义。淋巴结肿大以焦痂附近局部淋巴结明显肿大。皮疹多出现于病程的第 4～6 日，常为充血性的暗红色斑丘疹，少数呈出血性，不痒，持续 3～7 日后消退，可遗留少许色素沉着。

4. 答：主要是病原治疗：氯霉素对本病有特效，剂量为成人每日 2 g，儿童每日 25～40 mg/kg，分 4 次口服，口服困难者也可静脉滴入。热退后剂量减半，再用 7～10 日。也可选用多西环素，成人剂量为 0.2 g，每日 1 次，连服 5～7 日。其次加强对症支持治疗：高热可用冰敷、乙醇擦浴等物理降温。

第四章　莱姆病

莱姆病(Lyme disease)又称蜱传螺旋体病(tick borne spirochetosis),是一种蜱传伯道疏螺旋体感染所致的自然疫源性疾病,由于首次在美国莱姆(Lyme)镇被发现而命名。

第一节　教学大纲要求

1. 掌握莱姆病的临床表现和诊断治疗。
2. 熟悉莱姆病的流行病学特点。
3. 了解莱姆病的病原学特点及发病机制。

第二节　教材内容精要

1. 病原学　伯道疏螺旋体(*Borrelia burgdorferi*)革兰染色阴性,赖特染色或赖特-吉姆萨染色呈淡红的蓝色。41 kD 的外膜蛋白是一种引起特异性 IgM 型抗体的主要组分蛋白。

2. 流行病学　鼠类是本病的主要传染源,数十种野生动物及鸟类为宿主,通过蜱叮咬而传播,人群普遍易感,有 6~10 月份季节发病高峰,常与旅游、野营及狩猎等密切相关。

3. 发病机制　伯道疏螺旋体进入人体皮肤内,引起皮肤损害,并可引起淋巴结肿大,突破人体局部免疫屏障而入血,导致螺旋体血症及器官损害。螺旋体大量繁殖并释放内毒素样脂多糖,引起全身中毒症状,并侵犯单核-巨噬细胞系统及多个脏器,引起肝脾肿大及多脏器损害。其多种抗原成分刺激机体形成抗体,继而通过异常体液免疫引起包括关节在内的多器官病理损伤,尤以晚期病损为著。

4. 临床表现　病程分为三期,可依次或重叠出现:①第一期(局部皮肤损害期):在蜱叮咬后数日或数周,于受咬处出现游走性红斑,为本期的特征性表现;②第二期(感染播散期):起病第2~4周发生神经和心血管系统损害。可出现脑膜炎或脑炎症状及体征,同时有脑神经病变,以面神经损害最常见;③第三期(持续感染期):始于病后第2个月至2年,系由免疫异常引起的晚期感染。此期的特点是关节病变,膝关节最易受累。

5. 实验室检查　从患者血清或脑脊液中检测出有诊断价值的特异性 IgM 和/或 IgG 抗体,为目前确诊本病的主要依据。

6. 诊断　主要依据流行病学资料和临床表现,确诊有赖于病原学检查。

7. 治疗与预防　病原治疗宜早进行,且疗程应足够。早期可用多西环素或阿莫西林,中期有神经系统及心脏病变患者,可用头孢曲松或青霉素。若患者出现明显心功能不全或完全房室传导阻滞,抗菌治疗 24 小时后无改善,可试用糖皮质激素短程治疗或暂用起搏器至症状及心律改善。

预防重点在于个人防护,防止蜱叮咬。蜱叮咬后可给予抗生素以预防发病。

重点:本病的流行病学与临床特点。

第三节　测试题

一、选择题

A1 型题

1. 莱姆病的主要传染源是:
A. 病人　　　　　　　　B. 带菌者

C. 鼠类 D. 家禽

E. 鸟类

2. 莱姆病的流行特征中,下列所述哪一项为错误?

A. 全年均可发病,但有季节高峰

B. 青壮年发病多见 C. 与职业无关

D. 病后可产生抗体,但仍有反复感染

E. 我国存在本病的自然疫源地

3. 莱姆病的潜伏期一般为:

A. 1~2日 B. 3~20日

C. 40~60日 D. 半年

E. 1年

4. 下列哪种表现是莱姆病的神经系统三主征?

A. 脑膜炎、脑神经炎及末梢神经炎

B. 头痛、脑膜炎、偏瘫 C. 耳聋、嗜睡、记忆力障碍

D. 头痛、呕吐、颈强直

E. 视神经乳头水肿、意识障碍、瘫痪

5. 莱姆病关节损害的特点描述错误的是:

A. 发生在持续感染期 B. 大关节受累

C. 关节液中可查出伯道疏螺旋体

D. 多数为非对称性损害

E. 发作时伴有发热和感染中毒症状

6. 莱姆病第三期的临床特点为:

A. 慢性游走性红斑 B. 神经系统三主征

C. 关节损害 D. 循环系统症状

E. 发热

7. 莱姆病第一期的临床特征性表现为:

A. 淋巴结肿大　　　　　B. 中枢神经系统症状
C. 发热　　　　　　　　D. 慢性游走性红斑
E. 关节肌肉疼痛

8. 慢性游走性红斑的特点,不符合临床实际的描述是:

A. 可发生于身体各部位
B. 首先在蜱叮咬处发生斑疹或丘疹
C. 直径在 5 cm 以上　　D. 不痛不痒
E. 呈圆形或椭圆形

A2 型题

9. 男性,35 岁,安徽某林区农民。因发热、皮肤游走性红斑 2 个月,伴头痛、乏力、心慌、右侧面部刺痛感而入院。查体:神志清楚,皮肤巩膜无黄染,右侧鼻唇沟变浅,颈部有抵抗,心率 110 次/分。最可能的诊断是:

A. 回归热　　　　　　　B. 肾综合征出血热
C. 钩端螺旋体病　　　　D. 莱姆病
E. 革兰阴性杆菌败血症

C 型题

10~12 题共用备选答案

A. 慢性游走性红斑　　　B. 关节损害
C. 两者均有　　　　　　D. 两者均无

10. 莱姆病第一期临床表现主要为:

11. 莱姆病第二期临床表现主要为:

12. 莱姆病第三期临床表现主要为:

X 型题

13. 莱姆病第二期临床表现主要为:

A. 神经系统症状　　　　B. 慢性游走性红斑

第九单元　虫媒与动物源性传染病

C. 关节炎　　　　　　　D. 循环系统症状

E. 发热

14. 莱姆病的预防措施包括：

A. 做好个人防护,防止被硬蜱叮咬

B. 预防接种　　　　　C. 隔离病人

D. 防止与疫水接触　　E. 被蜱叮咬后应用抗生素预防

15. 莱姆病可能的传播途径是：

A. 蜱叮咬　　　　　　B. 气溶胶传播

C. 输血传播　　　　　D. 垂直传播

E. 消化道传播

16. 诊断莱姆病的实验室检查有：

A. 取病灶组织用暗视野显微镜检查螺旋体

B. 银染色检查病原体

C. 红斑周围皮肤培养分离螺旋体

D. 动物接种分离病原体　　E. 血、脑脊液检查特异性抗体

17. 莱姆病的病原治疗可选用的抗生素有：

A. 阿莫西林　　　　　B. 喹诺酮类

C. 青霉素　　　　　　D. 多西环素

E. 庆大霉毒

二、填空题

1. 伯道疏螺旋体革兰染色为_____,赖特或吉姆萨染色呈_____色。

2. 引起莱姆病早期免疫反应的主要组分蛋白是_____,可产生特异性 IgM 抗体。

3. 莱姆病第二期的主要症状为_____和_____,第三

期的临床特点是_____。

4. 莱姆病的神经系统病变主要为_____和_____病变。

5. 莱姆病第一期的主要临床特征为_____。

三、名词解释

1. 莱姆病(Lyme disease)
2. 慢性游走性红斑(erythema chronicum migrans)

四、问答题

1. 莱姆病病原学检查方法有哪些?
2. 简述莱姆病的流行特征。
3. 莱姆病的诊断依据有哪些?
4. 试述莱姆病第一、二、三期的临床表现特点。

第四节 答案与题解

一、选择题

(一)答案

1. C 2. C 3. B 4. A 5. D 6. C 7. D 8. D 9. D 10. A 11. D 12. D 13. AD 14. AE 15. ACD 16. ABCE 17. ACD

(二)题解

1. 题解:鼠类自然感染率很高,是本病的主要传染源和保存宿主。此外,有数十种野生动物及多种家畜可为保虫宿主。

2. 题解:莱姆病为自然疫源性疾病,全年均可发生,但有6~

10月的季节高峰,青壮年发病多见,病后抗体可持续存在,但对人体无保护作用,故可反复感染。发病与职业关系密切,室外工作者患病危险大,C项说无关为错误。

3. 题解:莱姆病的潜伏期一般为3~20日,平均9日。

4. 题解:莱姆病的神经系统损害发生率15%~20%。最常见的三主征为脑膜炎、脑神经炎和末梢神经炎。脑膜炎和脑炎见于1/3患者。半数可发生脑神经炎,以面神经损害最常见。末梢神经炎常为非对称性运动、感觉障碍。

5. 题解:莱姆病的关节损害是持续感染期的特点,常累及大关节如膝、踝和肘关节,发作时伴有体温升高和中毒症状,关节滑膜液中可查出伯道疏螺旋体。且多数表现为反复发作的对称性多关节炎,D说非对称损害错误。

6. 题解:莱姆病第三期的特点主要是关节病变,关节炎通常从一个或少数关节开始,表现关节肿胀、疼痛和活动受限,在关节滑膜液中可查出螺旋体。

7. 题解:本期具有传染病的一般毒血症状,表现有头痛、恶寒、发热、骨骼、肌肉或关节疼痛等。约60%~80%的病人在蜱叮咬后数日或数周,于被叮咬处出现慢性游走性红斑,此为本期的特征性表现。

8. 题解:莱姆病急性期发生慢性游走性红斑的特点,A、B、C、E描述均正确,而D描述不痛不痒与局部有痒、痛或灼热感的实际不符合。

9. 题解:该病例为林区农民,病程2个月,临床有发热、皮肤游走性红斑,有神经系统损害表现,符合莱姆病的基本临床特征,故最可能的诊为莱姆病。其他病的特征不明显,暂不考虑。

10~12. 题解:莱姆病第一期临床表现主要为慢性游走性红

斑;第二期主要为神经和心血管系统损害,题中所列两者均无;第三期为持续感染期,其特点为关节损害。

13. 题解:莱姆病第一期临床表现主要为慢性游走性红斑,第二期表现主要为发生神经和心血管系统并发症,第三期主要为关节损害。

14. 题解:莱姆病的预防主要是进入森林、草地等疫区的人员要做好个人防护,防止被硬蜱叮咬;蜱叮咬后给予抗生素有一定的预防作用。预防性菌苗正在研究当中,目前尚无。病人作为传染源的意义不大,无须隔离。

15. 题解:主要传播途径是蜱叮咬,因螺旋体可在血中短暂存在,亦可能有输血传播,通过胎盘垂直传播已被证实,但空气和消化道不会传播。

16. 题解:除动物接种分离病原体不用外,其他4种方法均可采用。A、B、E项可快速作出病原学诊断,C项培养分离则约需1～2个月。

17. 题解:莱姆病病原治疗常选用的抗生素有阿莫西林、青霉素和多西环素。

二、填空题

1. 阴性　淡红的蓝色
2. 41 kD 的外膜蛋白
3. 神经系统症状　循环系统症状　关节损害
4. 进行性脑脊髓炎　轴索性脱髓鞘病变
5. 慢性游走性红斑

三、名词解释

1. 莱姆病是由蜱传伯道疏螺旋体引起的自然疫源性疾病,临床表现主要为皮肤、心脏、神经和关节等多系统、多脏器损害。具有分布广、传播快、致残率高等特点。

2. 慢性游走性红斑是莱姆病的主要临床特征,表现为在蜱叮咬处发生斑疹或丘疹,数日或数周内向周围扩散形成一个大的圆形或椭圆形充血性皮损,外缘呈鲜红色,中心部渐趋苍白,有的中心部可有水疱或坏死,局部亦有显著充血和皮肤变硬,伴灼热、或痒、痛感。

四、问答题

1. 答:检查莱姆病病原体的方法有:①组织学染色:应用赖特染色、暗视野显微镜及镀银染色法等从受损皮肤、滑膜及淋巴结等标本中检查伯道疏螺旋体,但检出率较低。游走性红斑处皮肤和急性早期的标本培养阳性率高,但需时1~2个月;②聚合酶链反应检测血、尿等标本中微量病原体特异性核酸片段,具很高的敏感性和特异性,特别适用于早期诊断;③免疫荧光或ELISA法检测特异性抗体亦较敏感。

2. 答:莱姆病为全球性分布的蜱媒传染病。我国黑龙江、新疆及安徽等地有流行,福建、四川等19个省、市和自治区有病例或人群存在感染。本病全年均可发病,高峰在6~10月份,男女各年龄均可发病,但以青壮年、林区工人、牧民、边防战士等发病率较高。

3. 答:诊断依据有:①流行病学资料:发病前30日内到过疫区并有暴露史或蜱叮咬史;②临床表现:早期皮肤出现慢性游走

性红斑对诊断有重大价值,对其他有神经、心脏或关节症状的患者亦应考虑本病之可能;③实验室检查:从感染组织或体液检测特异性抗原及特异性IgM和IgG抗体有助于诊断。

4. 答:莱姆病的临床特点如下:

(1)第一期(局部皮肤损害期)有:①慢性游走性红斑:在蜱叮咬处出现斑疹或丘疹等充血性皮损,局部有灼热或痒、痛感,通常以腋下、大腿、腹部及腹股沟常见;②全身中毒症状:发热、头痛、疲劳、淋巴结肿大、关节痛及肌痛等。

(2)第二期(播散感染期)有:①神经系统症状:常出现脑、脑膜炎症状及体征,如头痛、恶心、呕吐、羞明、眼球痛和项肌强直。约半数患者可同时有脑神经病变,以面神经损害最常见。约1/3患者有末梢神经炎;②循环系统症状:可出现心脏损害,表现为心动过速、心音低钝、房室传导阻滞等。

(3)第三期(持续感染期)特点为:多数患者可有反复发作的对称性多关节炎,关节肿胀、疼痛和活动受限。

第五章 回归热

回归热(relapsing fever)是由回归热螺旋体(包柔螺旋体属)经虫媒传播引起的急性虫媒传染病。根据传播媒介不同分为虱传(流行性)回归热和蜱传(地方性)回归热两类。

第一节 教学大纲要求

1. 掌握回归热的流行病学特点、临床表现及治疗。
2. 熟悉发病机制和两种回归热的不同点。
3. 了解回归热的病原学检查与诊断。

第二节　教材内容精要

1. **病原学**　虱传回归热的病原体为回归热螺旋体（Borrelia recurrentis），蜱传回归热的病原体命名是根据蜱媒种类或地域不同又分为10余种。两种回归热的病原体在形态上难以区别，以吉姆萨染色为紫红色，革兰染色阴性，需在特殊培养基上才能生长。

2. **流行病学**　虱传回归热的惟一传染源是病人，以虱为媒介；蜱传回归热的主要传染源是啮齿类动物，病人亦可为传染源，以蜱为媒介。人群普遍易感，患病后可产生免疫力，但不持久，1年后可再次感染。

3. **发病机制**　螺旋体通过皮肤或黏膜进入人体，在血循环中大量繁殖，并释放毒素及代谢产物而引起症状。与此同时，机体的免疫系统活化，可清除血流中螺旋体，使体温迅速恢复正常，进入间歇期。部分未被消灭的螺旋体，进入肝、脾、骨髓、肾及脑等脏器中潜伏，繁殖到相当数量时，再次入血引起发热和毒血症。如此周而复始，反复发作，直至机体的特异性抗体能完全控制和消灭病原体时，发作才告终结。

4. **临床表现**　虱传回归热起病急骤，常突起寒战、发热，伴头痛、全身肌肉骨骼疼痛，尤以腓肠肌痛最突出。高热期间还可有谵妄、抽搐、神志不清等表现。初发期一般持续6～7日，然后体温骤降而转入间歇期，间歇6～9日后症状复发。蜱传回归热与虱传回归热相似但较轻，在发病前有蜱叮咬和叮咬处皮炎及淋巴结肿大史，热程短。

5. **实验室检查**　病原学检测可取血液、脑脊液或骨髓涂片找螺旋体。也可接种小鼠腹腔后1～2日于其血中检测螺旋体，为区别虱传和蜱传螺旋体,可用豚鼠接种,蜱传者易感染。

6. 诊断　根据流行病学资料,结合临床表现特点,应高度怀疑本病,若有多次反复发作可作出临床诊断。确诊有赖于查获病原螺旋体。

7. 治疗与预防　四环素族和红霉素有较好疗效。预防应严格灭虱,野外作业者要穿防护服,居住地定期灭鼠杀虫,防止被蜱叮咬。对已感染者可口服四环素预防发病。

第三节　测试题

一、选择题

A1 型题

1. 虱传回归热的病原体是:
   A. 波斯包柔螺旋体　　　B. 杜通包柔螺旋体
   C. 赫姆斯包柔螺旋体　　D. 拉迪什夫包柔螺旋体
   E. 回归热包柔螺旋体

2. 虱传回归热的传染源为:
   A. 病人　　　　　　　　B. 鼠类
   C. 牛和马　　　　　　　D. 蝙蝠
   E. 犬

3. 蜱传回归热的传播媒介是什么?
   A. 钝缘蜱　　　　　　　B. 恙螨
   C. 人虱　　　　　　　　D. 鼠蚤
   E. 全沟硬蜱

4. 回归热病理改变主要以下列哪种脏器损害最为显著?
   A. 肝脏　　　　　　　　B. 肾脏

C. 脾脏 D. 中枢神经系统
E. 心肌

5. 确诊回归热的主要依据是：
   A. 典型临床表现 B. 流行病学资料
   C. 生化检查 D. 查获包柔螺旋体
   E. 血常规检查

6. 回归热包柔体在下列何种培养基上生长？
   A. 普通培养基 B. 增菌培养基
   C. 厌氧培养基
   D. 含血液、腹水或组织(兔肾)碎片的培养基
   E. 选择培养基

7. 虱传回归热最突出的症状为：
   A. 发热 B. 头痛与肌肉痛
   C. 结膜充血 D. 心律不齐
   E. 消化道出血

8. 回归热最常见的并发症为：
   A. 虹膜睫状体炎 B. 中耳炎
   C. 关节炎 D. 支气管肺炎
   E. 脑膜炎

9. 回归热抗病原治疗首选抗生素为：
   A. 青霉素 B. 四环素
   C. 庆大霉素 D. 诺氟沙星
   E. 氯霉素

10. 回归热的一般治疗及对症治疗中，错误的是：
    A. 彻底灭虱 B. 严禁使用肾上腺皮质激素
    C. 降温、镇静 D. 维持水电解质平衡

E. 卧床休息、高热量饮食

11. 回归热的下列预防措施，哪一项不正确？
A. 虱传回归热彻底灭虱　　B. 蜱传回归热以防鼠灭蜱为主
C. 患者应隔离治疗至体温正常
D. 加强个人防护　　　　　　E. 野外作业可使用化学驱避剂

A2型题

12. 男性，40岁，农民。因反复间歇性发热3月余入院，患者发热时伴全身酸痛，持续3天后体温下降，稳定10天左右又出现发热，如此发热和间隙期反复出现。查体：神志清楚，皮肤巩膜无黄染，心肺（一），肝脾无肿大，下肢有散在10余个斑丘疹，腹股沟淋巴结轻度肿大，有轻压痛。最可能的诊断是：
A. 回归热　　　　　　　B. 肾综合征出血热
C. 钩端螺旋体病　　　　D. 莱姆病
E. 革兰阴性杆菌败血症

B型题

13～14题共用备选答案
A. 波状热　　　　　　B. Q热
C. 登革热　　　　　　D. 风湿热
E. 回归热

13. 布鲁氏杆菌引起的发热为：
14. 回归热包柔螺旋体引起者为：

C型题

15～16题共用备选答案
A. 间歇发作的高热　　　B. 腓肠肌疼痛明显
C. 两者均有　　　　　　D. 两者均无

15. 回归热的特点表现有：

16. 钩体病的临床特点为：

X型题

17. 回归热发作及间歇之"回归"表现与下列哪些因素有关？
A. 机体免疫反应　　　　　　B. 患者性别
C. 包柔螺旋体体表抗原变异　　D. 发病年龄
E. 包柔螺旋体种类

二、填空题

1. 虱传回归热临床表现中以_____和_____为最突出的症状。
2. 回归热有两种,虱传回归热常为_____,蜱传回归热则为_____。
3. 虱传回归热好发季节为_____,我国由于卫生条件改变已_____有本病发生。
4. 蜱传回归热多发于_____月份,在我国主要见于_____等地。
5. 回归热在发热期采血涂片作_____检查,可查到_____。

三、名词解释

1. 回归热(relapsing fever)　2. 回归热包柔螺旋体

四、问答题

1. 简述回归热的流行特征。
2. 简述回归热的主要病理改变。
3. 检测回归热螺旋体的实验室方法有哪些？

4. 回归热的诊断要点有哪些?

5. 试述两种回归热的临床表现。

6. 回归热治疗措施包括哪些?

第四节 答案与题解

一、选择题

(一)答案

1. E 2. A 3. A 4. C 5. D 6. D 7. B 8. D
9. B 10. B 11. C 12. A 13. A 14. E 15. C 16. B
17. AC

(二)题解

1. 题解:虱传回归热的病原体仅有一种,为回归热包柔螺旋体。而蜱传回归热可因蜱的种类和地区不同,引起回归热的包柔螺旋体各异。如亚洲和中国为波斯包柔螺旋体和拉迪什夫包柔螺旋体、非洲为杜通包柔螺旋体、北美洲为赫姆斯包柔螺旋体等。

2. 题解:患者是虱传回归热的惟一传染源,体虱为主要传播媒介。其他动物均可为蜱传回归热的传染源。

3. 题解:蜱传回归热的传播媒介为钝缘蜱,全沟硬蜱为莱姆病的媒介,恙螨则传播恙虫病。

4. 题解:回归热病理改变可见于各重要脏器。以脾脏的病变最明显。

5. 题解:回归热确诊的主要依据是从血、骨髓或脑脊液中找到回归热螺旋体。

6. 题解:回归热包柔体在普通培基上不生长,须在含血液、腹水或兔组织碎片的培养基中置微需氧环境下培养才能生长。

7. 题解：虱传回归热起病多急骤，病人突起畏寒、寒战，继而发热，伴有头痛、恶心、呕吐，四肢肌肉及关节酸痛，以剧烈头痛和全身肌肉骨骼疼痛为突出症状。

8. 题解：回归热的并发症较多，可有肺炎、结膜炎、虹膜睫状体炎、多发性关节炎、腮腺炎以及出血性脑膜炎等，但最常见的为支气管肺炎。蜱传回归热病情轻，并发症亦少见。

9. 题解：四环素为首选药，红霉素对回归热亦有较好疗效。

10. 题解：对毒血症状明显的患者应短期使用肾上腺皮质激素，以减轻毒血症状及保护重要脏器功能，也可在用抗生素治疗的同时应用，以防发生赫氏反应。因此，说严禁使用是错误的。

11. 题解：患者应住院隔离治疗，且应隔离至体温正常后15日，而不是至体温正常。余项均正确。

12. 题解：该病例临床特点为反复间歇性发热3个月，发热期和间歇期反复出现，下肢有散在斑丘疹，腹股沟淋巴结肿大。符合回归热的基本临床特征，故可诊断为回归热。

13~14. 题解：布鲁氏杆菌引起的发热为波状热，是布鲁氏杆菌病的特点；回归热包柔螺旋体引起的热型为回归热，病名即为回归热。

15~16. 题解：由于回归热包柔螺旋体抗原极易发生变异及机体的免疫反应，患者常出现间歇发作的高热，头痛和肌痛（腓肠肌为著）是最突出的症状，故答两者均有。钩体病的临床特点之一是腓肠肌疼痛和压痛明显，但无间歇性发热。

17. 题解：回归热的发作与间歇的"回归"表现与机体免疫反应及包柔体体表抗原变异有关，而与患者性别、年龄和包柔体种类无关。

二、填空题

1. 剧烈头痛　全身肌肉骨骼疼痛
2. 流行性　地方性
3. 冬春季　很少
4. 4~8　新疆、山西
5. 暗视野　包柔螺旋体

三、名词解释

1. 回归热是由回归热螺旋体引起的急性虫媒传染病。其临床特点为阵发性高热伴全身疼痛,肝脾肿大,持续数日后热退,进入无热间歇期,数日后又反复发热,发热期与间歇期交替反复出现,故称回归热。

2. 回归热包柔螺旋体为包柔螺旋体属。虱传回归热的病原体仅有一种,即为回归热包柔体,蜱传回归热的病原体有10余种,命名是根据蜱媒种类或地域演绎而来,如在北美洲为赫姆斯包柔体,非洲为杜通包柔体,亚洲和我国的为波斯包柔体及拉迪什夫包柔体等。

四、问答题

1. 答:虱传回归热有明显的季节性,多见于冬春季,贫困、卫生条件差、灾荒及战争情况下易流行,常与流行性斑疹伤寒同时流行。蜱传回归热多发生于春夏季(4~8月),因不同地域蜱的种属及携带的螺旋体种属不同而有严格的地区性,我国主要见于新疆、山西等地。

2. 答:回归热的病理改变见于各重要脏器。脾的病变最显著,表现为肿胀、散在的梗死,坏死灶及小脓肿等。镜下可见巨噬细胞、浆细胞浸润和单核-吞噬细胞系统增生。

3. 答:实验室检查方法有:①暗视野检查:在发热期采血涂片暗视野检查,可查到包柔螺旋体;②涂片检查:用血液、骨髓或脑脊液同时涂厚片或薄片,染色后找螺旋体;③动物接种:取血 1~2 ml 接种小鼠腹腔,逐日尾静脉采血,1~3 日内即可检出螺旋体。

4. 答:根据发病季节、地区、个人卫生状况,以及有无生虱或在野外被蜱叮咬等流行病学资料,结合突起高热,伴有头痛、肌肉疼痛及腓肠肌压痛、脾肿大等临床表现,应高度怀疑本病。如有多次反复发作可临床诊断。从血、尿、骨髓和脑脊液中查找到回归热螺旋体,即可确诊。

5. 答:表现有:①虱传回归热起病多急骤,有畏寒、寒战,继而发热,伴有头痛、全身酸痛,以头痛、及肌肉骨骼疼痛为最突出症状。重者有神志不清、谵妄及抽搐。初发期一般高热持续 3~7 日,然后体温骤降进入间歇期,症状大都消失。以后有多次复发与间歇交替。通常发作数次后,热程渐短,间歇期渐长,最后痊愈。②蜱传回归热与虱传回归热症状相似但较轻,热程短。不同的是在发病前有蜱叮咬和叮咬处皮炎及淋巴结肿大史,反复发的次数稍多。

6. 答:治疗措施有:①一般治疗:给高热量、流质或半流质食物,酌情补给液体。②病原治疗:首选四环素,每日 2 g,连续 5 日,然后减半量,续服 5 日。红霉素或氯霉素亦可。也可用头孢曲松、环丙沙星或青霉素,孕妇和儿童不宜用四环素和环丙沙星。③对症治疗:毒血症严重者,可短期给肾上腺皮质激素。在抗生素治疗中,若产生赫斯海默样反应,可采用输液及激素等进行处理。

第六章 黑热病

黑热病(kala-azar)又称内脏利什曼病(visceral leishmaniasis),是由杜氏利什曼原虫引起,经白蛉传播的慢性地方性寄生虫病。

第一节 教学大纲要求

1. 掌握黑热病的临床表现、常见并发症、诊断和鉴别诊断要点。
2. 了解黑热病的流行病学特征、发病机制及病理解剖。

第二节 教材内容精要

黑热病主要流行于亚洲、非洲、欧洲的地中海沿岸国家和地区。

1. 病原学与发病机制 杜氏利什曼原虫(*Leishmania donovani*)为细胞内寄生的鞭毛虫,生活史有前鞭毛体和无鞭毛体(利杜体)两个阶段,主要侵犯内脏,寄生于单核-巨噬细胞系统。原虫侵入人体后即被单核-巨噬细胞吞噬并繁殖,后巨噬细胞破裂、利杜体逸出、又被其他巨噬细胞吞噬,如此反复导致大量巨噬细胞破坏及增生,引起内脏病变。

2. 临床表现 内脏利什曼病有典型与特殊两类:典型者起病缓慢,有长期不规则发热,呈双峰热型,全身毒血症状不明显,但脾呈进行性显著肿大,肝及淋巴结轻至中度肿大,贫血和营养不良,皮肤颜色加深等,病程可迁延数月;特殊临床类型有皮肤型黑热病和淋巴结型黑热病。

3. 诊断　主要依据流行病学资料,如在流行区居住或逗留史,临床上以长期不规则发热、进行性脾脏肿大、消瘦、贫血、全血细胞减少及血浆球蛋白升高等表现,应考虑为黑热病。经骨髓、淋巴结或脾肝组织穿刺涂片找到利杜体可确诊。

4. 治疗　包括一般治疗、对症治疗及病原治疗。病原治疗首选葡萄糖酸锑钠。

重点:黑热病的临床表现与诊断。

第三节　测试题

一、选择题

A1 型题

1. 杜氏利什曼原虫寄生于人体哪一种细胞内?
   A. 红细胞　　　　　　　B. 肝细胞
   C. 单核-巨噬细胞　　　　D. 嗜酸性粒细胞
   E. 嗜中性粒细胞

2. 黑热病也称为内脏利什曼病,之所以称其为黑热病,是因为:
   A. 主要发生于非洲黑人的一种发热性疾病
   B. 发热伴有黑便　　　　C. 通常夜间发热
   D. 发热伴皮肤颜色加深　E. 发热伴皮肤坏死

3. 我国平原地区黑热病的主要传染源是:
   A. 患者　　　　　　　　B. 病犬
   C. 狼　　　　　　　　　D. 狐狸
   E. 白蛉

4. 杜氏利什曼原虫的传播媒介是:

A. 中华按蚊 B. 蝇类
C. 中华白蛉 D. 库蚊
E. 蚤

5. 我国西北山区,黑热病的主要保虫宿主是:
A. 鼠 B. 猫
C. 犬 D. 牛
E. 猪

6. 黑热病的临床表现主要为:
A. 高热、头痛、皮疹
B. 高热、酒醉貌和出血点、肾区叩击痛
C. 发热、贫血、营养不良、脾肝及淋巴结肿大
D. 慢性游走性红斑、神经系统和心血管系统损害
E. 高热、相对缓脉、玫瑰疹、肝脾肿大

7. 下列哪一项不是黑热病的典型临床表现?
A. 发热 B. 肝脾肿大
C. 淋巴结肿大 D. 皮肤结节
E. 贫血

8. 黑热病的确诊依据是:
A. 患者来自流行区,有长期不规则发热
B. 全血细胞减少 C. 查体有肝脾肿大、贫血
D. 血清补体结合试验阳性 E. 以上都不是

9. 为确诊黑热病,早期、常用的病原学检查方法为:
A. 皮肤活体组织检查 B. 脾穿刺涂片
C. 肝穿刺涂片 D. 骨髓穿刺涂片
E. 淋巴结穿刺涂片

10. 黑热病痊愈后,机体可产生的免疫属:

A. 带虫免疫　　　　　　B. 伴随免疫
C. 病后可获得较持久的免疫力
D. 缺乏有效的获得性免疫　E. 免疫无反应状态

11. 治疗黑热病的首选药物是：
A. 酒石酸锑钾　　　　　B. 葡萄糖酸锑钠
C. 强力霉素　　　　　　D. 盐酸依米丁
E. 吡喹酮

12. 关于黑热病患者血象变化的下列叙述,哪一项是不正确的?
A. 全血细胞减少
B. 白细胞减少,以中性粒细胞最为明显
C. 嗜酸性粒细胞增加　　D. 常有中度贫血
E. 淋巴结型黑热病患者血象多正常

X 型题

13. 黑热病的主要病理改变见于哪些部位?
A. 脑　　　　　　　　　B. 脾
C. 肝　　　　　　　　　D. 骨髓
E. 淋巴结

14. 黑热病的流行特点有：
A. 本病为地方性传染病　B. 农村较城市多发
C. 发病无明显季节性　　D. 不同地区发病年龄有所不同
E. 男性较女性多见

二、填空题

1. 在我国黑热病的病原体为_____,主要传播媒介是_____。

2. 黑热病最常用的病原学诊断方法是_____查找利杜体。

3. 黑热病除典型病例以外,特殊临床类型有二,即为_____、_____。

4. 黑热病的晚期,可能发生的并发症有:_____和_____。

三、名词解释

1. 黑热病   2. 前鞭毛体
3. 无鞭毛体(amastigote)

四、问答题

1. 简述导致黑热病患者贫血的原因。
2. 根据白蛉的生活史及生态习性特点,阐述对预防黑热病的有利因素。
3. 简述黑热病的特殊临床类型及其表现。
4. 试述黑热病的病原治疗。
5. 黑热病的治愈标准有哪些?

第四节　答案与题解

一、选择题

(一)答案

1. C　2. D　3. A　4. C　5. C　6. C　7. D　8. E
9. D　10. C　11. B　12. C　13. BCDE　14. ABCDE

(二)题解

1. 题解：杜氏利什曼原虫寄生于人体单核-巨噬细胞内。故选择 C。

2. 题解：黑热病分布广泛，并非单发于非洲，亦无夜间发热、黑便或皮肤坏死等表现，其命名主要根据该病有发热伴皮肤颜色加深而来，与 kala-azar（印度语发热、皮肤黑）之意一致。

3. 题解：黑热病的传染源因地区而不同，平原地区的主要传染源是患者，称为人源型；病犬是西北丘陵地区的传染源（犬源型）；狼、狐狸则为野生动物源型的传染源，见于内蒙古、新疆等荒漠地区，称野生动物源型。而白蛉为传播媒介。

4. 题解：杜氏利什曼原虫的传播媒介是中华白蛉，故选择 C。

5. 题解：我国西北地区病犬是主要传染源和保虫宿主，其次为少数野生动物，而猫、牛、猪则非为本病原体保虫宿主。

6. 题解：从临床表现分析，C 项中所述各种表现符合本病主要的临床表现。

7. 题解：黑热病的致病因子利杜体寄生在单核-巨噬细胞系统，主要病变在富有巨噬细胞的内脏组织器官，故典型临床表现有：发热、肝脾肿大、淋巴结肿大、贫血及营养不良等。皮肤结节不是典型病例表现，而属于一种特殊的类型——皮肤型黑热病。

8. 题解：A、B、C、D 所述均是本病表现之一，其他多种疾病亦可存在，单凭某一项不能确诊为本病，确诊依据是找到利杜体或穿刺物培养查见前鞭毛体，故答案选择 E。

9. 题解：骨髓穿刺涂片检查利杜体是早期确诊黑热病的关键，阳性率高达 80%～90%，较皮肤及淋巴结穿刺阳性率高。脾穿刺阳性率虽高，但有一定危险性故很少做，淋巴结穿刺可用于检查治疗后复发的病例，肝穿刺无意义。

10. 题解：黑热病痊愈后，机体可获得较持久而稳固的免疫力，故答案选 C。

11. 题解：治疗黑热病的首选药物是葡萄糖酸锑钠，对杜氏利什曼原虫有很强的杀虫作用，疗效迅速而显著，治愈率达 95% 以上。其他药物非本病治疗药，故选择 B。

12. 题解：黑热病患者为全血细胞减少，白细胞可低至 $(1.5～3)×10^9/L$，中性粒细胞减少最明显，常有中度贫血，淋巴结型患者血象多正常。嗜酸性粒细胞亦降低，题中说增加是不正确的。

13. 题解：黑热病的病原体主要侵犯单核-巨噬细胞系统，故其病理改变见于有单核-巨噬细胞系统的脾、肝、骨髓及淋巴结等部位，脑应除外。

14. 题解：本病为地方性传染病，因起病缓慢，故发病无明显季节性；农村较城市多发；男性多见；不同地区发病年龄有所不同。题中各项均符合本病流行特点，故全答。

二、填空题

1. 杜氏利什曼原虫　中华白蛉
2. 骨髓穿刺涂片
3. 皮肤型黑热病　淋巴结型黑热病
4. 继发细菌感染　急性粒细胞缺乏症

三、名词解释

1. 黑热病(kala-azar)为印度语发热、皮肤黑之意，是由杜氏利什曼原虫引起，经白蛉传播的慢性地方性传染病。临床上以长期不规则发热、进行性脾脏肿大、消瘦、贫血、全血细胞减少及血浆球蛋白增高为特征。

2. 杜氏利什曼原虫生活史分前鞭毛体和无鞭毛体两个阶段。前者为寄生于白蛉消化道,在22~25 ℃培养基中,呈纺锤形,前端有一游离鞭毛。是侵入人和动物的主要阶段。

3. 无鞭毛体又称利杜体(Leishman-donovan body),系利什曼原虫前鞭毛体经白蛉叮咬侵入人或动物体内后,在皮下组织鞭毛脱落成为无鞭毛体,为在人体单核-巨噬细胞系统不断分裂增殖并产生病变者。

四、问答题

1. 答:黑热病患者的贫血为正细胞正色素性,多为中等程度贫血。其原因可能与脾亢、溶血、出血、血液稀释和细胞因子(如TNF-α)有关。

2. 答:黑热病传播媒介白蛉的生活史及生态特点,对其防制的有利因素为:①白蛉出现季节较短,仅约存活3~5个月;②生活史周期虽长,但产卵量少,繁殖有限;③飞翔能力弱,活动范围小,仅在30 m以内;④对杀虫剂敏感,较少产生耐药性。上述特点均有利于消灭白蛉媒介,从而防止传播黑热病。

3. 答:黑热病的特殊临床类型有:

(1)皮肤型黑热病:多数患者有黑热病史,少数为原发。皮损表现为结节、丘疹和红斑,偶见褪色斑,表面光滑,不破溃亦很少自愈。结节可连成片。皮损可见于身体任何部位,以面颊部为多。患者一般情况良好,多能照常工作及劳动,病程可长达数年之久。

(2)淋巴结型黑热病:较少见,多无黑热病病史,亦可与黑热病同时发生。表现为浅表淋巴结肿大,尤以腹股沟部多见,花生米大小,亦可融合成大块状,位置较表浅可移动,局部无红肿热痛。全身情况良好,肝脾多不肿大或轻度肿大。

4. 答:特效药物为锑剂:常用5价锑制剂葡萄糖酸锑钠,杀虫作用强,疗效迅速而显著。常用6日疗法,感染严重或体弱者采取3周疗法;感染严重一疗程未愈或复发患者,可在6日疗法剂量基础上加大1/3量重复治疗。如锑剂治疗3个疗程仍未愈,称之为"抗锑剂"者,可用非锑剂治疗,如戊烷脒、羟脒替等。

5. 答:黑热病的治愈标准有:①体温正常,症状消失,一般情况改善;②肿大的肝脾回缩;③血象恢复正常;④原虫消失;⑤治疗结束后回访半年以上无复发。

第七章 布鲁氏菌病

布鲁氏菌病(brucellosis)又称波浪热,是由布鲁氏杆菌引起的动物源性传染病,呈全球性分布。

第一节 教学大纲要求

1. 掌握布鲁氏菌病的临床表现、诊断和鉴别诊断要点。
2. 熟悉流行病学特征及治疗、预防要点。
3. 了解病原学、发病机制及病理改变。

第二节 教材内容精要

1. 病原学 布鲁氏杆菌为革兰阴性,种型较多,对人致病的有牛、猪、羊和犬型四种,羊种菌致病力最强,猪种次之。毒力与其外膜成分中的脂多糖在致病中起重要作用。

2. 流行病学 传染源主要为病畜。一般经皮肤黏膜接触传播,亦可经消化道和呼吸道传播。人群普遍易感,感染后有一定的免疫力。

3. 发病机制与病理 发病机制较为复杂,细菌、毒素及变态反应均不同程度的在发病中起作用。本病所累及的组织器官比较广泛,但以单核-吞噬细胞系统、骨关节系统和神经系统等常见。

4. 临床表现 临床上可分为急性期和慢性期。急性期表现为发热、多汗、关节疼痛、神经和泌尿生殖系统症状,肝脾及淋巴结肿大。典型的波浪热已不多见,多呈不规则热。高热时无明显不适,但体温下降后自觉症状加重,多汗为本病主要症状,70%以上有游走性大关节疼痛。慢性期病程持续超过1年,可有多样表现。

5. 诊断与鉴别诊断 诊断依靠流行病学史、临床表现和实验室检查。急性期须与风湿热、伤寒、痢疾、败血症、结核病等鉴别。慢性期主要与骨、关节疾病及神经官能症鉴别。

6. 治疗与预防 急性期治疗包括一般治疗和对症治疗、病原治疗。病原治疗一般采取联合用药和多疗程疗法。慢性期治疗包括病原治疗、脱敏治疗和对症治疗。预防上主要是防治动物感染,避免扩散。

重点:布鲁氏菌病临床表现及病原学治疗,慢性布鲁氏菌病的诊断。

第三节 测试题

一、选择题

A1 型题

1. 布鲁氏菌病又称为:

A. 波浪热 B. 回归热
C. 间隙热 D. 稽留热
E. 弛张热

2. 关于布鲁氏杆菌的描述,下列哪项正确?
A. 革兰阳性小杆菌 B. 革兰阳性粗大杆菌
C. 革兰阴性小杆菌 D. 革兰阴性球杆菌
E. 厌氧杆菌

3. 以下几种布鲁氏杆菌哪种致病力最强:
A. 羊种 B. 牛种
C. 猪种 D. 犬种
E. 绵羊附睾种

4. 布鲁氏杆菌的主要致病因素是:
A. 内毒素 B. 外毒素
C. 芽胞 D. 鞭毛
E. 荚膜

5. 布鲁氏菌病流行地区广泛,但其高发区主要在:
A. 沿海 B. 湖区
C. 山区 D. 牧区
E. 城市

6. 布鲁氏菌病的主要传染源是:
A. 家禽 B. 啮齿动物
C. 羊、牛、猪 D. 野生动物
E. 患者

7. 布鲁氏菌病的主要传播途径是:
A. 皮肤黏膜接触 B. 消化道
C. 空气飞沫 D. 输血

E. 性传播

8. 布鲁氏菌病的发病机制,下列哪项是错误的?
A. 发病机制与细菌、毒素和变态反应有关
B. 布鲁氏杆菌经淋巴管进入淋巴结繁殖,形成原发病灶
C. 病原菌多次进入血流,引起临床症状反复加重
D. 病原菌被单核-吞噬细胞吞噬消灭,故无复发
E. 菌体破坏释放出内毒素和其他物质,导致毒血症

9. 布鲁氏菌病急性期发热的特点,下述哪项是正确的?
A. 以稽留热多见
B. 热退后症状加重
C. 高热时伴严重的中毒症状
D. 发热不伴出汗
E. 发热时伴脉搏增快

10. 布鲁氏菌病周围血象改变,下述哪项是正确的?
A. 白细胞计数升高,中性粒细胞增高
B. 白细胞计数升高,嗜酸性粒细胞增高
C. 白细胞计数正常或减少,淋巴或单核细胞减少
D. 单项血小板减少
E. 白细胞计数正常或减少,淋巴或单核细胞增多

11. 布鲁氏菌病的病原治疗原则,下列哪项为正确?
A. 选能进入细胞内的抗生素,应联合多疗程治疗
B. 抗生素治疗1个疗程足够
C. 无需联合应用抗生素
D. 慢性期不需病原治疗
E. 病原治疗疗程应连续2周

12. WHO推荐的治疗布鲁氏菌病的首选方案为:
A. 多西环素 200 mg/d,疗程6周
B. 利福平 600~900 mg/d,疗程6周
C. 氨基糖苷类如链霉素 1 g/d,2周

D. 首选第3代头孢菌素

E. 多西环素200 mg/d和利福平600～900 mg/d联用,疗程6周

C型题

13～15题共用备选答案

A. 治疗作用　　　　　　B. 预防作用

C. 两者均有　　　　　　D. 两者均无

13. 少量多次注射菌苗的作用是：

14. 抗菌药物的应用目的在于：

15. 加强畜产品的卫生监督目的是：

X型题

16. 布鲁氏菌病急性期的主要临床表现包括：

A. 发热、多汗　　　　　B. 关节疼痛

C. 肝脾及淋巴结肿大　　D. 腹痛、脓血样大便

E. 全身充血性皮疹

17. 布鲁氏菌病的预后下述哪些为正确？

A. 经正规、足疗程治疗可以治愈

B. 诊治不及时易导致慢性或复发

C. 及时抗菌治疗不会缩短病程

D. 死亡原因主要是心内膜炎,严重的神经系统并发症等

E. 无论病情轻重,康复后均不留任何后遗症

18. 布鲁氏菌病的预防包括哪些措施？

A. 对疫区传染源进行检疫　　B. 治疗或捕杀病畜

C. 做好个人防护　　　　　　D. 对易感人群及畜群免疫接种

E. 加强畜产品的消毒和卫生监督

二、填空题

1. 布鲁氏菌病传播途径多样，主要有_____、_____和_____。
2. 我国流行的布鲁氏菌属主要为_____，次为_____，_____仅见于个别地区。
3. 布鲁氏菌病经治疗后，约有_____的复发率，常发生于急性感染后的_____。
4. 布鲁氏菌病的病原治疗，为减少复发和防止耐药，多采用_____和_____疗法。
5. WHO 推荐布鲁氏菌病的病原治疗首选方案，为选用_____和_____，连用6周。

三、名词解释

1. 布鲁氏菌病（brucellosis） 2. 复发性布鲁氏菌病
3. 布鲁氏菌病脱敏治疗

四、问答题

1. 简述布鲁氏菌病的流行病学特点。
2. 简述布鲁氏菌病慢性期的主要临床表现及分型。
3. 布鲁氏菌病急性期的主要临床表现有哪些？

第四节　答案与题解

一、选择题

（一）答案

1. A 2. D 3. A 4. A 5. D 6. C 7. A 8. D 9. B 10. E 11. A 12. E 13. A 14. C 15. B 16. ABC 17. ABD 18. ABCDE

(二)题解

1. 题解:布鲁氏菌病又称波浪热,是依据其发热如波浪状的特点而来。其他热型临床常见,本题问的是病名,不要与其他热型混淆。

2. 题解:布鲁氏杆菌是一组球杆状的革兰阴性菌,D项描述正确,其他各种描述均可排除。

3. 题解:布鲁氏杆菌可分为6个种19个生物型,其中羊种布氏杆菌致病力最强,感染后临床症状重。

4. 题解:本菌无外毒素、鞭毛及荚膜。亦不形成芽胞,主要致病因素为内毒素(脂多糖)。

5. 题解:本病为动物源性疾病,传染源以羊、牛、猪等为主,故其发病以牧区为高发。我国主要流行于西北、东北、青藏高原及内蒙古等地区。

6. 题解:目前已知60多种家畜、家禽及野生动物为其宿主,但主要传染源为羊、牛及猪。

7. 题解:主要通过体表皮肤黏膜接触进入人体,如接产羊羔、屠宰病畜、剥皮、加工畜产品等接触经皮肤微伤或眼结膜受染是主要途径。其他途径也可,但较少或无。

8. 题解:答案A、B、C、E项均符合布鲁氏菌病的发病机制,如果免疫功能不健全,或感染的细菌数量大、毒力强,部分细菌逃脱免疫,未被清除而寄生于单核-吞噬细胞内,经一定时间繁殖后,再次入血,引起复发。题中D描述无复发为错误。

9. 题解:布鲁氏菌病起病缓慢,发热以波浪热型较常见,患者高热时可无明显不适,但体温下降后自觉症状加重,这种发热与其他症状相矛盾的现象,有一定的诊断意义。

10. 题解:本病血象检查,白细胞半数正常或减少,淋巴细胞或单核细胞增多。

11. 题解:布鲁氏杆菌为细胞内细菌,且有复发及耐药菌株产生的可能,所以应选择能进入细胞内的抗生素,采取联合用药和多疗程治疗。

12. 题解:WHO推荐治疗布鲁氏菌病的首选方案为E所述,疗效较好。其他药虽亦为治疗方法之一,但非为WHO所推荐,

13~15. 题解:少量多次注射菌苗是对慢性布鲁氏菌病的脱敏治疗;抗菌药物对治疗和预防均有作用;加强对农畜产品的卫生监督则是为了预防。

16. 题解:急性期发热、多汗为主要表现,70%以上有游走性大关节疼痛,体检可发现肝、脾和淋巴结肿大。而D、E的表现则无。

17. 题解:本病的预后A、B、D所述正确。而及时抗菌治疗可缩短病程,少数患者可遗留关节病变和肌痉挛,故C、E不包括在内。

18. 题解:以上各项措施对预防布鲁氏菌病均为经常所采用的方法,故选择全答。

二、填空题

1. 经皮肤黏膜接触　消化道　呼吸道
2. 羊种菌　牛种菌　猪种菌
3. 10%　数月至多年

4. 联合用药　多疗程
5. 多西环素　利福平

三、名词解释

1. 布鲁氏菌病又称波浪热,由布氏杆菌所引起,以长期发热、多汗、关节疼痛、肝脾肿大和慢性化为特征的动物源性传染病。

2. 急性期布鲁氏菌病经抗菌治疗后,约10%的患者可出现复发。常发生于急性感染后数月,也可发生于治疗后多年者。这可能是寄生于细胞内的细菌,逃脱了抗生素和宿主免疫功能的清除,经一定时间后再次繁殖入血而引起复发。

3. 脱敏治疗又称菌苗疗法,系对慢性布鲁氏菌病采用少量多次注射布氏杆菌抗原,使致敏T细胞少量多次释放细胞因子,以避免引起剧烈的组织损伤,而又消耗致敏T细胞,以减轻变态反应的发生。

四、问答题

1. 答:本病是动物源性疾病,有明显的职业性,一年四季均可发病,呈全球性分布,我国主要流行于西北、东北、青藏高原及内蒙古等地牧区。我国流行的菌属主要为羊种菌,次为牛种菌,猪种菌仅见于个别地区。传染源为病畜,主要通过皮肤黏膜接触传播,亦可经消化道或吸入传染。人群普遍易感,病后有一定的免疫力。

2. 答:病程持续1年以上为慢性期。主要表现为疲乏无力、全身不适、精神抑郁,有固定或反复发作的关节和肌肉疼痛,少数可存在骨和关节的器质性损害。慢性期可分为慢性活动型和慢性相对稳定型。

3. 答:95%以上缓慢起病,表现有:①发热:以不规则热为多,典型的波浪热已少见。患者高热时可无明显不适,但体温下降后自觉症状加重,此有一定诊断意义;②多汗:是本病主要症状之一;③关节疼痛:70%以上为游走性大关节痛;④神经系统症状:以神经痛多见,常有坐骨神经和腰骶神经痛;⑤泌尿生殖系统症状:可发生睾丸炎、附睾炎、卵巢炎等,也可发生特异性乳腺炎;⑥肝、脾、淋巴结肿大。

第八章 鼠 疫

鼠疫(plague)是鼠疫耶尔森菌引起的自然疫源性疾病,传染性强,病死率高,属国际检疫传染病,我国将其列为法定甲类传染病,是必须掌握的烈性传染病。

第一世 教学大纲要求

1. 掌握鼠疫的发病机制、临床表现、诊断和鉴别诊断要点。
2. 熟悉流行病学特征及治疗、预防要点。
3. 了解其对人类的危害性。

第二节 教材内容精要

1. 病原学 鼠疫耶尔森菌亦称鼠疫杆菌,革兰染色阴性,菌体内有内毒素,并能产生鼠毒素和一些有致病作用的抗原成分,主要为 FI 抗原和与毒力有关的 V、W 抗原。

2. 流行病学 传染源主要为鼠类和其他啮齿动物,病人是人间鼠疫的重要传染源。可通过鼠蚤媒介传播,或经呼吸道和消化道传播,人群普遍易感,病后可获持久的免疫力。人间鼠疫均发生于动物鼠疫之后。

3. 发病机制与病理　本菌经皮肤侵入引起腺鼠疫,经血液循环进入肺组织引起继发性肺鼠疫,经呼吸道传入引起原发性肺鼠疫,均可发展为败血症。基本病理改变为血管、淋巴管内皮细胞损害和急性出血坏死性炎症。

4. 临床表现　临床上分为腺鼠疫、肺鼠疫、败血症型鼠疫等。突然发病,严重的全身中毒症状及早期衰竭、出血倾向等,常有淋巴结迅速肿大、严重的肺部受累症状和体征及出现败血症等,后者病死率高达100%。

5. 诊断　依据流行病学资料、临床表现和实验室检查。从淋巴结穿刺液、脓、血等标本中检出鼠疫耶尔森菌,血清学、分子生物学检测阳性,可以确诊。

6. 治疗　包括病原治疗、对症治疗和局部治疗,早期、联合、足量应用敏感抗生素是降低病死率的关键。

7. 预防　灭鼠、灭蚤,监测和控制鼠间鼠疫;加强疫情报告;管理传染源、彻底消毒;加强国境检疫;加强个人防护,通过预防接种和预防性服药保护易感人群。

重点:鼠疫的典型临床表现、诊断和防治。

第三节　测试题

一、选择题

A1 型题

1. 我国列为法定甲类传染病之首的疾病是:
A. 鼠疫　　　　　　　　B. 天花

C. 霍乱　　　　　　　　D. SARS

E. 肺炭疽

2. 鼠疫耶尔森菌的生物学特性下列哪项叙述是错误的?

A. 革兰阴性小杆菌　　　B. 无鞭毛、无芽胞、不活动

C. 可产生内毒素和外毒素

D. 能分解葡萄糖、甘露醇等,产酸不产气

E. 在外界抵抗力强,对光、热、干燥和一般消毒剂均不敏感

3. 鼠疫的传染源较多,其中主要的传染源为:

A. 猫、兔　　　　　　　B. 羊、骆驼

C. 鼠类和其他啮齿动物　D. 狐、狼

E. 家禽

4. 鼠疫有多种传播途径,其中主要传播途径是:

A. 接触传播　　　　　　B. 经鼠蚤传播

C. 经皮肤伤口传播　　　D. 呼吸道传播

E. 粪-口传播

5. 鼠疫的基本病理改变为:

A. 淋巴结的出血性炎症和凝固性坏死

B. 肺组织充血、水肿、出血

C. 淋巴管、血管内皮细胞损害和急性出血坏死性炎症

D. 全身小血管内皮细胞肿胀、变性和坏死

E. 全身单核-吞噬细胞系统增生性反应

6. 鼠疫最常见的临床类型是:

A. 肺鼠疫　　　　　　　B. 腺鼠疫

C. 败血症型鼠疫　　　　D. 皮肤鼠疫

E. 肠鼠疫

7. 鼠疫最凶险的临床类型是:

A. 肺鼠疫　　　　　　　B. 皮肤鼠疫
C. 腺鼠疫　　　　　　　D. 肠鼠疫
E. 败血症型鼠疫

8. 腺鼠疫是以淋巴结为主要病变所在,其好发部位是：
A. 腋下淋巴结　　　　　B. 颈部淋巴结
C. 腹股沟淋巴结　　　　D. 锁骨上淋巴结
E. 腹腔淋巴结

9. 原发性肺鼠疫最重要而突出的特点是：
A. 起病急骤、寒战高热　　B. 呼吸道症状轻
C. 肺部体征较少而中毒症状重
D. X线检查呈支气管炎改变　E. 可出现心衰、出血、休克

10. 降低鼠疫病死率的关键治疗是：
A. 早期应用抗生素　　　B. 对症治疗
C. 支持治疗　　　　　　D. 局部治疗
E. 免疫治疗

11. 对与鼠疫患者有密切接触者的紧急预防措施是：
A. 肌肉注射丙种球蛋白　B. 菌苗注射
C. 严格隔离　　　　　　D. 预防服药
E. 灭鼠、灭蚤

X型题

12. 关于腺鼠疫临床表现的描述,下述哪些正确?
A. 为鼠疫最常见的临床类型
B. 病变部位主要在淋巴结,且发展迅速
C. 淋巴结肿大,但无红、肿、热、痛
D. 若治疗不及时,1周后淋巴结很快化脓、破溃
E. 腺鼠疫不发展为败血症或肺鼠疫

13. 肺鼠疫的临床表现下述哪些均有可能出现?
    A. 急起畏寒、寒战、高热
    B. 胸痛、气促、发绀、咳嗽、咳黏液血性痰
    C. 肺部听诊有湿啰音或胸膜摩擦音
    D. X线胸片检查呈支气管肺炎改变
    E. 不会有心衰、出血、休克等危及生命的并发症发生

14. 败血症型鼠疫的临床特征下述哪些正确?
    A. 高热、寒战、谵妄或昏迷   B. 进而发生感染性休克
    C. 不发生 DIC   D. 无皮肤出血和坏死
    E. 死亡后皮肤可呈黑色

15. 与鼠疫患者有密切的接触者应采取哪些紧急预防措施?
    A. 严格隔离   B. 菌苗注射
    C. 接受医学观察   D. 预防服药
    E. 注射丙种球蛋白

16. 预防接种鼠疫菌苗的对象是:
    A. 疫区及其周围的人群   B. 进入疫区的工作人员
    C. 非流行区人员拟进入疫区者
    D. 与鼠疫患者密切接触者   E. 鼠疫潜伏期患者

17. 鼠疫流行病学特征下列哪些为正确?
    A. 我国主要流行区在云南和青藏高原
    B. 人间鼠疫多发季节在夏秋季
    C. 感染鼠疫杆菌后均发病,无隐性感染者
    D. 人间鼠疫首发病例常与职业有关
    E. 预防接种可使易感性降低

二、填空题

1. 鼠疫临床类型可分为 _____、_____、_____ 和 _____。

2. 鼠疫耶尔森菌致病作用的抗原成分主要为 _____，并能产生 _____。

3. 腺鼠疫病人应隔离至 _____ 后再观察 _____ 日。肺鼠疫患者则应隔离至 _____。

4. 与鼠疫患者接触者,其医学观察为 _____ 日,曾接受预防接种者应检疫 _____ 日。

三、名词解释

1. 鼠疫(plague)   2. 继发性肺鼠疫
3. 原发性肺鼠疫   4. "黑死病"

四、问答题

1. 简述人间鼠疫与鼠间鼠疫的关系。
2. 试述鼠疫的传播途径。
3. 鼠疫的临床类型及其主要表现有哪些?
4. 鼠疫的治疗方法包括哪些方面?

第四节 答案与题解

一、选择题

(一) 答案

1. A 2. E 3. C 4. B 5. C 6. B 7. E 8. C

9. C 10. A 11. D 12. ABD 13. ABCD 14. ABE
15. CD 16. ABC 17. ABDE

(二)题解

1. 题解:我国传染病防治法将传染病分三类,甲类传染病目前有两个,一为鼠疫,二为霍乱。天花已在全世界消灭,SARS 和肺炭疽仍归为乙类,但若发生流行,需按甲类传染病报告和预防控制措施。

2. 题解:A、B、C、D 均为本菌特征,惟 E 描述在外界抵抗力强,对光、热、干燥和一般消毒剂均不敏感,是错误的。

3. 题解:鼠疫传染源甚多,主要传染源是鼠类和其他啮齿动物,肺鼠疫病人为人间鼠疫重要传染源。

4. 题解:鼠疫的传播途径主要是以鼠蚤为媒介而传播,构成啮齿动物-鼠蚤-人的模式。肺鼠疫可经呼吸道飞沫传播,而经皮肤伤口、接触、粪-口传播则极少或无。

5. 题解:鼠疫基本病变为淋巴管、血管内皮细胞损害和急性出血坏死性炎症,其他描述均不全面或非为本病的病理改变。

6. 题解:最为常见的临床类型是腺鼠疫,其好发部位为腹股沟淋巴结,淋巴结肿大发展迅速,红、肿、热、痛明显,且可化脓溃破。部分可发展为败血症或肺鼠疫等。

7. 题解:鼠疫最凶险的临床类型为败血症型,亦称暴发型鼠疫,多继发于肺鼠疫或腺鼠疫。病死率高达 100%。

8. 题解:腺鼠疫中淋巴结肿大最常见的部位为腹股沟淋巴结,约占腺鼠疫的 70%。其次为腋下、颈部和颌下淋巴结。

9. 题解:题中各项描述可为本病表现之一或不甚准确,但最重要而突出的特点为较少的肺部体征与严重的毒血症状常不相称,表现全身中毒症状重如剧烈胸痛、咳嗽、咯血痰、呼吸急促等,而肺部仅闻及少量散在湿啰音或轻微胸膜摩擦音。

10. 题解：早期应用抗生素治疗是降低病死率的关键，治疗原则为早期、联合、足量、应用敏感的抗菌药物。

11. 题解：题内所述隔离病人、灭鼠灭蚤、注射菌苗虽可有普遍的预防效果，但远水解不了近渴，紧急预防措施应为采用预防服药。肌注丙种球蛋白无效。

12. 题解：腺鼠疫为最常见的临床类型，其病变主要在淋巴结，且发展迅速，若治疗不及时，1周后很快化脓、破溃。描述淋巴结无红肿痛热或不发展为败血症，显然是错误的。

13. 题解：A、B、C、D等4项临床表现，均可出现。而心衰、出血、休克等的并发症亦常有发生。

14. 题解：败血症型鼠疫主要表现为寒战高热、谵妄或昏迷，进而发生感染性休克、DIC及广泛皮肤出血和坏死等，死亡后皮肤呈黑色，故A、B、E为正确。

15. 题解：与鼠疫患者有接触者应接受医学观察和预防服药。

16. 题解：前三类人员均应予接种，通常接种后10日产生保护性抗体，1个月后达高峰，免疫期1年。

17. 题解：A、B、D、E均正确。惟C项说无隐性感染是错误的，接受过预防接种者与患者密切接触，常可为无症状的咽部带菌者。

二、填空题

1. 腺鼠疫　肺鼠疫　败血症型鼠疫　其他类型鼠疫
2. 内毒素　鼠毒素（外毒素）
3. 淋巴结肿大完全消散　7　痰培养6次阴性

4. 9 12

三、名词解释

1. 鼠疫是鼠疫耶尔森菌引起的自然疫源性疾病,我国列为法定甲类传染病。主要通过带菌的鼠蚤为媒介,经人的皮肤传入引起腺鼠疫;经呼吸道传入发生肺鼠疫,均可发展为败血症,传染性强,病死率高,是危害人类最严重的烈性传染病之一。

2. 鼠疫杆菌先在局部繁殖,引起腺鼠疫,继经血液循环进入肺组织导致肺鼠疫,称继发性肺鼠疫。

3. 鼠疫耶尔森菌通过飞沫经呼吸道传播,引起人-人间而发生的肺鼠疫,称原发性肺鼠疫。如抢救不及时,多于2~3日内,因心衰、出血、休克而死亡。

4. 黑死病为鼠疫的俗称。肺鼠疫与败血症型鼠疫病死率极高,由于皮肤广泛出血,常呈大片瘀斑、发绀和坏死,死亡后尸体呈紫黑色,故俗称"黑死病"。

四、问答题

1. 答:人间鼠疫流行均发生在鼠间鼠疫流行之后。首先野鼠间流行鼠疫,再由野鼠传至家鼠,家鼠患病后大批死亡,鼠蚤离开死鼠,另找新的宿主,人被鼠蚤叮咬后而被感染。

2. 答:传播途径有三:①经鼠蚤传播:通过蚤为媒介,构成"啮齿动物→蚤→人"的传播方式,是主要传播途径。可通过蚤吸血直接侵入或经蚤粪从抓痒微损伤口侵入人体;②经皮肤传播:剥食患病啮齿动物的皮、肉或直接接触病人的脓血或痰,经皮肤伤口而感染;③呼吸道飞沫传播:肺鼠疫病人痰中的鼠疫菌可随飞沫构成"人→人"之间的传播,并可引起人间的鼠疫大流行。

3. 答：主要类型有腺鼠疫、肺鼠疫和败血症型鼠疫，其临床表现除共同毒血症状外，尚有其特点：①腺鼠疫：最为常见，好发部位依次为腹股沟、腋下和颈部，多为单侧。淋巴结肿发展迅速，初为淋巴结及其周围组织显著红肿热痛，后很快化脓、破溃，常可发展为败血症或肺鼠疫。②肺鼠疫：有原发和继发两种。主要以胸痛、呼吸急促、发绀、咳血性泡沫痰，较少的肺部体征与严重的全身症状常不相称。③败血症型鼠疫：为最凶险的类型，多继发于肺鼠疫或腺鼠疫。主要表现为寒战高热、谵妄或昏迷，进而发生感染性休克、DIC及广泛皮肤出血和坏死等。

4. 答：包括以下方面：①一般和对症治疗：严格隔离患者，隔离区应做到无鼠无蚤，患者的分泌物和排泄物应彻底消毒。加强对症治疗，如给予镇静止痛剂，中毒症状重者用肾上腺皮质激素；②病原治疗：原则是早期、联合、足量，早期使用抗生素治疗是降低病死率的关键。可选用链霉素、庆大霉素、四环素或氯霉素，均有较好疗效；③局部治疗：腺鼠疫淋巴结切忌挤压，以免引起全身播散，可用湿热敷至软化后切开引流。

第九章 炭疽

炭疽(anthrax)系由炭疽杆菌引起的动物源性传染病。人通过接触受染的动物及污染的畜产品而感染，是需要掌握的传染病之一。

第一节 教学大纲要求

1. 掌握炭疽的病原、病理特征、临床表现、诊断要点。

2. 熟悉流行病学特征及治疗、预防要点。

3. 了解发病机制、少见临床类型和鉴别诊断。

第二节　教材内容精要

1. 病原学　炭疽杆菌革兰染色阳性,镜下呈竹节状,可形成荚膜,具有毒力很强的外毒素,可引起组织水肿和出血,并导致全身毒血症。

2. 流行病学　传染源主要为牛、羊、猪、犬等受染的家畜。通过直接接触、呼吸道和消化道传播,人群普遍易感,病后可获得持久的免疫力。

3. 发病机制　炭疽杆菌的毒力取决于其产生的外毒素和其形成的抗吞噬作用的荚膜。外毒素包括保护性抗原、水肿因子和致死因子,引起局部组织水肿、出血、坏死,并引起全身毒血症状。炭疽的病理特征为受侵组织的出血、坏死和周围水肿。

4. 临床表现　分为皮肤炭疽、肺炭疽、肠炭疽和口咽部感染。皮肤炭疽最多,约占90%以上,多发生于裸露部位的皮肤,常具有特征性的黑色焦痂。肺炭疽有严重呼吸道症状,伴纵隔增宽、血性胸腔积液和出血性肺炎,病死率高达80%以上。肠炭疽可有剧烈腹痛、腹泻,血性便及腹水。严重者可引起败血症、血源性炭疽肺炎、炭疽脑膜炎等。

5. 诊断　接触史对临床诊断非常重要,典型皮肤炭疽的改变对诊断具有较大特征,确诊需依靠直接涂片镜检或培养分离炭疽杆菌。

6. 治疗和预防　包括病原治疗和对症治疗,抗菌治疗首选青霉素。预防上主要为预防和控制动物炭疽,管理传染源,切断传播途径,保护易感人群等。

重点:炭疽的传染源、传播途径、典型临床表现及抗感染治疗。

第三节 测试题

一、选择题

A1 型题

1. 炭疽是由下列哪种病原菌引起?
 A. 革兰阳性需氧芽胞杆菌 B. 革兰阴性细小杆菌
 C. 革兰阳性球菌 D. 革兰阴性球菌
 E. 真菌
2. 炭疽最重要的传播方式主要为:
 A. 血液-体液传播 B. 接触传播
 C. 吸入传播 D. 食入传播
 E. 性传播
3. 炭疽的主要传染源是:
 A. 患者 B. 家禽
 C. 家畜 D. 野生动物
 E. 啮齿动物
4. 炭疽杆菌的主要致病因素是:
 A. 内毒素 B. 侵袭力
 C. 外毒素和荚膜 D. 吸附力
 E. 芽胞
5. 炭疽感染的组织病理特征为:
 A. 全身单核-吞噬细胞系统增生性反应
 B. 出血性浸润、坏死和周围水肿

C. 小血管内皮细胞肿胀、变性和坏死

D. 毛细血管中毒性损伤

E. 增生性、血栓性、坏死性血管炎

6. 炭疽最常见的临床类型是：

A. 肺炭疽 B. 肠炭疽

C. 炭疽败血症 D. 皮肤炭疽

E. 炭疽脑膜炎

7. 皮肤炭疽的临床表现下列哪项是错误的？

A. 病灶多发生于裸露部位的皮肤

B. 皮损处瘙痒、疼痛及触痛明显

C. 皮损的发生发展过程为丘疹→水疱→溃疡→焦痂→瘢痕

D. 全身症状有发热、肌痛、头痛

E. 常有局部淋巴结肿大

8. 炭疽皮损最具特征性的表现为：

A. 丘疹 B. 水疱疹

C. 有水疱围绕的溃疡 D. 黑色结痂

E. 猩红热样皮疹

9. 肺炭疽的临床表现下列哪项错误？

A. 病初有流感样症状，如低热、干咳、身痛等

B. 2~4日后出现高热、胸痛、咳血性痰、呼吸困难等

C. 肺部可出现啰音及喘鸣音

D. X线胸片显示纵隔增宽，支气管肺炎和胸腔积液

E. 患者很少并发败血症、休克、脑膜炎等

10. 肠炭疽的临床表现下列哪项正确？

A. 有无痛性腹泻，粪便为水样

B. 无畏寒发热 C. 无恶心呕吐

D. 腹部有明显压痛、反跳痛,类似急腹症

E. 本型预后良好

11. 炭疽的预后以下列哪一型最差?

A. 皮肤炭疽　　　　　　B. 肺炭疽

C. 肠炭疽　　　　　　　D. 口咽部炭疽

E. 炭疽脑膜炎

12. 炭疽的确诊依据是:

A. 牧民、屠宰及皮毛加工工人等特定职业

B. 皮肤炭块状焦痂

C. 外周血白细胞明显增多,中性粒细胞升高

D. 血清学抗原抗体检测阳性

E. 临床标本直接涂片或培养炭疽杆菌阳性

13. 炭疽的病原治疗首选:

A. 四环素　　　　　　　B. 氯霉素

C. 青霉素　　　　　　　D. 红霉素

E. 庆大霉素

14. 炭疽的预防应首先采取的措施是:

A. 对易感者接种炭疽菌苗

B. 特定职业性接触时应穿着防护服装

C. 预防动物炭疽,严格管理传染源

D. 对病畜应及时治疗　　E. 对易感者定期进行疫苗注射

B型题

15～17题共用备选答案

A. 青霉素　　　　　　　B. 四环素或氯霉素

C. 炭疽抗毒血清　　　　D. 糖皮质激素

E. 1/2 000的高锰酸钾湿敷

15. 对青霉素过敏的炭疽患者可选用：
16. 严重炭疽病例为减轻中毒症状可选：
17. 皮肤炭疽的局部处理是：

C 型题

18～20 题共用备选答案

A. 呼吸困难　　　　　　B. 败血症
C. 两者均有　　　　　　D. 两者均无

18. 单纯皮肤炭疽的表现：
19. 肺炭疽临床上常有：
20. 肠炭疽最易发生：

X 型题

21. 炭疽的发病机制是：
A. 炭疽杆菌通过皮肤而侵入体内
B. 主要致病因素是外毒素和荚膜
C. 不侵入血流亦无败血症
D. 可侵入肺部及肠道引起肺炭疽及肠炭疽
E. 芽胞进入体内后即可迅速繁殖

22. 炭疽败血症的表现特点可有：
A. 常继发于肺、肠道炭疽　　B. 毒血症状严重
C. 易发生感染性休克　　　　D. 可有脑膜炎表现
E. 病死率高达 80%～100%

23. 炭疽的治疗方案，下列哪些为正确？
A. 炭疽菌苗注射　　　　　B. 青霉素抗感染
C. 高锰酸钾液湿敷局部病变
D. 应用糖皮质激素，解除中毒症状
E. 注射丙种球蛋白

二、填空题

1. 炭疽的主要传染源是_____、_____、_____及猪犬等受感染的家畜。
2. 炭疽的传播途径分别为:肺炭疽经_____,皮肤炭疽经_____,肠炭疽经_____。
3. 目前对炭疽杆菌外毒素克隆出的3种成分为:_____、_____和_____。
4. 炭疽感染的组织基本病理特征为_____、_____和_____。
5. 炭疽病的临床类型有_____、_____、_____及_____。

三、名词解释

1. 吸入性炭疽
2. 保护性抗原(protective antigen)
3. 炭疽粉末事件

四、问答题

1. 简述肺炭疽的临床特点。
2. 炭疽败血症有哪些临床表现?
3. 试述炭疽焦痂形成的机制及发展过程。
4. 简述炭疽的诊断依据。

第四节　答案与题解

一、选择题

（一）答案

1. A 2. B 3. C 4. C 5. B 6. D 7. B 8. D
9. E 10. D 11. B 12. E 13. C 14. C 15. B 16. D
17. E 18. D 19. C 20. B 21. ABDE 22. ABCDE
23. BCD

（二）题解

1. 题解：炭疽杆菌为革兰阳性需氧芽胞杆菌，排列成长链、竹节状。说革兰阴性、球菌、真菌者均是错误的。

2. 题解：最重要的传播方式主要为直接或间接接触病畜或其排泄物，以及污染的皮、毛、肉等畜产品而引起皮肤炭疽。而吸入或食入传播只占极少部分，无血液-体液与性传播。

3. 题解：炭疽的主要传染源为牛、羊、马、骆驼等食草动物及猪、犬等受感染的家畜。

4. 题解：炭疽杆菌可产生毒力极强的外毒素，直接引起局部组织水肿、出血坏死，荚膜具有抗吞噬作用，使细菌更易于扩散而致病。

5. 题解：组织病理特征为出血性浸润、坏死和周围水肿，其他4项均为干扰或迷惑性内容。

6. 题解：炭疽最常见的临床类型为皮肤炭疽，约占炭疽全部病例的90%以上。

7. 题解：A、C、D、E 4项描述均符合皮肤炭疽的表现，只有B描述皮损处瘙痒、疼痛及触痛明显是错误的，因为皮损部位除稍有痒外,不会有明显疼痛及触痛。

8. 题解:本病可有丘疹、水疱疹及溃疡等,但最具特征性的是黑色结痂,其原因为局部组织可有出血性浸润、坏死,血性渗出物与坏死组织在局部形成特征性黑似炭块样的焦痂。

9. 题解:肺炭疽病情严重,A、B、C描述均正确,X线胸片病变亦很明显。常并发败血症、休克、脑膜炎等,故E说很少并发是错误的。

10. 题解:肠炭疽的临床表现典型的应是剧烈腹痛、腹泻、呕吐,继之发生高热、血性大便,预后差,题中有关这些内容的描述正好相反,均为错误。只有D项所述腹部明显压痛、反跳痛,类似急腹症为正确。

11. 题解:在所列炭疽的类型中,预后最差的为肺炭疽,可发生休克及并发败血症和脑膜炎等,虽经积极治疗,其病死率仍高达80%以上。

12. 题解:炭疽的诊断除依据流行病学史、症状体征及一般检查外,确诊依据是以临床标本直接涂片或培养炭疽杆菌阳性。

13. 题解:炭疽杆菌对青霉素敏感,尚未发现耐药株,故为治疗的首选抗菌药物。其次用氟喹诺酮类、头孢菌素和氨基糖苷类抗生素等亦可。

14. 题解:对炭疽的预防应首先作好动物炭疽的预防和处理,严格管理传染源。当然,对病畜的处理治疗、减少接触、做好个人防护及疫苗注射等亦均为重要,但非首选和最重要措施。

15~17. 题解:炭疽患者最有效的抗菌药为青霉素,对青霉素过敏者可选用四环素或氯霉素;严重病例可加用糖皮质激素,以减轻中毒症状;皮肤炭疽局部可以高锰酸钾液湿敷,切忌挤压和切开引流。

第九单元　虫媒与动物源性传染病

18～20. 题解：单纯皮肤炭疽既无呼吸困难，也极少发生败血症；而肺炭疽两者均有；肠炭疽则易并发败血症休克而死亡。

21. 题解：炭疽的发病 A、B、D、E 所述均符合。只有 C 叙述细菌不进入血流亦无败血症是错误的。

22. 题解：炭疽败血症为最严重类型，题中所述表现均符合其特点。

23. 题解：炭疽的治疗主要是应用青霉素抗感染，皮肤病变局部可用高锰酸钾液湿敷，毒血症严重者可使用皮质激素。但炭疽菌苗注射主要为预防，注射丙种球蛋白亦无治疗作用，此两项不能列为治疗方案。

二、填空题

1. 牛 羊 马
2. 吸入芽胞 接触 食入
3. 保护性抗原 水肿因子 致死因子
4. 出血 坏死 水肿
5. 皮肤炭疽 肺炭疽 肠炭疽 炭疽败血症

三、名词解释

1. 吸入性炭疽即肺炭疽，由于通过呼吸道吸入感染所致，故起病急，呼吸道症状严重，X线胸部病变明显，常可致休克或并发败血症和脑膜炎，通常为致死性炭疽病例。

2. 保护性抗原为炭疽杆菌产生的毒性蛋白（外毒素）之一，另两种为水肿因子与致死因子，均为炭疽杆菌的主要致病因子，三者必须联合才能致病，若单独注射某一种成分给动物可不发病。

3. 2001年9月份后,短时内美国接连发生白色粉末邮件,导致发生炭疽病例29人,其中吸入性炭疽11例。后证实系恐怖分子利用炭疽孢子通过邮件进行恐怖袭击的事件。

四、问答题

1. 答:肺炭疽起病急,病初为感冒样症状,很快病情加重,出现严重呼吸困难、高热、发绀、咯血等,体检有少量湿啰音或哮鸣音,X线胸片检查可见纵隔影增宽。常并发败血症和脑膜炎。发生休克者可在24小时内死亡。

2. 答:肺炭疽、肠炭疽及严重皮肤炭疽均可引起败血症。此时除原发局部炎症表现加重外,全身毒血症状更为严重,并可因细菌扩散,引起感染性休克、DIC和炭疽脑膜炎等严重表现,病情迅速恶化而死亡。

3. 答:炭疽杆菌从受损的皮肤处侵入,便在该处迅速繁殖,产生外毒素,直接引起局部组织水肿、出血、坏死。其发展过程是:由小丘疹→血性水疱疹→破溃形成溃疡→黑色结痂,因溃疡表面的血性分泌物干结形成硬而黑似炭块状焦痂。黑痂于1~2周内脱落,逐渐愈合结疤。

4. 答:炭疽的诊断须依据流行病学史、临床表现及实验室检查。如职业及近日有无与病畜或畜产品接触史;皮肤炭疽的特征性黑色焦痂对诊断有重要意义;肺炭疽X线肺部表现为出血性肺炎和纵隔影增宽;肠炭疽的特点为出血性肠炎。病变部位分泌物涂片及血液、体液培养出炭疽杆菌可确诊。

第十单元

寄生虫病

第一章 日本血吸虫病

日本血吸虫病(schistosomiasis japonicum)是日本血吸虫(Schistosoma japonicum)寄生于门静脉系统引起的疾病,简称血吸虫病(schistosomiasis),为常见的蠕虫病之一,严重危害人民健康。

第一节 教学大纲要求

1. 掌握血吸虫的生活史及流行病学特征、发病机制与病理、临床表现及其诊断和治疗。

2. 熟悉实验室检查,重点是检测手段及其对临床诊断的价值。熟悉本病的预防。

3. 了解各种异位血吸虫病的表现。

第二节 教材内容精要

感染人体的血吸虫主要有五种,我国流行的是寄生于门静脉系统的日本血吸虫病。

1. **血吸虫生活史** 人或动物(牛、猪等)为血吸虫的终宿主,也是重要传染源,钉螺为必需的惟一中间宿主。传播本病有三个必须条件,即:①虫卵随粪便入水;②在钉螺体内发育繁殖;③接触含尾蚴疫水。

2. 流行病学　我国流行的日本血吸虫病,主要分布在长江流域及其以南的 12 个省、市、自治区,流行区发病率高,传染源是病人和保虫宿主,通过接触疫水传播。依地理环境特点可分为湖沼、水网和山丘型三种类型,以湖沼型最重要。

3. 发病机制与病理改变　自尾蚴侵入至成虫产卵,可引起一系列免疫反应,但不引起组织损伤或炎症。虫卵是引起免疫反应的主要因素,并可形成肉芽肿。主要病变部位在结肠与肝脏,晚期病例以门静脉周围纤维化病变为主,也可在其他器官引起异位损害。

4. 临床表现　复杂多样,可分为急性、慢性、晚期和异位血吸虫病四型。急性期主要症状有发热、过敏反应、肝肿大和压痛、腹泻或脓血便、外周血嗜酸粒细胞增多;慢性期又可分无症状型和有症状型,以肝脾肿大为主;晚期常有巨脾型、腹水型、结肠肉芽肿型及侏儒型等,以巨脾、门脉性肝硬化为突出表现;异位损害则以肺型、脑型较多见。

5. 实验室检查　急性期血象以嗜酸性粒细胞增多为显著特点。粪便检查虫卵和孵化出毛蚴是确诊的直接依据。直肠黏膜活检找血吸虫卵有确诊价值。免疫学检查及其他检查有重要辅助诊断价值。

6. 诊断与鉴别　根据流行病史主要是流行区疫水接触史,临床表现及实验室检查容易确诊,但应注意与相关疾病鉴别。

7. 治疗　首选药为吡喹酮,可治疗各期各型血吸虫病。急性血吸虫病剂量一般成人总量按 120 mg/kg,6 日分次服完。慢性和晚期病例剂量稍减,可按 60 mg/kg,2 日分 4 次服完。同时根据病情加强对症治疗。

8. 预防　消灭钉螺是预防的关键。在流行区,应对人、畜进行普查、普治,管水管粪,特别是防止粪便直接入水,加强个人防护。

重点:血吸虫病的病原学特点、临床特征、诊断。

第三节　测试题

一、选择题

A1 型题

1. 我国的血吸虫病是由哪一种血吸虫引起的?
   A. 曼氏血吸虫　　　　　　B. 埃及血吸虫
   C. 日本血吸虫　　　　　　D. 间插血吸虫
   E. 湄公血吸虫

2. 当接触血吸虫疫水后,侵入人体内的是血吸虫发育过程的哪个阶段?
   A. 毛蚴　　　　　　　　　B. 母胞蚴
   C. 子胞蚴　　　　　　　　D. 尾蚴
   E. 童虫

3. 血吸虫的中间宿主是:
   A. 人　　　　　　　　　　B. 虾
   C. 蟹　　　　　　　　　　D. 沼螺
   E. 钉螺

4. 湖沼地区,血吸虫病的主要传染源是:
   A. 野鼠　　　　　　　　　B. 受感染的人和牛
   C. 家禽　　　　　　　　　D. 猫
   E. 狗

5. 关于血吸虫病流行病学的描述,下列哪一项是不正确的?
   A. 患者以农民和渔民为多　　B. 人群普遍易感
   C. 夏、秋季为感染高峰期
   D. 我国各地均有发病和流行
   E. 感染后有一定的免疫力

6. 下列哪一个不是血吸虫病的受累器官?
   A. 肝脏　　　　　　　　　　B. 肠
   C. 心脏　　　　　　　　　　D. 脑
   E. 肺

7. 急性血吸虫病的好发季节为:
   A. 冬季　　　　　　　　　　B. 春季
   C. 夏秋季节　　　　　　　　D. 高温季节
   E. 寒冷季节

8. 日本血吸虫成虫主要的寄生部位在:
   A. 肝动脉　　　　　　　　　B. 肠系膜下静脉
   C. 肠系膜上动脉　　　　　　D. 脾静脉
   E. 食管-胃底静脉

9. 引起血吸虫病主要病变的是血吸虫生活史的哪一时期?
   A. 成虫　　　　　　　　　　B. 童虫
   C. 虫卵　　　　　　　　　　D. 毛蚴
   E. 尾蚴

10. 关于急性血吸虫病的临床表现下列哪项描述是错误的?
    A. 可有荨麻疹等过敏反应
    B. 多有发热,热型以间歇型或弛张型多见
    C. 常见有明显黄疸
    D. 血中嗜酸性粒细胞常显著增高

E. 热程多为1个月左右

11. 关于慢性血吸虫病的临床表现下列哪项是错误的?
    A. 以无明显症状者最多
    B. 有症状者以腹痛、腹泻常见
    C. 常有肝脾肿大   D. 肝肿大以肝右叶为著
    E. 胃与十二指肠血吸虫病甚为少见

12. 急性血吸虫病的外周血象特征性改变最显著的是:
    A. 中性粒细胞显著增高
    B. 异型淋巴细胞显著增高
    C. 嗜酸性粒细胞显著增高   D. 单核细胞显著增高
    E. 嗜碱性粒细胞显著增高

13. 晚期血吸虫病最常见的临床类型是:
    A. 巨脾型   B. 腹水型
    C. 侏儒型   D. 黄疸型
    E. 结肠肉芽肿型

14. 治疗血吸虫病的首选药物是:
    A. 氯喹   B. 吡喹酮
    C. 甲硝唑   D. 诺氟沙星
    E. 锑剂

15. 关于血吸虫病与伤寒的鉴别,下列哪一项最有价值?
    A. 发热的热程   B. 相对缓脉
    C. 腹痛、腹泻
    D. 外周血嗜酸性粒细胞显著增多
    E. 以上都不对

16. 只发生在急性血吸虫病阶段的异位损害是:
    A. 肠道   B. 肾脏

C. 脑　　　　　　　　　　D. 肝脏
E. 肺

17. 在流行区,最常见的血吸虫病是哪一类型?
   A. 急性血吸虫病　　　　　B. 慢性血吸虫病
   C. 晚期血吸虫病　　　　　D. 肺血吸虫病
   E. 脑血吸虫病

18. 急性血吸虫病的潜伏期一般为:
   A. 1周左右　　　　　　　B. 2周左右
   C. 1～2个月　　　　　　 D. 半年
   E. 1年

19. 血吸虫病的预防措施下列哪项是错误的?
   A. 流行区应在流行季节前全面查治患者
   B. 对于病畜应彻底宰杀、深埋
   C. 加强粪便与水源的管理　　D. 消灭钉螺
   E. 加强个人防护

20. 下列预防血吸虫病的措施中,哪一项最关键?
   A. 对病人、病畜进行普查普治　　B. 穿着防护衣裤
   C. 使用防尾蚴剂
   D. 严禁在疫水中游泳、戏水　　E. 消灭钉螺

A2型题

21. 男性,46岁,曾诊断为血吸虫病,并服用过吡喹酮治疗。近3个月来出现腹胀、乏力、齿龈出血,查体慢性病容,脾肋下5.0 cm。血象白细胞 3.5×10^9/L,中性粒细胞60%,淋巴细胞40%,血小板 55×10^9/L。为了解有无血吸虫新近感染,最有意义的检测是:
   A. ELISA查抗体

B. 血清间接血凝试验查抗体
C. 血中循环抗原检测　　　　D. 环卵沉淀试验
E. 皮内试验

A3 型题

22～23题共用题干：患者，男性，40岁，湖北农民。近3年间断腹胀、乏力、纳差，1个月来尿少、全身浮肿。无饮酒史及病毒性肝炎史。体检：慢性病容，无黄疸，有蜘蛛痣，消瘦，腹膨隆，肝剑下5 cm，肋下刚及，质硬，脾肋下平脐，腹水征（＋），下肢有凹陷性水肿。彩超示肝回声呈网络样改变，如龟背状。

22. 本病最可能的诊断是：
 A. 肝炎肝硬化　　　　　　B. 酒精性肝硬化
 C. 日本血吸虫病　　　　　D. 原发性胆汁性肝硬化
 E. 自身免疫性肝炎

23. 为明确病因诊断首先应检查：
 A. 肝炎病毒标志物
 B. 血吸虫病特异性抗原抗体或找虫卵
 C. 自身抗体　　　　　　　D. 肝功能
 E. 凝血酶原活动度

B 型题

24～26题共用备选答案
 A. 发热、肝大、腹泻，血中嗜酸性粒细胞增多
 B. 巨脾、腹水或侏儒
 C. 肝左叶大、慢性间歇性轻微腹痛、腹泻
 D. 发热、腹泻伴有脑膜脑炎症状，血嗜酸性粒细胞增多
 E. 发热、腹泻伴呼吸道症状明显，血嗜酸性粒细胞增多

24. 急性期血吸虫病最常见的临床特征是：

25. 晚期血吸虫病最常见的临床特征是：
26. 急性脑型血吸虫病最常见的临床特点为：

C 型题

27~28 题共用备选答案

A. 吡喹酮 B. 蒿甲醚
C. 两者均是 D. 两者均否

27. 对血吸虫病病原治疗的最佳药物是：
28. 可作为血吸虫病预防用药的是：

X 型题

29. 在血吸虫病湖沼型流行区，其重要的传染源有：

A. 患者 B. 患病耕牛
C. 狗 D. 蚊虫
E. 猪

30. 血吸虫病流行区，人易受血吸虫感染的行为有：

A. 在河、湖中游泳 B. 捕鱼、捞虾作业
C. 被蚊虫叮咬 D. 饮用河中生水
E. 在陆地上耕种作物

31. 吡喹酮的不良反应包括：

A. 骨髓抑制 B. 少数有早搏
C. 轻度腹痛与恶心
D. 神经肌肉反应如头昏、头痛、乏力等
E. 肝肾毒性

32. 直接检查血吸虫病病原体的方法有：

A. 粪便中直接检查虫卵 B. 粪便孵化出毛蚴
C. 环卵沉淀试验
D. 直肠黏膜活检发现虫卵 E. 循环抗原酶免疫法

33. 血吸虫病的免疫学检测方法有哪些？
A. 皮内试验　　　　　　　B. 环卵沉淀试验
C. 循环抗原酶免疫法　　　D. 粪便孵化毛蚴
E. 间接血凝试验

34. 血吸虫病的肠道并发症有：
A. 阑尾炎　　　　　　　　B. 肠腔狭窄
C. 腹内痞块　　　　　　　D. 结肠癌
E. 腹泻

二、填空题

1. 我国血吸虫病的流行区可分为_____、_____和_____三种类型，以_____最严重。

2. 血吸虫病传播必须具备的条件是_____、_____和_____。

3. 人感染血吸虫病主要是通过皮肤接触含_____的疫水而感染。

4. 血吸虫的雌虫在_____内产卵，大多数虫卵沉积于_____和_____内，仅少数进入肠腔随粪便排出体外。

5. 日本血吸虫在人体内主要寄生在门静脉系统的_____和_____，故其分布的结肠病变最明显。

6. 晚期血吸虫病一般分为_____、_____、_____和_____四型。

三、名词解释

1. 伴随免疫　　2. 异位损害（ectopic lesion）
3. 尾蚴性皮炎　4. 侏儒型血吸虫病

5. 疫水

四、问答题

1. 简述血吸虫在人体内、外的生活史过程。
2. 简述血吸虫中间宿主钉螺孳生的特点。
3. 简述急性血吸虫病的主要临床表现。
4. 血吸虫病的主要并发症有哪些?
5. 血吸虫病传播的必备条件有哪些?
6. 在血吸虫病流行区,绝大多数患者的临床表现如何?
7. 我国3种流行类型的血吸虫病在流行病学方面各有何特点?
8. 常用的血吸虫病免疫学检查方法有哪些?
9. 简述检查血吸虫虫卵的常用方法及其意义。
10. 血吸虫病的预防措施包括哪些?

第四节 答案与题解

一、选择题

(一)答案

1. C 2. D 3. E 4. B 5. D 6. C 7. C 8. B 9. C
10. C 11. D 12. C 13. A 14. B 15. D 16. E 17. B
18. C 19. B 20. E 21. C 22. C 23. B 24. A 25. B
26. D 27. A 28. C 29. ABE 30. ABD 31. BCD
32. ABD 33. ABCE 34. ABCD

(二)题解

1. 题解:5种血吸虫均可寄生于人体而致病,其中,日本血吸虫引起者流行广、威胁大，我国的血吸虫病均由此引起。其他血吸虫可在非洲、亚洲及拉丁美洲引起血吸虫病。

2. 题解：毛蚴是虫卵入水刚孵出的幼虫，必须遇到和进入钉螺并在螺体内发育，经母胞蚴、子胞蚴和尾蚴几个阶段，尾蚴由螺体逸出在水中，是血吸虫的感染期，人、畜接触疫水，尾蚴即侵入机体而感染。童虫则是在人体内的发育过程。

3. 题解：人是血吸虫的终末宿主，钉螺为惟一中间宿主。虾、蟹、沼螺与血吸虫生活史各环节无关，均非中间宿主。

4. 题解：血吸虫病为人畜共患病，已发现自然感染的保虫宿主有40余种，然而，在湖沼地区，血吸虫病的主要传染源是受感染的人和牛，其他所列动物都不是主要的。

5. 题解：题中A、B、C、E所述均符合血吸虫病流行的特点，惟有D说我国各地均有发病和流行不对，实际上我国只有长江流域及其以南部分地区发病，有严格的地区性，这与中间宿主钉螺的分布有关。

6. 题解：血吸虫病的受累器官主要见于肝脏、肠、肺和脑等器官，但未见心脏受侵害。

7. 题解：夏秋季节，在25～30 ℃的温度下，适宜虫卵孵出毛蚴，同时又适合钉螺孳生、活动及血吸虫在螺体内的发育，也有利于自螺体逸出的尾蚴在水中生存，故为急性血吸虫病的好发季节。

8. 题解：血吸虫成虫主要寄生部位是门静脉的肠系膜下静脉内，故病变以直肠、乙状结肠和降结肠最严重，其他部位均非血吸虫的寄生之处或极少见。

9. 题解：虫卵肉芽肿是本病的基本病理改变，故血吸虫病主要病变系由虫卵引起。尾蚴侵入局部可有尾蚴性皮炎，童虫循行至肺严重者可能引起肺病变,成虫及其代谢产物也可能引起局部轻微炎症,这些均非本病的主要病变。

10. 题解:急性血吸虫病的临床表现,最初可有过敏反应,有发热,热程1个月左右,血中嗜酸性粒细胞显著增高。惟一错误的描述是常见有明显黄疸,急性血吸虫病虽可有肝肿大伴压痛,但不会出现黄疸,更不能说为常见和明显了。

11. 题解:本题A、B、C、E的描述均符合其临床表现,惟D所述肝肿大以右叶为著是错误的。应该是肝左叶肿大较为显著,因为肠系膜下静脉的血流回肝以进左叶为主之故。

12. 题解:由于急性血吸虫病的过敏反应,外周血象检查白细胞分类以嗜酸性粒细胞显著增高,是为本病特征之一。

13. 题解:晚期血吸虫病可有巨脾型、腹水型、结肠肉芽肿型、侏儒型,以巨脾型最多见,约占晚期病例的70%,脾进行性肿大,最大者其下缘可达盆腔,常伴脾功能亢进。

14. 题解:治疗血吸虫病的首选药为吡喹酮,具有疗效高、毒性低、疗程短、服用方便等优点,适宜于肠内外血吸虫病,已广为临床应用。其他药物治疗对象各不相同。

15. 题解:血吸虫病与伤寒都是发热时间较长,有相对缓脉,也可能有腹痛或腹泻等,单凭这些不能鉴别,但外周血嗜酸性粒细胞计数,血吸虫病显著增多,伤寒则大多减少或消失,有利于两病的鉴别。

16. 题解:血吸虫病变主要由虫卵在结肠和肝脏所致,至晚期有可能引起脑和肾的异位损害。在急性期由于幼虫随血流经肺,甚至穿破肺毛细血管,可引起肺异位损害。

17. 题解:在血吸虫病流行区,长期居住的当地人群,大多为多次感染、治疗不及时或不彻底,故以慢性血吸虫病居多。急性病例多为新进入流行区初次被感染者,晚期病例、肺型或脑型血吸虫病相对较少。

18. 题解:自尾蚴侵入至出现临床症状的潜伏期长短不一,80%患者为30～60日,平均40日,故答案为C。

19. 题解:在流行区预防血吸虫病,A、C、D、E等项措施均为正确措施,惟B项对病畜彻底宰杀、深埋是错误的,因为所感染的动物多为大家畜(如牛),应用药物是完全可以治愈的,不需采用彻底宰杀、深埋的办法。

20. 题解:题内所列5项均为预防血吸虫病的重要措施,但比较而言,最关键的是灭螺,消灭了钉螺就没有血吸虫发育繁殖的中间宿主,水中也就没有尾蚴和被传染的可能。

21. 题解:患者曾诊为血吸虫病并经过治疗。近又出现症状、脾大、白细胞及血小板明显降低,为明确目前有无血吸虫活动感染,应以酶免疫法检测血循环抗原最有意义。其他四种检测均为查抗体,即使为阳性,只表示既往感染所留存的抗体,不能说明现在有活动性感染。

22～23 题解:患者为中年男性,湖北农民,这提示在血吸虫病流行区且有疫水接触的可能;有关慢性肝病的表现,左肝肿大及超声显示的网络样改变,为血吸虫病慢性肝病的特点,加之无饮酒史和病毒性肝炎史;故诊断应首先考虑为血吸虫病晚期。为明确病因诊断首先应检测血吸虫抗原抗体或找虫卵。其他检查可作为辅助或鉴别参考。

24～26 题解:急性血吸虫病临床起病急骤,以发热、腹泻、肝肿大和外周血嗜酸性粒细胞显著增多为临床指征。晚期血吸虫病常有腹水型、巨脾型、侏儒型,其中以巨脾型最多见。急性脑型血吸虫病可有血吸虫病加脑膜脑炎的表现。

27~28题解:吡喹酮对血吸虫各个阶段都有杀灭效果,既可作为治疗的首选药物,也可预防;蒿甲醚对血吸虫童虫有杀灭作用,对成虫疗效不佳,仅可作为预防用药,故血吸虫病的预防药选两者均是。

29. 题解:血吸虫病在湖沼地区的重要传染源有患者、染病的耕牛和猪,而狗不是重要的传染源,蚊虫亦与血吸虫的传播无关。

30. 题解:人感染血吸虫病的关键取决于是否接触疫水,游泳、捕鱼捞虾、饮用生水均可造成血吸虫感染。而被蚊虫叮咬和在陆地耕作与疫水无接触者,就不存在被感染的可能。

31. 题解:吡喹酮的毒性低,不良反应少,但有可能出现如B、C、D所述表现,一般于用药后1小时内发生,不需处理,数小时内便消失。不会出现骨髓抑制或肝肾毒性。

32. 题解:直接查病原体的方法有:从粪便涂片中查虫卵、孵化毛蚴或直肠黏膜活检,均是既简便又可靠的方法。环卵沉淀试验和循环抗原酶免疫法检查虽亦有极高的诊断价值,但都属于免疫学方法,可不在本题答案之内。

33. 题解:血吸虫病免疫学检测方法较多,敏感性与特异性较高,题中A、B、C、E均为免疫学试验。惟病后抗体存在时间很长,检测抗体阳性不能区别过去感染与现症病人,并有假阳性与假阴性的缺点,近年开展的循环抗原检查活动性感染,意义较大。

34. 题解:血吸虫肠道并发症可见急性阑尾炎、不完全性肠梗阻、腹内痞块、结肠癌等,腹泻只是一种症状,非为并发症。

二、填空题

1. 湖沼区　水网区　山丘区　湖沼区

2. 含虫卵粪便入水　钉螺孳生　人或动物接触疫水
3. 尾蚴
4. 肠黏膜下层末梢静脉　肠黏膜　肝组织
5. 肠系膜下静脉　直肠痔上静脉
6. 巨脾型　腹水型　结肠肉芽肿型　侏儒型

三、名词解释

1. 血吸虫病患者体内成虫寄生和产卵时，可获得部分免疫力，对再感染有一定的防御能力，但这种免疫无损于体内成虫生存状态，称伴随免疫。

2. 血吸虫卵或/和成虫在门静脉系统以外的器官或组织造成损害称为异位损害，常见的部位有肺和脑。

3. 尾蚴性皮炎系血吸虫尾蚴侵入人体皮肤后，头腺分泌物可引起局部组织水肿、毛细血管扩张、充血等，致局部皮肤出现丘疹、荨麻疹、瘙痒等，是一种皮肤变态反应，持续1～3日即消退。

4. 侏儒型为晚期血吸虫病少见类型。因儿童期反复重度感染血吸虫，引起机体内分泌腺出现不同程度萎缩和功能减退，以垂体前叶和性腺功能不全最常见，从而影响人体生长发育，导致侏儒症。表现身材呈比例矮小，面容苍老，缺乏第二性征，生长发育低于同龄人，但智力正常。

5. 疫水是一广泛应用的名词，指含有病原体并可传染疾病的水源。在血吸虫病则指含有血吸虫尾蚴的水源，接触疫水是感染血吸虫病的必经途径。

四、问答题

1. 答：雌虫在肠黏膜下层的末梢静脉产卵，多数虫卵沉积在肠黏膜和肝组织中,少数进入肠腔随粪便排出体外。虫卵入水后在适宜温度下孵出毛蚴,后进入钉螺体内逐步发育为尾蚴,尾蚴从螺体逸出入水,当人或畜类接触疫水时,尾蚴穿过皮肤或黏膜,侵入体内,发育为童虫、成虫,后在门静脉系统寄生,经1个月左右产卵。

2. 答:钉螺是血吸虫惟一的中间宿主,为血吸虫发育史中不可缺少的环节。钉螺为水陆两栖,生活在水线上下,孳生于土质肥沃、杂草丛生、潮湿的环境中。常随水流、附着在水草、牛蹄或草鞋夹带等方式扩散到远处,冬季则在地面隐蔽处蛰伏越冬。

3. 答:3个月内有明确的血吸虫疫水接触史,半数患者有尾蚴性皮炎,并出现下列症状:①发热,以间歇热最常见,一般无明显毒血症状,相对缓脉多见,热程大多为1个月左右;②过敏反应,可有荨麻疹,血管神经性水肿,全身淋巴结轻度肿大等;③腹部症状,腹痛、腹泻常见,有时腹泻与便秘交替;④周围血象白细胞总数增高,嗜酸性粒细胞显著增高。

4. 答:血吸虫病并发症可有:①肝纤维化并发症:肝硬化、食管-胃底静脉曲张、上消化道大出血、肝性脑病、自发性腹膜炎;②肠道并发症:急性阑尾炎、不完全性肠梗阻、腹内痞块、结肠癌等。

5. 答:传播的必备条件有三:①带虫卵的粪便入水:病人或病畜粪便中的血吸虫卵入水,污染水源;②有钉螺孳生:钉螺是血吸虫惟一的中间宿主,毛蚴进入螺体内才能发育、繁殖,并逸出尾蚴;③接触疫水:因生产或生活接触含有尾蚴的疫水,通过皮肤感染。饮用含尾蚴的疫水、赤足行走于有尾蚴的湿地等也可感染。

6. 答:在流行区绝大多数为慢性血吸虫病。临床表现为无症状和有症状两种:①无症状者:流行区最多见者为此类患者。

仅在粪便普查或因其他疾病就医时发现虫卵而确诊;②有症状者:腹痛、腹泻最为常见。大便每日2~3次,稀便,偶带血。重型患者有持续性脓血便,伴里急后重,类似痢疾样,常有肝脾肿大。

7. 答:我国的血吸虫病流行区,依不同地理环境、钉螺分布和流行病学特点,分为湖沼、水网、山丘3种类型:①湖沼型:流行最为严重,钉螺成片、分布广泛,人们常因生活、生产接触疫水而感染,急性血吸虫病的发生率高,耕牛的感染率也高;②水网型:常因在河边生活用水而感染,钉螺沿河沟呈网状或由上而下沿水系流域分布,人是主要传染源;③山丘型:地广人稀,钉螺面积成点状,病人少而分散,耕牛和野生哺乳动物常是传染源。

8. 答:常用的免疫学检测试验有:

(1)血吸虫皮内试验:属速发型变态反应。以血吸虫抗原皮内注射于前臂皮内,抗原与体内的抗体结合产生局部组织反应,呈现红、肿、痒现象,即为阳性。为常用的初筛方法。

(2)环卵沉淀试验:当成熟虫卵内毛蚴的分泌、排泄物质与血吸虫患者血清内相应抗体结合后,在虫卵周围形成特异性沉淀物,即为阳性反应。

(3)间接血凝试验:将可溶性血吸虫卵抗原吸附于红细胞表面,致敏,再与患者血清特异抗体结合,即出现阳性反应,可作为过筛或综合查病的方法。

(4)酶联免疫吸附试验:测患者血清特异性抗体,可用作诊断和考核疗效的依据。

(5)循环抗原酶免疫法:循环抗原的存在表明有活动性感染,本法敏感、特异、简便、快速。

9. 答:检查虫卵的常用方法有三:

(1)粪便直接查虫卵:方法简单、快速,在普通显微镜下即可查见,急性患者特别是重度感染有腹泻者虫卵发现的阳性率高,慢性或晚期较低。

(2)毛蚴孵化法:将粪便集卵后取沉淀孵化。阳性率较高,发现阳性对诊断价值大,晚期患者因肠壁纤维化,虫卵不易从肠壁排出,可多次检查。

(3)直肠黏膜活组织检查:直肠镜下取病变黏膜,在显微镜下检查虫卵,阳性率高。但不易区别近期和远期变性虫卵。

10. 答:预防措施应采取灭螺为主,结合查治病人、病畜为重点,加强粪便和水源管理及个人防护的综合措施。具体有:①控制传染源:在流行区对人畜进行普查普治;②管理好水源和粪便:加强粪便和水源管理,粪便应无害化处理,防止污染水源;③消灭钉螺:采用药物灭螺,应因地制宜,反复查灭;④个人防护:加强卫生宣教,在生产和生活中,避免感染,也可预防服药。

第二章　并殖吸虫病

并殖吸虫病(paragonimiasis)是一种人畜共患寄生虫病,因进食不熟的含有并殖吸虫囊蚴的溪蟹或蝲蛄而感染,主要引起肺部病变,故又称肺吸虫病。

第一节　教学大纲要求

1. 掌握本病的感染方式、病变特点。
2. 熟悉本病的临床表现、诊断要点、治疗原则和预防措施。
3. 了解并殖吸虫的生活史。

第二节　教材内容精要

1. 病原学　已知并殖吸虫有50余种,在我国最常见致病的主要有卫氏并殖吸虫与斯氏狸殖吸虫,生活史基本相似,需要有两个中间宿主,经过虫卵、毛蚴、尾蚴、囊蚴、童虫、成虫等发育阶段,囊蚴是并殖吸虫的感染期。

2. 发病机制与病理　致病机制主要是童虫或成虫在人体组织与器官内移行、寄居造成的机械性损伤,及其代谢产物等引起的免疫病理反应。引起以肺部为主的全身性疾病。感染方式主要是生食或半生食含吸虫囊蚴的溪蟹、蝲蛄所致。童虫、成虫及虫卵各有不同病变。

3. 临产表现　复杂多样,有急、慢性之分,慢性中以胸肺型常见,卫氏并殖吸虫主要寄生于肺部,以咳嗽、胸痛、咯血及咳铁锈色或烂桃样痰为主,也可出现肺外症状。斯氏狸殖吸虫病主要表现为幼虫移行症,特征为游走性皮下结节或包块,渗出性胸膜炎等。

4. 实验室检查　外周血嗜酸粒细胞显著增多为本病特点之一。从痰液、粪便、体液或皮下结节检查到虫卵或虫体则可确诊。

5. 治疗与预防　吡喹酮是治疗首选药物,预防主要是教育疫区群众勿生食淡水溪蟹、蝲蛄等食物。

重点:并殖吸虫病的临床特征、病原诊断。

第三节　测试题

一、选择题

A1型题

1. 并殖吸虫的感染来源主要是：
A. 人 B. 家畜
C. 野生动物 D. 人和某些家畜
E. 啮齿动物

2. 卫氏并殖吸虫病的主要感染途径为：
A. 蚊虫叮咬 B. 飞沫传播
C. 接触疫水
D. 食用未熟的甲壳类动物（如蟹类）
E. 食用野猪肉

3. 并殖吸虫的生活史需两个中间宿主,通常第一中间宿主是：
A. 甲壳动物 B. 鼠类
C. 猪、牛 D. 禽类
E. 螺类

4. 人因误食并殖吸虫哪一个阶段而感染？
A. 虫卵 B. 囊蚴
C. 毛蚴 D. 胞蚴
E. 成虫

5. 感染并殖吸虫病的必备条件是生食或半生食：
A. 菱角、荸荠 B. 淡水鱼、虾
C. 溪蟹、蝲蛄 D. 田螺
E. 瓜果类

6. 卫氏并殖吸虫病患者典型的痰液呈现为：
A. 铁锈色或烂桃样血痰 B. 脓痰
C. 血痰 D. 白色黏液痰
E. 泡沫痰

7. 卫氏并殖吸虫最常见的感染部位是:

A. 脑部 B. 肝脏
C. 肺部 D. 皮下
E. 胸膜

8. 斯氏狸殖吸虫的主要传染源是:

A. 病人 B. 病猫、病犬
C. 溪蟹 D. 蜊蛄
E. 钉螺

9. 斯氏狸殖吸虫感染的主要临床特征是:

A. 胸腔感染 B. 肠道病变
C. 癫痫 D. 坐骨神经痛
E. 皮下结节或包块

10. 在显微镜下检测斯氏狸殖吸虫所致的皮下结节,不会发现:

A. 嗜酸性肉芽肿 B. 浆细胞
C. 虫卵 D. 童虫
E. 夏科-莱登结晶

11. 并殖吸虫胸膜炎与结核性胸膜炎的主要鉴别点是:

A. 胸痛 B. 气促
C. 胸水中嗜酸性粒细胞为主 D. 胸腔积液的量
E. 胸、肺体征

12. 治疗并殖吸虫病的首选药物是:

A. 吡喹酮 B. 阿苯达唑
C. 硫氯酚 D. 干扰素
E. 四环素

B 型题

13～16题共用备选答案

A. 成虫 B. 虫卵
C. 毛蚴 D. 尾蚴
E. 囊蚴

13. 并殖吸虫由粪便排出的阶段为：
14. 侵入第一中间宿主阶段的是：
15. 侵入第二中间宿主阶段的是：
16. 具有感染性的阶段是：

C型题

17～18题共用备选答案

A. 嗜酸性粒细胞浸润 B. 肉芽组织形成
C. 两者均有 D. 两者均无

17. 并殖吸虫病变脓肿期可见：
18. 并殖吸虫病囊肿期常有：

19～22题共用备选答案

A. 卫氏并殖吸虫 B. 斯氏狸殖吸虫
C. 两者均有 D. 两者均无

19. 人为终宿主，并成为主要传染源者
20. 发育过程需要两个中间宿主
21. 最常感染肺部而致病
22. 常导致游走性皮下结节或包块

X型题

23. 并殖吸虫病的主要临床表现包括：

A. 反复出现咳嗽、咳痰
B. 游走性皮下结节或包块
C. 血中性粒细胞长期增高

D. 不明原因的癫痫、头痛或瘫痪

E. 生食或半生食淡水鱼史

24. 并殖吸虫童虫阶段引起的病变有：

A. 胸膜炎或胸腔积液

B. 腹腔炎症与粘连伴血性腹水

C. 肺出血性脓肿　　　　　　　D. 游走性皮下结节

E. 周围血象中性粒细胞升高

25. 并殖吸虫病的胸部X线检查可发现的病变有：

A. 胸腔积液　　　　　　　　　B. 胸膜粘连或增厚

C. 肺囊肿病变　　　　　　　　D. 肺部脓肿改变

E. 肺尖浸润性病灶

26. 并殖吸虫病的病原治疗药物包括：

A. 吡喹酮　　　　　　　　　　B. 三氯苯达唑

C. 甲硝唑　　　　　　　　　　D. 喹诺酮类

E. 硫氯酚

27. 目前并殖吸虫病的主要预防措施应包括：

A. 不饮生溪水

B. 不生吃或半生吃溪蟹、蝲蛄

C. 加强管水管粪措施　　　　　D. 预防注射

E. 灭蝇、灭鼠

二、填空题

1. 并殖吸虫病的基本病理改变为三期，即＿＿＿＿＿＿＿、＿＿＿＿＿＿＿、＿＿＿＿＿＿＿。

2. 慢性并殖吸虫病按其主要侵犯的器官不同，可有以下几种类型：＿＿＿＿、＿＿＿＿、＿＿＿＿、＿＿＿＿、＿＿＿＿等。

3. 并殖吸虫的生活史中需要两个中间宿主,第一中间宿主是_____,第二中间宿主是_____和_____。

4. 皮下结节或包块以_____吸虫多见,包块活检可查见并殖吸虫的_____。

5. 皮下包块病理检查可见到:_____、_____、_____及_____。

三、名词解释

1. 肺吸虫病(lung fluke disease)　　2. 游走性皮下结节

四、问答题

1. 因特殊饮食习惯(生食或半生食)可感染哪些蠕虫病?
2. 列表比较卫氏并殖肺吸虫病与斯氏狸殖吸虫病的鉴别。

第四节　答案与题解

一、选择题

(一)答案

1. D　2. D　3. E　4. B　5. C　6. A　7. C　8. B　9. E　10. C　11. C　12. A　13. B　14. C　15. D　16. E　17. A　18. C　19. A　20. C　21. A　22. B　23. ABD　24. ABCD　25. ABCD　26. ABE　27. ABC

(二)题解

1. 题解:并殖吸虫病为人畜共患病,病人是卫氏并殖吸虫,病猫、病犬为斯氏狸殖吸虫的主要传染源,故选择 D 为主,只答一种显然不全。

2. 题解：卫氏并殖吸虫的主要感染途径，为生食或半生食含有吸虫囊蚴的甲壳类动物，如溪蟹或蝲蛄所致。

3. 题解：并殖吸虫的终宿主或带虫者为人或动物，在其发育过程中必须有两个中间宿主，第一中间宿主为螺类，如卫氏并殖吸虫为淡水川卷螺，斯氏狸殖吸虫为拟钉螺，虫卵在螺内经毛蚴发育成尾蚴后再逸出进入第二中间宿主（溪蟹或蝲蛄）。

4. 题解：并殖吸虫的生活史必经上述各发育阶段，囊蚴为其感染期，人常因误食甲壳动物体内的活囊蚴而感染。

5. 题解：感染并殖吸虫的必备条件是生食或半生食溪蟹、蝲蛄等才可能感染。而生食淡水鱼虾可感染华支睾吸虫，生食菱角、荸荠可感染姜片虫病。

6. 题解：卫氏并殖吸虫主要病变损害在肺部，肺组织脓肿坏死及出血，故其典型痰液为铁锈色或烂桃样血痰，是本病的主要特点。

7. 题解：卫氏并殖吸虫最常见的感染部位是肺部，其成虫常固定寄生于肺组织，以宿主血液及组织液为食物，能存活 6～20 年。

8. 题解：斯氏狸殖吸虫的主要传染源是病猫、病犬。不要错答成病人，因为此虫在人体内不能发育为成虫，也不要误答为溪蟹或蝲蛄，二者仅为第二中间宿主。

9. 题解：斯氏狸殖吸虫幼虫极少进入肺、脑及肠道，引起病变。其主要临床特征是幼虫移行形成的游走性皮下结节或包块，皮肤型占本病的 50%～80%。

10. 题解：斯氏狸殖吸虫所致的皮下结节游走性为其特点，实为典型的嗜酸性肉芽肿，内有浆细胞和夏科-莱登结晶，包块中心为黄色坏死组织。内含童虫，但无虫卵及成虫。

11. 题解:肺型并殖吸虫病有发热、气促、咳嗽、咯血痰及胸部体征等,这些均易误为结核性胸膜炎,但若查胸水中嗜酸性粒细胞增高,则有助于诊断肺吸虫病。

12. 题解:治疗并殖吸虫病的首选药物为吡喹酮,疗效高,不良反应轻。硫氯酚即为硫双二氯酚,虽对并殖吸虫有效,但不良反应较多,只能列为次选。阿苯达唑为治疗蛔虫、钩虫、蛲虫及旋毛虫等的最佳药物,干扰素、四环素为非杀虫或驱虫药。

13~16 题解:并殖吸虫的生活史必须经过两个中间宿主和多个阶段的发育过程,通常自宿主粪便排出的阶段为虫卵,虫卵入水发育成毛蚴始侵入第一中间宿主螺类,再发育成尾蚴逸出于水中才侵入第二中间宿主(溪蟹、蝲蛄),然后再发育成囊蚴,始为具有感染性的阶段。

17~18 题解:并殖吸虫病虫卵引起囊肿是本病的特殊病变,在脓肿期可见嗜酸粒细胞浸润;而囊肿期则嗜酸性粒细胞浸润和肉芽组织两者均有。

19~22 题解:能以人作为终宿主并为主要传染源者仅有卫氏并殖吸虫,且最常感染肺部而致病;最常导致游走性皮下结节或包块的是斯氏狸殖吸虫;两种吸虫的发育过程均需有两个中间宿主。

23. 题解:并殖吸虫病可反复出现咳嗽咳痰,有皮下结节或包块为其特点,不明原因的癫痫、头痛或瘫痪等表现,可能系脑脊髓型。但血象中非为中性粒细胞增高,与生食或半生食淡水鱼史无关。

24. 题解:并殖吸虫童虫引起的病变有 A、B、C、D 诸项。但周围血象中应是嗜酸粒细胞明显增多,可占 30%~40%,而非中性粒细胞升高。

25. 题解:并殖吸虫病胸部 X 线检查前 4 项表现均可发现,

对胸肺型病例的诊断有重要参考价值。但肺尖浸润病灶常为肺结核特征。

26. 题解：并殖吸虫病的病原治疗，首选药为吡喹酮，疗效好，不良反应轻，其次亦可选用三氯苯达唑及硫氯酚（别丁），对成虫和囊蚴均有明显杀灭作用。

27. 题解：预防措施需包括 A、B、C 项的内容。目前尚无疫苗预防，苍蝇与鼠对传播本病无重要作用。

二、填空题

1. 脓肿期　囊肿期　纤维瘢痕期
2. 胸肺型　腹型　肝脏型　皮肤型　脑脊髓型
3. 螺类　溪蟹　蝲蛄
4. 斯氏狸殖　童虫
5. 嗜酸性肉芽肿　大量嗜酸性粒细胞　浆细胞　夏科-莱登结晶

三、名词解释

1. 肺吸虫病即并殖吸虫病，为人畜共患寄生虫病，主要由卫氏并殖吸虫引起，以肺部病变为主的全身性疾病，主要表现咳嗽、咳铁锈色或烂桃样血痰、咯血等。血象嗜酸性粒细胞增多，痰中可找到虫卵及夏科-莱登晶体有助确诊。

2. 皮下结节为并殖吸虫病的重要特点，一般卫氏并殖吸虫的发生率约为 10%，斯氏狸殖吸虫有 50%～80% 的病例发生，以游走性为其特点。可在腹部、胸部、腰背部及四肢的皮下深层肌肉内扪及，直径 1～6 cm，皮肤表面正常，触之有痒感或疼痛感，活检可查见童虫。

四、问答题

1.答:特殊饮食习惯者可能被以下蠕虫感染:①因食生肉或未煮熟的肉,可感染猪带绦虫或牛带绦虫、卫氏并殖吸虫、旋毛虫等;②因食生的或未熟的淡水鱼、虾,可感染华支睾吸虫;③因食生的或未煮熟的石蟹、蝲蛄,可感染卫氏并殖吸虫;④因食生的或未煮熟的溪蟹,可感染斯氏狸殖吸虫;⑤因食生的(未洗净)菱角、茭白、荸荠等水生植物,可感染布氏姜片虫病。

2.答:两病的鉴别见下表10-2-1:

表10-2-1 卫氏并殖肺吸虫病与斯氏狸殖吸虫病的鉴别表

	卫氏并殖吸虫病	斯氏狸殖吸虫病
感染方式	生食或半生食淡水蟹或蝲蛄	生食或半生食淡水蟹
全身症状	轻度	常见
荨麻疹等过敏症状	少见	常见
咳嗽、咯血痰	明显,常为典型的铁锈色或烂桃样血痰	轻咳,偶有血丝痰
胸腔积液	少见	常见
颅脑受损	脑脓肿多见	蛛网膜下腔出血多见
肝脏受损	少见	常见
血嗜酸粒细胞	轻度增多	高度增多
皮下结节与包块	少见	常见,游走性很强,包块内可查见童虫
胸部X线检查	肺纹理增多,见结节性或多房囊性阴影	正常或轻度改变,肺部阴影常见

第三章 华支睾吸虫病

华支睾吸虫病(clonorchiasis sinensis)是由华支睾吸虫寄生于肝内胆管而引起的疾病,又称肝吸虫病,为常见的慢性寄生虫病之一。

第一节 教学大纲要求

1. 掌握病原和流行病学特点,特别是华支睾吸虫的形态和生活史、传播途径。
2. 熟悉临床表现及诊断,检查虫卵的方法。
3. 了解华支睾吸虫病的预防。

第二节 教材内容精要

1. 病原学　华支睾吸虫寄生于肝胆管内,成虫产卵后,虫卵随胆汁进入肠道,随粪便排出,进入水中被第一中间宿主淡水螺吞食后在螺体内孵出毛蚴,经胞蚴、雷蚴、尾蚴等阶段发育,最后尾蚴逸出,侵入第二中间宿主淡水鱼、虾,形成囊蚴,被人食入后而感染。虫卵外形略似灯泡状,是人体寄生虫卵最小的一种,卵内有一成熟毛蚴。

2. 流行特征　主要分布于东南亚国家,其中以中国、朝鲜半岛、越南等地多见。传染源为人和哺乳类动物,通过进食未经煮熟含有活囊蚴的淡水鱼虾而感染,人群普遍易感。

3. 临床表现　临床表现依感染轻重而不同,轻度感染者可无任何症状,普通感染者有消化不良、上腹隐痛、肝损害等表现,严重者可急性起病,突发寒战、高热,甚至发展至胆汁性或门脉性肝硬化,出现黄疸、肝脾肿大及腹水等。长期慢性感染可致胆管细胞癌,感染严重的儿童常有显著营养和发育不良。

4. 诊断依据　根据流行病学资料,如有进食未经煮熟的淡水鱼虾史;临床表现可有食欲不振等消化道症状或肝大、肝区隐痛等,血象中嗜酸性粒细胞增多,确诊有赖于粪便或十二指肠引流液检查出虫卵。

5. 治疗和预防　吡喹酮是本病治疗的首选药,有肯定而满意的疗效。此外,阿苯达唑也有较好驱虫效果。预防的关键是控制或消灭传染源和切断传播途径。

重点:华支睾吸虫病的临床特征。

第三节　测试题

一、选择题

A1 型题

1. 华支睾吸虫病的主要传染源是人和哺乳类动物,其中主要的宿主动物是:

　A. 猪　　　　　　　　B. 狗
　C. 猫　　　　　　　　D. 鼠
　E. 牛

2. 华支睾吸虫寄生于人体的部位主要在:

　A. 门静脉　　　　　　B. 肝静脉
　C. 肝内胆管　　　　　D. 胆囊
　E. 肠系膜下静脉

3. 华支睾吸虫病主要经口感染,通常是食用生的或未熟的何种食物?

A. 淡水鱼虾 B. 猪肉
C. 牛肉 D. 钉螺
E. 贝壳类

4. 下列关于华支睾吸虫病临床表现的叙述,哪一项为错误?
A. 轻度感染者常无症状
B. 常见肝肿大,尤以左叶为著
C. 慢性严重感染者可出现肝硬化及门脉高压
D. 普通感染常出现阻塞性黄疸
E. 严重感染可影响儿童的生长发育

5. 儿童期重度感染华支睾吸虫病的严重后果为:
A. 侏儒症 B. 神经官能征
C. 消化不良症状 D. 营养不良征
E. 肝脾肿大

6. 华支睾吸虫感染可导致下列疾病,但不会出现:
A. 肝功能异常甚至肝硬化 B. 胆管癌
C. 慢性胆囊炎或胰腺炎 D. 胆道结石
E. 肌炎

7. 下列各项符合华支睾吸虫病的发病和临床表现,但应除外:
A. 发病前有进食未煮熟的淡水鱼、虾等历史
B. 缓慢起病,无明显发热
C. 右上腹不适、食欲不振 D. 血嗜酸粒细胞增多
E. 皮肤有散在皮疹

8. 华支睾吸虫病的确诊方法,有赖于检查:
A. 血嗜酸粒细胞增多 B. 肝功能试验异常
C. 虫卵检查阳性 D. 免疫学检查

E. 影像学检查

9. 治疗华支睾吸虫病的首选药物是:
   A. 丙硫咪唑　　　　　　　　B. 吡喹酮
   C. 硫双二氯酚　　　　　　　D. 乙胺嗪
   E. 第三代头孢菌素

A2 型题

10. 患者男性,18岁,广东人,近1周来出现右上腹胀、食欲不振、腹泻,大便日解3～5次稀便,无黏液和脓血。查体腹软,肝肋下1 cm可触及,脾阴性,肠鸣音亢进。查血象白细胞数为$9.1×10^9/L$,N 0.61,L 0.21,E 0.16,M 0.02。B型超声检查发现肝内小胆管轻度扩张。患者有吃生鱼粥和醉虾史。本病例初步诊断可考虑为:
    A. 急性胃肠炎　　　　　　　B. 急性血吸虫病
    C. 急性阿米巴痢疾　　　　　D. 华支睾吸虫病
    E. 病毒性肝炎

B1 型题

11～13题共用备选答案
   A. 肝内胆管　　　　　　　　B. 门静脉系统
   C. 内脏或皮下组织　　　　　D. 红细胞内
   E. 肠腔内

11. 血吸虫寄生的部位为:
12. 并殖吸虫寄生于人体的:
13. 华支睾吸虫寄生于:

X 型题

14. 华支睾吸虫生活史中所必须具备的条件包括:
    A. 虫卵入水

B. 水中有淡水螺、鱼、虾　　　　C. 有蚊虫叮咬
D. 人们有生食或半生食的不良习惯
E. 人群易感性

15. 华支睾吸虫病最常见的并发症包括：
A. 胆管上皮细胞癌　　　　B. 肝细胞癌
C. 胆石症　　　　　　　　D. 胆管炎
E. 急、慢性胆囊炎

16. 下列疾病中，首选吡喹酮治疗的有哪些？
A. 日本血吸虫病　　　　　B. 并殖吸虫病
C. 华支睾吸虫病　　　　　D. 姜片虫病
E. 丝虫病

17. 下述华支睾吸虫病的发病机制哪些叙述正确？
A. 发病与否及严重程度与成虫寄生在胆管中的数量有关
B. 感染严重者，虫数可达数千条以上，可发生胆管阻塞
C. 由于胆管上皮增生、管腔狭窄和虫体堵塞可引起胆汁淤滞
D. 虽有胆管堵塞但不继发细菌性胆管炎，胆囊炎
E. 长期堵塞也不造成胆汁性肝硬化

二、填空题

1. 华支睾吸虫病的临床表现以_____、_____为主，常伴有_____、_____、_____等症状。
2. 华支睾吸虫病的病情轻重主要与_____有关。
3. 华支睾吸虫病的治疗以_____为首选药，也可用_____驱虫亦有较好疗效。
4. 华支睾吸虫轻度感染者常无_____，仅在粪便检查时

发现_____而确诊。

5. 从感染囊蚴到成虫成熟产卵约需经_____月左右，成虫在人体内的寿命可长达_____年。

三、名词解释

华支睾吸虫病

四、问答题

1. 因特殊的饮食习惯(生食或半生食)可能感染哪些蠕虫？
2. 简述预防华支睾吸虫病的关键措施。
3. 试述华支睾吸虫病的诊断依据？
4. 显微镜检查粪便时，观察华支睾吸虫卵形状有哪些特点？
5. 十二指肠引流液检查发现华支睾吸虫卵的意义如何？

第四节　答案与题解

一、选择题

(一)答案

1. C　2. C　3. A　4. D　5. A　6. E　7. E　8. C
9. B　10. D　11. B　12. C　13. A　14. ABDE　15. ACDE
16. ABCD　17. ABC

(二)题解

1. 题解：猫、狗、鼠、猪都是华支睾吸虫病的传染源，但比较而言，最主要的是猫，因其与淡水鱼、虾关系最为密切，易受到感染。
2. 题解：华支睾吸虫寄生的部位主要在肝内胆管，严重者虫体数可达数千条,甚至发生胆管阻塞。其他部位则少有或无。

3. 题解:食用生猪肉、牛肉可感染绦虫病、旋毛虫病或囊尾蚴病,钉螺与血吸虫病相关,贝壳类可引起某些肠道传染病,而华支睾吸虫病系食用含有活囊蚴的淡水鱼虾所致,这是华支睾吸虫的第二中间宿主。

4. 题解:A、B、C、E 所描述的表现均可与华支睾吸虫病相符,而 D 说常出现阻塞性黄疸是错误的,因为普通感染者多为一般消化道症状或肝稍大,只是偶有黄疸。

5. 题解:儿童期重度感染可出现生长发育障碍,严重者可致侏儒症。在寄生虫病中,能引起侏儒症最常见的是血吸虫病,亦偶见于本病,应予重视,及早发现和治疗。

6. 题解:华支睾吸虫主要寄生于人体肝内胆管内,由于成虫刺激和阻塞,可引起相应部位的慢性炎症、肝硬化、胆结石,甚至癌变。但因其不寄生于或游走至肌肉内,不会引起肌炎。

7. 题解:A、B、C、D 诸项均符合华支睾吸虫病的发病和表现,惟 E 项应除外,因本病患者一般无皮疹。

8. 题解:本病确诊方法有赖于从粪便或十二指肠引流液,检出华支睾吸虫虫卵。其他检查虽可能有改变,但诊断意义不大或仅有辅助价值。

9. 题解:华支睾吸虫病的病原治疗首选药物为吡喹酮,本药为广谱抗蠕虫药,对本病有肯定和满意的疗效,治疗后虫卵阴转率几达100%。

10. 题解:患者缓慢起病,右上腹胀、食欲差、轻度腹泻,肝稍大,血嗜酸粒细胞稍增高,肝胆小管轻度扩张,加上有吃生鱼粥和醉虾史,故初步考虑为华支睾吸虫病。可进一步检查华支睾吸虫虫卵确诊。

11～13题解：本题考核寄生虫在人体内寄生和繁殖部位：血吸虫在门静脉系统；并殖吸虫在内脏或皮下组织；华支睾吸虫在肝内胆管内。

14. 题解：华支睾吸虫的生活史必须具备有虫卵入水，在淡水螺、鱼、虾体内发育，最后形成囊蚴，被人生食或半生食活囊蚴后致病，人群普遍易感。整个生活史过程与蚊虫叮咬无关。

15. 题解：华支睾吸虫寄生于人体胆管系统，依病变严重程度及病程长短，可引起一系列与胆管和胆道系统相关并发症，A、C、D、E 所述均可发生。但不含原发性肝细胞癌。

16. 题解：吡喹酮为广谱抗蠕虫病药，疗效好、毒副反应少、服用方便，为日本血吸虫病、并殖吸虫病、华支睾吸虫病、姜片虫病的首选药。丝虫病的首选特效药则为乙胺嗪，吡喹酮对其无效。

17. 题解：A、B、C 三项叙述均符合本病的发病机制。D、E 所述若去掉否定意义为正确，由于胆管堵塞，可以继发细菌性胆管炎、胆囊炎，严重感染也可造成胆汁性肝硬化，但题中用意相反就是错误的，故答题不包括此二项。

二、填空题

1. 消化道症状　左叶肝大　神经衰弱　胆囊炎/胆管炎胆结石

2. 寄生的华支睾吸虫数量

3. 吡喹酮　阿苯达唑

4. 症状　虫卵

5. 1个　2～30

三、名词解释

华支睾吸虫病俗称肝吸虫病,系由华支睾吸虫寄生于人体肝内胆管而引起的寄生虫病。其感染与生食或半生食带有活囊蚴的鱼、虾密切相关。一般起病缓慢,临床表现因感染程度不同,致轻重差异较大,主要为消化和肝胆系统表现,确诊有赖于自粪便或十二指肠引流液检出虫卵。

四、问答题

1. 答:特殊饮食习惯者可能被以下蠕虫感染:①因食生的或未煮熟的淡水鱼、虾,可感染华支睾吸虫;②食生的或未煮熟的肉,可感染猪带绦虫、牛带绦虫、卫氏并殖吸虫、旋毛虫等;③因食生的或未煮熟的溪蟹、蝲蛄,可感染卫氏并殖吸虫;④因食生的或未煮熟的溪蟹,可感染斯氏狸殖吸虫;⑤因食生的菱角、茭白、荸荠等水生植物,可感染布氏姜片吸虫。

2. 答:在流行区应进行人群的普查普治,有条件者对猫、狗等家畜也予以驱虫;粪便应进行无害化处理;避免水源、鱼塘被粪便污染;宣传有关卫生知识,改变不良饮食习惯,不吃生的或未经煮熟的鱼虾。

3. 答:可根据:①流行病学资料,有进食未煮熟淡水鱼、虾史;②临床表现起病缓慢,有腹痛、腹泻、肝区不适、肝大、压痛等;③实验室检查血嗜酸性粒细胞增多,粪便或胆汁检查发现华支睾吸虫卵即可确诊。

4. 答:华支睾吸虫卵外形略似椭圆形白炽灯灯泡,大小约 $30\ \mu m \times 14\ \mu m$,是人体寄生虫卵中最小的一种,色黄褐,顶端有盖,卵盖周围隆起呈肩峰状,卵壳厚,内含一个成熟的毛蚴。检查粪便中虫卵阳性是确诊的金标准。

5. 答：华支睾吸虫成虫寄生于肝内胆管，产卵后随胆汁排出，一般在粪便中较为稀少，而在胆汁引流液中含量高，发现虫卵的几率和阳性率最高，故采用十二指肠引流液检查华支睾吸虫卵是最可靠的方法。

第四章　姜片虫病

姜片虫病(fasciolopsiasis)由布氏姜片虫寄生在人、猪肠内所致的人畜共患寄生虫病。

第一节　教学大纲要求

本病为少见寄生虫病，一般不做课堂讲授，但要求能正确认识和了解，做出诊断与治疗，并能与相关疾病鉴别。

第二节　教材内容精要

1. 病原学　布氏姜片虫(*Fasciolopsis buski*)是寄生于人体最大的吸虫，通常需有两个宿主(扁卷螺和人或猪)才能完成其发育、繁殖，虫卵发育成毛蚴后进入螺体内，经胞蚴-雷蚴-尾蚴和囊蚴等发育过程，囊蚴逸出后而致感染人、畜。

2. 流行病学　本病为地方性传染病，以水乡为主要流行区，传染源为病人和受感染的猪，传播途径因生食带有囊蚴的水生植物或饮生水，人群普遍易感

3. 临床表现　轻者多无症状或症状轻微，以腹痛、腹泻、消化功能紊乱为主要表现。腹泻每日数次、量多，奇臭。儿童可有神经症状，如睡眠不好、磨牙、抽搐。大量感染者可因虫体成团而

并发肠梗阻。

4. 实验室检查 粪便直接涂片或沉淀集卵法易找到虫卵而确诊。

5. 治疗与预防 首选吡喹酮驱虫,或用硫氯酚、槟榔煎剂等。预防除普查普治外,应教育不生吃水生植物,不饮生水。

第三节 测试题

一、选择题

A1 型题

1. 人患姜片虫病是因为误食了含囊蚴的:
 A. 淡水螺 B. 淡水鱼
 C. 水生植物 D. 猪、牛肉
 E. 虾、蟹

2. 有关姜片虫病的流行病学特征,错误的是:
 A. 人群普遍易感
 B. 感染率最高的多为儿童和青年
 C. 主要分布在亚洲的温带和亚热带地区
 D. 感染有明显的季节性 E. 病后有保护性免疫

3. 人体感染的肠道寄生虫卵,下列哪一种最大?
 A. 蛔虫卵 B. 蛲虫卵
 C. 姜片卵 D. 血吸虫卵
 E. 钩虫卵

4. 姜片虫感染人是通过下列发育的哪一阶段?
 A. 虫卵 B. 毛蚴
 C. 尾蚴 D. 囊蚴

E. 胞蚴

5. 有关姜片虫病的临床特征,主要的是:

A. 发热、剧烈腹痛

B. 腹泻、水样便或带脓血黏液

C. 上腹隐痛、腹泻、消化功能轻度紊乱

D. 感染严重者可有胆道系统改变

E. 病后有保护性免疫

6. 姜片虫的成虫常寄生于人体的部位为:

A. 小肠   B. 肝内胆管

C. 结肠   D. 胆总管

E. 门静脉

7. 姜片虫抗虫治疗的首选药为:

A. 阿苯达唑   B. 吡喹酮

C. 氯喹   D. 乙胺嗪

E. 噻嘧啶

A2 型题

8. 男性 10 岁,小学生,广东人,近 1 个月来出现上腹隐痛、腹泻、食欲不振,每日解大便 2～5 次,每次量较多,为稀烂便,无黏液和脓血。体检一般情况好,腹软,肝脾肋下未触及,肠鸣音亢进。血白细胞计数为 $7.2 \times 10^9/L$,N 0.61,L 0.22,E 0.15,M 0.02,患者常吃生菱角、荸荠。本病例最可能的诊断为:

A. 急性胃肠炎   B. 蛔虫病

C. 急性血吸虫病   D. 钩虫病

E. 姜片虫病

B 型题

9～10 题共用备选答案

A. 人或猪　　　　　　　　B. 扁卷螺
C. 水生植物　　　　　　　D. 钉螺
E. 蚊虫

9. 姜片虫的中间宿主是：
10. 姜片虫的终宿主是：

11～13题共用备选答案

A. 姜片虫病　　　　　　　B. 急性菌痢
C. 钩虫病　　　　　　　　D. 蛔虫病
E. 华支睾吸虫病

11. 血白细胞明显升高,便次多,量少,可伴里急后重者多见于：
12. 明显贫血,嗜酸粒细胞增多,便中带血者为：
13. 常吃生鱼,腹痛、腹泻、肝区胀痛者多见于：

C型题

14～15题共用备选答案

A. 吡喹酮　　　　　　　　B. 槟榔
C. 两者均可　　　　　　　D. 两者均无

14. 姜片虫病的驱虫治疗可采用：
15. 血吸虫病的病原学治疗首选：

X型题

16. 关于姜片虫病的血象改变,可见：
A. 轻度贫血　　　　　　　B. 白细胞总数稍高
C. 中性粒细胞增高　　　　D. 嗜酸性粒细胞增高
E. 血小板减少

17. 与姜片虫病的发病机制有关的是：
A. 姜片虫的吸盘造成被黏附的黏膜局部损伤
B. 摄取和消耗肠内营养物质

C. 虫体代谢产物可引起过敏反应
D. 大量虫卵沉积引起占位性病变
E. 大量感染者可发生肠梗阻

二、填空题

1. 姜片虫病的确诊有赖于_____。
2. 姜片虫的生活史需要有两个宿主,其中间宿主为_____,终宿主为_____。
3. 粪便涂片检查姜片虫卵应注意与_____和_____区别。
4. 姜片虫成虫的寿命在人体内约为_____年,每日产卵可达_____个,其虫卵为人体蠕虫卵中最大者,易于检出。

三、问答题

1. 姜片虫病的诊断依据有哪些?
2. 姜片虫病的预防措施有哪些?

第四节 答案与题解

一、选择题

(一)答案

1. C 2. E 3. C 4. D 5. C 6. A 7. B 8. E 9. B 10. A 11. B 12. C 13. E 14. C 15. A 16. ABD 17. ABCE

(二)题解

1. 题解:进食未煮熟而含有姜片虫囊蚴的水生植物(如菱角、荸荠、茭白等)可感染本病。其他食物与另外不同的寄生虫病相关。

2. 题解:姜片虫病为地方性传染病,主要分布于我国和东南亚各国,人群普遍易感,以青少年发病率高,且有明显季节性,一般发生在9～11月,故A、B、C、D所述均正确。惟病后无明显保护性免疫,可以多次再感染。

3. 题解:姜片虫是寄生于人体最大的吸虫,其虫卵亦最大,约130 μm×80 μm,镜下可见卵内含有一个未分裂的卵细胞和20～40个卵黄细胞。

4. 题解:以上均为姜片虫生活史中发育的各个阶段,能引起人感染的只有囊蚴。

5. 题解:姜片虫病临床表现多较轻微或无症状,中、重度感染可有上腹隐痛;每日腹泻数次,量多,极少有黏液脓血便;病后无免疫;可反复感染。

6. 题解:姜片虫成虫藉吸盘吸附于小肠(十二指肠和空肠上段),长期(4～4.5年)寄生,致使病人消化功能障碍和营养不良。

7. 题解:姜片虫的首选治疗药物为吡喹酮,其他药物也可选用硫氯酚、槟榔煎剂等。题中所列其他药物则另有针对性。

8. 题解:患者有常吃生菱角、荸荠史,缓慢起病,有隐痛腹泻、食欲不振,血嗜酸粒细胞增多等表现,这些均符合姜片虫病的诊断。进一步确诊需检查大便姜片虫卵。

9～10. 题解:姜片虫中间宿主是扁卷螺,终宿主为人或猪,明确。水生植物仅为囊蚴附着体,不要混淆。

11～13题解:此3题描述的均有其特殊表现,故易于选择正确答案。

14～15题解:姜片虫的驱虫治疗两种药物均可;血吸虫病治疗首选吡喹酮。

16. 题解:姜片虫病血象检查可有轻度贫血、白细胞计数稍高、嗜酸性粒细胞增高,另2项则不明显。

17. 题解:姜片虫可造成黏膜局部损伤、摄取和消耗营养物质、可引起过敏反应,数量很多时(可达数千条)可造成肠梗阻。

二、填空题

1. 粪便内检出姜片虫卵
2. 扁卷螺　人和猪
3. 肝片吸虫卵　棘隙吸虫卵
4. 4~4.5　25 000

三、问答题

1. 答:诊断依据有:流行病学资料;有进食未经煮熟的水生植物史;临床表现:缓慢起病,腹痛、腹泻、食欲不振、肠鸣音亢进等;实验室检查:血嗜酸性粒细胞增多,粪便镜检发现姜片虫卵即可明确诊断。

2. 答:主要应加强宣传教育,在管理传染源方面,应普查普治病人,流行区内饲养的猪应圈养,有猪带虫者亦可用吡喹酮治疗。切断传播途径方面主要不生吃水生植物,如菱角、荸荠、茭白及藕节等,不喝生水。管好猪粪,粪便应经无害化灭卵处理,养殖水生植物的池塘禁用新鲜粪便。

第五章　丝虫病

丝虫病(filariasis)是丝虫寄生于人体淋巴系统所致的疾病。寄生于人体的丝虫种类多,我国仅有班氏丝虫和马来丝虫两种。

世界卫生组织计划到2020年在全球消灭丝虫病,2006年我国已有16个省、自治区和直辖市达到全部消除丝虫病的标准。

第一节 教学大纲要求

1. 掌握丝虫病的临床表现、常见并发症、诊断和鉴别诊断。
2. 熟悉丝虫病生活史及实验室检查。
3. 了解流行病学特征、发病机制及病理解剖要点。

第二节 教材内容精要

1. 病原学 班氏丝虫和马来丝虫形态相似,其发育史分蚊体和人体内两个阶段,蚊为中间宿主。从感染期幼虫侵入人体至成虫产生微丝蚴约需8～12个月,成虫在人体内可存活10～15年。微丝蚴在血循环中有夜现周期性。

2. 发病机制与病理 丝虫病的发病和病变主要由成虫及感染期幼虫引起。感染期幼虫侵入人体后,在淋巴系统内发育为成虫,幼虫和成虫的分泌和代谢产物,可引起全身过敏反应与局部淋巴系统的组织反应。由于淋巴系统炎症反复发作,可导致慢性淋巴管阻塞、曲张,以及乳糜尿、象皮肿等。

3. 临床表现 急性期主要为急性淋巴结炎和淋巴管炎、丝虫热、精囊炎、附睾炎、睾丸炎及肺嗜酸性粒细胞浸润综合征。慢性期以淋巴系统增生和阻塞为主,表现为淋巴结肿大和淋巴管曲张、鞘膜腔积液、乳糜尿、淋巴水肿与象皮肿。

4. 诊断 主要应结合流行病学史,如3～5个月前到流行区旅游或居住,有蚊虫叮咬史;加上典型的周性发热、离心性淋巴管炎、淋巴结肿痛、乳糜尿、精索炎、象皮肿等症状和体征,应考虑为丝虫病,实验室检查微丝蚴阳性可确诊。

5. 治疗与预防　治疗首选乙胺嗪,须反复多次治疗方能治愈。预防除治疗病人、预防服药外,主要是防蚊灭蚊,以切断传播途径。

重点:丝虫病的临床特征、微丝蚴的形态与检测。

第三节　测试题

一、选择题

A1 型题

1. 丝虫长期寄生于人体的部位是:
   A. 在红细胞内　　　　　　　B. 门静脉系统
   C. 淋巴系统　　　　　　　　D. 肠道及肠壁组织
   E. 肌肉组织

2. 丝虫病的主要传播媒介是:
   A. 蚊虫　　　　　　　　　　B. 虱
   C. 蚤　　　　　　　　　　　D. 苍蝇
   E. 白蛉

3. 班氏丝虫病的主要传染源是:
   A. 象皮腿患者　　　　　　　B. 乳糜尿患者
   C. 阴囊象皮肿者　　　　　　D. 无症状带微丝蚴者
   E. 丝虫病感染的动物

4. 丝虫病早期最常见的临床症状为:
   A. 周期性发热
   B. 急性淋巴管炎和淋巴结炎
   C. 精索炎、附睾炎和睾丸炎　　D. 乳糜尿
   E. 丝虫性嗜酸粒细胞增多症

5. 丝虫病出现乳糜尿的原因系由于:
A. 泌尿系统血管阻塞
B. 精索及睾丸淋巴结阻塞
C. 淋巴管阻塞,造成肠干淋巴管内淋巴液返流,进入泌尿道
D. 阻塞位于腹股沟淋巴结及其主干
E. 合并泌尿道细菌感染

6. 丝虫病的发病与病变主要是由丝虫的哪个阶段引起?
A. 微丝蚴　　　　　　　　B. 蜡肠蚴
C. 成虫　　　　　　　　　D. 囊蚴
E. 感染期幼虫

7. 马来丝虫病慢性期最常见的临床表现为:
A. 乳糜尿　　　　　　　　B. 阴囊象皮肿
C. 乳糜腹水　　　　　　　D. 象皮腿
E. 乳糜腹泻

8. 外周血查微丝蚴检出率最高的时段为:
A. 上午10时至下午2时
B. 凌晨2时至上午10时
C. 下午2时至晚上10时
D. 晚上10时至凌晨2时
E. 全天各时段无差异

9. 诊断丝虫病最重要的确诊依据是:
A. 明确的流行病学史　　　B. 丝虫热
C. 淋巴管炎和淋巴结炎　　D. 象皮肿和乳糜尿
E. 血中发现微丝蚴

10. 乳糜尿若混有血液,放置后可分为哪几层的不同表现?
A. 上层为脂肪,中层较清液体,下层为粉红色沉淀物

B. 上层红色液,中层凝块,下层白色液

C. 上层乳糜液,中层较清,下层红色或粉红色沉淀物

D. 上层白色液,中层红色液,下层乳凝块

E. 上层凝块,下层白色液

11. 治疗丝虫病最有效的药物是:

A. 乙胺嘧啶　　　　　　　B. 吡喹酮

C. 克林霉素　　　　　　　D. 乙胺嗪

E. 磺胺类药物

A2 型题

12. 农民患者,因下肢肿胀如象皮样,伴有鞘膜积液及乳糜尿,最可能的诊断是:

A. 伤寒　　　　　　　　　B. 隐孢子虫病

C. 丝虫病　　　　　　　　D. 弓形虫病

E. 结核病

B 型题

13~16 题共用备选答案

A. 淡色库蚊　　　　　　　B. 中华按蚊

C. 三带喙库蚊　　　　　　D. 斑虻

E. 白蛉

13. 乙型脑炎的主要传播媒介为:

14. 班氏丝虫病主要传播媒介是:

15. 马来丝虫病主要传播媒介是:

16. 罗阿丝虫主要传播媒介为:

C 型题

17~18 题共用备选答案

A. 能杀灭丝虫成虫　　　　B. 能杀灭微丝蚴

C. 两者均有 D. 两者均无
17. 乙胺嗪
18. 吡喹酮

X 型题

19. 丝虫病淋巴管曲张的常见部位有：
A. 精索 B. 阴囊
C. 上肢 D. 腹股沟
E. 大腿外侧

20. 关于丝虫病急性淋巴管炎和淋巴结炎的描述，正确的是：
A. 周期性反复发作 B. 大多发生在下肢
C. 常伴有发热 D. 呈逆行性淋巴管炎
E. 以冬春季节多见

21. 丝虫病的鞘膜腔积液常可表现为：
A. 多见于班氏丝虫病
B. 淋巴液淤滞于鞘膜腔内 C. 阴囊增厚变粗
D. 透光试验阳性 E. 积液可为血性

二、填空题

1. 我国的丝虫病有两种，即_____和_____。

2. 班氏丝虫病早期的临床表现主要是_____，晚期主要表现是淋巴管阻塞而形成的_____、_____和_____。

3. 马来丝虫病的传染源是_____和_____。

4. 罗阿丝虫病主要分布于非洲，与我国的丝虫病不同，其传播媒介为_____，临床主要特征有_____，表现为_____，可引起_____。

三、名词解释

1. 夜现周期性(nocturnal periodicity)　　2. 丝虫热
3. "流火"　　4. 象皮肿
5. 乳糜尿(chyluria)

四、问答题

1. 简述丝虫性嗜酸性粒细胞增多症。
2. 何谓乳糜尿，其特点有哪些？
3. 试述班氏丝虫与马来丝虫的不同点。
4. 试述淋巴水肿与象皮肿的特点与区别。
5. 丝虫病的预防措施有哪些？

第四节　答案与题解

一、选择题

(一)答案

1. C　2. A　3. D　4. B　5. C　6. C　7. D　8. D　9. E　10. A　11. D　12. C　13. C　14. A　15. B　16. D　17. C　18. D　19. ABD　20. ABD　21. ABD

(二)题解

1. 题解：寄生虫在人体内寄生部位各不相同，如疟原虫在肝细胞或红细胞内；血吸虫寄生于门静脉系统；蛔虫、绦虫就在肠腔；旋毛虫寄生于骨骼肌肉；丝虫则寄生在淋巴系统内。

2. 题解：丝虫病是寄生于人体淋巴系统所引起的慢性寄生虫病，由蚊虫叮咬传播，班氏丝虫为淡色库蚊和致倦库蚊；马来丝虫以中华按蚊为主。故选择A。

3. 题解:班氏丝虫病只感染人,其主要传染源为无症状带微丝蚴者。而一些象皮肿或乳糜尿病例,血中微丝蚴极少,作为传染源意义不大。

4. 题解:丝虫病早期最常见的临床症状是急性淋巴管炎和淋巴结炎,淋巴结炎可单独发生,而淋巴管炎一般都伴有淋巴结炎。周期性发热可能系深部淋巴组织病变所致;精索炎、附睾炎、睾丸炎及乳糜尿是慢性期表现。嗜酸性粒细胞增多为寄生虫病的一般表现。故答案选B。

5. 题解:乳糜尿是丝虫病晚期的主要临床表现之一,其原因为淋巴管阻塞,致使肠干淋巴管内淋巴液返流,进入泌尿道形成乳糜尿。若淋巴瘘处伴有出血,混入尿内成为乳糜血尿。

6. 题解:丝虫病的发病与病变主要由成虫引起,急性期成虫及其代谢产物等可引起组织反应和过敏反应,慢性期则可致淋巴系统增生和阻塞。感染期幼虫不是主要因素,微丝蚴作用亦不大。

7. 题解:马来丝虫主要寄生于浅表淋巴系统,而乳糜尿、乳糜腹水、乳糜腹泻及阴囊象皮肿均为较深乳糜管病变所致,故马来丝虫病慢性期以象皮腿常见。

8. 题解:微丝蚴从淋巴系统进入血循环有明显的夜现周期性,即白天丛集在肺毛细血管内,夜间才进入外周血,晚上10时至凌晨2时达高峰。此时段最易在外周血中查到微丝蚴。

9. 题解:诊断依据包括流行病学资料、临床表现和实验室检查。丝虫病的丝虫热、淋巴管炎和淋巴结炎、象皮肿和乳糜尿均是重要的临床特征,但最重要的确诊依据为血中发现微丝蚴。

10. 题解:乳糜尿混有血液,放置后可明显分出三层:上层为脂肪,中层为较清的液体,下层为粉红色沉淀物,含红细胞、淋巴细胞及白细胞等,此分层极有利于判断乳糜尿。

11. 题解:治疗丝虫病的首选药物是乙胺嗪,又名海群生,对丝虫微丝蚴及成虫均有杀灭作用,为目前治疗丝虫病的首选药。服药后反应较重,为彻底治愈丝虫病可反复多次治疗。其他药对丝虫无效。

12. 题解:患者主要表现是下肢肿胀,伴有鞘膜积液及乳糜尿,为丝虫病特征,系因淋巴管阻塞所致,故选择 C。而伤寒、隐孢子虫病、弓形虫病、血吸虫病等疾病,既未提供该病特点,又不可能出现象皮肿或乳糜尿特征,故不考虑。为了确诊,可检查血微丝蚴。

13～16 题解:乙型脑炎的主要传播媒介是三带喙库蚊,班氏丝虫病主要传播媒介是淡色库蚊,马来丝虫病主要传播媒介是中华按蚊,罗阿丝虫主要传播媒介是非洲地区的斑虻。

17～18 题解:乙胺嗪为治疗丝虫病首选药物,对微丝蚴及成虫均有杀灭作用,故 17 题答 C。而吡喹酮为治疗血吸虫病、绦虫病的特效药,对丝虫的成虫及微丝蚴两者均无效,故选择 D。

19. 题解:丝虫病的淋巴管曲张常见于精索、阴囊、腹股沟及大腿内侧,而上肢及大腿外侧少见。

20. 题解:丝虫病急性淋巴管炎和淋巴结炎的特点呈周期性反复发作,大多发生在下肢,呈逆行性淋巴管炎的表现。

21. 题解:鞘膜积液的特点如 A、B、D 所述,但阴囊无增厚变粗,积液应常为草绿色或乳白色,故此二项可除外。

二、填空题

1. 班氏丝虫病　马来丝虫病

2. 淋巴管炎和淋巴结炎　淋巴管曲张　乳糜尿　象皮肿
3. 微丝蚴血症的人　微丝蚴血症的动物
4. 斑虻　全身游走性肿胀　皮下肿块　眼丝虫病

三、名词解释

1. 微丝蚴从淋巴系统进入血循环后有一定规律性,白天多藏匿于肺毛细血管内,夜间才出现于周围血液循环。此周期性为在血液查找微丝蚴的时间提供了机会,班氏丝虫以晚10时至凌晨2时,马来丝虫为晚8时至晨4时阳性率高。

2. 丝虫热为丝虫病早期临床表现,患者周期性突然发生寒战、高热,伴有头痛、食欲不振等,2~3日后热即自退,可能系深部淋巴管炎或淋巴结炎所致。

3. "流火"为丝虫病早期由上向下蔓延的逆行性淋巴管炎,当炎症波及皮内毛细淋巴管时,局部出现大片红肿与压痛,压后退色,松手即恢复,俗称"流火"。因其类似丹毒,故又称"丹毒样性皮炎"。

4. 丝虫病感染者,由于淋巴管阻塞破裂,淋巴外溢,刺激纤维组织增生,致皮下组织增厚、变硬。象皮肿常见于下肢,可形成象皮腿,少数见于阴囊等部位。

5. 为晚期丝虫病临床表现之一,主要由于淋巴管阻塞造成肠干淋巴管内淋巴液返流,进入泌尿道内形成的乳白色尿液,内含大量脂肪和蛋白,静置后分三层:上层为脂肪,中层较清,下层为粉红色沉淀,内含红细胞、白细胞等。

四、问答题

1. 答:丝虫性嗜酸性粒细胞增多症为丝虫病的早期表现,主要有畏寒、发热、咳嗽、哮喘及淋巴结肿大。肺部有游走性浸润，X线胸片可见支气管血管纹理增多和广泛粟粒样斑点状阴影，痰中可找到嗜酸粒细胞和夏-莱结晶，周围血嗜酸粒细胞增多，血中可找到微丝蚴。

2. 答：乳糜尿是晚期丝虫病的主要临床表现，主要因淋巴管阻塞致淋巴液返流入尿液排出。乳糜尿呈乳白色，若混有血液则呈粉红色，静置后分三层：上层为脂肪，中层较清，下层为粉红色沉淀，内含红细胞、白细胞、淋巴细胞，有时可找到微丝蚴。

3. 答：班氏丝虫与马来丝虫的不同点有：①班氏丝虫的中间宿主为致倦库蚊和淡色库蚊，马来丝虫为中华按蚊、窄卵按蚊和曼蚊；②班氏丝虫微丝蚴出现于周围血液的高峰时间为晚10时至次晨2时，而马来丝虫微丝蚴出现的高峰时间为晚8时至次晨4时；③班氏丝虫只感染人，马来丝虫可感染除人以外的多种动物，可在人与动物之间相互传播；④马来丝虫主要寄生于浅表淋巴系统，以四肢淋巴结炎或淋巴管炎及象皮肿最常见，丝虫热、乳糜尿、鞘膜积液的发生机会少于班氏丝虫病。

4. 答：两者常同时存在，在临床上常难以区别。淋巴水肿表现为压陷性肿，为可逆性，提高肢体位置、淋巴液回流改善后可自行消退。若淋巴回流持久不畅，组织日渐纤维化，则发展为象皮肿，表现为压陷性坚实性水肿，皮肤变粗增厚，弹性消失，有苔癣样、疣状结节，且易导致局部继发细菌感染。象皮肿多发生在下肢和阴囊。

5. 答：主要预防措施有：①在流行区大力整治环境卫生，消灭蚊虫孳生地、药物灭蚊；②对人群采取普查普治，全民食用乙胺嗪药盐；③流行区应加强个人防蚊措施，避免蚊咬，切断传播途径。

第六章 隐孢子虫病

隐孢子虫病(cryptosporidiosis)是由隐孢子虫寄生于人体消化道而引起的人兽共患病,为HIV感染者腹泻的常见病因。

第一节 教学大纲要求

1. 掌握临床表现特点,特别是免疫功能低下时的感染。
2. 熟悉流行病学特点和诊断要点。
3. 了解隐孢子虫种类及其特性。

第二节 教材内容精要

1. 病原学 隐孢子虫(*Crypfosporidium*)最近被鉴定为真菌,故又称隐孢子菌,有十余个种,可感染人类和各种动物。其生活周期可在一个宿主体内完成,卵囊为主要感染源。

2. 流行病学 传染源为受感染动物及病人或带虫者。通过消化道传播。易感性普遍,免疫功能低下者如HIV感染、器官移植及应用免疫抑制剂者易感性高。本病呈全球性分布,在局部地区易引起流行。

3. 发病机制与病理 致病机制尚未明确,主要为隐孢子虫寄生于小肠上皮细胞,引起分泌性腹泻。若播散到胆道系统,可引起胆道狭窄和胆管炎。

4. 临床表现 可有无症状感染和腹泻。儿童感染者中30%为无症状感染。腹泻者有急性、慢性、一过性、间歇性或持续性。免疫功能正常者腹泻呈自限性,一般10～14日自愈,免疫功能受损者病程较长,病情偏重。艾滋病患者感染后有胆道受累,出现右上腹疼痛和发热。

5. 诊断 依据流行病学和症状外,自粪便或其他标本中检测到隐孢子虫卵囊为确诊依据。

6. 治疗 免疫功能正常的本病患者无需特殊治疗,给予对症处理即可。对 HIV 感染合并本病者最重要的是进行抗病毒治疗,实行免疫重建,并加强对症支持及抗微生物药物治疗。

第三节 测试题

一、选择题

A1 型题

1. 人体感染的隐孢子虫主要是:
A. 猫隐孢子虫　　　　　　B. 微小隐孢子虫
C. 猪隐孢子虫　　　　　　D. 鼠隐孢子虫
E. 犬隐孢子虫

2. 隐孢子虫病的主要传播途径是:
A. 消化道　　　　　　　　B. 呼吸道
C. 血液传播　　　　　　　D. 虫媒传播
E. 性传播

3. 隐孢子虫生活周期中无下列哪种形态?
A. 卵囊　　　　　　　　　B. 环状体
C. 裂殖体　　　　　　　　D. 子孢子
E. 配子体

4. 隐孢子虫在人体主要寄生和致病的部位在:
A. 大肠上皮细胞　　　　　B. 小肠上皮细胞
C. 直肠上皮细胞　　　　　D. 结肠上皮细胞

E. 肝细胞

5. 隐孢子虫病的主要临床表现是:
   A. 黄疸　　　　　　　　　　B. 呕吐
   C. 腹泻　　　　　　　　　　D. 发热
   E. 咳嗽

6. 隐孢子虫病的诊断最常采用的检查方法是:
   A. ELISA 检测血液中隐孢子虫抗体
   B. 免疫荧光试验检查血液中隐孢子虫抗体
   C. PCR 法检测血液中隐孢子虫的核酸
   D. 从粪便中检查隐孢子虫卵囊
   E. ELISA 检测十二指肠液及粪便中特异性 IgM 抗体

7. 免疫功能正常的隐孢子虫病宜用下列何种药物治疗?
   A. 氯喹+伯氨喹　　　　　　B. 葡萄糖酸锑钠
   C. 吡喹酮　　　　　　　　　D. 螺旋霉素
   E. 两性霉素 B

A2 型题

8. 原患艾滋病患者,近几日出现低热、腹痛、腹泻症状,大便日解 10 余次,水样,无黏液和脓血,粪便检查发现少许白细胞和红细胞,无脓细胞,初步考虑可能并发有:
   A. 伤寒　　　　　　　　　　B. 隐孢子虫病
   C. 急性血吸虫病　　　　　　D. 败血症
   E. 肠结核

C 型题

9～10 题共用备选答案
   A. 一般对症治疗为主　　　　B. 特效治疗为主
   C. 两者均有　　　　　　　　D. 两者均无

9. 隐孢子虫病的治疗主要为：

10. 弓形虫病采用的治疗有：

X型题

11. 隐孢子虫病的传染源包括

A. 隐孢子虫病患者

B. 无症状隐孢子虫卵囊排出者

C. 感染隐孢子的动物　　　　　D. 新生小牛

E. 蚊虫

12. 检测隐孢子虫卵囊可采取下列哪些标本？

A. 血液　　　　　　　　　　　B. 粪便

C. 呕吐物　　　　　　　　　　D. 痰液

E. 胃、十二指肠液

二、填空题

1. 隐孢子虫病的最主要的感染途径是通过_____。

2. 隐孢子虫种类很多，引起人类隐孢子虫病的主要是_____。

3. 隐孢子虫病临床表现主要取决于人的_____，病情轻者的症状常仅表现_____。

4. 艾滋病患者感染隐孢子虫病，除腹泻外伴有右上腹痛和发热，实为_____表现。

三、名词解释

1. 卵囊（oocyst）　　2. 纳虫空泡（*Parasitophorons* vacuole）：

四、问答题

1. 简述隐孢子虫病的治疗现状。
2. 临床上如何诊断隐孢子虫病?
3. 隐孢子虫病患者腹泻的一般表现有哪些?
4. 试述免疫功能缺陷者并发隐孢子虫病的临床特点。

第四节 答案与题解

一、选择题

(一)答案

1. B 2. A 3. B 4. B 5. C 6. D 7. D 8. B 9. A 10. C 11. ABCD 12. BCDE

(二)题解

1. 题解:隐孢子虫有十余个种,包括感染哺乳动物、爬行类、鸟类和鱼类等多种。感染人的主要为微小隐孢子虫。有些其他感染动物的隐孢子虫虽亦可感染人,但非主要。

2. 题解:主要是隐孢子虫卵囊经消化道感染,水源被污染常可引起暴发流行。同性恋者可因肛交而致直接传播,但非主要,其他途径均不会传播本病。

3. 题解:隐孢子虫发育周期过程中有卵囊、裂殖体、子孢子、配子体。但无环状体,环状体为疟原虫在红细胞内的发育过程之一。

4. 题解:主要寄生和致病的部位在小肠上皮细胞,引起绒毛结构改变,因而常出现水样腹泻(分泌性腹泻)的表现。

5. 题解:隐孢子虫病临床上可有无症状感染与腹泻两种表

现。腹泻者可伴有乏力不适、恶心、食减和腹痛等。其他所列症状均非本病所有。

6. 题解:从粪便中检查到隐孢子虫卵囊,为最常用而且简便可靠的方法,一般多用改良耐酸染色法。免疫学和分子生物学方法只限于部分有条件的实验室。

7. 题解:免疫功能正常的成人本病患者可在数周内自行缓解,无需特殊治疗。对长期慢性腹泻的隐孢子虫病患者选用螺旋霉素可有一定疗效。题中其他药物各有其特效作用,如 A 是针对疟疾;B 用于黑热病;C 用于吸虫病;E 则用于深部真菌。

8. 题解:艾滋病患者出现低热、腹痛、水样腹泻,粪便检查未发现炎性细胞和脓细胞,亦未提供可靠的其他资料,因此初步考虑为艾滋病合并隐孢子虫病,可查粪便中隐孢子虫卵囊以确诊。

9~10 题解:隐孢子虫病为自限性病,其治疗以一般对症治疗为主,弓形虫病的治疗则两者均用,且病原学特效治疗愈早其预后愈好。

11. 题解:隐孢子虫病的传染源多,除患者和卵囊排出者外,感染的多种动物均为主要传染源,惟蚊虫既不发生感染亦非传播媒介,可排除。

12. 题解:因隐孢子虫寄生在小肠上皮细胞,并引起腹泻,故可从粪便、呕吐物、痰或胃十二指肠液中检出卵囊,而血液中则无。

二、填空题

1. 消化道　　　　2. 微小隐孢子虫
3. 免疫功能状态　腹泻　4. 胆道受累

三、名词解释

1. 卵囊是隐孢子虫生活周期中的一个过程,为本病具有感染性的因子,可自粪便或组织液中检出。常用改良耐酸染色法检查,卵囊呈红色或粉红色,直径为 4～6 μm,内含多个子孢子。

2. 纳虫空泡是隐孢子虫吸附于肠黏膜上皮表层所形成的空泡,其外周为宿主和虫体衍化物所组成的两层膜,隐孢子虫在空泡内繁殖,不侵犯肠上皮细胞深层,造成隐孢子虫寄生于细胞内胞质外的特点。

四、问答题

1. 答:目前对隐孢子虫感染尚无切实可靠的特效治疗方法,主要为对症治疗,免疫功能正常者多可自行缓解。免疫功能低下者除实行免疫重建外可试用口服抗微生物药物,如复方新诺明、克林霉素、阿奇霉素、螺旋霉素及硝唑尼特等,对控制腹泻有一定疗效。

2. 答:凡不明原因的腹泻或水样便患者,尤其在免疫功能低下和接受免疫抑制剂的患者出现腹泻或水样便又难以用基础疾病解释者,均应考虑隐孢子虫病并做相关检查。粪便检测到隐孢子虫卵囊是确诊的依据。

3. 答:隐孢子虫病腹泻可表现为急性、慢性、一过性、间歇性或持续性,粪便多为水样,一般无脓细胞或红细胞,虽可有腹痛但无里急后重,水样便多者可导致脱水。免疫功能正常者,腹泻呈自限性,一般经 10～14 日即可自愈。慢性持续腹泻者可影响营养和发育,甚至有明显体重减轻。

4. 答:潜伏期长短不定,多见于艾滋病、低丙种球蛋白血症和接受免疫抑制剂的人群,症状较重,持续时间较长。除频繁的水样腹泻外,还可引起咽喉炎、气管炎和肺炎等。艾滋病患者感染隐孢子虫后,10%~30%的患者可有胆道受累表现,如非结石性胆囊炎或硬化性胆管炎等。

第七章 弓形虫病

弓形虫病(toxoplasmosis)是由刚地弓形虫(*Toxoplasma gondii*)引起的人畜共患病,通过先天性和获得性两种途径传播,人感染后多呈隐性感染,在免疫功能低下时,可引起中枢神经系统损害,孕妇宫内感染可致胎儿畸形。它是艾滋病患者重要的机会感染病因之一。

第一节 教学大纲要求

本病在教学大纲中为非重点病,一般不作课堂讲授,鉴于其对人类的严重影响,特别是对孕妇和胎儿的损害,故要求予以充分重视和认识。

第二节 教材内容精要

1. 病原和流行病学特点 刚地弓形虫宿主广泛,包括动物和人类,终末宿主则为猫和猫科动物。其发育阶段有滋养体、包囊、裂殖体、配子体和卵囊五种形态。猫是主要传染源,传播途径有先天性(胎盘感染)和获得性(经口食入、接触、输血、器官移植等)两种,人群普遍易感,胎儿、婴幼儿、肿瘤及艾滋病患者等免疫功能低下者最易感。呈世界性分布,我国亦为流行区。

2. 临床表现 主要类型有二:①先天性弓形虫病:孕妇在早

孕期被感染,多引起流产、死胎或可产下发育缺陷或弱智儿;妊娠中、后期感染,常致胎儿畸形。②获得性弓形虫病:轻者多为隐性感染,主要表现为淋巴结肿大。重型常有中枢神经系统症状,在艾滋病及恶性肿瘤等免疫功能低下者,多有脑炎、脑膜脑炎、癫痫和精神异常等。

3. 诊断要点 如有本病特殊表现(视网膜脉络膜炎、脑积水、胎儿畸形等)应疑为本病可能,确诊则有赖病原检查,可取血液或体液直接涂片找滋养体或包囊,或以动物接种与免疫学检测阳性。

4. 治疗和预防 目前公认有效的药物有乙胺嘧啶、磺胺嘧啶、乙酰螺旋霉素和克林霉素等,以乙胺嘧啶加磺胺嘧啶效果较好,急性感染免疫功能正常者疗程1个月,免疫功能低下者适当延长,伴艾滋病者应予长期维持用药。

开展卫生教育,提高认识预防感染,孕妇应定期检测血清抗体,如确定感染可考虑治疗性人工流产。

第三节 测试题

一、选择题

A1 型题

1. 弓形虫的卵囊仅见于下列哪种动物,并为最重要的传染源:

A. 人 B. 狗
C. 鸽子 D. 猫
E. 鸡

2. 获得性弓形虫病的主要传播途径是:

A. 消化道 B. 呼吸道
C. 血液传播 D. 虫媒传播
E. 性传播

3. 关于弓形虫病流行病学,下述说法错误的是:
A. 猫科动物是最重要的传染源
B. 未煮熟的肉、蛋、乳可传染
C. 输血及器官移植可传播 D. 免疫缺陷者易感染
E. 除孕妇外,其他病人作为传染源意义大

4. 获得性弓形虫病轻者最常侵犯的部位是:
A. 眼 B. 心、肺、脑
C. 淋巴结 D. 骨骼肌
E. 肝脏

5. 艾滋病患者疑伴发有弓形虫病,首先应进行哪项检测?
A. 取淋巴结印片及组织切片,检测弓形虫滋养体或包囊
B. 骨髓培养 C. 肥达反应
D. 血培养 E. 尿常规

6. 关于弓形虫病的描述,下列哪项是错误的?
A. 弓形虫是无性生殖原虫
B. 弓形虫生活周期需要两个宿主
C. 弓形虫具有感染性者为成熟卵囊
D. 成人感染本病主要为无症状者
E. 经输血和器官移植亦可传播

7. 眼部弓形虫病的主要表现是:
A. 结膜炎 B. 虹膜坏死
C. 角膜溃疡 D. 眼部肿瘤
E. 脉络膜视网膜炎

8. 下列哪种药物治疗弓形虫病无效？
   A. 乙胺嘧啶 B. 乙酰螺旋霉素
   C. 克林霉素 D. 甲硝唑
   E. 磺胺嘧啶

9. 预防弓形虫病水平传播的方法，错误的是：
   A. 对肉类应充分煮熟 B. 搞好环境卫生
   C. 对畜牧业工作人员进行预防接种
   D. 不吃生乳 E. 加强宣传教育

10. 孕妇产前检测确诊为弓形虫感染，应采取的最佳方法为：
    A. 抗弓形虫药物治疗 B. 加强观察、继续妊娠
    C. 注射免疫球蛋白 D. 治疗性人工流产
    E. 立即给免疫预防

B1 型题

11~13 题共用备选答案
   A. 卵囊 B. 滋养体
   C. 包囊 D. 裂殖体
   E. 配子体

11. 长期存在于慢性感染者体内的是：

12. 进行有性繁殖阶段者为：

13. 仅见于终末宿主的肠上皮细胞内的是：

C 型题

14~15 题共用备选答案
   A. 先天性弓形虫病 B. 获得性弓形虫病
   C. 两者均有 D. 两者均无

14. 输血传播的弓形虫病为：

15. 孕妇通过胎盘传播给胎儿者为:

X型题

16. 弓形虫病的传播方式有:

A. 通过胎盘传播给胎儿　　　　　B. 输血或器官移植

C. 食入含有卵囊的食物与水

D. 与受染的猫、狗密切接触

E. 长期接触被卵囊污染的土壤、水源

17. 下列哪些可成为人弓形虫病的传染源?

A. 猫及猫科动物　　　　　　　　B. 鸡、鸭等家禽

C. 猪、牛等家畜　　　　　　　　D. 感染弓形虫的患儿

E. 感染弓形虫的孕妇

18. 弓形虫病的检查方法有哪些?

A. 取各种体液涂片查弓形虫滋养体和包囊

B. 接种小鼠或用组织培养分离弓形虫

C. 应用多种传代细胞培养

D. 用ELISA法检测弓形虫循环抗原

E. 检测血清中特异性表膜抗体

二、填空题

1. 弓形虫病最重要的传染源是_____。

2. 先天性弓形虫病在妊娠期常可引起_____、_____、_____,出生后的先天性弓形虫病患儿主要表现为_____。

3. 弓形虫生活史中的五种形态为_____、_____、_____、_____和_____。

4. 弓形虫是专性细胞内寄生原虫,需要两个不同宿主,中间宿主为_____,终宿主为_____。

三、名词解释

1. 弓形虫的获得性传播   2. 卵囊(oocyst)
3. TORCH 综合征

四、问答题

1. 抗弓形虫的药物有哪些？
2. 抗弓形虫治疗的主要对象包括哪些？疗程如何？
3. 试述先天性与获得性弓形虫病的主要临床表现。

第四节 答案与题解

一、选择题

(一)答案

1. D 2. A 3. E 4. C 5. A 6. A 7. E 8. D
9. C 10. D 11. C 12. E 13. A 14. B 15. A
16. ABCDE 17. ABCE 18. ABCDE

(二)题解

1. 题解：弓形虫的发育过程有5种形态(滋养体、包囊、裂殖体、配子体、卵囊)，中间宿主体内只出现滋养体和包囊，只有终末宿主猫及猫科动物才有卵囊，且自粪便排出卵囊数量多、时间长，为最重要的传染源。

2. 题解：获得性弓形虫病的主要传播途径是经口感染，其他如接触被卵囊污染的土壤、水源，或输血、器官移植等亦可。按题中所给条件则只有答A。

3. 题解：前4项说法均正确。惟最后说除孕妇外其他病人作为传染源意义大是错误的,因为人与人之间通过输血、器官移植虽可传播,但意义不大。

4. 题解:获得性弓形虫病轻者大多为隐性感染,最常见侵犯部位以淋巴结为主,多见于头、颈部淋巴结肿大。

5. 题解:检测弓形虫滋养体或包囊为病原学确诊依据,其他检查对本病诊断无意义。

6. 题解:B、C、D、E 描述均符合本病,惟说弓形虫为无性生殖不妥。弓形虫具有双宿主生活周期,两个发育阶段,在中间宿主体内为无性生殖;在终宿主体内为有性生殖,故描述为无性生殖原虫为错误。

7. 题解:眼弓形虫病表现以脉络膜视网膜炎多见。

8. 题解:乙胺嘧啶、乙酰螺旋霉素、克林霉素和磺胺嘧啶均为本病有效药物,乙胺嘧啶与磺胺嘧啶联合有协同作用,孕妇选用乙酰螺旋霉素较佳。而甲硝唑是阿米巴原虫的特效药,列在此处仅为干扰。

9. 题解:加强宣传教育,不吃生肉、蛋、乳类,注意个人及环境卫生,均为重要的预防水平传播的内容。目前尚无疫苗预防,故 C 为错误。

10. 题解:怀孕期间不论早晚,如确定为弓形虫感染,应采取的最佳办法为进行治疗性人工流产,本措施可预防将近 50% 的先天性弓形虫病的发生。其他方法只对治疗或预防水平传播起一定作用或无效。

11~13 题解:弓形虫繁殖发育表现 5 个阶段,包囊可长期存在于慢性感染者体内;配子体为进行有性繁殖阶段;卵囊则仅见于终末宿主猫和猫科动物的小肠黏膜上皮细胞内,为具有传染性者。

14~15 题解:很明确,输血传播的弓形虫病为获得性,孕妇通过胎盘传播给胎儿者为先天性。

16. 题解:弓形虫病的传播方式多样,题内所列途径均可导致感染。

17. 题解:弓形虫病的传染源主要是动物,以猫和猫科动物最重要,猪的感染率也较高。但感染的患儿因为很少作为输血或器官移植的来源,作为传染源的可能性少,可除外。

18. 题解:实验室检查主要是病原学和免疫学两个方面,以上方法均可采用。常用 ELISA 法检测特异性抗原,是急性感染的可靠指标。本题问的是哪些检查方法,故可全答。

二、填空题

1. 猫和猫科动物
2. 早产 流产 死产 各种先天性畸形
3. 滋养体 包囊 裂殖体 配子体 卵囊
4. 人和其他哺乳动物 猫和猫科动物

三、名词解释

1. 弓形虫的获得性传播是指人体由外界环境获得的感染,主要因食入含有卵囊或包囊的食物或水经消化道感染而获得。

2. 卵囊是弓形虫发育阶段的一个最后形态,在终末宿主(猫及猫科动物)的肠上皮细胞内,雌、雄配子体结合受精发育而成的,感染性的成熟卵囊在传播本病上具有重要意义。

3. 一组因 TORCH(*Toxoplasma* 弓形虫、others 柯萨奇病毒等病原体、*Rublla virus* 风疹病毒、*cytomegalovirus* 巨细胞病毒、*herpes virus* 疱疹病毒)感染胎儿而引起的综合征。患儿母亲可无症状,但这些病原体能通过产道或胎盘引起胎儿感染,导致流产、死胎或胎儿生长迟缓、畸形,甚至引起新生儿期感染、发育障碍等。对孕妇做血清学检查可及早发现。

四、问答题

1. 答:目前抗弓形虫的药物主要有:乙胺嘧啶、磺胺类药、阿奇霉素、乙酰螺旋霉素、克林霉素等,乙胺嘧啶与磺胺嘧啶联合治疗有协同作用,疗效较好。

2. 答:抗弓形虫治疗的主要对象包括:①急性弓形虫病感染有重要器官受累者;②免疫功能缺损,如艾滋病、恶性肿瘤、器官移植等病人发生弓形虫急性感染与隐性感染;③确诊为孕妇急性弓形虫感染;④先天性弓形虫病,包括无症状感染者。

免疫功能正常的急性感染者,药物治疗的疗程为1个月,免疫功能低下者可延长至4个月或更长。孕妇忌用乙胺嘧啶,因其有致畸可能,故可选用乙酰螺旋霉素。

3. 答:先天性弓形虫病主要发生在初次感染的孕妇,通过胎盘感染胎儿而引起。如在妊娠早期,易引起流产、死产或生下发育缺陷儿;妊娠中、晚期感染,可有早产,婴儿可有心脏畸形、心传导阻滞、耳聋、小头畸形或智力低下等。

获得性弓形虫病轻者多为隐性感染,主要表现淋巴结肿大,重者则出现中枢神经系统症状,如脑炎、脑膜脑炎、癫痫和精神异常等,脉络膜视网膜炎等眼部表现亦多见。

第八章 钩虫病、蛔虫病和蛲虫病

钩虫病(ancylostomiasis, hookworm disease)、蛔虫病(ascariasis)和蛲虫病(enterobiasis)均为常见的肠道常见寄生虫病,病

原体不同,寄生部位和表现亦各有异,鉴于平时较常见,为要求掌握和了解的传染病之一。

第一节 教学大纲要求

1. 掌握此三病的感染途径、临床表现、诊断和治疗方法。
2. 熟悉流行病学特征及实验室检查。

第二节 教材内容精要

1. 病原学 钩虫有十二指肠钩虫和美洲钩虫两种,寄生于小肠,虫卵随粪便排出,经发育成丝状蚴后为感染源。蛔虫寄生于小肠上段雌雄异体,体长,雌虫每天每条产卵数十万个。蛲虫成虫细小,寄生于回盲部,常于宿主入睡后爬出肛门产卵。

2. 流行病学 钩虫与蛔虫病的传染源均为感染者与患者,通过食入与接触传播。蛲虫病病人尚可有逆行感染。人群普遍易感,钩虫以青壮年和农民感染多见。蛲虫则以儿童感染率高。

3. 临床表现 三病感染轻者可无症状,称为感染者。钩虫幼虫主要引起钩蚴性皮炎(俗称粪毒)和呼吸系统疾病,钩虫病主要表现为贫血、营养不良、胃肠功能紊乱;蛔虫病多数无症状,少数可有腹痛,或可引起胆道蛔虫症、蛔虫性肠梗阻等表现;蛲虫病主要症状为肛门周围和会阴部瘙痒,夜间为甚,偶可侵入尿道和阴道而引起相关症状。

4. 诊断 根据流行病学史和临床表现,结合粪便检查虫卵易于明确诊断。粪便检查虫卵是确诊三病最简单和可靠方法,钩蛔虫卵采用直接涂片法、漂浮法等,检查蛲虫卵常用棉签拭子及透明胶纸黏贴法。蛔虫成虫尚可从粪便排出,蛲虫成虫则可在肛门会阴处发现。

5. 治疗与预防　驱虫治疗以阿苯达唑为主,加强营养和纠正贫血。治疗钩蚴性皮炎可用左旋咪唑涂搽剂以消肿止痒,重视对蛔虫并发症的治疗,蛲虫严重感染者的驱虫则常需多个疗程。预防主要是加强教育,切断传播途径,养成良好卫生习惯。

重点:三病的临床特征,虫卵形态。

第三节　测试题

一、选择题

A1 型题

1. 钩虫具有感染力的时期是:
   A. 成虫　　　　　　　　B. 虫卵
   C. 杆状蚴　　　　　　　D. 丝状蚴
   E. 六钩蚴

2. 钩虫病的传染源正确的是:
   A. 病人和带虫者　　　　B. 猪
   C. 鼠　　　　　　　　　D. 猴
   E. 家禽

3. 钩虫成虫寄生于人体所引起的表现,应除外哪一项?
   A. 贫血　　　　　　　　B. 钩蚴性皮炎
   C. 消化道出血　　　　　D. 嗜异食症
   E. 生长发育障碍

4. 钩虫病贫血的主要原因是:
   A. 钩虫的毒素引起骨髓造血功能减退
   B. 钩虫对小肠黏膜的破坏引起胃肠功能紊乱
   C. 肠壁黏膜慢性渗血　　D. 肠道吸收障碍

E. 铁剂吸收不良

5. 钩虫病的确诊,主要依靠:
   A. 在流行区有"粪毒"史
   B. 有黑便史
   C. 有贫血
   D. 胃肠钡餐
   E. 粪便检查发现钩虫卵

6. 蛔虫病的传染源主要是:
   A. 蛔虫感染者和病人
   B. 犬
   C. 猪
   D. 猫
   E. 家禽

7. 下列哪项是蛔虫病最常见的并发症?
   A. 胆道蛔虫症
   B. 蛔虫性肠梗阻
   C. 蛔虫性阑尾炎
   D. 蛔虫性胰腺炎
   E. 蛔虫性肉芽肿

8. 胆道蛔虫症的治疗原则是:
   A. 以内科治疗为主
   B. 以外科治疗为主
   C. 解痉止痛
   D. 早期驱虫
   E. 积极抗感染

9. 蛲虫病的主要临床表现是:
   A. 轻度感染一般无症状
   B. 肛门周围和会阴部瘙痒
   C. 肛门周围和会阴部肿痛
   D. 食欲不振、恶心、腹痛
   E. 睡眠不安、夜惊、磨牙

10. 有关蛲虫病的诊断,以下检查方法哪项最正确?
    A. 粪便检查成虫阳性率高
    B. 湿拭法使用方便,阳性率高

C. 粪便检查虫卵阳性率最高

D. 采用肛门周围刮取物镜检虫卵

E. 血清学检查

A2 型题

11. 患者,女 9 岁,学生,突然脐周痛,伴恶心、呕吐胃内容物三次来就诊,无腹泻。查体,体温 36.6 ℃,心率每分钟 96 次,呼吸每分钟 21 次,无皮疹,心肺(一),腹软,肝脾肋下未及,周围血象均在正常范围。发病前 2 周曾从大便排出白色圆形约 15～20 cm 长的虫子 2 条。本例最可能的诊断为:

   A. 钩虫病   B. 蛔虫病

   C. 丝虫病   D. 蛲虫病

   E. 肠绦虫病

B 型题

12～14 题共用备选答案

   A. 小肠   B. 门静脉系统

   C. 回盲部   D. 肝内胆管

   E. 肺

12. 钩虫成虫寄生在:

13. 蛔虫成虫寄生在:

14. 蛲虫成虫寄生在:

15～16 题共用备选答案

   A. 大便直接涂片   B. 饱和盐水漂浮法

   C. 大便虫卵计数   D. 钩蚴培养法

   E. 掏虫法

15. 为提高钩虫卵的检出率可采用:

16. 用于蛔虫病确诊的最简便方法是:

C型题

17～18题共用备选答案

A. 肠出血 B. 阑尾炎
C. 两者都有 D. 两者均无

17. 蛔虫病可表现有：
18. 钩虫病常可导致：

19～21题共用备选答案

A. 带虫者 B. 患者
C. 两者均有 D. 两者均无

19. 蛲虫病的传染源：
20. 钩虫病的传染源：
21. 蛔虫病的传染源：

X型题

22. 钩虫病有下列哪些特征：

A. 丝状蚴经皮肤黏膜进入人体
B. 成虫常潜伏于粪便中
C. 临床上患者常有不同程度的贫血
D. 慢性失血是贫血的主要原因
E. 儿童严重感染可导致发育营养不良

23. 关于蛔虫性肠梗阻，下列描述正确的是：

A. 大多为不完全性梗阻
B. 阵发性腹痛，常吐出胆汁与蛔虫
C. 腹胀明显
D. 多见于重复感染的儿童患者
E. 约70%患儿可形成条索状肿块，有活动性绳索感

24. 阿苯达唑可治疗的寄生虫病有：

A. 丝虫病 B. 钩虫病
C. 蛔虫病 D. 姜片虫病
E. 蛲虫病

25. 蛲虫病的流行病学特点,下列哪些是对的?
A. 蛲虫病患者是惟一的终末宿主和传染源
B. 以直接感染为主要传播途径
C. 儿童感染远较成人为多
D. 分布全球,发病率农村高于城市
E. 常有家庭集聚性

二、填空题

1. 钩虫病常由两种钩虫引起,即_____和_____。
2. 钩虫病的主要症状是_____,其原因主要是_____所致。
3. 我国农村感染钩虫病常见的主要方式是经_____。
4. 蛲虫病进行虫卵检查,最常用的是_____法和_____法,一般应于_____时间检查。
5. 蛔虫病传染源是_____和_____。人感染蛔虫后,大多无临床症状,可称为_____。
6. 蛔虫成虫为圆形,长约_____,有时可在感染者的_____见到。

三、名词解释

1. 钩蚴性皮炎　2. 蛔蚴移行症
3. 异位蛔虫症　4. 蛲虫逆行感染

四、问答题

1. 试述钩虫成虫引起的主要临床表现。
2. 显微镜下钩虫卵形态有何特点?
3. 胆道蛔虫病的治疗原则与方法有哪些?
4. 蛔虫病通过什麽方式传播,如何预防?
5. 蛲虫病的诊断及诊断方法有哪些?
6. 为什麽蛲虫病需多次治疗才能痊愈?

第四节 答案与题解

一、选择题

(一)答案

1. D 2. A 3. B 4. C 5. E 6. A 7. A 8. A
9. B 10. D 11. B 12. A 13. A 14. C 15. B 16. A
17. B 18. A 19. B 20. C 21. C 22. ACDE 23. ABCDE
24. BCE 25. ACE

(二)题解

1. 题解:钩虫成虫寄生于人体内,卵随粪便排出,经发育为杆状蚴和丝状蚴,丝状蚴活力强,可侵入人体皮肤而导致感染。注意六钩蚴系绦虫而非钩虫的幼虫。

2. 题解:钩虫感染者和病人为钩虫病的传染源。无其他动物感染钩虫者,故余项均可排除。

3. 题解:钩虫成虫寄生于人体,可引起消化道出血、贫血、嗜异食症和生长发育障碍等。但钩蚴性皮炎系钩虫幼虫所致,非为成虫引起故除外。

4. 题解：钩虫成虫吸附于小肠黏膜，吸食血液时并产生抗凝血物质，引起黏膜伤口渗血，其渗血量远较吸血量为多，慢性失血而导致贫血。

5. 题解：上述病史或症状有助于诊断，但确诊须依赖粪便检查发现钩虫卵，钡餐检查则毫无必要。

6. 题解：人是蛔虫的惟一终宿主，在肠道内能发育完善和排卵，故蛔虫感染者和病人为惟一传染源。

7. 题解：题内所列并发症均有可能发生，但比较而言，以胆道蛔虫症较多见。

8. 题解：胆道蛔虫症的治疗以内科治疗为主，如采取解痉止痛、驱虫、抗炎等综合疗法，而不能只答某一项，当内科治疗无效时再及时外科手术。

9. 题解：蛲虫病的雌虫在盲肠发育成熟后向下移动，在宿主入睡后爬出肛门产卵，故主要临床表现为肛门周围和会阴部瘙痒，以夜间为甚。其他某些症状亦可能存在，但非主要。

10. 题解：蛲虫的成虫或虫卵检出阳性率均不高，无血清学检查方法，其诊断找虫卵的方法以凌晨采用肛门周围刮取物镜检虫卵最正确。

11. 题解：小儿患肠蛔虫病的症状无特异性，但粪便排虫或呕吐虫史有重要的提示意义，粪便检查发现蛔虫卵可确诊。

12～14 题解：钩虫、蛔虫、蛲虫均为肠道寄生虫病，但寄生部位有所不同，钩虫、蛔虫均在小肠，蛲虫则在回盲部。

15～16 题解：从粪便检查虫卵是肠寄生虫病最简便、快速的确诊方法，为提高检出虫卵的阳性率可采取不同方法。为提高钩虫卵在粪便中的检出率可用饱和盐水漂浮法，因钩虫卵的比重较盐水低，常漂浮于盐水之上，故可提高检出率；蛔虫卵则以直接涂片最为简单而且常用。

17～18题解:蛔虫寄生于肠道,因其有钻孔习性,有时可引起阑尾炎或胆道炎,但无肠出血;而钩虫病有肠出血,却无阑尾炎。

19～21题解:人是蛲虫惟一的终宿主,感染后发育为成虫,雌虫必爬出产卵,故患者是惟一传染源;而钩虫和蛔虫则是既有带虫者也有患者,传染源应是两者均有。

22. 题解:题中符合钩虫病表现者有A、C、D、E项,只有B项错误,在粪便排出的为虫卵而非成虫。

23. 题解:蛔虫感染者其成虫在肠内多者可达1 000条以上,故可能引起肠梗阻,其表现题内所描述的各项均符合,故全答。

24. 题解:丝虫病的治疗用药主要为乙胺嗪,姜片虫以吡喹酮为首选。其他三个肠道寄生虫病均以用阿苯达唑为最佳。

25. 题解:蛲虫病的传播途径除直接感染外,间接传播、呼吸道及自体逆行感染亦极重要;发病常为城市高于农村,以幼儿园儿童感染率高,故此二项应除外。A、C、E三项正确。

二、填空题

1. 十二指肠钩虫　美洲钩虫
2. 贫血　慢性失血
3. 皮肤感染
4. 棉签拭子　透明胶纸粘贴　清晨便前
5. 带虫者　蛔虫患者　蛔虫感染
6. 15～30 cm　粪便或呕吐物中

三、名词解释

1. 钩虫的幼虫(丝状蚴)钻入皮肤时,多于手指和足趾间、足背、踝部等处发生皮炎,局部有烧灼或针刺感,继之出现充血性斑点或丘疹,有奇痒,1~2日后变成水疱,俗称"粪毒"或"粪疙瘩"。4~10日后皮损自愈。

2. 短期内食入大量蛔虫受精卵污染的食物,在小肠内孵出幼虫,蛔蚴随血流经肺移行时,可引起低热、乏力、咳嗽或哮喘样发作,肺部炎症浸润和嗜酸性粒细胞增多。

3. 异位蛔虫症是由于蛔虫的钻孔习性,离开其主要寄生部位(肠道)而钻至其他脏器,如胆道、胰管、阑尾、脑或腹腔等,可引起相应的病变和症状。

4. 蛲虫在肛门附近产卵,经数小时后,虫卵孵育成含杆状蚴的感染性虫卵,或直接孵出幼虫从肛门逆行进入肠内造成感染,并发育为成虫产卵,此种感染方式称为逆行感染。

四、问答题

1. 答:钩虫成虫引起的临床表现,主要包括:①贫血是钩虫病的主要特征。表现为头昏、眼花、乏力、耳鸣等,严重者出现心慌、气促、面部及下肢浮肿,或有心功能不全的表现;②消化道症状可有上腹隐痛不适、食欲减退、消化不良、腹泻和消瘦,个别出现消化道出血;③儿童可有食生米、泥土等嗜异食症;④婴幼儿期严重感染者可导致生长发育障碍。

2. 答:钩虫卵随粪便排出,在显微镜下见呈椭圆形,无色透明,卵壳薄,内含2~8个颗粒状细泡,易分辨,发现后即可确诊。

3. 答:胆道蛔虫病的治疗以内科疗法为主,有效率可达90%以上。治疗原则为解痉止痛、早期驱虫与抗炎。方法有:①解痉止痛可采用阿托品和异丙嗪;②以阿苯达唑早期驱虫可防止复发与并发症,但宜在疼痛缓解后进行;③有并发细菌感染者须加用抗生素;④内镜逆行胆胰管造影术(ERCP)既可诊断,又可将蛔虫取出。

4. 答:蛔虫病在我国发病率很高,主要通过消化道传播,感染期虫卵经口进入人体,污染的土壤、蔬菜、瓜果等是主要媒介。其预防应做好:①养成良好的个人卫生习惯,尤其是应在儿童、托幼机构、学校中广泛开展卫生宣传教育;②做到饭前、便后洗手,不吃未洗净的蔬菜、水果;③在学校、托儿所进行普查普治;④对粪便进行无害化处理。

5. 答:诊断依据有:①流行病学史:儿童患者,家庭有类似病人或有既往史者有意义;②临床表现:有肛周和会阴部奇痒与虫爬行感应警惕本病,患儿可有睡眠不安、夜惊、烦躁、磨牙等,少数女性可因异位寄生而伴有生殖泌尿系统炎症;③实验室检查:主要于肛周发现成虫或虫卵可确诊。常于入睡后1~3小时检查成虫,多次可提高阳性率;查虫卵则于早晨起床、解大便前取肛周刮取物镜检,以透明胶纸法和湿拭法,连续3~5次,阳性率可达100%。

6. 答:蛲虫的雌虫在盲肠发育成熟和交配后沿结肠向下移行,在宿主入睡后爬出肛门产卵,产卵后少数可再回到肛门内,甚至可进入阴道、尿道等处。排出在肛周的虫卵在宿主体温条件下,6小时即发育为感染性虫卵,经手、污染食物和水等可再进入人体消化道而感染。这种自身感染是蛲虫病的特征,也是需多次治疗才能彻底治愈的原因。

第九章 肠绦虫病和囊尾蚴病

肠绦虫病(intestinal cestodiasis)是各种绦虫(主要是猪带绦虫和牛带绦虫)寄生于人小肠引起疾病的总称。猪带绦虫幼虫(即囊尾蚴)寄生于人体所致疾病是为囊尾蚴病(cysticercosis)。

第一节 教学大纲要求

掌握肠绦虫病与囊尾蚴病的临床表现、诊断及治疗,熟悉病原学、流行病学、发病机制。本章一般不作课堂讲授。

第二节 教材内容精要

1. 病原与流行病学 绦虫寄生于体内,可长达数十年,由头节、颈节、体节组成。人是其终末宿主也是惟一的传染源。由于人可以作为猪带绦虫的中间宿主,故猪带绦虫病人也是囊尾蚴病的惟一传染源。传播途径主要是食入含有活囊尾蚴的猪肉或牛肉而感染。

2. 临床表现 猪带绦虫病和牛带绦虫病临床症状轻微,患者常无不适,粪便中发现白色带状节片为最初或惟一症状,部分病人可有上腹隐痛,少数有消瘦、乏力、食欲亢进等。脑囊尾蚴病临床表现复杂多样,可分为脑实质型、脑室型、软脑膜型和脊髓型,以脑实质型最常见,常有癫痫发作。皮下或肌肉囊尾蚴病的特点主要是皮下结节。眼囊尾蚴病可发生于眼内任何部位。

3. 诊断依据 依据流行病学、临床特点及实验室检查以确诊。

4. 治疗 主要为驱虫治疗,可选用吡喹酮、苯咪唑类药物。

第三节 测试题

一、选择题

A1 型题

1. 肠绦虫病的传染源是:

A. 猪 B. 牛
C. 病人 D. 猫
E. 狗

2. 下列绦虫成虫虫体长度最长者为：
A. 猪带绦虫 B. 牛带绦虫
C. 短膜壳绦虫 D. 裂头绦虫
E. 棘球绦虫

3. 人感染猪带绦虫病或牛带绦虫病的方式是：
A. 接触绦虫成虫污染的水源
B. 接触虫卵污染的水源
C. 接触六钩蚴污染的水源
D. 进食生的或不熟的肉类感染
E. 食入生的或不熟的含有囊尾蚴的肉类

4. 绦虫病患者最初的症状为：
A. 食欲亢进 B. 发热
C. 神经过敏 D. 腹痛腹泻
E. 粪便中发现白色带状节片

5. 诊断绦虫病最有意义的检查是：
A. 粪便中找虫卵 B. 妊娠节片检查
C. 血清免疫学检查 D. 腹部B超检查
E. 腹部CT检查

6. 脑囊尾蚴病最常见的临床类型是：
A. 脑室型 B. 脑膜炎型
C. 脑实质型 D. 脊髓型
E. 混合型

7. 关于脑实质型囊尾蚴病描述错误的是：

A. 临床表现以癫痫最为常见
B. 癫痫大发作频度高,1个月可发作数次
C. 占脑囊尾蚴病的80%左右
D. 常引起颅内压增高或器质性精神病
E. 严重者可导致痴呆

8. 关于皮下或肌肉囊尾蚴病,下列哪项是错误的?
A. 约2/3的患者有皮下结节
B. 结节在头颈、躯干,四肢较少
C. 结节数目在数个至数百个不等
D. 可引起假性肌肥大症
E. 结节可分批出现,有压痛

9. 对囊尾蚴病具有确诊意义是:
A. 皮下摸到0.5~1 cm硬性包块
B. 无其他原因可查的癫痫发作
C. 酶联免疫吸附试验特异性IgG阳性
D. 皮下结节活检发现囊尾蚴
E. 颅脑CT检查发现脑实质占位病变

10. 目前治疗肠绦虫病的首选药物是:
A. 氯喹 B. 四环素
C. 甲硝唑 D. 吡喹酮
E. 蒿甲醚

11. 脑囊尾蚴病的治疗,下列哪项不正确?
A. 囊尾蚴杀虫药物的不良反应有头痛、精神异常等
B. 阿苯达唑可用于各部位病变
C. 吡喹酮疗效好,严重反应亦多
D. 症状轻者可在门诊进行治疗

E. 脑囊尾蚴病用杀虫药物前应先用甘露醇脱水

B型题

12~14题共用备选答案

A. 癫痫大发作

B. 截瘫、感觉障碍、大小便潴留

C. 视力减退

D. 头痛、呕吐、颈强直,共济失调等症状

E. 活瓣综合征

12. 癫痫型脑囊尾蚴病：

13. 颅内压增高型脑囊尾蚴病：

14. 脊髓型脑囊尾蚴病：

C型题

15~16题共用备选答案

A. 可引起肠绦虫病　　　　　B. 可导致囊尾蚴病

C. 两者均有　　　　　　　　D. 两者均无

15. 牛带绦虫：

16. 猪带绦虫：

X型题

17. 以下关于囊尾蚴病的治疗正确的是：

　A. 药物首选阿苯达唑　　　　B. 必须住院治疗

　C. 眼囊尾蚴病禁止杀虫治疗

　D. 颅内压增高者,须先降颅压

　E. 有痴呆、幻觉和性格改变的晚期患者尤其主张用吡喹酮治疗

18. 对肠绦虫病的预防可采取哪些措施？

　A. 在流行区开展普查普治　　B. 屠宰所有患病动物

　C. 开展卫生宣教,改变不良饮食方式

D. 不吃带囊尾蚴的生猪、牛肉
E. 严格执行肉类检疫,禁止带囊尾蚴的肉类上市

二、填空题

1. 猪或牛带绦虫成虫可分为_____、_____和_____三部分,体节中又分为未成熟、成熟和_____三种节片。

2. 猪带绦虫在人体内可存活_____以上,牛带绦虫则可达_____以上。

3. 囊尾蚴病最常引起的有_____、_____和_____等。以_____最严重。

4. 囊尾蚴病的首选药物为_____,对单纯皮肌型者则以_____为最适宜。

三、名词解释

1. 肠绦虫病   2. 妊娠节片(gravid proglottid)
3. 活瓣综合征   4. "米猪肉"
5. 囊尾蚴病

四、问答题

1. 试比较猪带绦虫与牛带绦虫的异同。
2. 囊尾蚴病的主要传播途径有哪些?
3. 简述脑囊尾蚴病的诊断。
4. 对囊尾蚴病进行病原治疗时,应注意哪些事项?

第四节　答案与题解

一、选择题

(一)答案

1. C　2. B　3. E　4. E　5. B　6. C　7. B　8. E　9. D　10. D　11. D　12. A　13. D　14. B　15. A　16. C　17. ABCD　18. ACDE

(二)题解

1. 题解:人是猪带绦虫和牛带绦虫的终末宿主,其粪便排出的虫卵可感染中间宿主或人,故病人是惟一传染源。其他动物仅为中间宿主。特别是本题不要误答猪或牛是猪带绦虫病或牛带绦虫病的传染源。

2. 题解:在我国最常见的为猪带绦虫和牛带绦虫,前者长 2~4 m,后者长 4~8 m,其他则仅有数十至数百毫米。

3. 题解:绦虫病的感染主要是通过食入而非接触,感染者应为食入含有活囊尾蚴的猪肉或牛肉。

4. 题解:绦虫病临床症状多较轻微,其最初症状一般为粪便中发现白色带状妊娠节片,其他所述在本病可有可无,一般不会因此而考虑绦虫病。

5. 题解:自粪便中检出虫体的妊娠节片,不仅可确诊,而且能鉴别虫种,故对诊断最有意义。找虫卵或免疫学检查虽有一定意义,但不能区别虫种,B超或CT检查无意义。

6. 题解:脑囊尾蚴病占囊尾蚴病的60%~90%,以脑实质损害的癫痫型最常见,癫痫发作常为惟一首发症状。

7. 题解:癫痫大发作出现频率较低,且常在3个月以上或若干年才有癫痫发作1次。故B项描述错误,其余均为脑囊尾蚴病特点。

8. 题解:A、B、C、D所述均为皮下或肌肉囊尾蚴病的特点,惟E说分批出现无根据,结节亦不粘连、无压痛。

9. 题解:题中所列均有一定的诊断意义,但比较而言,确诊囊尾蚴病最可靠的是皮下结节活检发现囊尾蚴。

10. 题解:首选药物是吡喹酮。苯咪唑类亦佳,题中未列此类药,其他药则为针对其他不同疾病的。

11. 题解:脑囊尾蚴病药物杀虫治疗时,可能出现剧烈的不良反应,即使轻者亦必须住院治疗,在门诊治疗是不正确的。其余各项均正确。

12~14 题解:癫痫型脑囊尾蚴病常有癫痫大发作,脊髓型则表现截瘫、感觉障碍、大小便潴留;颅内压增高者常表现头痛、呕吐、颈强直,共济失调等症状。

15~16 题解:牛带绦虫感染人后只引起肠绦虫病,不会导致囊尾蚴病;而猪带绦虫两者均有。

17. 题解:囊尾蚴病晚期患者病原治疗效果不满意,且常发生不良反应,故不宜用吡喹酮治疗外,其他诸项均为正确。

18. 题解:题中 A、C、D、E 项均为本病可采取的预防措施。惟屠宰所有患病动物不切实际,也无必要,因发现猪、牛有感染患病,起病为非急性、传染性又不强,且可采用药物预防性治疗。

二、填空题

1. 头节　颈节　体节　妊娠
2. 25年　30~60年
3. 脑囊尾蚴病　眼囊尾蚴病　皮下组织和肌肉囊尾蚴病脑囊尾蚴病

4. 阿苯达唑　吡喹酮

三、名词解释

1. 肠绦虫病是绦虫成虫寄生于人体小肠所引起的疾病总称。常见的有猪带绦虫病和牛带绦虫病，人因进食生的或未熟的含有活尾囊蚴的猪肉或牛肉而被感染。

2. 妊娠节片为猪或牛带绦虫体节的一种，内含大量绦虫卵，可随粪便排出。人体感染猪或牛带绦虫可无任何症状，常以粪便排出妊娠节片为惟一表现，可作为诊断依据。且依其内子宫分支数及形状可鉴别虫种，猪带绦虫为7～13个，呈树枝状，牛带绦虫15～30个，呈对分支状。

3. 活瓣综合征又称布伦斯综合征（Bruns syndrome），系脑囊尾蚴病的囊尾蚴悬于脑室壁，呈活瓣状，当患者头位急速改变时可因活瓣堵塞脑室孔，而出现突发性眩晕、头痛、呕吐，甚至发生脑疝或猝死。

4. "米猪肉"为含囊尾蚴的猪肉的俗称。指患囊尾蚴病的猪，其皮下组织或肌肉内含有较多囊尾蚴，若未经煮熟而食用，即可导致感染。

5. 囊尾蚴病又称囊虫病，是猪带绦虫的幼虫（囊尾蚴）寄生于人体所致的疾病。人因误食猪带绦虫卵而感染，也可因体内有猪带绦虫而自体感染。囊尾蚴主要寄生在皮下组织、肌肉和中枢神经系统，以寄生于脑组织者最为严重。

四、问答题

1. 答：两种绦虫均长期寄生于小肠，成虫为乳白色，扁长如带状，分头节、颈节、体节三部分，体节又分未成熟、成熟和妊娠节,后者充满大量虫卵,随粪便排出。主要不同点为:中间宿主分别为猪和牛;成虫长短有较大差异,猪带绦虫短约为2~4 m,牛带绦虫长,4~8 m;在人体内存活的时间不同,前者25年以上,后者30~60年以上;两者虫卵的形状相似,但妊娠节片的数目和形状不同;最不同的是猪带绦虫幼虫(囊尾蚴)可引起囊尾蚴病。

2. 答:主要传播途径有二:①异体感染:又称外源性感染,系由于个人卫生和饮食卫生不好而经口感染;②自体感染:因体内有猪带绦虫寄生而发生自体感染,即通过不洁的手把自体排出粪便中的虫卵带入口内而受感,称为自体体外重复感染;或因呕吐反胃,致使肠内容物返入胃或十二指肠中,绦虫卵经消化液消化后,孵出六钩蚴随血流侵入组织,此称为自体内重复感染。

3. 答:凡在流行区有逗留和生活史,或有肠绦虫病史者,出现无其他原因可查的癫痫发作,颅内压增高表现,应疑及本病;可进一步采用免疫学间接血凝试验(IHA)、酶联免疫吸附试验或酶免疫测定等检查,阳性有助于诊断;CT或MRI检查对诊断亦有重要价值。

4. 答:对囊尾蚴病的病原治疗以阿苯达唑和吡喹酮为主,但应注意:①必须住院治疗,因皮肌型囊尾蚴病患者有潜在的脑囊尾蚴病的可能,治疗中可能出现较剧烈的副反应或脑部症状,严重者可发生脑疝,故以住院治疗为佳;②临床上癫痫频繁发作或颅内压增高者,须先行降低颅内压,必要时可外科施行临时性脑室引流减压术后,方能进行药物治疗;③眼囊尾蚴病禁止杀虫治疗,因活虫被杀死后可引起全眼球炎,甚至失明,故应手术摘除;④疑有囊尾蚴致脑室孔堵塞者,药物治疗时,局部的炎症反应会加重脑室孔堵塞,故宜手术治疗;⑤皮下和肌肉囊尾蚴病发生部位表浅且数量不多者,可行手术摘除。

第十章 蠕虫蚴移行症

蠕虫蚴移行症(larva migrans)是指一些动物幼虫在人体内移行和寄生时所致的一类疾病。根据病变部位和临床表现不同,分皮肤蠕虫蚴移行症和内脏蠕虫蚴移行症两类。

第一节 教学大纲要求

本节为非重点病,一般非为课堂授课内容,但其病例临床上可常遇到,故要求学员普遍熟悉和了解。

第二节 教材内容精要

1. 病原学 能引起皮肤蠕虫蚴移行症的病原体种类甚多,以巴西钩口线虫的幼虫最常见,其他各种动物线虫、吸虫等均可。引起内脏蠕虫蚴移行症常见者有犬、猪、猫的弓首线虫,广州管圆线虫,以及动物钩虫、绦虫等。

2. 临床表现 表现有两种类型:一是皮肤蠕虫蚴移行症:以皮肤接触部位首先出现皮肤损害症状,如皮疹、抓痒,可有发热、食欲减退、淋巴结肿及嗜酸性粒细胞增多等;二是内脏蠕虫蚴移行症:基本特征为嗜酸性粒细胞明显增多,伴受损脏器的相应症状。

3. 诊断 共同特征是持续性嗜酸性粒细胞增多,以及幼虫在皮肤和各器官中移行导致的损害。同时结合流行病学资料,若病损处发现幼虫或免疫学检查阳性则可确诊。

4. 治疗和预防 对皮肤蠕虫蚴移行症可口服或局部使用噻苯达唑,匍行疹可用透热或冷冻疗法等。对内脏蠕虫蚴移行症以病原治疗为主,吸虫、绦虫类选用吡喹酮,线虫类用阿苯达唑等有良好疗效。预防以减少接触带寄生虫的适宜宿主动物和讲究饮食卫生、避免生吃带寄生虫的食物。

第三节 测试题

一、选择题

A1 型题

1. 感染下列哪一种寄生虫可致蠕虫蚴移行症？
   A. 蛔虫
   B. 钩虫
   C. 华支睾吸虫
   D. 犬弓首线虫
   E. 蛲虫

2. 关于蠕虫蚴移行症的概念下面哪一项是错误的？
   A. 该症是由动物蠕虫的幼虫在人体内移行所致的一类疾病
   B. 人类蠕虫如蛔虫、钩虫等幼虫在人体内移行所造成的病损
   C. 可引起多种器官损害，其中以皮肤和肺部病变多见
   D. 病理检查为肉芽肿病变
   E. 实验室检查不能查见虫卵

3. 下列疾病哪一种不属于内脏蠕虫蚴移行症：
   A. 猪蛔虫病
   B. 弓首线虫病
   C. 人蛲虫病
   D. 曼氏裂头蚴病
   E. 斯氏狸殖吸虫病

4. 皮肤蠕虫蚴移行症的主要感染途径是：
   A. 静脉注射
   B. 粪-口途径
   C. 皮肤接触
   D. 肌肉注射
   E. 呼吸传播

5. 内脏蠕虫蚴移行症的主要感染途径是：

A. 呼吸道 B. 消化道
C. 皮肤接触 D. 注射
E. 性接触

6. 对匐行疹的治疗下列哪一项药物或方法无效?
   A. 吡喹酮 B. 氯乙烷
   C. 液氮 D. 二氧化碳霜
   E. 噻苯唑

7. 下列内脏蠕虫蚴移行症的有关特点,哪一项说法欠准确?
   A. 弓首线虫蚴病以肝脏病变最为显著
   B. 异尖线虫幼虫侵犯部位以消化道为主
   C. 广州管圆线虫常侵犯中枢神经系统
   D. 蠕虫蚴的病原治疗均首选阿苯达唑
   E. 持续性嗜酸性粒细胞增多是共同特点

8. 常用于杀灭线虫类蠕虫蚴的病原治疗药为:
   A. 阿苯达唑
   B. 摘除虫体或手术治疗 C. 吡喹酮
   D. 枸橼酸哌嗪 E. 乙胺嗪

B 型题

9~10 题共用备选答案
A. 在脑脊液中找到幼虫可确诊
B. 肝活检可见其第二期幼虫嗜酸性肉芽肿
C. 呕吐物中可检查出幼虫
D. 皮下包块活检可发现病原体
E. 在粪便中排出虫体或虫卵

9. 关于异尖线虫病查找病原体是:
10. 棘颚口线虫所致皮肤蠕虫蚴病的病原体在:

11~13题共用备选答案

A. 猪蛔虫病　　　　　　　B. 弓首线虫病
C. 广州管圆线虫病　　　　D. 曼氏裂头蚴病
E. 异尖线虫病

11. 生吃咸水鱼可感染的是：
12. 生吃蛙类可感染：
13. 生吃淡水螺可感染：

C型题

14~15题共用备选答案

A. 皮肤蠕虫蚴移行症　　　B. 内脏蠕虫蚴移行症
C. 两者均有　　　　　　　D. 两者均无

14. 匍行疹为何种病的特点：
15. 广州管圆线虫幼虫病为：

X型题

16. 关于蠕虫蚴移行症,下面哪些项叙述正确？
　A. 其发病主要是由于人体对入侵幼虫产生强烈的过敏和炎症反应
　B. 病理检查可见肉芽肿病变
　C. 内脏蠕虫蚴移行症的临床症状以肺部多见
　D. 诊断有赖于找到虫卵
　E. 匍行疹的病原体大多为其幼虫经皮肤感染

17. 异尖线虫蚴移行症的临床表现：
　A. 以胃肠道症状为主,是较常见的内脏蠕虫蚴移行症
　B. 胃镜检查可检出幼虫
　C. 常侵犯中枢神经系统,以脑膜脑炎为主要症状
　D. 表现有游走性皮下包块,伴嗜酸性粒细胞性胸腔积液

E. 临床症状为上腹疼痛或绞痛、恶心、呕吐、腹泻柏油样便

二、填空题

1. 蠕虫蚴移行症不包括某些人类蠕虫，如＿＿＿＿＿、＿＿＿＿＿等幼虫在人体内所造成的疾病。

2. 蠕虫蚴移行症根据病变部位不同可分为＿＿＿＿＿和＿＿＿＿＿。

3. 蠕虫蚴移行症的病理检查为＿＿＿＿＿。

4. 蠕虫蚴移行症的共同特征是持续性＿＿＿＿＿。

5. 贴敷或生食不熟的蛙肉、蛇肉、猪肉，易感染＿＿＿＿＿。

三、名词解释

1. 转续宿主(paratenic host)　　2. 皮肤蠕虫蚴移行症
3. 内脏蠕虫蚴移行症　　4. 匐行疹(creeping eruption)

四、问答题

1. 常见的内脏蠕虫蚴移行症有那几种病？

2. 蠕虫蚴移行症为何不包括某些人类蠕虫如钩虫、蛔虫等幼虫，在发育阶段经肺至肠的移行过程中所造成的病变？

3. 犬弓首线虫引起的钩蚴移行症的诊断依据有哪些？

第四节　答案与题解

一、选择题

(一)答案

1. D　2. B　3. C　4. C　5. B　6. A　7. D　8. A　9. C

10. D 11. E 12. D 13. C 14. A 15. B 16. ABCE 17. ABE

(二) 题解

1. 题解：蠕虫蚴移行症不包括某些人类蠕虫如蛔虫、钩虫和蛲虫，虽然，蛔虫、钩虫幼虫可移行至肺或造成损害，但不属于此病范围。华支睾吸虫和蛲虫则无幼虫移行现象。故只有犬弓首线虫在人体内不能发育为成虫，可引起蠕虫蚴移行症。

2. 题解：人肠道蛔虫、钩虫为人类已适应的常见寄生虫，可在人体内完成其整个发育、繁殖过程并产卵排出，其幼虫虽可移行至肠道外或造成损害，但不会引起强烈反应，不属于蠕虫蚴移行症范畴。其他项描述均正确。

3. 题解：内脏蠕虫蚴移行症病原较多，题中所列只有蛲虫病系人类蠕虫，可以在人体内发育成熟和产卵，不属于本病范畴。

4. 题解：主要系皮肤与被蠕虫蚴污染土壤接触后，其中的感染性幼虫从皮肤侵入而感染，常见于与泥土接触较多的部位，如手、足等。

5. 题解：内脏蠕虫蚴移行症的感染途径主要是经口食入中间宿主中的感染性幼虫而致病，其他途径非本病感染途径。

6. 题解：治疗匐形疹可用透热疗法和冷冻疗法，以液氮、氯乙烷或二氧化碳霜均可杀死幼虫，局部使用噻苯唑能进入皮肤，亦有效。惟吡喹酮为口服药，应用后对皮肤匐行疹无治疗效果。

7. 题解：A、B、C、E 的说法均正确，只 D 说均首选阿苯达唑治疗欠准确，因为内脏蠕虫蚴移行症中尚有吸虫或绦虫类引起者，杀灭这些蠕虫病的药物则以吡喹酮为最佳。

8. 题解：阿苯达唑对犬弓首线虫、猫弓首线虫、广州管圆线虫、海异尖线虫、颚口线虫等的蠕虫蚴移行症都有较好疗效，为主要治疗药物。吡喹酮是吸虫类、绦虫类蠕虫蚴病的常用药物，乙

第十单元　寄生虫病

胺嗪则系丝虫的主要药物。

9～10题解：异尖线虫病常引起胃肠道症状，可在呕吐物中检查出幼虫；皮肤蠕虫蚴移行症在皮下包块可发现病原体。

11～13题解：这3道题所问与该病原体生活史中的寄生宿主密切相关，生吃了其中间宿主中活的幼虫自然可被感染。

14～15题解：匍行疹为皮肤蠕虫蚴移行症的主要表现，广州管圆线虫幼虫病为内脏蠕虫蚴移行症。

16. 题解：蠕虫蚴移行症的病原在人体内发育不全，不会产生虫卵，故诊断不能依赖找到虫卵，此为错误。题内所列其他项叙述均正确。

17. 题解：题内所列 A、B、E 项均符合本病表现。而中枢神经系统病变常为广州管圆线虫所致，游走性皮下包块则系斯氏狸殖吸虫病主要表现，此 2 项非异尖线虫蚴病表现。

二、填空题

1. 钩虫　蛔虫
2. 皮肤蠕虫蚴移行症　内脏蠕虫蚴移行症
3. 肉芽肿病变
4. 嗜酸性粒细胞增多
5. 曼氏迭宫裂头蚴病

三、名词解释

1. 动物蠕虫幼虫在中间宿主体内寄生和发育。在某些非适宜的宿主体内发育受阻、停滞，不能发育为成虫与产卵，一旦有机会进入适宜其发育的宿主体内时，即可进一步继续发育，后者即称转续宿主，为寄生虫生活史中的一种特殊中间宿主。

2. 动物蠕虫的幼虫经皮肤接触感染,蠕虫蚴长期在皮肤组织中移行,造成皮肤损害,表现皮疹(包括匐行疹、荨麻疹等)、奇痒、游走性皮下结节或包块、局部或全身炎症等。

3. 内脏蠕虫蚴移行症指动物蠕虫经口感染,在小肠孵出蠕虫蚴,经血流入侵某些脏器,如肺、肝、脑、眼等部位,并在其中移行而引起局部损害,产生的一系列综合征。

4. 匐行疹即皮肤蠕虫蚴移行症的表现之一,是某些蠕虫幼虫侵入人体移行所致的皮肤损害病变,表现为幼虫入侵后,长期在皮肤组织中移行,引起线状红色皮疹,奇痒,持续半月至数月后,成为疱疹,结痂,最后虫体死亡,病变逐渐吸收好转。

四、问答题

1. 答:内脏蠕虫蚴移行症有猪蛔虫病、弓首线虫病、广州管圆线虫病、异尖线虫病、曼氏裂头蚴病及斯氏狸殖吸虫病等。

2. 答:因为钩虫、蛔虫感染为人类常见多发病,人体对它们已较为适应,机体对这些蚴虫不会产生强烈的过敏与炎症反应,而且,它们可以在人体内发育成熟和产卵,以致人体可以成为它们的终宿主,故不属于蠕虫蚴移行症。

3. 答:犬弓首线虫蚴病是较常见的内脏蠕虫蚴移行症,诊断依据主要有:①流行病学资料,有与狗密切接触史;②临床表现:缓慢起病,表现咳嗽、发热、呼吸困难及肝大等;③实验室检查:血象白细胞总数和嗜酸性粒细胞增多,血清特异性抗体阳性。超声检查可发现肝内有缓慢移动的实质性占位性病变。

第十一章　棘球蚴病

棘球蚴病(echinococcosis)也称包虫病(hydatidosis,hydatid disease),是棘球绦虫的幼虫寄生于人体的人兽共患寄生虫病。目前,在我国部分地区发生的有细粒棘球蚴病和泡型棘球蚴病两种。

第一节　教学大纲要求

本病为非重点病,一般不作课堂讲授,但鉴于其分布广泛,在某些畜牧地区时有遇见,故仍应熟悉和了解其相关发病和临床表现等内容。

第二节　教材内容精要

1. 病原与流行病学　细粒棘球绦虫的终宿主与中间宿主广泛,在人与动物之间传播,传染源主要为感染棘球绦虫的犬,通过接触或食入感染,人群普遍易感,呈世界性分布,以畜牧区高发。

2. 临床表现与诊断　肝棘球蚴病最常见,其次为肺、脑和其他棘球蚴病,可有不同占位性病变和相应表现,通过免疫学、影像学检查发现和确诊。

棘球蚴病发展缓慢,感染后潜伏期10～20年以上,泡型棘球蚴病可在30年后才出现症状,症状与病变部位、囊肿大小及并发症有关,病程发展缓慢,逐渐加重。

3. 治疗与预防　治疗可采用手术切除和药物两种方法,药物以阿苯达唑为主。预防主要是控制传染源,在流行区对犬可进行吡喹酮驱虫,加强卫生宣传等。

第三节 测试题

一、选择题

A1 型题

1. 棘球蚴病的主要传染源是：
A. 羊　　　　　　　　B. 犬
C. 人　　　　　　　　D. 猫
E. 猪

2. 棘球蚴病最常见的临床类型是：
A. 脑棘球蚴病　　　　B. 肺棘球蚴病
C. 肝棘球蚴病　　　　D. 肌肉棘球蚴病
E. 骨骼棘球蚴病

3. 脑棘球蚴病的主要临床表现是：
A. 神志不清，昏迷　　B. 四肢瘫痪
C. 癫痫发作
D. 头痛、视乳头水肿等颅内高压症
E. 延髓受累，呼吸中枢麻痹

4. 肝棘球蚴病的特征下列哪项是错误的？
A. 病变多位于肝脏右叶
B. 其发生率较肺、脑棘球蚴病多见
C. 可扪及与肝脏表面相连的光滑的无痛性肿块
D. 囊肿破裂可引起过敏性休克
E. 血象白细胞计数明显增高

5. 用于棘球蚴病流行病学调查最好的检查方法是：
A. 血象　　　　　　　B. 皮内试验

C. 血清免疫学试验 D. B型超声检查
E. CT扫描检查

6. 细粒棘球蚴病治疗的首选药物为：
A. 吡喹酮 B. 阿苯达唑
C. 氯喹 D. 5价锑剂
E. 两性霉素B

B型题

7～10题共用备选答案
A. 牛带绦虫病 B. 囊尾蚴病
C. 泡型棘球蚴病 D. 囊型棘球蚴病
E. 卡波西肉瘤

7. 牛带绦虫引起的疾病为？
8. 猪带绦虫引起何种病？
9. 细粒棘球绦虫的幼虫引起：
10. 泡型棘球绦虫的幼虫引起：

C型题

11～12题共用备选答案
A. 细粒棘球绦虫虫卵 B. 棘球蚴
C. 两者均有 D. 两者均无

11. 引起肝、肺等脏器病变的因子为：
12. 感染棘球蚴病的主要因子是：

X型题

13. 下列检查或试验中有助于棘球蚴病诊断的是：
A. 皮内试验 B. 嗜酸性粒细胞增高
C. 酶联免疫吸附试验 D. 粪便找虫卵
E. B超检查

14. 关于棘球蚴病,下列哪些项叙述正确?
A. 主要侵犯肝脏引起炎症反应
B. 可行穿刺活检以明确诊断
C. 表现为囊性占位性病变   D. 主要并发症为感染和破裂
E. 嗜酸性粒细胞明显升高

15. 棘球蚴病治疗以手术切除为主,但正确的应为:
A. 手术切除内囊可根治   B. 将内囊剥离完整取出
C. 严防囊液外溢
D. 不需同时行阿苯达唑药物治疗
E. 用阿苯达唑的疗程一般为2周

二、填空题

1. 在我国流行的棘球蚴病主要由_____和_____的幼虫引起。
2. 棘球蚴病的常发部位除肝、肺、脑外,其他尚可见于_____、_____、_____、_____等部位。
3. 棘球蚴生长非常缓慢,从感染到出现症状(潜伏期)常需_____。
4. 泡型棘球蚴病又称为_____。

三、名词解释

1. 包虫病(hydatidosis, hydatid disease)   2. 棘球蚴囊肿
3. 卡松尼试验(Casoni test):

四、问答题

1. 如何预防细粒棘球蚴病?
2. 试述肝棘球蚴病的主要临床特征。

3. 肺棘球蚴病有何表现？
4. 脑棘球蚴病的表现。

第四节 答案与题解

一、选择题

(一)答案

1. B 2. C 3. D 4. E 5. B 6. B 7. A 8. B 9. D 10. C 11. B 12. A 13. ACE 14. CD 15. ABC

(二)题解

1. 题解：犬是感染细粒棘球绦虫的主要终宿主和主要传染源。而羊、人或其他动物等均可为其中间宿主，但非终宿主和传染源。

2. 题解：肝棘球蚴病最常见，多位于肝右叶接近肝表面。其他型棘球蚴病依其所在部位及囊肿大小等而有不同表现。

3. 题解：脑棘球蚴病系颅内占位病变，以顶叶为常见，故颅内高压症为主要表现。神志不清、昏迷、癫痫发作等也有少数病例出现，但非主要。

4. 题解：前4项均符合本病特点，惟周围血象白细胞计数多正常，题中E项说白细胞明显增高为错误。

5. 题解：进行棘球蚴病流行病学调查最简单而快速的方法为皮内试验，阳性率90%以上。而白细胞计数多数正常，不能说明问题，免疫学和影像学检查虽价值大，但较繁杂。

6. 题解：阿苯达唑是治疗细粒棘球蚴病首选药物，阿苯达唑乳剂优于片剂，对早期肝囊型包虫病的有效率可达80%以上。而吡喹酮对犬带虫者有效，可用于驱虫预防，其他药物治疗对象不同。

7～10题解：本题的要求是熟悉各病的病原体，题中所列各种病原体引起的不同病种很明确,可对号作答。

11~12题解:吞入棘球绦虫虫卵(而非棘球蚴)即可导致感染棘球蚴病,摄入的虫卵在体内发育成囊状棘球蚴后,为造成脏器病变的主要因素。

13. 题解:诊断棘球蚴病除流行病学资料及临床表现外,主要依靠皮内试验、免疫学检查及影像学检查。嗜酸性粒细胞增高可不明显,粪便找虫卵无意义。

14. 题解:本病主要临床表现为肝脏囊性占位性病变,常见并发症是合并感染和破裂。而穿刺活检是禁忌的,因穿刺可引发感染或囊液破入腹腔导致过敏性休克。

15. 题解:目前对棘球蚴病手术切除治疗时应将内囊剥离完整取出,严防囊液外溢,在手术前后可结合用阿苯达唑治疗,连服4周为一疗程,必要时需6~10个疗程。

二、填空题

1. 细粒棘球绦虫 泡型棘球绦虫
2. 肾 脾 心肌
3. 10年或以上
4. 多房棘球蚴病

三、名词解释

1. 包虫病即棘球蚴病,系由棘球绦虫(又称包虫)的幼虫引起的人畜共患病,起病缓慢,主要引起肝、肺、脑等部位占位囊性病变,并出现相应症状和体征。

2. 棘球蚴囊肿指棘球绦虫的虫卵被羊或其他中间宿主吞食后,经消化液作用,在十二指肠内孵出六钩蚴,侵入肠壁末梢静脉,随门静脉血流,侵入肝脏与其他脏器形成的棘球蚴囊。

3. 卡松尼试验即棘球蚴皮内试验,以棘球蚴提取物为抗原,进行皮内试验,操作简便,快速,阳性率90%以上,可作为诊断本病的初筛试验,但假阳性亦多,故应注意区别。

四、问答题

1. 答:预防措施有:①消灭传染源:对流行区的犬进行普查普治,以吡喹酮为犬驱虫;②加强群众健康知识的宣传教育:注意饮食卫生和个人防护。避免与犬的密切接触;③加强屠宰场的管理:病畜的内脏要深埋,防止被犬吃食后感染本虫。避免犬粪中虫卵污染水源。

2. 答:肝棘球蚴病最常见,多位于肝右叶接近肝表面,主要症状是上腹部肿块,无痛性或轻度隐痛,表面光滑,质地较坚。检查时可触及无痛性囊性肿块。肝右叶顶部棘球蚴囊向上生长,引起膈肌升高;向下生长,位于肝门附近者可压迫胆管引起黄疸,或压迫门静脉致门脉高压症;破入腹腔、胸腔,可引起弥漫性腹膜炎、胸膜炎及过敏反应等。

3. 答:肺棘球蚴病以右肺较左肺为多,下中叶较上叶多见。棘球蚴囊逐渐长大则可引起胸痛、咳嗽、血痰等症状。棘球蚴囊穿破至支气管时,患者突然发生阵发性呛咳,呼吸困难,咳大量水样囊液与粉皮状角皮层,偶尔引起窒息。并发感染时,患者有发热、咳脓痰等。

4. 答:脑棘球蚴病发病率较少,仅占棘球蚴病的1%左右。儿童较多见,在脑部的顶叶为常见,大多伴有肝与肺棘球蚴病。临床症状有头痛、视乳头水肿等颅内高压症,可有癫痫发作。

第十一单元

其 他

第一章 败血症

败血症(septicemia)是指病原菌及其毒素侵入血流引起的临床综合征,是一种严重的全身感染。病原菌通常指细菌,也包括真菌等。近年将败血症的定义与菌血症、脓毒血症并列。

第一节 教学大纲要求

1. 掌握各型败血症的常见病原菌、临床表现、诊断及抗生素的合理选择。

2. 熟悉败血症与菌血症和脓毒症的区别、发病率的变迁、对症治疗等。

3. 了解几种常见病原菌特点、鉴别诊断及预防措施。

第二节 教材内容精要

1. 病原学 引起败血症的致病菌有革兰阳性球菌、革兰阴性杆菌、厌氧菌、真菌及其他条件致病菌等。

2. 发病机制 病原菌从各种途径侵入血循环后是否引起败血症,取决于细菌的毒力与数量和人体的防御功能。机体防御免疫功能缺陷是败血症最重要的诱因。

3. 临床表现 败血症的主要临床表现有毒血症症状、皮疹、关节损害症状、肝脾肿大和迁徙性病灶。不同致病菌所致败血症有不同的临床特点。革兰阴性菌败血症常由泌尿生殖道、肠道、胆道、呼吸道入侵,发热常为双峰型,有相对缓脉,感染性休克发生率高达40%,少见迁徙病灶。革兰阳性菌败血症迁徙病灶多见,而感染性休克少有发生。

4. 实验室检查　白细胞计数增高,中性粒细胞增多伴核左移,血液和骨髓中培养出病原菌可确诊。

5. 诊断与鉴别诊断　凡急性发热患者,白细胞及中性粒细胞显著升高而无局限于某一系统的急性感染时,均应考虑败血症的可能。若在病程中出现皮疹、肝脾肿大、迁徙性病灶等,则败血症的诊断可基本成立。血培养和骨髓培养为确诊依据。败血症应与成人 Still 病、伤寒、粟粒性结核、恶性组织细胞病等相鉴别。

6. 治疗　包括抗菌药物的应用、治疗局部感染病灶及原发病其他治疗。败血症一经诊断,在未获得病原学结果之前,即应给予抗菌药物经验治疗,以后再根据病原菌种类和药敏试验调整用药方案。应用抗菌药物的原则是联合静脉用药,剂量宜大,应选用杀菌剂,疗程宜长。

重点:各型败血症临床表现、病原学检查及抗感染治疗原则。

第三节　测试题

一、选择题

A1 型题

1. 病原体入侵血流,繁殖并产生毒素,表现出严重毒血症状,应考虑为:

　　A. 毒血症　　　　　　　　B. 菌血症

C. 败血症 D. 脓毒症
E. 成人 Still 病

2. 革兰阳性球菌败血症,下列哪一项对诊断的参考价值较大?

A. 病程时间较长 B. 近有皮肤或呼吸道感染
C. 肝脾肿大
D. 病程中出现迁徙病灶,如肺脓肿、肝脓肿
E. 白细胞总数及中性粒细胞升高

3. 下列为革兰阴性杆菌败血症的临床特点,但不包括:

A. 易并发化脓性关节炎 B. 可见双峰热或体温不升
C. 休克发生率高 D. 严重者有 DIC
E. 少数可有转移病灶

4. 关于厌氧菌败血症,下列错误的是:

A. 入侵途径以胃肠道及女性生殖道为主
B. 易发生于肝硬化患者
C. 易引起脓毒性血栓性静脉炎
D. 部分可有黄疸
E. 多见于长期应用广谱抗生素及肾上腺皮质激素者

5. 体内异物留置后最易发生的败血症是:

A. 革兰阴性杆菌败血症 B. 金葡菌败血症
C. 表皮葡萄球菌败血症 D. 厌氧菌败血症
E. 真菌败血症

6. 真菌败血症最常见的病原菌是:

A. 新型隐球菌 B. 念珠菌
C. 曲霉 D. 放线菌
E. 毛霉菌

7. 诊断败血症最重要的依据是：
   A. 畏寒、发热、明显中毒症状
   B. 全身皮疹　　　　　　　　C. 肝脾肿大
   D. 白细胞总数、中性粒细胞显著升高
   E. 血或骨髓培养阳性
8. 败血症与成人 Still 病的鉴别，下列哪项最有意义？
   A. 畏寒发热　　　　　　　　B. 皮疹反复出现
   C. 显著的中毒症状　　　　　D. 肝、脾肿大
   E. 白细胞总数及中性粒细胞显著增加
9. 恶性组织细胞病与败血症的鉴别，最重要的是：
   A. 多种热型的高热
   B. 白细胞的计数与分类　　　C. 进行性消瘦
   D. 血凝集试验　　　　　　　E. 骨髓涂片检查
10. 治疗败血症的关键是：
    A. 充足的营养和维生素
    B. 维持水、电解质和酸碱平衡
    C. 适量输血、血浆或白蛋白　　D. 合理选用抗菌药物
    E. 肾上腺皮质激素解除毒血症状
11. 关于败血症的叙述，下列哪项是错误的：
    A. 革兰阴性细菌败血症发病率明显上升，以大肠埃希菌为主
    B. 均有寒战、高热、皮疹及休克
    C. 革兰阳性细菌败血症以金葡菌多见
    D. 真菌败血症常为院内感染的疾病
    E. 条件致病菌常在免疫功能低下的患者中致病
12. 大肠埃希菌败血症的临床表现，下列哪项是错误的？

A. 可见双峰热和稽留热　　　B. 常有原发病
C. 迁徙性病灶少见　　　　　D. 感染性休克多见
E. 皮疹及关节症状明显

13. 关于败血症的血培养检查,下列哪项是错误的?
A. 尽量在应用抗菌药物前及寒战、高热时采血
B. 宜反复多次送检
C. 采血量不宜多,成人2~3 ml,婴儿1~2 ml
D. 已用抗菌药物者可在培养基中加对氨苯甲酸等以破坏抗生素
E. 有条件时同时进行真菌和厌氧菌的培养

14. 金葡菌败血症的特征,应除外:
A. 多见于男性,病前一般情况良好
B. 急起发热、寒战、高热
C. 原发病灶以皮肤黏膜及呼吸道感染为主
D. 感染性休克较多见
E. 关节症状明显,皮疹形态多样化,易发生迁徙病灶

15. 真菌败血症发病的特点,不包括下列哪一项?
A. 长期接受肾皮质激素治疗
B. 长期接受广谱抗菌药物或肿瘤化疗
C. 以白色念珠菌多见
D. 真菌败血症多数不播散
E. 临床毒血症状可被原发病及伴发细菌感染掩盖

A3型题

16~19题共用题干

男性23岁,因烧伤而住院患者。近2日高热、寒战,神志模糊半日。体检:神志不清,T39 ℃,血压50/30 mmHg,脉搏140

次/分。四肢凉、紫绀,创面污暗、有绿色分泌物。血象检查 WBC $38\times10^9/L$,中性粒细胞 95%,尿蛋白+。

16. 目前诊断应首先考虑伴有:
    A. 低血容量休克　　　　B. 败血症,感染性休克
    C. 失血性休克　　　　　D. 应激反应
    E. 过敏性休克
17. 最可能的致病细菌为:
    A. 金黄色葡萄球菌　　　B. 铜绿假单胞菌
    C. 变形杆菌　　　　　　D. 大肠埃希菌
    E. 厌氧菌
18. 为明确诊断应首先进行的检查是:
    A. 血培养　　　　　　　B. 血常规
    C. 血沉　　　　　　　　D. 尿常规
    E. X线胸片
19. 应选用下列何种药物治疗?
    A. 头孢他啶+阿米卡星　　B. 青霉素+阿米卡星
    C. 利福平　　　　　　　D. 肾上腺皮质激素
    E. 甲硝唑+左氧氟沙星

B型题

20~22题共用备选答案
    A. 甲硝唑　　　　　　　B. 两性霉素B
    C. 哌拉西林
    D. 青霉素(氨苄西林)+氨基糖苷类
    E. 头孢他啶

20. 铜绿假单胞菌败血症首选:
21. 肠球菌败血症首选:

22. 厌氧菌败血症首选：

23~26 题共用备选答案

A. 脆弱类杆菌　　　　　　　B. 产碱杆菌
C. 白色念珠菌　　　　　　　D. 金葡菌
E. 大肠埃希菌

23. 革兰阴性杆菌败血症最常见的病原菌：

24. 厌氧菌败血症最常见的病原菌：

25. 真菌败血症最常见的病原菌：

26. 革兰阳性球菌败血症最常见的病原菌：

X 型题

27. 新生儿败血症的常见致病菌为：
    A. 铜绿假单胞菌　　　　　B. 大肠埃希菌
    C. B 组溶血性链球菌　　　D. 厌氧菌
    E. 金葡菌

28. 老年人败血症的常见致病菌为：
    A. 铜绿假单胞菌　　　　　B. 大肠埃希菌
    C. B 组溶血性链球菌　　　D. 厌氧菌
    E. 金葡菌

29. 一般输液污染而引起败血症，常见的致病菌为：
    A. 铜绿假单胞菌　　　　　B. 大肠埃希菌
    C. 聚团肠杆菌　　　　　　D. 克雷伯杆菌
    E. 金葡菌

30. 厌氧菌败血症最常见的入侵途径为：
    A. 皮肤　　　　　　　　　B. 泌尿道
    C. 胃肠道　　　　　　　　D. 女性生殖道
    E. 褥疮和坏疽

31. 细菌侵入血流后是否发生败血症，其影响因素有：
   A. 细菌的数量　　　　　　　B. 细菌的大小
   C. 细菌的形态　　　　　　　D. 细菌的毒力
   E. 机体的免疫功能

32. 大肠埃希菌败血症的常见诱因是：
   A. 留置导尿管　　　　　　　B. 留置静脉导管
   C. 长期应用肾上腺皮质激素
   D. 长期应用广谱抗生素　　　E. 导尿

33. 真菌败血症中常见的菌种有：
   A. 组织胞浆菌　　　　　　　B. 白色念珠菌
   C. 酵母菌属　　　　　　　　D. 曲霉
   E. 隐球菌

34. 近年来革兰阴性杆菌败血症病原菌变化趋势是：
   A. 大肠埃希菌占绝对优势
   B. 大肠埃希菌相对减少　　　C. 假单胞菌增多
   D. 肺炎克雷伯杆菌增多
   E. 肺炎克雷伯杆菌减少

二、填空题

1. 引起败血症的主要致病菌类型有_____、_____、_____和_____等四大类。

2. 诱发真菌败血症的重要因素是长期应用_____和_____。

3. 引起败血症的病原菌中常见的厌氧菌为_____、_____、_____。

4. 引起败血症的常见真菌为_____、

_____、_____。

5. 病原菌侵入血循环后是否引起败血症，取决于_____、_____和_____。

6. 一般培养基上无细菌生长，疑有 L 型细菌败血症时应作_____培养。

三、名词解释

1. 败血症（septicemia） 2. 菌血症（bacteremia）
3. 毒血症 4. 脓毒症（sepsis）
5. 全身炎症反应综合征（SIRS） 6. Still 病
7. 迁徙性损害

四、问答题

1. 败血症的主要临床表现有哪些？
2. 医院内感染败血症的好发人群、常见致病菌为何？
3. 如何预防医院内感染败血症的发生？
4. 治疗败血症选择抗菌药物的原则是什么？
5. 试述革兰阳性球菌败血症与革兰阴性杆菌败血症的鉴别要点。

第四节　答案与题解

一、选择题

（一）答案

1. C 2. D 3. A 4. E 5. C 6. B 7. E 8. C 9. E
10. D 11. B 12. E 13. C 14. D 15. D 16. B 17. B

18. A 19. A 20. E 21. D 22. A 23. E 24. A 25. C
26. D 27. BCE 28. ABDE 29. CD 30. CDE 31. ADE
32. ABE 33. BDE 34. BC

(二)题解

1. 题解：病原体侵入血流，在血中繁殖并产生毒素，引起严重毒血症状，应考虑为败血症。

2. 题解：以上表现在革兰阳性球菌败血症中虽均可出现，但最具有特征性的为迁徙性病灶，对诊断参考价值大。

3. 题解：革兰阴性杆菌败血症临床表现有发热，可见双峰热或体温不升，约20%～60%的病例可发生感染性休克，严重者可出现DIC，少数可有转移病灶。但不易发生化脓性关节炎，此为革兰阳性球菌的特点。

4. 题解：本病入侵途径以胃肠道及女性生殖道为主，常与需氧菌混合感染，肝硬化、糖尿病、恶性肿瘤等患者易发生，脓毒性血栓性静脉炎为其特点之一，部分可出现黄疸。但其发病与应用广谱抗生素或皮质激素无关，故答案应为E。

5. 题解：体内异物留置后最易发生的败血症是表皮葡萄球菌败血症，因留置导管插管多通过皮肤途径。

6. 题解：真菌败血症基本上为院内感染疾病，多发生在免疫功能低下者，或长期接受激素、广谱抗菌药物及肿瘤化疗等情况下，其病原菌以白念珠菌为多见。

7. 题解：诊断败血症最重要的依据是血或骨髓培养阳性，此为病原确诊依据。

8. 题解：败血症与成人Still病的表现，题中所列均可能存在，但在鉴别上最有意义的是有无显著中毒症状，败血症显著，而成人Still病则无明显毒血症状。

9. 题解：恶性组织细胞病与败血症有许多相似，如持续高热、严重毒血症状、进行性消瘦、肝脾肿大等，鉴别时最重要的是采取骨髓涂片检查有无异常组织细胞。

10. 题解：败血症的治疗最关键的是合理选用抗菌药物治疗，以早日控制病原菌，防止继续发展、加重。其他均为对症支持治疗，虽亦起极为重要的作用，但并非关键措施。

11. 题解：关于败血症的叙述，A、C、D、E 均为正确，但 B 说均有寒战、高热、皮疹及休克是错误的，因为革兰阳性菌败血症寒战、高热、皮疹虽有，而休克少见，不能笼统说均有。

12. 题解：大肠埃希菌败血症常有原发病，可呈双峰热或稽留热，感染性休克多见而迁徙病灶少见。最后一点皮疹及关节症状明显为错误，此为革兰阳性球菌败血症特点。

13. 题解：对败血症的病原检查，进行血培养时，A、B、D、E 描述均正确。血培养每次采血量宜稍多，成人约需 10 ml，婴幼儿为 5 ml，故 C 所说的采血量太少，会影响检查结果，此系错误的。

14. 题解：金葡菌败血症的特征，题内所述各项除感染性休克少见而非较多见外，其他特征均符合。

15. 题解：真菌败血症常发生于长期使用激素、广谱抗生素及肿瘤化疗之后，以白色念珠菌为多，临床症状可被原发病所掩盖，且多数为播散型。故说不播散是错误的，不应包括在内。

16~19 题解：烧伤住院患者，近 2 日高热、寒战、神志模糊半日。并有休克表现，创面污暗，有绿色分泌物，血白细胞及中性粒细胞明显升高。目前诊断应首先考虑伴有败血症及感染性休克。伤口创面有绿色分泌物，故铜绿假单胞菌引起的可能性大。为了明确诊断，首先应做血培养。抗菌治疗首选药物为头孢他啶＋阿米卡星。

20～22题解：此题为考核各种败血症的选药问题。铜绿假单胞菌败血症以第二或第三代头孢菌素为佳，应首选头孢他啶，因哌拉西林耐药逐渐增多；肠球菌常对多种抗生素耐药，需联合用药，故选氨苄西林＋氨基糖苷类抗生素；厌氧菌可选甲硝唑。

23～26题解：革兰阴性杆菌败血症最常见的病原菌为大肠埃希菌；厌氧菌败血症常见者为脆弱类杆菌；真菌败血症以白色念珠菌最常见；革兰阳性球菌败血症最常见的为金葡菌。

27. 题解：新生儿败血症多由母亲产道感染，常见致病菌为大肠埃希菌、B组溶血性链球菌和金葡菌。

28. 题解：老年人败血症的常见致病菌为铜绿假单胞菌、大肠埃希菌、厌氧菌及金葡菌。

29. 题解：一般输液污染及留置导管引起的败血症，其液体污染常见致病菌为聚团肠杆菌和克雷伯杆菌。

30. 题解：发生厌氧菌败血症，其细菌的常见入侵途径为胃肠道、女性生殖道及褥疮和坏疽。

31. 题解：细菌侵入血流后是否发生败血症，取决于细菌的数量、毒力和机体的免疫功能，而与细菌的大小和形态无关。

32. 题解：大肠埃希菌败血症的常见诱因是留置导尿管、静脉导管和导尿。长期应用肾上腺皮质激素和抗生素虽易致真菌或耐药菌败血症，但一般并不诱发大肠埃希菌败血症。

33. 题解：真菌败血症中常见的菌种有白色念珠菌、曲霉及隐球菌。

34. 题解：近年来革兰阴性杆菌败血症病原菌变化趋势是：大肠埃希菌相对减少，假单胞菌增多。

二、填空题

1. 革兰阳性球菌　革兰阴性细菌　厌氧菌　真菌
2. 肾上腺皮质激素　广谱抗菌药物
3. 脆弱类杆菌　梭状芽孢杆菌属细菌　消化链球菌
4. 白色念珠菌　曲霉　隐球菌
5. 人体的免疫功能　细菌的毒力　数量
6. 高渗盐水

三、名词解释

1. 败血症是指病原菌及其毒素侵入血流所引起的临床综合征,是一种严重的全身感染。病原菌通常指细菌,也可为真菌等,病程中常有炎症介质的激活与释放,引起寒战、高热、心动过速、呼吸急促、皮疹、神志改变、肝脾肿大等一系列临床表现。重者可致休克、DIC和多器官功能障碍。

2. 菌血症是指细菌在血流中短暂出现的现象,一般无明显毒血症状。在国外文献中,常与败血症通用。

3. 毒血症是指病原体产生的毒素侵入血流所引起的临床症状。

4. 脓毒症系指微生物及其毒素所产生的全身反应,细菌栓子可随血流引起多处迁徙性病灶(脓肿)。

5. 人体对各种损害因素所引起的全身炎症反应,临床上符合以下两条或两条以上者:①体温>38 ℃或<36 ℃;②心率>90次/分;③呼吸>20次/分或二氧化碳分压<4.3kPa;④白细胞计数>$12×10^9$/L或未成熟细胞>10%等。

6. Still病属于变态反应性疾病。以发热、皮疹、关节痛、咽痛、淋巴结和肝脾肿大为特征,易与败血症相混淆,不同点为:①无明显毒血症状,且可有缓解期;②皮疹短暂,反复出现;③血沉增快,黏蛋白和 α_2 球蛋白增高,C反应蛋白阳性;④多次血及骨髓培养阴性;⑤抗菌药物治疗无效,但用适量激素及消炎痛可使体温下降,症状缓解。

7. 迁徙性损害是由细菌栓子播散至身体其他部位而引起,多见于化脓球菌(尤其是金葡菌)、厌氧菌等所致的败血症。常见迁徙损害的表现有皮下脓肿、肺脓肿、关节炎、骨髓炎和心包炎等。

四、问答题

1. 答:败血症的主要表现有:

(1)毒血症症状:起病急骤,常有寒战与高热,伴全身不适、头痛、肌肉关节酸痛,软弱无力,脉率与呼吸加速,可有胃肠道症状。重者可出现中毒性脑病、心肌炎、肝炎、肠麻痹、感染性休克、DIC等。

(2)皮疹:以瘀点为多见,多分布于躯干、四肢等处,一般为数不多。亦可有荨麻疹、猩红热样皮疹、脓疱疹等。

(3)关节症状:常为大关节红肿、疼痛、活动受限。少数有关节腔积液、积脓。

(4)肝脾肿大:一般仅轻度肿大,当发生中毒性肝炎或肝脓肿时,肝肿大则较显著、伴明显压痛,并可出现黄疸。

(5)迁徙性病灶:常见者有皮下脓肿、肺脓肿、关节炎、骨髓炎及心包炎等。

2. 答:医院内感染败血症的好发人群有:多有严重基础疾病,如血液病、肿瘤、慢性肝病、糖尿病等患者。部分患者有医源性感染如继发于应用免疫抑制药物、气管切开、导尿、静脉输液、透析治疗等。常见致病菌为大肠埃希菌、肺炎克雷伯杆菌、金葡菌、铜绿假单胞菌等。

3. 答:预防医院内感染败血症的发生,首先应对烧伤、化疗、骨髓移植及新生儿病室等进行严格的防护隔离,防止耐药金葡菌和铜绿假单胞菌发生院内感染;有体内留置导管的应定期更换,严格消毒;有疮疖切勿挤压,并及时合理治疗;医护人员严格执行消毒隔离制度和操作规程,尽量使用一次性医疗用品。慢性金葡菌带菌的医护人员应调离病室并治疗;积极治疗原发病,预防感染。

4. 答:一旦败血症诊断成立,在未获病原学结果之前可依经验给予抗菌药物治疗,以后再根据病原菌种类和药敏试验结果调整治疗方案。抗菌治疗可采用两种有效抗菌药物联合治疗,静脉给药,剂量宜大,疗程一般3周以上或临床症状消失后继续用药7~10日。

5. 答:两种败血症的鉴别见表11-1-1:

表11-1-1 革兰阳性球菌败血症与革兰阴性杆菌败血症的鉴别

	革兰阳性球菌败血症	革兰阴性杆菌败血症
原发病灶	皮肤感染、呼吸道、骨髓炎、中耳炎	尿路、胆道、肠道感染等
既往史及病前手术史	挤压疖肿、创伤等	腹腔或尿路手术等
症状及并发症	皮疹、关节症状,心内膜炎及其他迁徙病灶、脓肿等	双峰热、高热伴相对缓脉、感染性休克、DIC等
血常规	白细胞明显升高	白细胞轻度升高
鲎试验	(—)	(+)
病原培养分离	相关致病菌	相关致病菌

第二章 感染性休克

感染性休克是由微生物及其毒素等引起急性微循环灌注不足,导致组织缺氧、细胞损害、代谢和功能障碍、甚至多器官功能衰竭的危重综合征。

第一节 教学大纲要求

1. 掌握休克的定义、常见病原体、临床表现、诊断要点和治疗原则及方法。
2. 熟悉发生感染性休克的原因、发病机制、实验室检查特点。
3. 了解主要病理变化、预后。发生发展过程中微循环障碍的变化。

第二节 教材内容精要

1. 概念与病因　感染性休克也称败血症性休克或中毒性休克,引起休克的病因有致病菌和宿主两个因素,掌握常见病原体及感染病,微生物、毒素、抗原抗体复合物引起的微循环障碍。

2. 发病机制与病理生理　发病机制极为复杂。微循环障碍的发生与发展、休克的细胞机制、休克的分子基础、休克时的组织器官功能障碍。主要器官的病理生理改变。

3. 临床表现　休克分早期、中期和晚期,休克早期大多有交感神经兴奋症状,神志尚清,但烦躁、焦虑、面色和皮肤苍白、口唇紫绀、肢端湿冷,心率呼吸加快,血压正常或偏低,尿量减少。休克中期则主要为低血压和酸中毒,有烦躁或意识不清,呼吸浅速,血压下降,脉压差小,皮肤湿冷发绀,脉搏细速,尿量更少或无。休克晚期可出现 DIC 或重要器官功能衰竭。

4. 实验室检查　白细胞计数增高,中性粒细胞增高伴核左移;病原学检查可明确病因。尿常规、尿比重。二氧化碳结合力测定、血气分析指征。血电解质,肝、肾功能,有关 DIC 和纤溶等测定。

5. 诊断　必须具备感染和休克两个条件,主要依靠典型的临床表现,但需要除外其他休克。

6. 治疗　积极控制原发感染和抗休克的治疗。抗休克治疗五大要点:①补充血容量;②纠正酸中毒;③血管活性药物应用;④维护重要器官功能;⑤肾上腺皮质激素的应用。

重点:感染性休克的发病机制、病理生理、临床诊断与抢救治疗措施。

第三节　测试题

一、选择题

A1 型题

1. 下列哪类致病微生物感染引起感染性休克的几率较高?
A. 革兰阴性杆菌　　　　　B. 革兰阳性球菌
C. 真菌　　　　　　　　　D. 螺旋体
E. 出血热病毒

2. 在感染性休克中,导致低血压的重要介质为:
A. 白细胞介素-4　　　　　B. 白细胞介素-10
C. 白细胞介素-13　　　　　D. 前列腺素 E_2
E. 一氧化氮

3. 感染性休克主要的病理生理基础是：
   A. 缺氧及酸中毒　　　　　　B. 溶酶体释放
   C. 播散性血管内溶血与纤溶亢进　D. 微循环障碍
   E. 心肌供血不足

4. 关于感染性休克病人应用糖皮质激素的依据与方法，不正确的是：
   A. 糖皮质激素可以稳定细胞及溶酶体膜，免受内毒素破坏
   B. 大剂量糖皮质激素对心脏发挥正性肌力作用
   C. 适当应用糖皮质激素可以减少合并症
   D. 糖皮质激素应从大剂量开始
   E. 要取得疗效至少要使用5日

5. 山莨菪碱抗感染性休克，主要是利用它的哪项作用？
   A. 扩张小动脉，改善微循环
   B. 解除支气管平滑肌痉挛
   C. 解除胃肠平滑肌痉挛　　　D. 兴奋中枢神经
   E. 降低迷走神经张力，使心跳加速

6. 下列哪一疾病不易发生感染性休克？
   A. 流行性脑脊髓膜炎　　　　B. 细菌性痢疾
   C. 肾综合征出血热
   D. 革兰阴性杆菌败血症　　　E. 恶性疟疾

7. 中毒性休克综合征常见于下列哪一种病原体？
   A. 伤寒杆菌　　　　　　　　B. 痢疾杆菌
   C. 大肠埃希菌　　　　　　　D. 金黄色葡萄球菌
   E. 肺炎球菌

8. 休克早期的临床表现，下列哪一项不符合？
   A. 面色苍白　　　　　　　　B. 四肢湿冷

C. 尿量减少 D. 脉压差增大

E. 呼吸深快

9. 下列表现有助于休克早期诊断的是：

A. 神志清，轻度烦躁 B. 恶心、呕吐

C. 呼吸深快，心率快 D. 血压正常或偏低

E. 皮肤苍白，口唇和甲床轻度紫绀，肢端湿冷

10. 感染性休克的治疗最主要的是：

A. 抗感染治疗 B. 抗休克治疗

C. 抗感染与抗休克同时进行

D. 大剂量皮质激素应用 E. 维护重要脏器功能

11. 休克治疗的首要措施是：

A. 使用强心剂 B. 补充血容量

C. 纠正酸中毒 D. 使用血管收缩剂

E. 输注新鲜血液

12. 成年人感染性休克纠正血容量治疗，每日低分子右旋糖酐的用量以多少为宜？

A. 根据病情需要 B. 不超过 500 ml

C. 不超过 800 ml D. 不超过 1 000 ml

E. 不超过 1 500 ml

13. 感染性休克纠正酸中毒治疗的首选药物为：

A. 10％碳酸氢钠 B. 11.2％乳酸钠

C. 22.4％乳酸钠 D. 5％碳酸氢钠

E. 10％葡萄糖酸钙

14. 感染性休克低血容量，扩容效果好又常用的胶体液是：

A. 白蛋白 B. 低分子右旋糖酐

C. 甘露醇 D. 血浆

E. 代血浆

15. 感染性休克的病因治疗,下列哪项是不正确的?

A. 早期可根据临床表现和原发病灶推测最可能的病原体用药

B. 应选择强有力、抗菌谱广的杀菌剂

C. 在抗菌治疗的同时,为减轻毒血症,可给予全程、足量的皮质激素

D. 抗菌药物剂量应较大,以静脉内给药为佳

E. 以联合应用两种抗菌药物为宜

16. 治疗感染性休克,在抗感染、充分扩容纠酸的基础上,血压仍不回升,此时应选用哪类药物以逆转休克?

A. 血管活性药物 B. 强心药物
C. 脱水药物   D. 肾上腺皮质激素
E. 纳洛酮

A2 型题

17. 女,60 岁,3 日前开始腹痛、腹泻,大便日解 4~5 次左右,带少许黏液,继之发热,体温 39~40.5 ℃,出汗多,尿量减少,入院前一天病情加重,血压下降,在当地经抗休克处理效果不佳而转院。体查:体温 39 ℃,血压测不出,四肢末端冰凉、发绀,注射部位可见瘀斑。血象:WBC 10.2×10^9/L,N 0.82,L 0.18,尿蛋白阴性。诊断为感染性休克,最可能的致病菌是:

A. 革兰阴性杆菌 B. 革兰阳性球菌
C. 出血热病毒   D. 深部真菌
E. 钩端螺旋体

B 型题

18~20 题共用备选答案

A. 心源性休克 B. 创伤性休克
C. 过敏性休克 D. 失血性休克
E. 感染性休克

18. 严重骨盆骨折引起的休克为：
19. 肝炎肝硬化食管静脉破裂出血引起休克为：
20. 脑膜炎双球菌败血症引起的休克为：

21~22题共用备选答案

A. 微血管强烈痉挛 B. 微血管完全开放
C. 毛细血管开放，微静脉端收缩
D. 毛细血管收缩，微静脉端开放
E. 毛细血管网血流停滞

21. 休克早期主要是：
22. 微循环衰竭处于：

C型题

23~24题共用备选答案

A. 胶体液 B. 晶体液
C. 二者均可 D. 二者均无

23. 扩充血容量可采用：
24. 提高血浆胶体渗透压：

X型题

25. 容易发生感染性休克的病人包括：
A. 年老体弱或年幼儿童发生严重感染者
B. 严重感染性疾病伴有面色发灰、四肢厥冷者
C. 原有慢性疾病或免疫功能减低的患者发生感染时
D. 长期接受肾上腺皮质激素等免疫抑制剂治疗者
E. 医院内感染患者

26. 诊断感染性休克时,病原学检查应采用:
    A. 细菌培养　　　　　　　　　B. 鲎溶解物试验
    C. 免疫球蛋白检查　　　　　　D. 抗原检查
    E. 抗体检查

27. 关于感染性休克应用肾上腺皮质激素,下列哪些为正确?
    A. 可以降低外周阻力,扩张血管,改善微循环
    B. 可维持血管壁、细胞膜的完整性和稳定性
    C. DIC诊断一旦成立,立即予以大剂量激素治疗
    D. 出现颅内压增高或脑水肿时应及时给予激素
    E. 可以减轻毛细血管通透性,抑制炎症反应

28. 感染性休克扩容治疗时可选用的晶体溶液有:
    A. 林格液　　　　　　　　　　B. 5%葡萄糖液
    C. 10%葡萄糖液　　　　　　　D. 25%葡萄糖液
    E. 20%甘露醇液

29. 感染性休克扩容治疗,要求达到哪些标准?
    A. 组织灌注良好,神清、口唇红润、肢端温暖、紫绀消失
    B. 收缩压>90 mmHg,脉压差>30 mmHg
    C. 脉率<100次/分
    D. 尿量增多,30 ml/h 以上
    E. 血红蛋白恢复至基础水平,血液浓缩现象消失

30. 感染性休克发生弥散性血管内凝血(DIC)时,实验室检查有哪些改变?
    A. 血小板计数进行性降低
    B. 凝血酶原时间及凝血活酶时间延长
    C. 纤维蛋白原减少

D. 纤维蛋白降解产物减少　　　　E. 3P试验阳性

二、填空题

1. 感染性休克发生发展过程中,微循环障碍可经历_____、_____和_____三期。

2. 感染性休克根据血液动力学特点可分为_____型休克和_____型休克。

3. 在感染性休克时,组织细胞因缺血缺氧和内毒素作用可分别发生_____损伤和_____损伤。

4. 感染性休克在临床上可分为_____、_____和_____三期。

5. 抗休克治疗的基本措施包括：_____、_____、_____、_____和_____。

三、名词解释

1. 感染性休克

2. 急性呼吸窘迫综合征（acute respiratory distress syndrome,ARDS）

3. 中毒休克综合征（toxic shock syndrome）

4. 难治性休克

四、问答题

1. 简述感染性休克治疗原则。
2. 感染性休克常见的病原体有哪些？
3. 预示感染性休克发生的可能征象有哪些？
4. 感染性休克的病因治疗原则是什么？

5. 感染性休克的预后与哪些因素有关?
6. 试述感染性休克中细胞因子的作用。

第四节 答案与题解

一、选择题

(一)答案

1. A 2. E 3. D 4. E 5. A 6. E 7. D 8. D
9. E 10. C 11. B 12. D 13. D 14. B 15. C 16. A
17. A 18. B 19. D 20. E 21. A 22. E 23. C 24. A
25. ABCDE 26. AB 27. ABDE 28. ABC 29. ABCDE
30. ABCE

(二)题解

1. 题解:就题中所列的致病微生物比较而言,导致感染性休克几率较高的当属革兰阴性杆菌。

2. 题解:在感染性休克中,导致低血压的重要介质为一氧化氮(NO)。而上述白细胞介素和前列腺素为抗炎症介质,有阻止感染性休克发生的作用。

3. 题解:感染性休克病理生理基础是微循环障碍,其他均为在此基础上所继发。

4. 题解:感染性休克病人应用糖皮质激素的依据与方法,前述4项均正确。只是用药时间不必使用5日,而应采用大剂量短程疗法,一般用药1～2日,休克好转后迅速撤停。

5. 题解:山莨菪碱的药理作用主要是解除血管痉挛,扩张小动脉,改善微循环,对肌肉、神经等无作用。

6. 题解:流脑中的暴发休克型、中毒性菌痢、肾综合征出血热及革兰阴性杆菌败血症,均是最常发生感染性休克的疾病。只有恶性疟疾,虽病情凶险,病死率高,但不会发生感染性休克。

7. 题解:中毒性休克综合征(TSS)是由金黄色葡萄球菌的外毒素 C 和肠毒素 F,统称为中毒性休克综合征毒素-1(TSST-1)引起,为一种特殊类型的休克综合征。近年发现链球菌也可引起。

8. 题解:休克早期临床表现有面色苍白、四肢湿冷、呼吸深快、尿量减少,均为休克早期表现。测血压时脉压差应该是小而非增大,故 D 项为错误,不符合。

9. 题解:以上均可为休克的早期表现,然而,比较而言,对早期诊断最有帮助的应是 E,皮肤苍白,口唇和甲床轻度紫绀,肢端湿冷。

10. 题解:感染性休克的治疗应是抗感染与抗休克同时进行,单独抗感染、抗休克或单用激素不行,维护重要脏器功能则是始终都应注意的内容。

11. 题解:血容量减少是休克发病的始动环节,微循环障碍为各种休克的主要病理生理改变,因此补充血容量对改善微循环具有重要意义,是治疗休克的首要措施。

12. 题解:成人感染性休克补充血容量治疗,每日低分子糖酐的用量以不超过 1 000 ml 为宜,量少达不到扩容效果,过量则有出血倾向。

13. 题解:首选药物应为等渗的 5% 碳酸氢钠。11.2% 乳酸钠为次选药物,10% 碳酸氢钠和 22.4% 乳酸钠为高渗液体,且碱性太强,不能用。葡萄糖酸钙则只补充钙剂,非纠酸用药。

14. 题解:感染性休克患者扩容治疗是抗休克的基本手段,扩容效果好又常用的胶体液是低分子右旋糖酐,除扩容外又可降低血黏稠度、疏通微循环、降低毛细血管通透性和减少红细胞及血小板聚集、改善微循环障碍和防止DIC的发生。

15. 题解：感染性休克的病因治疗，A、B、D、E所述均正确。惟应用皮质激素只需短程用药，提出给予全程、足量是错误的。

16. 题解：治疗感染性休克，在抗感染、充分扩容、纠酸的基础上，血压仍不能回升，此时应选用血管活性药物以逆转休克。

17. 题解：老年女性，以腹泻起病，继后高热、血压下降及出现一系列休克征象，血象高，其诊断可明确为感染性休克，引起的病原菌最可能为革兰阴性杆菌，且与腹泻、解黏液便有关。题中未提供其他病原体或临床的可疑线索。

18～20题解：严重骨盆骨折引起的休克为创伤性休克；食管静脉破裂引起休克为失血性休克；脑膜炎双球菌败血症常可引起感染性休克。

21～22题解：休克早期主要是微血管强烈痉挛阶段；微循环衰竭期则处于毛细血管网血流停滞。

23～24题解：抗休克治疗时欲扩充血容量，采用胶体液与晶体液并用；若为提高血浆胶体渗透压，则只有用胶体液，如白蛋白、血浆、代血浆等。

25. 题解：感染性休克多见于医院内感染患者、原有慢性基础疾病、严重感染病、长期接受激素等免疫抑制剂治疗者，以及老年人或年幼儿童，故应全答。

26. 题解：感染性休克多由细菌引起，病原学诊断主要是进行细菌培养，也可行鲎试验检查内毒素，而免疫球蛋白及抗原抗体检查诊断意义均不大。

27. 题解：在感染性休克时应用肾上腺皮质激素A、B、D、E所述均正确。C项说DIC确定时，应及时给予大剂量激素，此时实应用肝素,而非为激素。

28. 题解:感染性休克扩容治疗选用的晶体液有林格液、5%~10%葡萄糖液。25%葡萄糖液或甘露醇液均为高渗液,分别用于补充能量和脱水。

29. 题解:题内所列5项均为扩容治疗要求达到的标准,故全答。

30. 题解:DIC是感染性休克晚期的临床表现,此时由于纤溶亢进,实验室检查表现为血中纤维蛋白降解产物增多。在备选答案中,除D项血中纤维蛋白降解物应增多外,其余各项均正确,亦是临床诊断的常用检测方法。

二、填空题

1. 缺血缺氧期　瘀血缺氧期　微循环衰竭期
2. 低排高阻　高排低阻
3. 细胞代谢障碍　微循环障碍
4. 休克早期　休克发展期　休克晚期
5. 扩容　纠酸　血管活性药物　皮质激素　维护重要脏器功能

三、名词解释

1. 感染性休克是由微生物及其毒素等产物直接或间接地引起急性微循环灌注不足,导致组织缺氧、细胞损害、代谢和功能障碍,甚至多器官功能衰竭的危重综合征。感染性休克是微生物因子与宿主防御机制间相互作用的结果,因此微生物的毒力和数量以及机体的内环境与应答是决定休克发生发展的重要因素。

2. 过去亦称成人呼吸窘迫综合征(adult respiratory distress

syndrome,ARDS),因其不仅发生于成人,故改为现名。表现为进行性呼吸困难和紫绀,吸氧亦不能使之缓解,无节律不整,肺底可闻及湿啰音,呼吸音减低,X线胸片示散在小片状浸润影,逐渐扩展、融合,常有多个系统受累表现。

3. 本征是感染性休克的特殊类型,由金黄色葡萄球菌或链球菌产生的外毒素所引起,以高热、休克、广泛皮疹、多脏器功能损害、恢复期可出现皮肤脱屑等为特征表现的综合征。

4. 为感染性休克晚期,即应用一般抗休克的治疗措施如扩容、纠酸和应用血管活性药物治疗后疗效不好,且预后不良。目前对其发病机制尚未完全明确,主要发病因素有 DIC 和多器官功能障碍与衰竭。

四、问答题

1. 答:感染性休克的治疗原则如下:①补充血容量,治疗休克;②控制感染;③糖皮质激素的应用;④缓慢输液,防止出现心功不全;⑤血管活性药物的应用;⑥纠正水、电解质和酸碱紊乱。

2. 答:感染性休克常见的病原体有:革兰阴性细菌如肠杆菌科细菌、铜绿假单胞菌、不动杆菌属、脑膜炎球菌和类杆菌等。革兰阳性菌如葡萄球菌、链球菌、肺炎链球菌和梭状芽胞杆菌等。某些病毒或深部真菌也易引起休克发生。

3. 答:预示感染性休克发生的可能征象有:体温过高(>40.5 ℃)或过低(<36 ℃);非神经系统感染而出现神志改变,如表情淡漠或烦躁不安;呼吸加快伴低氧血症和/或代谢性酸中毒;血压偏低或体位性低血压;心率明显增快或失常;尿量减少;实验室检查发现血小板和白细胞减少、不明原因的肝肾功能损害等。

4. 答:在病原菌未明前,可根据原发病灶和临床表现,推测最可能的致病菌，选用强效、抗菌谱广的杀菌剂进行治疗，待病原菌确定后，根据药敏结果调整用药方案。抗菌药物剂量宜较大，首次剂量可加倍，并静脉内给药，以联合应用两种药物为宜。

5. 答：影响预后的因素有：①治疗反应好坏，反应好者预后好；②感染的控制是否及时；③休克伴有严重酸中毒、并发DIC、心肺功能衰竭者预后严重；④原患白血病、淋巴瘤或其他恶性肿瘤者休克多难以逆转；⑤同时存在其他严重疾病如糖尿病、肝硬化、心脏病等，预后差。

6. 答：血流灌注减少/病原微生物及其产物可引起细胞代谢障碍，如革兰阴性菌的内毒素、蛋白酶，革兰阳性菌外毒素与细胞壁成分，病毒及其产物均可引起全身炎症连锁反应。内毒素可释放入血或直接作用于多种效应细胞，并刺激其产生炎症因子，初始炎症因子为 TNF-α 与 IL-1。此二者又可进一步引起炎症因子IL-6、IL-8、IL-12、干扰素，及其他脂类介质如血栓素、白三烯、血小板活化因子、前列腺素、补体等释放，进一步扩大炎症反应。内毒素可诱导磷脂酶 A2 使花生四烯酸生成前列腺素和血栓素等。当然炎症反应也是一双相反应，炎症反应一旦启动，代偿性抗炎反应也被激活，包括抗炎介质如 IL-4、IL-10、IL-13、前列腺素 E_2 等。若两者不能平衡，就会引起过度的炎症反应，导致休克和多脏器功能衰竭。近年来，一氧化氮（NO）被确认为导致低血压的重要介质。

第三章 医院感染

医院感染（nosocomial infection, hospital infection）即为医院内感染或称为医院获得性感染（hospital acquired infection），指

住院患者在医院内获得的感染。医院感染的发病与防治为医院工作的重要内容,已受到国内外普遍关注。

第一节 教学大纲要求

1. 掌握医院感染的定义、病原体及其发病条件。
2. 熟悉医院感染的常见感染部位、临床表现与防治。
3. 了解发病概况及其发病趋势。

第二节 教材内容精要

1. 病原与流行病学 多种病原体如细菌、真菌、病毒、寄生虫等均可导致医院感染,其中以细菌为主,特别是条件致病菌或机会感染多见。传播途径有接触、血液、共同媒介物、呼吸道及消化道传播等,易感性较普遍,有的人群其易感性更高。

2. 发病机制 导致医院感染常与下列诱发因素密切相关:①宿主免疫功能减退;②各种侵袭性诊疗措施失误;③抗菌药物使用不当。

3. 临床表现 常见感染部位主要是肺部,为医院感染之首,其中又以革兰阴性杆菌居多,约占 60% 以上,其次为尿路感染,可表现为有症状或无症状者,以及其他尿路感染。消化道感染有抗菌药物相关性腹泻和胃肠炎,后者为常见的流行性医院感染。全身感染发病率约占医院感染的 5%,主要表现为败血症,症状特征与不同病原体和年龄等有较大差别。

4. 诊断 首先掌握诊断标准,判别属于和不属于医院感染的范畴。诊断依据应根据病情和病原体分离。

5. 治疗和预防 掌握抗菌药物的合理应用,加强对症治疗。预防措施重点应加强管理和监测,同时采取有效控制措施。

重点：医院感染的种类、部位及其防治措施。

第三节　测试题

一、选择题

A1型题

1. 引起医院感染最常见的病原体为：
   A. 细菌　　　　　　　　　　B. 病毒
   C. 真菌　　　　　　　　　　D. 立克次体
   E. 原虫

2. 发生医院感染的传播途径最主要的是：
   A. 血液传播　　　　　　　　B. 接触传播
   C. 呼吸道传播　　　　　　　D. 母婴传播
   E. 生物媒介传播

3. 医院感染最常见的感染部位为：
   A. 尿路感染　　　　　　　　B. 肺部感染
   C. 消化道感染　　　　　　　D. 皮肤感染
   E. 中枢神经系统感染

4. 医院感染中常见的为肺炎，哪一种细菌引起的肺炎病死率最高？
   A. 金黄色葡萄球菌　　　　　B. 肺炎杆菌
   C. 肺炎链球菌　　　　　　　D. 铜绿假单胞菌
   E. 嗜肺军团杆菌

5. 尿路感染的最主要致病菌为：
   A. 艰难梭状杆菌　　　　　　B. 大肠埃希菌

C. 表皮葡萄球菌   D. 厌氧菌
E. 念珠菌

6. 在引起医院消化道感染的病原体中,下列哪一种细菌最少见?

A. 产肠毒素大肠埃希菌   B. 鼠伤寒沙门菌
C. 念珠菌   D. 艰难梭状杆菌
E. 铜绿假单胞菌感染

7. 下列叙述的情况哪一种不属于医院感染?

A. 入院48小时后发生的感染
B. 在原有感染的基础上培养出新的病原体
C. 新生儿在生产过程获得的感染
D. 医护人员在医院工作期间获得的感染
E. 败血症患者出现新部位病灶

8. 诊断尿路感染除尿频、尿急、尿痛等尿道刺激症状外,导尿培养结果为:

A. 革兰阳性菌数$\geq 10^5$ cfu/ml
B. 革兰阴性杆菌数$\geq 10^5$ cfu/ml
C. 细菌总数$\leq 10^5$ cfu/ml
D. 尿沉渣涂片发现革兰阴性细菌
E. 尿培养无菌生长

9. 老年人发生医院感染的特点与下列因素不符合者为:

A. 免疫功能低下   B. 常有某些基础病
C. 容易发生肺部感染   D. 临床表现常不典型
E. 高热、血白细胞明显升高

A2型题

10. 某医院新生儿病房连续发生多例新生儿发热、腹泻,日解便10余次,稀带黏液,有的带脓血,有腥臭味,考虑为何种细菌引起的医院感染可能性大?

A. 大肠埃希菌
B. 念珠菌
C. 鼠伤寒沙门菌
D. 艰难梭菌
E. 志贺菌

C型题

11~13题共用备选答案

A. 医院感染
B. 非医院感染
C. 两者均有
D. 两者均否

11. 入院48小时后发生的感染为:
12. 疟疾患者住院治疗后,血中再次发现疟原虫:
13. 既往有水痘史,现发生带状疱疹,系:

X型题

14. 发生医院感染易感性较高的患者或人群为:

A. 免疫功能低下者
B. 接受免疫抑制剂治疗的患者
C. 长期使用广谱抗生素
D. 新生儿、婴幼儿和老年人
E. 进行各种侵袭性操作或器官移植者

15. 下列诊疗操作有可能发生医院感染的为:

A. 各种体内插管
B. 气管切开和人工呼吸器
C. 彩色超声检查
D. 留置导尿
E. 内镜检查

16. 病毒是医院感染的重要病原体,易引起医院感染的包括:

    A. 疱疹病毒　　　　　　　B. 合胞病毒
    C. 轮状病毒　　　　　　　D. 巨细胞病毒
    E. 乙型肝炎病毒
17. 经常使用输血或血制品者易发生的医院感染病原体有：
    A. 丙型肝炎病毒　　　　　B. 恶性疟原虫
    C. 伤寒杆菌　　　　　　　D. 人类免疫缺陷病毒
    E. 白念珠菌

二、填空题

1. 引起医院感染的病原菌种类包括＿＿＿＿、＿＿＿＿、＿＿＿＿、＿＿＿＿和＿＿＿＿等。
2. 医院感染常见的感染部位依次为＿＿＿＿、＿＿＿＿、＿＿＿＿和＿＿＿＿等。
3. 新生儿或儿科病房最易发生的医院感染病原菌为＿＿＿＿，可引起＿＿＿＿暴发流行。
4. 新生儿经胎盘获得的感染（48小时内发病）不属于医院感染，其病原体有＿＿＿＿、＿＿＿＿、＿＿＿＿和＿＿＿＿等。
5. 抗菌药物相关性腹泻又称为＿＿＿＿，其病原菌最常见的为＿＿＿＿。

三、名词解释

1. 医院感染　　2. 外源性感染（exogenous infection）
3. 内源性感染（endogenous infection）

四、问答题

1. 医院感染的病原体常具有哪些特点？

2. 条件致病菌与机会感染病原体有何区别?
3. 医院感染抗菌药物的合理应用,其选药依据有哪些?
4. 预防医院感染的原则主要有哪些方面?
5. 控制医院感染局部暴发的措施主要有哪些?

第四节 答案与题解

一、选择题

(一)答案

1. A 2. B 3. B 4. D 5. B 6. E 7. E 8. B 9. E 10. C 11. A 12. B 13. D 14. ABCDE 15. ABDE 16. ABCDE 17. ABD

(二)题解

1. 题解:所列病原体均可引起医院感染,但最常见者系细菌所致,通常在整个医院感染中约占90%以上。

2. 题解:医院感染最主要的途径是接触传播,包括工作人员的手直接和污染的医疗器械接触而传播,其次是血液传播,而呼吸道、生物媒介及母婴途径传播较少或无。

3. 题解:以上各个部位及全身均可发生医院感染,但比较而言,以肺部感染最常见,即为通常的医院肺炎。其次为尿路感染或消化道感染。

4. 题解:肺部感染一般病情较重,病死率较高,但几种细菌比较,以铜绿假单胞菌引起的肺炎最严重,病死率可高达70%。

5. 题解:题中所列病原体中,导致尿路感染的最主要致病菌为大肠埃希菌,其次为肠球菌、变形杆菌等,这些均系肠道条件致病菌,其他菌则极少见或无。

6. 题解:在医院感染中,前4种细菌引起消化道感染均较常见。惟铜绿假单胞菌虽为革兰阴性菌,近年来常产生多重耐药,以引起肺炎或败血症者更多见,且病情常严重,但肠道感染者较少。

7. 题解:A、B、C、D各项均可诊断为医院感染,惟有败血症患者出现新部位病灶不属于医院感染,因疾病本身即可引起迁徙病灶。

8. 题解:确诊尿路感染除症状外,应有病原学证据。因多系革兰阴性条件致病菌,故尿培养以革兰阴性菌落数$\geqslant 10^5$ cfu/ml为准,而涂片检查无意义。

9. 题解:老年人医院感染的特点与A、B、C、D诸因素均明显相关或符合。惟最后一项则不一定都出现,因老年人免疫功能低下,可能反映不出高热和白细胞明显升高。

10. 题解:新生儿病房连续发生多例新生儿腹泻,首先考虑系医院感染,而引起医院感染的上述病原体中以鼠伤寒沙门菌可能性最大,本菌偶可在新生儿病房或儿科病房中呈暴发流行,反复传播,不易控制,应检测病原菌以确诊,并采取认真隔离与彻底消毒。

11~13题解:无明确潜伏期的疾病,在入院48小时后发生的感染为医院感染;疟疾患者治愈后又再次发现疟原虫为复发,为非医院感染;既往有水痘史,现发生带状疱疹,因系原有病毒潜伏再活跃而发病,故两者均不是。

14. 题解:以上人员或接受特殊治疗者,对医院感染的易感性均较高,故全选,临床上对此应特别警惕有发生医院感染的可能。

15. 题解:上述检查或治疗操作除彩色超声检查为无创性、

非侵袭性操作,不会导致医院感染外,余项操作不当或因其他原因,均有可能发生医院感染。

16. 题解:以上病毒均可引起医院感染,如疱疹病毒易引起水痘;合胞病毒常引起呼吸道感染;轮状病毒常致老年和婴幼儿腹泻;巨细胞病毒感染多见于移植和使用免疫抑制剂者中;乙型肝炎病毒更可通过血液或血制品而感染。

17. 题解:使用输血或血制品者易造成丙型肝炎病毒和人类免疫缺陷病毒感染,输血可传播疟疾;而伤寒和白念珠菌主要为消化道感染。

二、填空题

1. 细菌　病毒　真菌　立克次体　原虫
2. 肺部　泌尿道　消化道　全身感染
3. 鼠伤寒沙门菌　肠炎
4. 风疹病毒　单纯疱疹病毒　巨细胞病毒　弓形虫感染
5. 假膜性肠炎　艰难梭菌

三、名词解释

1. 医院感染是指住院患者在医院内获得的感染,包括在住院期间发生的感染和在院内获得出院后才发生的感染;医院工作人员在医院内获得的感染亦属于此范围内。但不包括入院前已开始或入院时已存在的感染。

2. 外源性感染亦称交叉感染(cross infection)或获得性感染,是指携带病原微生物的医院内患者、工作人员或探视者所传播,以及外环境的微生物所引起的医院感染。

3. 内源性感染又称自源性感染(autogenous infection),是指患者自身皮肤或腔道等处定植的条件致病菌,或从外界获得的病原已定植细菌,由于数量或定植部位的改变而引起的感染。

四、问答题

1. 答:与社区获得感染相比,医院感染病原体常具有以下特点:①以条件致病菌或机会致病菌为主;②多为耐药菌或多重耐药菌株;③病原体的变迁受抗生素的普及和应用的影响;④常见铜绿假单胞菌和沙雷菌;⑤真菌是医院感染的重要组成部分,深部真菌病几乎都是医院感染。

2. 答:这两者均是医院感染的常见病原体,一般在健康人群中不致病,而在某些特殊情况下引起感染。其区别在于:条件致病菌是指在一定因素的条件下引起医院感染,如大肠埃希菌定植异位引起泌尿道感染;机会感染病原体是指在病人抗感染抵抗力显著降低时才引起疾病,如艾滋病患者感染隐孢子虫肺炎等。

3. 答:抗菌药物合理应用要求有效、安全与节约。选药依据应考虑:①病原菌的种类、特点、部位、药敏与动态变化;②病情方面如感染部位,老年或小儿和有无基础疾病等;③药物特点及其对细菌的作用等;首先可根据估计病原菌进行经验治疗,后依据药敏试验、疗效及不良反应等调整。必要时联合用药。

4. 答:预防医院感染的原则主要有以下方面:①建立和健全医院感染管理组织,加强领导和监测控制与管理;②建立医院的监测制度系统,加强日常监测以主动观察医院感染的发生、分布及影响因素;③积极控制传染源,包括隔离和治疗医院感染患者;④消除传播途径,所有人员应严格执行医院感染控制措施;⑤合理使用抗生素,保护易感人群;⑥建立健全和认真执行有关规章制度。

5. 答:首先,要进行流行病学调查、分析,寻找感染来源和途径,以彻底去除病因与阻断传播;其次,应按不同感染病严格隔离和合理治疗患者;第三,普遍加强病区和环境的消毒与灭菌工作,杜绝疫情进一步扩散。若感染来源系医源性或医护工作者,更需隔离、治疗或调动工作岗位。

第四章 结核病

结核病(tuberculosis)是由结核分枝杆菌引起的一种慢性感染性疾病,以肺结核最常见,也可有其他多种类型。近年来,由于人口流动增加,耐药结核增多及结核杆菌与艾滋病合并感染等原因,全球和国内的结核病有明显上升趋势。

第一节 教学大纲要求

1. 掌握结核病的病原学、流行现状、临床表现及化学药物治疗。
2. 熟悉结核病的诊断原则和方法。
3. 了解发病机制与病理改变。

第二节 教材内容精要

1. 病原学 结核分枝杆菌(*Mycobacterium tuberculosis*)又称抗酸杆菌,简称结核杆菌,包括多种类型,对人致病的主要为人型,牛型少见。由于基因突变,对抗结核药物可产生耐药性。对两种或两种以上药物产生耐药的称为耐多药结核病。

2. 流行病学 传染源为病人和动物(主要是牛),开放性肺结核是主要传染源,通过空气飞沫传播或随尘埃吸入感染,人群普遍易感。以婴幼儿、青春后期及老年人发病较高。近年来,结核病发病呈明显上升趋势。

3. 临床表现 1998年新的结核病分类法分为:①原发型肺结核(Ⅰ型);②血行播散型肺结核(Ⅱ型);③继发型肺结核(Ⅲ型);④结核性胸膜炎(Ⅳ型);⑤肺外结核(Ⅴ型)。

症状体征:全身症状:发热为最常见,多数起病缓慢,长期低热,伴有疲倦、盗汗、食欲下降、体重减轻等。呼吸道症状主要为咳嗽、咳痰咯血和胸痛等。其他系统表现可根据不同病变(如淋巴结结核、结核性腹膜炎、肠结核等)而有不同表现。

4. 实验室检查 病原体检查最常用,取标本涂片染色找抗酸杆菌或培养细菌,以及进行血清学检查、结核菌素皮肤试验、影像学检查等均可提供确切依据。

5. 诊断与鉴别 诊断依据须结合流行病学资料、临床表现与实验室检查、影像学辅助检查综合分析,并与相关疾病鉴别。

6. 治疗 化学药物治疗是控制疾病、防止传播的主要手段。目前常用药物已有10余种,如一线抗结核药:异烟肼、利福平、吡嗪酰胺、链霉素、乙胺丁醇等是治疗的首选。用药原则为早期、规则、全程、联合、适量。化疗方案分强化和巩固两个阶段。

重点:结核病的临床表现、诊断与鉴别及其治疗

第三节 测试题

一、选择题

A1型题

1. 结核分枝杆菌的特性不包括哪一项?
   A. 抗酸染色阳性　　　　　　　B. 细长微弯,有分枝

C. 专性需氧,营养要求高 D. 易发生耐药突变
E. 培养1周可生长
2. 肺结核的主要传播途径为:
A. 飞沫传播 B. 消化道传播
C. 皮肤传播 D. 血液传播
E. 母婴传播
3. 哪一型结核病患者为最主要的传染源?
A. 浸润型肺结核 B. 原发性肺结核
C. 结核性胸膜炎 D. 血型播散性肺结核
E. 开放性肺结核
4. 有关继发性肺结核的叙述,哪一项不符合?
A. 肺部病变好发于上叶尖后段,下叶尖段
B. 为成人肺结核的常见类型
C. 临床表现为浸润型肺结核,一般无空洞
D. PPD试验强阳性
E. 多隐匿起病,也可出现急性发病和高热
5. 结核性脑膜炎最简便的确诊检查为:
A. 脑脊液做结核菌培养 B. 脑脊液做豚鼠接种
C. 结核菌素试验
D. 脑脊液沉渣或薄膜涂片找结核杆菌
E. 头颅CT检查
6. 判断肺结核治疗效果的主要指标是:
A. 咯血停止 B. 痰菌转阴
C. 症状好转
D. 胸部X线病变吸收好转
E. 阳性体征消失

7. 肺结核复治仍可继续使用的抗结核药物是：
   A. 利福平   B. 链霉素
   C. 异烟肼   D. 乙胺丁醇
   E. 吡嗪酰胺

8. 下列抗结核药物中属于抑菌药物的是：
   A. 异烟肼   B. 利福平
   C. 链霉素   D. 乙胺丁醇
   E. 吡嗪酰胺

9. 对不排菌的肺结核或肺外结核确诊最有价值的检查是：
   A. 血沉   B. 胸部CT检查
   C. 复查X线胸片   D. 活组织病理检查
   E. PPD皮内试验

10. 突然大咯血患者，伴呼吸困难，首要的抢救措施是：
    A. 使用止血药物
    B. 清理呼吸道保持通畅   C. 高流量吸氧
    D. 输血以补充血容量   E. 给予镇静药物

11. 一般情况下大咯血时首选最有效的药物是：
    A. 强的松   B. 止血敏
    C. 6-氨基己酸   D. 脑垂体后叶素
    E. 可待因

12. 肺结核患者伴有反复小量咯血，最危险的潜在并发症是：
    A. 出血性休克   B. 窒息
    C. 结核播散   D. 继发感染
    E. 以上都不是

13. 关于PPD试验结果的判断，以下列哪项结果为阳性标准?

　　A. 红晕直径≤10 mm　　　　B. 红晕直径≤5 mm

　　C. 红晕直径≥5 mm　　　　 D. 硬节直径≥5 mm

　　E. 硬节直径达 15 mm

14. 关于结核菌素试验检查的意义不正确的是：

　　A. 结核菌素试验阴性提示肯定无结核菌感染

　　B. 结核菌素试验阳性仅表示结核感染,不一定患病

　　C. 感染的 4～8 周内,结核菌素试验可以阴性

　　D. 应用免疫抑制剂者,结核菌素试验可阴性

　　E. 严重结核病和各种危重病人对结核菌素可无反应

15. 有关接种卡介苗预防的叙述,哪一项是错误的?

　　A. 卡介苗为减毒活疫苗

　　B. 是目前预防结核病最有效的方法

　　C. 接种对象主要是新生儿和结核菌素试验阴性的儿童

　　D. 接种后仍阴性者需再次接种

　　E. 接种后转阳性表明已获终身免疫力

A2 型题

16. 女性,21 岁,近 2 个月来午后低热,常有咳嗽,且有时痰中带有血丝,进食少,无力,消瘦,服一般消炎镇咳药无效,痰中两次找到结核杆菌,X 线胸片检查未见异常。可能性最大的疾病是：

　　A. 慢性支气管炎　　　　　B. 肺结核

　　C. 过敏性肺炎　　　　　　D. 支气管内膜结核

　　E. 肠结核

17. 成人患者,已确定为肺结核,用链霉素＋乙胺丁醇＋对氨基水杨酸治疗 1 个月后,症状明显改善,但出现耳鸣、听力下

降,肝功能正常,胸片示右上肺空洞形成。拟改用抗结核药的最佳方案,应选择以下药物组合:

A. 异烟肼+链霉素+乙胺丁醇
B. 异烟肼+链霉素+利福平
C. 异烟肼+链霉素+吡嗪酰胺
D. 利福平+卡那霉素+异烟肼
E. 利福平+乙胺丁醇+异烟肼

18. 诊断为肺结核患者,在某日一次剧烈阵咳后,突然出现胸痛,呼吸困难,大汗淋漓,紫绀,心率及呼吸加快,左肺呼吸音消失,考虑发生的并发症是:

A. 继发重症细菌性肺炎　　B. 肺栓塞
C. 急性左心衰竭
D. 急性呼吸窘迫综合征　　E. 自发性气胸

B 型题

19～20题干:男性,32岁,进城务工农民,不规则低热2个月,伴夜间盗汗、乏力、食欲减退,近1个月来有咳嗽、咯痰,偶带少许血丝。体查无特殊,X线胸片示右上肺尖片状阴影,血象白细胞不高,大、小便正常。

19. 本病例初步诊断考虑什么病可能性最大?

A. 肺炎球菌性肺炎
B. 慢性纤维空洞性肺结核　　C. 支气管肺癌
D. 肺脓肿　　E. 浸润性肺结核

20. 本病例首先应进行的进一步检查为:

A. 痰菌培养　　B. 痰抗酸染色检查
C. 周围血细胞计数　　D. 上消化道造影
E. 结核菌素皮内试验

X型题

21. 肺外结核有哪些常见的临床类型？
   A. 结核性脑膜炎　　　　　　B. 结核性腹膜炎
   C. 泌尿系结核　　　　　　　D. 骨结核
   E. 结核性胸膜炎

22. 原发型肺结核的表现通常包括：
   A. 肺内原发灶　　　　　　　B. 引流淋巴管炎
   C. 肺门淋巴结肿大　　　　　D. 原发性胸膜炎
   E. 粟粒性肺结核

23. 判断结核病为稳定期的依据有：
   A. 病变无活动性　　　　　　B. 空洞闭合
   C. 痰菌检查连续6次阴性
   D. X线检查肺部病变完全吸收
   E. 结核菌素试验阴性

24. 结核菌素试验为阳性反应，表明的意义有：
   A. 阳性提示有结核杆菌感染
   B. 强阳性表明有活动性结核病
   C. 对结核杆菌有特异性免疫
   D. 机体对结核杆菌有迟发型超敏反应
   E. 机体对结核杆菌无免疫力

二、填空题

1. 结核病的基本病变有 _____ 、_____ 和 _____ 三种。

2. 结核分枝杆菌侵入人体后，可产生两种形式的免疫反应，即 _____ 和 _____ 。

3. 结核病化学药物治疗原则为 _____、_____、_____、_____ 和 _____。

4. 按新分类法，结核病可分为 _____、_____、_____、_____ 和 _____ 五型。

5. 常用的抗结核一线药物物有：_____、_____、_____、_____ 及 _____ 等。

三、名词解释

1. 原发综合征（primary syndrome）   2. 结核球
3. 空洞开放愈合   4. 肺外结核
5. 结核菌素试验
6. 耐多药结核病（multiple-drug-resistant tuberculosis, MDR-TB）

四、问答题

1. 近年来，结核病的发病趋势如何？
2. 结核病的临床分型与记录方式如何？
3. 结核菌素皮肤试验如何进行？
4. 结核病的治疗原则和常规方法有哪些？
5. 什么是结核病化学治疗的初治和复治，有何意义？
6. 耐多药结核（MDR-TB）治疗的二线药物有哪些？

第四节　答案与题解

一、选择题

（一）答案

1. E 2. A 3. E 4. C 5. D 6. B 7. C 8. D 9. D
10. B 11. D 12. B 13. D 14. A 15. E 16. D 17. E
18. E 19. E 20. B 21. ABCD 22. ABC 23. ABC
24. ABCD

(二)题解

1. 题解：结核分枝杆菌为抗酸染色阳性，细长微弯有分枝，严格需氧，营养要求高，易发生耐药突变。其培养生长缓慢，一般需4～6周才能形成菌落，故培养1周不可能生长。

2. 题解：主要传播途径为空气飞沫传播，随尘埃吸入亦可，而经消化道、母婴或皮肤等其他途径少见，无血液传播。

3. 题解：排菌的病人和动物（牛）均为传染源，患者中以开放性肺结核（尤其是未经治疗，痰涂片阳性者）为最主要的传染源。

4. 题解：继发性肺结核多发生在成人，病程长，易反复，好发于肺上叶尖后段和下叶尖段，可有隐匿或急性起病。临床表现为多态性，有渗出型也有纤维增生型肺结核，多出现空洞，PPD试验强阳性，说一般无结核球或空洞不符合。

5. 题解：结核性脑膜炎取脑脊液涂片找结核杆菌为最简便快速的确诊方法。

6. 题解：肺结核经抗结核药物治疗后是否有效的主要指标为痰菌转阴，表明病菌被控制。

7. 题解：异烟肼对细胞内外的结核菌均有杀菌作用，口服后吸收迅速而完全，不仅作为抗结核药物初治的首选，复治时仍可继续使用。

8. 题解：题中抗结核药物中只有乙胺丁醇为抑菌作用外，其他均为杀结核菌药。

9. 题解：在题内所列各项检查中，当然以取活组织进行病原学和病理学检查,为最有确诊的价值。

10. 题解:大咯血患者,凝血块容易堵塞呼吸道,引起窒息,故清理呼吸道,保持气道通畅是首要的抢救措施。

11. 题解:静脉滴注脑垂体后叶素是治疗大咯血最有效的首选药物。能直接收缩小动脉及毛细血管,有利于破损处血栓形成而止血。

12. 题解:出血性休克多因大出血引起,而病情播散或继发感染少见,只有反复小量咯血可能有血凝块引起窒息是最危险的潜在并发症。

13. 题解:结核杆菌纯蛋白衍化物(PPD)为纯结核素,用于临床诊断检测时,检查结果应以测量硬节直径为准,而非红晕直径。硬节直径≤4 mm 为阴性,5~9 mm 为弱阳性,10~19 mm 为阳性,≥20 mm 为强阳性,故阳性结果应是硬节直径≥5 mm。

14. 题解:结核菌素试验阴性不能提示肯定无结核菌感染,因为在结核菌感染的 4~8 周内,结核菌素试验可以阴性;应用免疫抑制剂的患者,结核菌素试验可阴性;或严重结核病和各种危重病人对结核菌素可无反应。

15. 题解:A、B、C、D 所述均正确,惟接种卡介苗后转阳所获得的免疫力仅可维持 3~5 年,非为终生免疫,故需再次接种。

16. 题解:根据长期低热、咳嗽及一般消耗症状,痰中找到结核杆菌,X 线胸片未见异常,故可能性最大的是支气管内膜结核。

17. 题解:耳鸣是链霉素的毒副作用所致,卡那霉素具有与链霉素相同的不良反应,方案中有此二药者均不再适宜。故此患者宜选利福平+乙胺丁醇+异烟肼为佳。

18. 题解:肺结核患者在剧咳后突然出现胸痛、呼吸困难及其他呼吸循环功能异常者,应考虑自发性气胸,立即行胸部 X 线检查可确诊。

19～20题解：病人为慢性起病，以低热、盗汗、乏力食减、咳嗽等为特征，X线胸片提示右上肺尖片状阴影，初步考虑为浸润性肺结核，应首先留24小时痰行抗酸染色查结核杆菌，且应多次检查以提高阳性率。以后再根据需要作其他检查或复查。

21. 题解：肺外结核常因初次感染的结核杆菌潜伏于肺外脏器，于机体抵抗力降低时发病。可见于各器官，常见的有结核性脑膜炎、结核性腹膜炎、泌尿系结核、骨结核等。惟结核性胸膜炎常发生于原发感染后数月，为播散型结核的一部分，已专列为结核病的第Ⅳ型。

22. 题解：原发型肺结核为初次感染后发病的肺结核，包括有肺内原发病灶、引流淋巴管炎和肺门淋巴结肿大，但不包括后二者。

23. 题解：经治疗后结核病稳定的依据应包括病变无活动性、有空洞者空洞闭合和痰菌连续6次阴性（每月查1次）。但不要求肺部病变完全吸收和皮试阴性。

24. 题解：结核菌素试验阳性的意义肯定可包括前4项。接种卡介苗后可产生免疫力，结核菌素试验亦可呈阳性，故说阳性者无免疫力为错误，应除外。

二、填空题

1. 渗出 增生 变质
2. 细胞介导免疫反应 迟发型超敏反应
3. 早期 规律 全程 联合 适量
4. 原发型肺结核 血行播散型肺结核 继发型肺结核 结核性胸膜炎 肺外结核

5. 异烟肼　利福平　吡嗪酰胺　链霉素　乙胺丁醇

三、名词解释

1. 初次感染结核菌,由于机体缺乏特异免疫力,细菌沿淋巴管侵入,常表现为原发综合征,即为肺内原发灶、引流淋巴管炎和肺门淋巴结肿大。

2. 结核病肺部病变表现干酪样坏死灶部分消散,周围形成纤维包膜;或空洞的引流支气管阻塞,空洞内干酪性物质难以排出,凝成球形病灶,称为结核球。

3. 结核病伴肺空洞者,有效的化学治疗能使空洞缩小、闭合,或空洞的缺损虽仍存在,而其中的结核菌已接近全部消灭,称为空洞开放愈合。

4. 肺外结核指初次感染的结核杆菌潜伏于肺外脏器,当机体抵抗力降低时发病。常见的有结核性脑膜炎、骨结核、结核性腹膜炎及泌尿生殖系统结核等。

5. 结核菌素试验是应用结核菌素进行皮肤试验,以测定机体对结核杆菌是否能产生迟发型超敏反应,来判断机体对该菌有无免疫力。目前一般用结核杆菌纯蛋白衍化物(PPD)为试剂,故又称 PPD 皮肤试验。

6. 由于基因突变可使结核杆菌对多种药物如异烟肼、利福平等两种或两种以上药物产生耐药性的结核病。

四、问答题

1. 答:结核病是发现较早、威胁人类较大的传染病之一,过去曾流行"十痨九死"之说,自发现抗结核药物治疗以来,发病及预后有了明显好转。近年来,由于人口流动增加、耐药结核增多及结核杆菌与艾滋病合并感染等原因,结核病在全球均呈明显上升趋势。在我国亦仍是危害人民健康和生命的主要传染病,疫情十分严重,在法定传染病疫情报告中,其发病数和死亡人数均居于前列。

2. 答:结核病临床分为5型:即:①Ⅰ型:原发型肺结核;②Ⅱ型:血型播散型肺结核;③Ⅲ型:继发型肺结核;④Ⅳ型:结核性胸膜炎;⑤Ⅴ型:肺外结核。

对肺结核病的诊断记录,须按结核病的分类、病变部位、范围、痰菌结果、化疗史程序书写。如:原发型肺结核右中涂(一),初治。

3. 答:我国采用的结核菌素皮肤试验有两种,一为旧结核菌素(OT)试验,一为结核杆菌纯蛋白衍化物(PPD)试验。常用试验方法为采用PPD 5 IU(0.1 ml)于前臂皮内注射,72小时后观察注射部位皮肤硬结直径:直径<5 mm为阴性,直径5~9 mm为弱阳性;10~19 mm为阳性,提示结核菌感染;若直径≥20 mm为强阳性,提示活动性结核病的可能。

4. 答:结核病的化疗原则:早期、规则、全程、联合、适量。

化疗方法有:①常规化疗:又称标准化疗或传统化疗,指联用几种抗结核药,每日给药,疗程12~18个月;②短程疗法:即联用2个以上杀菌剂,将疗程缩短为9个月,其疗效和复发率与常规疗法一致;③两阶段治疗:将药物疗程分为两个阶段。开始1~3个月,每日给药,为强化阶段;以后每周给药2次,为巩固阶段。这样就减少了给药次数和不良反应;④督导治疗:指医务人员按时督促病人用药治疗。

5. 答:初治指新发病或抗结核化疗正规疗程未满或不规则化疗未满1个月者,用药方案为强化期2个月/巩固期4个月;复治指:①初治失败的患者;②正规足够疗程后痰菌又复阳者;③不规律化疗超过 1 个月;④慢性排菌者。复治方案为强化期 3 个月/巩固期 5 个月。化学治疗的初治和复治的选药及方法不一,故其区别有重要意义。

6. 答:对于耐多药结核病的治疗,总的主张是每日用药,疗程延长至 21 个月。WHO 推荐一线和二线药物可混合应用,但主要用二线药物,包括用氨基糖苷类、硫胺类、氟喹诺酮类、对氨基水杨酸钠及利福布丁等。在无药敏结果时,可应用阿米卡星加丙硫异烟肼等 4 药联合,强化期 3 个月,再巩固期(丙硫异烟肼加氧氟沙星)至少 18 个月,总疗程超过 21 个月。获得药敏试验结果者,可在上述方案基础上调整,保证使用 3 种以上敏感药物。

第五章 抗菌药物的临床应用

抗菌药物包括抗生素(antibiotics)和化学合成药物。临床应用广泛,涉及药理学、微生物学和感染病的相关问题,特别是药物应用的适应证、抗菌活性、不良反应等,确定抗菌药物的合理使用。

第一节 教学大纲要求

1. 掌握抗菌药物的基本概念、种类及临床应用。特别是常用抗菌药物的作用特点、适应证、不良反应,及其代表药物应用的基本原则。

2. 熟悉临床常用抗菌药物和用药注意事项。

3. 了解细菌耐药发生的机制和防治、抗菌药物预防性应用的基本原则。

第二节 教材内容精要

抗生素在感染病治疗中起着极为重要的作用。目前已有多种疗效突出的抗生素和化学合成药物,使许多危害人类健康和生命的感染性疾病得以控制。然而,临床上也存在滥用现象,由此导致不良反应和耐药的发生,因而合理使用抗菌药物十分重要。

1. 抗菌药物的药代动力学 抗菌药物在体内经吸收、分布、代谢、排泄等过程,当血药浓度达到病原菌最低抑菌浓度(MIC)的2~10倍时,抗菌药物可影响微生物细胞壁的合成、蛋白质和核酸的合成以及细胞的能量代谢等而发挥作用。

2. 细菌对抗菌药物的耐药性 随着抗菌药物的广泛使用,细菌耐药日益突出。产生耐药的机制较多,表现为染色体介导或质粒介导的耐药性等。同时,细菌代谢状态的改变、营养缺陷和外环境的改变都可引起细菌耐药性的增加。

3. 抗菌药物的临床应用原则 有:①及早确立病原学诊断,合理选用抗菌药物;②熟悉药物的适应证、抗菌活性、药物学和不良反应;③应根据患者的生理、病理、免疫等状态而合理用药;④选用适当的给药方案、剂量和疗程;⑤下列情况下抗菌药物应用需严格控制,如病毒性疾病和发热原因不明者;皮肤、黏膜等局部应用;抗菌药物的预防应用和联合治疗等。

4. 常用抗菌药物的特性与合理应用 分类列举并详述β-内酰胺类、氨基糖苷类、大环内酯类、四环素类、氯霉素类、抗真菌、抗结核药物等各类抗生素的特性与合理应用。

5. 抗菌药物的不良反应及治疗 抗菌药物的不良反应主要有毒性反应:包括有神经系统、肾、肝、血液系统及其他;其次是变态反应:如过敏性休克、药物热、皮疹、血清病样反应及血管神经性水肿等；少数长期或多种用药可能诱发二重感染。

重点：熟悉抗菌药物的临床应用原则、细菌耐药机制及常用药物的不良反应。

第三节 测试题

一、选择题

A1 型题

1. 下列抗生素中,哪一种不属于 β-内酰胺类抗生素？
   A. 哌拉西林　　　　　　　B. 头孢匹罗
   C. 替考拉宁　　　　　　　D. 氨曲南
   E. 亚胺培南

2. 关于大环内酯类抗生素的特点,下列哪项是错误的？
   A. 主要作用于需氧革兰阳性菌
   B. 为快速杀菌剂,影响细菌细胞壁的合成
   C. 不易透过血脑屏障
   D. 对军团菌、衣原体、支原体等有效
   E. 可有肝损害的毒性

3. 目前细菌性痢疾的病原治疗首选：
   A. 氯霉素　　　　　　　　B. 四环素
   C. 磺胺药　　　　　　　　D. 喹诺酮类
   E. 红霉素

4. 控制深部真菌感染最有效的药物为：
   A. 酮康唑　　　　　　　　B. 氟康唑
   C. 克霉唑　　　　　　　　D. 灰黄霉素
   E. 两性霉素 B

5. 对肾有毒性药物最常见的是：
A. 喹诺酮类抗菌药　　　　　B. 氨基糖苷类
C. 青霉素　　　　　　　　　D. 磺胺药
E. 大环内酯类

6. 脑膜炎双球菌感染首选：
A. 氯霉素　　　　　　　　　B. 磺胺药
C. 青霉素　　　　　　　　　D. 红霉素
E. 克林霉素

7. 对钩端螺旋体病病原治疗首选：
A. 氯霉素　　　　　　　　　B. 磺胺药
C. 大剂量青霉素　　　　　　D. 小剂量青霉素
E. 多烯环素

8. 下列几种抗菌药物中易引起皮疹的是：
A. 青霉素　　　　　　　　　B. 磺胺药
C. 氯霉素　　　　　　　　　D. 氨苄西林
E. 罗红霉素

9. 下列疾病不适合应用青霉素抗感染的是：
A. 梅毒　　　　　　　　　　B. 伤寒
C. 气性坏疽　　　　　　　　D. 鼠咬热
E. 钩端螺旋体病

10. 对绿脓杆菌抗菌作用最强的是？
A. 头孢他啶　　　　　　　　B. 头孢孟多
C. 头孢拉定　　　　　　　　D. 头孢唑林
E. 头孢噻吩

11. 氨基糖苷类抗生素主要的不良反应是：
A. 肝毒性　　　　　　　　　B. 骨髓抑制

C. 心脏毒性 D. 耳、肾毒性
E. 消化道反应

12. 喹诺酮类抗生素的抗菌机制是抑制细胞的何部分？
   A. 蛋白质合成 B. 细胞壁合成
   C. DNA 螺旋酶 D. 二氢叶酸还原酶
   E. 二氢叶酸合成酶

13. 下列喹诺酮类药物,不属于第三代的为哪一种？
   A. 环丙沙星 B. 西诺沙星
   C. 诺氟沙星 D. 培氟沙星
   E. 氧氟沙星

A2 型题

14. 某学生于暑假返校途中,自食所带干粮,次日突起腹泻 4 次,为黄色稀便,继之呕吐 2 次,为胃内容物,无明显腹痛,呕吐后感觉有所好转。查体：一般情况好,体温正常,生命体征平稳,粪便常规检查(一)。应选择哪种治疗为好？
   A. 环丙沙星 B. 磺胺药
   C. 庆大霉素 D. 氨苄西林
   E. 不用任何抗生素

B 型题

15～17 题共用备选答案
   A. 可引起肝、肾毒性及骨髓抑制
   B. 可致第八对脑神经及肾损害
   C. 再生障碍性贫血多见
   D. 可影响小儿牙齿和骨骼发育
   E. 可引起球后视神经炎

15. 氯霉素不良反应为：

16. 四环素的不良反应为：

17. 乙胺丁醇可引起：

18～20题共用备选答案：

A. 影响细菌细胞壁的合成,为杀菌剂

B. 作用于细菌的DNA旋转酶,干扰DNA合成,为杀菌剂

C. 抑制细菌蛋白质合成,为杀菌剂

D. 阻止细菌的叶酸代谢,为抑菌剂

E. 影响细菌蛋白质合成,为抑菌剂

18. 环丙沙星的抗菌特性为：

19. 罗红霉素的抗菌作用：

20. 头孢他啶的作用为：

C型题

21～23题备选答案

A. 磺胺嘧啶   B. 甲氧苄啶(TMP)

C. 两者均是   D. 两者均不是

21. 属于抗菌药物的为：

22. 有抗病毒作用的药物：

23. 能通过血脑屏障者：

24～26题备选答案

A. 庆大霉素   B. 罗红霉素

C. 两者均是   D. 两者均不是

24. 能够抑制细菌蛋白质的合成：

25. 具有抗结核作用：

26. 胃肠道吸收好：

X型题

27. 对深部真菌有效的药物为：

A. 酮康唑　　　　　　　　B. 氟康唑
C. 灰黄霉素　　　　　　　D. 两性霉素 B
E. 氟胞嘧啶

28. 属于抗生素类的抗结核药物有：
A. 链霉素　　　　　　　　B. 利福平
C. 利福喷丁　　　　　　　D. 利福定
E. 左氧氟沙星

29. 第三代头孢菌素的特点有：
A. 对葡萄球菌的作用较第一、二代头孢菌素强
B. 对革兰阴性菌有强大的抗菌活性
C. 对 β-内酰胺酶高度稳定
D. 在胆汁和脑脊液中的浓度较高
E. 有一定的肾毒性

30. 喹诺酮类抗生素的特点有：
A. 抗菌谱广　　　　　　　B. 口服吸收好
C. 不良反应多　　　　　　D. 体内分布较广
E. 与其他抗菌药物无交叉耐药性

二、填空题

1. 抗生素在机体内的作用，包括 _____、_____、_____ 和 _____ 四个过程。

2. 第一个应用于临床的抗生素是 _____。最早发现、毒性较低而抗菌活性较强的化学药物是 _____。

3. 链霉素的副反应主要有 _____ 和 _____。

4. 为保证感染部位组织和体液中药物浓度达到治疗有效水平，血药浓度应达到病原菌最低抑菌浓度的 _____ 倍。

5. 耐药质粒在细菌间转移的方式有_____、_____、_____和_____。

6. 抗菌药物联合应用中的相互作用包括_____、_____、_____和_____。

三、名词解释

1. 抗生素　　　　　　　2. 二重感染(叠加感染)
3. 最低抑菌浓度(MIC)　 4. 抗生素相关性肠炎
5. 耐甲氧西林金黄色葡萄球菌(MRSA)

四、问答题

1. 临床上联合使用抗生素的指征有哪些？
2. 简述抗菌药的抑制杀灭细菌的不同环节，并各举一个代表性药物。
3. 试述氨基糖苷类抗生素的抗菌特点。
4. 哪些情况下，抗生素的使用应予严格控制？
5. 应用抗生素时可能出现的变态反应有哪些，如何避免和处置？

第四节　答案与题解

一、选择题

(一)答案

1. C 2. B 3. D 4. E 5. B 6. C 7. D 8. D 9. B
10. A 11. D 12. C 13. B 14. E 15. C 16. D 17. E
18. B 19. E 20. A 21. C 22. D 23. A 24. C 25. D

26. B 27. ABDF 28. ABCD 29. BCD 30. ABDE

(二)题解

1. 题解：β-内酰胺类抗生素包括青霉素类、头孢菌素类和其他β-内酰胺类抗生素。哌拉西林为青霉素类中广谱青霉素；头孢匹罗为第四代头孢菌素；氨曲南为单环β-内酰胺类抗生素，亚胺培南为碳青霉烯类抗生素。只有题中的替考拉宁属于多肽类抗生素，不属于β-内酰胺类抗生素。

2. 题解：大环内酯类抗生素的共同特点为：①对需氧革兰阳性菌，以及军团菌、衣原体、支原体等效果好；②为快效抑菌剂，影响细菌蛋白合成；③在碱性环境中抗菌活性较强；④不易透过血脑屏障；⑤可引起肝毒性。鉴于此，答案 B 说是快速杀菌剂为错误。

3. 题解：细菌性痢疾的病原菌是志贺菌，喹诺酮类药物对其抗菌活性强，口服吸收好，耐药性及毒副作用少，故为治疗菌痢的首选药物。不过，目前由于抗菌药物的广泛使用，志贺菌耐药日趋严重，部分地区耐药菌株已呈多重耐药，故在临床实际中可根据所在地当前细菌耐药情况选用抗菌药物。

4. 题解：备选答案中的药物均为抗真菌药物，而控制深部真菌感染最有效的为两性霉素 B。该药属多烯类抗生素，但因其毒性大，作用受到一定限制。

5. 题解：多数抗菌药物通过肾小管分泌排泄，或药物与水分一起被重吸收，故肾小管细胞内药物浓度远较其他器官为高，加之肾脏本身血管丰富，药物含量高，易产生肾毒性。氨基糖苷类药物肌注后大部分经肾以原形排出，在肾中浓度高，引起肾毒性最为常见。

6. 题解：青霉素对奈瑟菌属高度敏感，且易透过血液-脑脊液屏障,尚无明显耐药,对流脑败血症期或脑膜炎期均青霉素为治疗首选药。

7. 题解:钩端螺旋体对多种抗菌药物敏感,而对青霉素高度敏感,迄今尚无耐药菌株,国内首选青霉素治疗。为尽量避免首剂用药后发生赫氏反应而加重病情,一般主张从小剂量开始使用。

8. 题解:抗菌药物的不良反应包括变态反应,如过敏性休克、药物热、皮疹、血清病样反应、血管神经性水肿等。题内所列药物可引起皮疹者以氨苄西林最为常见,皮疹的发生率高达20%左右。

9. 题解:青霉素的主要适应证为革兰阳性球菌(除葡萄球菌外)和奈瑟菌属感染,以及梅毒、钩端螺旋体病、鼠咬热、气性坏疽、炭疽等。伤寒的病原体是伤寒杆菌,系革兰阴性菌,青霉素对其无效。

10. 题解:绿脓杆菌是革兰阴性菌,可引起局部化脓性炎症或全身感染。题中所列头孢拉定、头孢唑林、头孢噻吩均为第一代头孢菌素,对革兰阳性菌作用较强,而对革兰阴性菌的活性差;头孢孟多为第二代,对革兰阴性菌的活性亦较差。只有头孢他啶为第三代头孢菌素,对绿脓杆菌作用最强。

11. 题解:毒性反应是抗菌药物应用过程中最为常见的反应,主要表现在神经系统、造血系统、肾脏、肝脏、胃肠道和局部等各方面。氨基糖苷类抗生素的不良反应主要是耳、肾毒性。

12. 题解:喹诺酮类通过抑制 DNA 螺旋酶作用,阻碍 DNA 合成而导致细菌死亡。据研究,喹诺酮类药并不是直接与 DNA 螺旋酶结合,而是与 DNA 双链中非配对碱基结合,抑制 DNA 抑螺旋酶的 A 亚单位,使 DNA 超螺旋结构不能封口,这样 DNA 单链暴露,导致 mRNA 与蛋白合成失控,最后细菌死亡。

13. 题解:喹诺酮类药物一般分为三代:第一代是以吡咯酸为代表的对革兰阴性菌有活性的药物,但抗菌谱窄,易形成耐药性,现已少用;第三代为含氟喹诺酮类,抗菌谱广,已成为新一代的抗菌药物,有代表性的药物有诺氟沙星、环丙沙星、依诺沙星、培氟沙星、氧氟沙星等。西诺沙星和吡哌酸为第二代喹诺酮类药。

14. 题解:患者为急性胃肠道反应,无明显的感染征象,生命体征正常,可暂时不使用抗生素。答案为 E。

15~17 题解:氯霉素对造血系统的毒性最为常见,可引起再生障碍性贫血;四环素对骨、牙生长的影响比较常见,可影响幼儿乳牙釉质发育不全或引起畸形;乙胺丁醇引发的视神经炎是最重要的毒性反应,表现为视力下降、视野缩小,出现中央及周围盲点。

18~20 题解:环丙沙星作用于细菌的 DNA 旋转酶,干扰 DNA 合成,为杀菌剂,抗菌谱广;罗红霉素为快效抑菌剂,可影响细菌蛋白质的合成;头孢他啶为头孢菌素类,此类抗生素影响细菌细胞壁的合成,为杀菌剂。

21~23 题解:磺胺药是抑菌剂,通过阻止细菌的叶酸代谢而抑制细菌的生长繁殖。甲氧苄啶又名磺胺增效剂,抗菌谱和磺胺药相似,与磺胺药合用,可增强磺胺药的抗菌作用达数倍至数十倍,故两者均属抗菌药;但均非抗病毒药;能通过血脑屏障者只有磺胺嘧啶。

24~26 题解:庆大霉素与罗红霉素的抗菌机制均是抑制细菌蛋白质的合成,不过,前者为杀菌剂,后者为抑菌剂;两种药物都不能用于结核病的治疗;罗红霉素为新开发的大环内酯类抗生素,口服吸收好,是其特点,而氨基糖苷类(含庆大霉素)胃肠道吸收差。

27. 题解:深部真菌感染常由白色念珠菌和新型隐球菌引起,主要侵犯内脏器官和深部组织,治疗效果较好的药物有两性霉素B及咪唑类抗真菌药(酮康唑、氟康唑),氟胞嘧啶对隐球菌、念珠菌亦具有较高的抗菌活性。只有灰黄霉素为浅表真菌药,对深部真菌疗效不佳。

28. 题解:链霉素为氨基糖苷类抗生素,可作为结核早期的联合用药。利福平、利福喷丁、利福定均为利福霉素类抗生素,为治疗结核病的主要抗生素。化学合成的喹诺酮类药物目前逐渐用于抗结核的联合治疗,左氧氟沙星可作为抗结核的二线药物使用,但非为抗生素,故不列入答案。

29. 题解:第三代头孢菌素的特点有:①对革兰阳性菌有相当抗菌活性,但不及第一、二代头孢菌素;②对革兰阴性菌有较强抗菌活性;③在胆汁和脑脊液中浓度较高;④对β-内酰胺酶有较高稳定性;⑤对肾脏基本无毒性。题中所列B、C、D正确。

30. 题解:喹诺酮类药为全合成的化学药物,其特点是抗菌活性强,抗菌谱广,口服吸收好,耐药菌株相对较少,毒副作用小,体内分布广,与其他抗菌药物无交叉耐药性。只有C所述不符合本药特点。

二、填空题

1. 吸收 分布 代谢 排泄
2. 青霉素 磺胺药
3. 耳毒性 肾毒性
4. 2~10

5. 转化 转导 接合 易位或转座
6. 协同 累加 拮抗 无关

三、名词解释

1. 抗生素指由一些微生物(主要是细菌、真菌、放线菌或其他微生物)在生活过程中产生的具有抗病原体或其他活性的一类物质。从而抑制微生物的生长或致死。

2. 二重感染为在感染病治疗过程中,较长期应用广谱抗生素后,敏感细菌受抑制,正常寄生于人体的不敏感细菌乘机大量繁殖而造成的新感染,如原有细菌感染＋真菌感染。

3. 最低抑菌浓度指抑制细菌生长繁殖的最低药物浓度。

4. 长期或滥用抗生素时,抗生素在杀死某些致病菌的同时也会抑制或杀死正常菌群,使其失去对致病菌的抑制作用,结果造成致病菌大量繁殖,导致肠道菌群失调而引起肠炎的发生。该病多见于年老体弱者和婴幼儿,常由难辨梭状芽胞杆菌所致。临床表现为腹泻,大便多呈淡黄或黄绿色水样便,或带有假膜,严重者可出现脱水、酸中毒及电解质紊乱。

5. 甲氧西林是第一个应用于临床的耐酶青霉素,对此有耐药的金葡菌即为MRSA。MRSA可产生一种新的青霉素结合蛋白,使其与β-内酰胺类抗生素的亲和力降低,故对所有β-内酰胺类抗生素均耐药,仅对万古霉素敏感。

四、问答题

1. 答:联合使用抗生素是为了获得累加或协同的作用,其指征有:①病原未明的严重感染;②单一药物不能控制的重症感染;③单一药物不能有效控制的混合感染;④较长期用药细菌有产生耐药可能者,如结核病;⑤用以减少药物毒性反应;⑥感染部位药物不易渗入者,如细菌性脑膜炎,用氨苄西林、青霉素外尚可加用磺胺、氯霉素等。

2. 答:抗菌药抑制、杀灭细菌的环节有:①抑制细菌细胞壁的合成,如青霉素、头孢菌素类等;②影响细胞膜的通透性,如多黏菌素B或E、两性霉素、制霉菌素;③抑制蛋白质的合成,如红霉素、链霉素、氯霉素;④抑制核酸的合成,如环丙沙星、利福平。

3. 答:氨基糖苷类抗生素易溶于水,性质稳定,在微碱性环境中抗菌作用增强;抗菌机制是抑制蛋白质合成;抗菌谱广,对革兰阴性菌有强大的抗菌活性;口服吸收差,但不被破坏,适用于肠道消毒;不易透过血-脑脊液屏障,大部分以原型从尿中排出;不良反应主要是耳、肾毒性;细菌对本类药物易产生耐药性,各药之间有完全或单向交叉耐药性。

4. 答:抗生素为病原治疗特效药,但非为万能,对所有疾病都应用,为避免临床上的滥用,对下列情况应予严格控制:①病毒性疾病;②发热原因未明者;③皮肤黏膜等局部应用抗菌药物;④无明确指征的预防用药;⑤作用相同而无协同或累加作用的联合用药。

5. 答:抗菌药物的过敏性反应有:①过敏性休克:大多发生于肌注青霉素G后,其次是链霉素;②血清病样反应;③药疹:几乎所有抗菌药物均有可能引起皮疹,但以氨苄西林最常见;④药物热;⑤血管神经性水肿等。为避免发生过敏反应,详细询问病史极为重要,有药物过敏者尽量避免再用同类药,用青霉素前必须先作皮试。出现过敏性休克时应立即就地抢救,注射肾上腺素等,皮疹可给以抗组织胺药。

图书在版编目(CIP)数据

传染病学/王宇明,毛青主编.-北京:科学技术文献出版社,2010.5
(医学专业应试丛书)
ISBN 978-7-5023-6580-6

Ⅰ.①传… Ⅱ.①王… ②毛… Ⅲ.①传染病-医学院校-教学参考资料 Ⅳ.①R51

中国版本图书馆 CIP 数据核字(2010)第 005996 号

出 版 者	科学技术文献出版社
地　　　址	北京市复兴路 15 号(中央电视台西侧)/100038
图书编务部电话	(010)58882938,58882087(传真)
图书发行部电话	(010)58882866(传真)
邮购部电话	(010)58882873
网　　　址	http://www.stdph.com

E-mail:stdph@istic.ac.cn

策 划 编 辑	薛士滨
责 任 编 辑	薛士滨
责 任 校 对	唐 炜
责 任 出 版	王杰馨
发 行 者	科学技术文献出版社发行　全国各地新华书店经销
印 刷 者	富华印刷包装有限公司
版 (印) 次	2010 年 5 月第 1 版第 1 次印刷
开　　　本	850×1168　32 开
字　　　数	492 千
印　　　张	22.25
印　　　数	1~4000 册
定　　　价	39.00 元

© 版权所有　　违法必究

购买本社图书,凡字迹不清、缺页、倒页、脱页者,本社发行部负责调换。